Q&Aで学ぶ
感染症コンサルト

The Infectious Diseases Consult Handbook
Common Questions and Answers

著 **Alexander M. Tatara**
Infectious Diseases
Massachusetts General Hospital
Boston, MA, USA

訳 **渋江 寧**
横浜市立みなと赤十字病院
感染症科部長・感染管理室長・医療安全推進室副室長

メディカル・サイエンス・インターナショナル

この作品を
エヴリン・ルネ・タタラに捧げる

First published in English under the title
The Infectious Diseases Consult Handbook: Common Questions and Answers
by Alexander M. Tatara, edition: 1

Copyright © Alexander M. Tatara, under exclusive license to Springer Nature
Switzerland AG, 2023
This edition has been translated and published under license from Springer Nature
Switzerland AG.
Springer Nature Switzerland AG takes no responsibility and shall not be made liable
for the accuracy of the translation.

© First Japanese Edition 2025 by Medical Sciences International, Ltd., Tokyo

Printed and Bound in Japan

訳者序文

「感染症科では実際にどのような診療をしているのだろうか？」

　私が後期研修医として内科全般，消化器，呼吸器，循環器などの専門科研修をしていた時期に，多くの医師が影響を受けたであろう青木眞先生の『レジデントのための感染症診療マニュアル』(医学書院)や岩田健太郎先生の『抗菌薬の考え方，使い方』(中外医学社)に出合い，当時，私の周囲では全く存在していなかった感染症を専門とする医師の診療に興味をもち，それが契機となり，感染症医として診療，コンサルトに携わるようになった。

　この20年ほどで，まだまだ充足しているとはいい難いが，感染症を専門にする医師は増え，さらにコロナ禍を経て，感染症医の存在は日本国内でも認知されるようになったと感じる。大学に感染症科が設置されるようになり，医学生の時期から感染症診療の原則や抗菌薬の適正使用などに馴染んできた世代が医師になっており，カンファレンスでの発言内容なども私の学生，初期研修医時代を思い返すと隔世の感がある。

　感染症の良書も増えており，時々，研修医からどの本で学ぶべきか問われるが，どれで学んでも間違いはなく，自身の好みで選んで問題ないように感じる。私は臨床医であり，日々の臨床に直接役に立ったと感じるのはこのような医学書や雑誌からであった経験が多い。論文などの原著の大切さはもちろん変わらないが，個人的には今でも医学書の存在は重要視しており(ここに異論がある方がいるかもしれないが，あくまでも個人の感想なのでスルーしていただけるとありがたい)，また，著者の特徴が表れる内容にも興味がある。

　海外の書籍も参考になったものは多く，そのなかの1つとして感染症医が身近にいなかった当時の自分が日常診療の答えを探すような気持ちで通読したものとして "Reese and Betts' A Practical Approach to Infectious Diseases" を真っ先に思い出す。このような洋書は英文であることがネックとなって敬遠されることも見受け

られるが，日本語で読みやすいように訳されて書店に並んでいる本も多くみかけるようになり，それぞれの訳者が役立ったと感じた内容を広く届けたいという思いが少なからず存在するのではないかと推測する。

"The Infectious Diseases Consult Handbook : Common Questions and Answers" はそのような私が出合った洋書の1つである。感染症医として診療する場合，他科からのコンサルトは主たる業務となるが，まず，それをタイトルとしていることに興味をもった。原著者が感染症コンサルトで経験した内容を Q&A 形式で示し，それに付随する内容が文献を交えて紹介されている。

15章で構成されており，序章として感染症科の日常業務，コンサルタントとしてのコミュニケーションの重要性に触れつつ，第2章からブドウ球菌，グラム陰性菌，真菌，抗酸菌，ウイルスなどの微生物ごと，第9章から心血管系，呼吸器，腹腔内感染症など病態ごとの内容を扱っている。日進月歩の医学の世界で，このような書籍，文献はある一定期間で賞味期限が切れるような感覚をもつ方もいるだろうが，現時点のある程度まとまった内容が1冊でざっくりと確認できることには，それなりに意味があると感じている。

Q&A 形式であり，気になる部分から読んでもよいし，章ごとの順番に読んでもよい内容である。感染症診療に興味のある読者であれば誰でも対象になると思っているが，医師だけでなく，抗菌薬適正使用支援チーム（AST）活動にかかわる薬剤師，臨床検査技師，看護師にとっても実践的で，興味をそそられるような内容を含んでいると思う。また，少し注釈をつけたい部分には，私なりのコメントを残しているので，うなずいて読んでもらってもよいし，批判的に人それぞれの違いを感じてもらってもよい。疑問に思った内容に関しても引用文献を確認し，コメントで訂正，追記をしている。

今回1人で翻訳し，正直なかなか骨の折れる作業ではあったが，翻訳につきものの表現の問題はある程度統一感をもたせて，解決したように感じている。また，英語独特の言い回しもなるべく日本語としてスッと入ってきやすいように工夫をしたつもりであるが，そこに抵抗がある人は原著で読んでもらうほうがよいかもしれない

（が，私が購入したときは原著が 2 万 5 千円弱であり，この翻訳本の 4〜5 倍の定価であったことは言及しておく）。

　多くの感染症診療に携わる人に読んでもらい，日々の臨床に活かされることを切に願っている。

渋江　寧

横浜市立みなと赤十字病院
感染症科部長・感染管理室長・医療安全推進室副室長

原著序文

感染症診療に携わることは，喜びであり特権である。感染症コンサルタントは，患者と医師の両方の味方であり，心強い存在である。微生物に起因する疾患を専門とし，内科，外科，神経科，婦人科/産科，救命部など，病院内のあらゆる分野の医師から依頼を受ける。病理医や放射線科医など他の診断医と密に連携し，目の前の患者の状況に合わせて臨床データを解釈する。薬剤師やソーシャルワーカーなど他の医療の専門家と協力し，安全かつ論理的で実効性のある治療計画を立てる。そして何よりも，患者のベッドサイドで日々を過ごし，患者から学びながら，必要とされるときに最高のケアを提供することに努める。

日々の医療活動に退屈はない。新たにヒト免疫不全ウイルス(human immunodeficiency virus：HIV)感染症と診断された若い男性に会い，彼が健康でいるために必要な抗HIV薬，予防的抗菌薬，ワクチンについて理解してもらう。脊椎手術を受けた高齢女性の術後創部感染を診断する。2か月前に心臓移植を受けた敗血症性ショックの男性に経験的抗菌薬投与の検討をする。最初は，さまざまなコンサルトに圧倒されることだろう。それぞれの患者の特殊性だけでなく，さまざまな病原体の振る舞いやパターンを学ぶことになる。しかし，実践と情熱と忍耐があれば，感染症(infectious disease：ID)コンサルタントとして手際よく，効率的に業務を遂行するために必要なツールを身につけることができる。ゆっくりではあるが確実に，自分の仕事のリズムやコンサルトによくある質問のパターンに気づくだろう。

私はマサチューセッツ総合病院(Massachusetts General Hospital)とブリガム・アンド・ウイメンズ病院(Brigham and Women's Hospital)でIDのフェローをしていたが，1日の終わりに，それぞれの患者の状態を学ぶために，コンサルトを受けた興味深い質問をメモや参考文献とともに書き留めていた。その年の終わりには，私たちのコンサルトでよく聞かれる質問の概要を一覧にまとめた。シニアフェローになり，これらのトピックのいくつかをIDローテー

ションに役立つと思った後輩フェローや研修医，医学生に教えた。このハンドブックは，私の症例から得られた記録を要約・編集したもので，140以上の質問を載せている。

多くの日常的な質問に加え，私が遭遇した珍しいコンサルトもいくつか載せているので，お楽しみに（患者の情報は特定できないように変更してある）。こういうところが言葉では表現できないIDの面白いところだろう。液体を金色に変化させる微生物（*Delftia acidovorans*）に患者が感染していることを主科に説明し，免疫不全の患者が異国の珍しいペットを飼うことのリスクについて調べて午後を過ごす専門分野が他にあるだろうか？

このハンドブックは，医学生，研修医，フェローだけでなく，IDコンサルトによくある日常的な質問に関心のある他の医療職にも役立つ内容になっている。序章では，IDコンサルタントに不可欠な基盤的なツールについて触れている。その後の章では，病原体別に分けて，グラム陽性菌，グラム陰性菌，真菌，ウイルスに関する特有の質問を取り上げている。ブドウ球菌は，その有病率と病原性から独自の章とした。後半の章は，呼吸器感染，腹腔内感染，筋骨格系感染など，解剖学的部位別に分かれている。この分野の広さを考えると，本書は成人のIDに関連するすべてのトピックを網羅することはできない。カバーされていない分野の例としては，グローバルヘルス，ダニ媒介感染症，移植後感染症などがある。私は米国で研修したため，米国のガイドラインを引用し，米国で承認された薬剤について論じることが多いが，ここで挙げた原則は診療に広く適用されるべきである。自身の診療する場所や病院のリソースによっては，これらの患者の状況や質問の内容は，私の経験とは大きく異なるかもしれない。

本書は，IDに関する一般的な質問に対する答えを私の視点からまとめたものであり，その答えを裏づけるデータ，ガイドライン，参考文献を提示している。しかし，IDコンサルトを実践するもう1つの喜びは，それぞれの患者とそれぞれの病原体は独特であり，画一的なアプローチはめったにないということである。本書は特定の患者に対する医学的アドバイスを意図したものではない。また，私の所属機関の見解や意見を代弁するものでもない。さらに，経験豊富な専門家でさえ意見が定まらず，議論が残る分野もある。自分

が担当する患者から学び，経験を積むにつれて，この分野でよくある相談に対する自分なりのスタイルやアプローチを確立していくことだろう。

ID の仕事の醍醐味は，この分野が微生物のように常に進化していることである。毎年，新しい診断法，治療法，ガイドラインが出されているが，これは，患者の生活を改善しようとする医師，研究者，その他の情熱的な専門家たちの懸命な努力によるものである。しかし，これは同時に，本書に記載されている推奨事項の一部が古くなることを意味する。最善の医療を提供するために，急速に進歩している分野では，他のリソースを参照することをお勧めする。

もしあなたが，初めての ID コンサルトに備えてこの本を読んでいるのなら，私はあなたと，あなたがたどる道のりに期待している。それは爽快で，人生を変える経験である。本書の目的は，あなたとあなたの患者さんの役に立つことである。また，ID コンサルトの期間中にあなた自身の考えや内省をまとめるきっかけになれば光栄である。感染症学の科学と芸術を実践しながら，学び，成長することを楽しんでほしい。

この文章を書くに当たり，研修期間中に感染症，医学，人生について多くのことを教えてくれた患者さん，指導医，仲間のフェロー，看護師，薬剤師たちに感謝する。

米国マサチューセッツ州ボストン

2023 年 5 月 17 日

Alexander M. Tatara

目次

第1章　序章……………………………………………………………1
第2章　ブドウ球菌感染症……………………………………………9
第3章　その他のグラム陽性菌感染症………………………………37
第4章　グラム陰性菌感染症…………………………………………61
第5章　真菌感染症……………………………………………………91
第6章　抗酸菌感染症…………………………………………………117
第7章　HIV感染症……………………………………………………139
第8章　ウイルス感染症………………………………………………161
第9章　心血管系感染症………………………………………………187
第10章　呼吸器感染症…………………………………………………205
第11章　腹腔内感染症…………………………………………………223
第12章　頭頸部感染症…………………………………………………247
第13章　筋骨格系感染症………………………………………………269
第14章　皮膚軟部組織感染症…………………………………………291
第15章　泌尿生殖器感染症……………………………………………309

章別質問リスト…………………………………………………………329
索引………………………………………………………………………335

本書を読むに当たって

1. 本書では，医療現場で使われている用語を使用し，訳者が判断し，統一した。

2. 本書では，薬剤名の一般名は原則として独立行政法人医薬品医療機器総合機構の医薬品医療機器情報提供ホームページに従い表記したが，β-ラクタム系薬については，β-ラクタム系薬・β-ラクタマーゼ阻害薬の順番に表記を揃え，HIV関連の合剤については，原著のままの表記順とし，カンマでつながれている場合はカンマ，ハイフンでつながれている場合はハイフン，スラッシュでつながれている場合はスラッシュで記載した。また，日本で未承認の薬剤については原語表記とした。商品名には®または™を付記した。

3. 本書の情報は原著執筆当時のものであるため，2025年2月現在，変更されているものもある。

注意

本書に記載した情報に関しては，正確を期し，一般臨床で広く受け入れられている方法を記載するよう注意を払った。しかしながら，訳者ならびに出版社は，本書の情報を用いた結果生じたいかなる不都合に対しても責任を負うものではない。本書の内容の特定の状況への適用に関しての責任は，医師各自のうちにある。

　訳者ならびに出版社は，本書に記載した薬物の選択，用量については，出版時の最新の推奨，および臨床状況に基づいていることを確認するよう努力を払っている。しかし，医学は日進月歩で進んでおり，政府の規制は変わり，薬物療法や薬物反応に関する情報は常に変化している。読者は，薬物の使用に当たっては個々の薬物の添付文書を参照し，適応，用量，付加された注意・警告に関する変化を常に確認することを怠ってはならない。これは，推奨された薬物が新しいものであったり，汎用されるものではない場合に，特に重要である。

第 1 章　序章

要旨

『Q&Aで学ぶ感染症コンサルト(The Infectious Diseases Consult Handbook : Common Questions and Answers)』へようこそ。本書では,成人の入院患者を担当する感染症コンサルタントによく寄せられる質問を取り上げる。具体的な微生物や感染症に関する細かい質問から始める前に,コンサルタントとしての基本的な仕組みについて説明する。本章では,感染症コンサルタントの典型的な日常業務について述べ,重要なリソースを確認し,私たちの専門分野のプラクティスを変える可能性のある今後の方向性について触れる。

Q. 感染症コンサルトの日常には何がありますか？
A. 診療のセッティングや患者層，診療スタイルによって違いはありますが，日常診療は興奮と興味深い問題に満ちています。

感染症はあらゆる臓器に影響を及ぼす。感染症診療では，臓器横断的で，専門的な臨床の相談を受ける(図1.1)。

それぞれの感染症コンサルタントの日常には，特有の問題と学習の機会があるが，たいてい計画や確立されたルーチンがある。多くの場合，午前中は以前にコンサルトを受けた患者の経過把握に集中する。患者が昨夜発熱していないか？ 主科は治療薬を変更していないか？ 週末に採取した培養は生えていないか？ 患者の経過を評価するために，感染症コンサルタントが毎朝問診と診察を行う。全体的には，患者が現在の治療でよくなっているか，悪くなっているかに注目する。

既存のコンサルト患者のフォローに加え，新規のコンサルトも重要な仕事である。これは，まだ診ていない患者の診断やマネジメントに関する主科からの相談である。各施設でそれぞれのやり方があるが，多くの施設では，夜間のコンサルトは朝にチームで分担し，日中の新規のコンサルトはその都度割り当てられる。多くの場合，新規コンサルトの患者対応をしながら，フォローアップ中の既存の患者対応を行う。私は，新規，既存のコンサルトに理論的に取り組

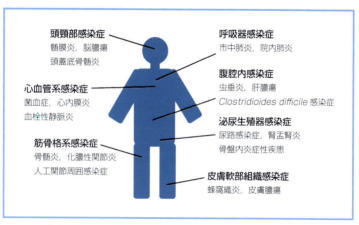

図 1.1　感染症コンサルタントが扱う感染症の例

表 1.1 感染症学領域におけるサブスペシャリティ分野とそれ以外のキャリアパスの例

サブスペシャリティ分野	左記以外のキャリアパス
移植後感染症	公衆衛生／政策
微生物学	疫学
HIV／AIDS	基礎医学研究
抗菌薬適正使用支援	産業
感染制御／病院疫学	個人開業
筋骨格系感染症	
グローバル医療	
性感染症	

む方法をみつけ，どのようにコンサルトの優先順位をつけていくかを意識して円滑に進めていくことが重要と思っている。初診時だけが情報を把握したり診断を確定する唯一の機会ではなく，その後の新たな症状や，経験的治療の効果，また，検査結果の進捗状況はすべて根本的な病態生理を知る重要な手がかりとなる。

　感染症医の実際は，入院患者のコンサルト対応だけではない。サブスペシャリティとなる分野も増えてきており，さまざまなシステムで専門的な入院・外来診療が行われている。これらの分野のなかには，微生物学や移植後感染症のような，追加のトレーニングが必要なものもある。また，通常の感染症医のキャリアパス以外でも，さまざまなキャリアパスが考えられる(表1.1)。微生物分野が好きだが一般的なコンサルタント業務がなじまない場合でも多くの選択肢がある。

Q. どうすればコンサルトがうまくいきますか？

A. 主科との連携にはコミュニケーションが重要です[1]。

よいコンサルタントは3つの要素を備えるべきとされている。これは常識のように思えるが，何十ページもの記録，多くの複雑な患

◉1 ― Dr. 渋江のコメント◉個人的にもこれに尽きると思っています。主治医としてのかかわりを多く経験してきた身として，コンサルタントとして最も留意している点です。

者を抱える慌ただしい1日で，この3つの要素(コンサルタントとして利用しやすい，話しやすい，そして有能)を備えておくことは難しいかもしれない。主科とのコミュニケーションとして，いくつかの重要なやり方がある。最も正式なものはカルテ記載であり，通常は病院の電子カルテに記録する。これらの記載は，その日の患者の印象を記録し，患者の病態に対する自身の考えをまとめるためにある。カルテにはさまざまな書き方があるが(医療費請求のための記載も含む)，一般的には，患者の主観的情報，身体検査や検査値などの客観的情報，現状の評価，そして推奨事項を含む計画などがある。

　感染症医の視点からは，毎日まとめておくべき重要なデータがある。これには，熱型，白血球数，培養結果，現在および最近の抗菌薬治療歴，クレアチニンクリアランス(特に抗菌薬治療に関連)，新たな画像検査，炎症マーカー(関連する場合)，問診と検査の主な所見が含まれる。電子カルテによっては，これらのデータが自動的に入力されるテンプレートがある。自身の流儀ではあるが，各データを自分で確認し，重要な変化を見逃す可能性を最小限に抑えることができるため，私は手動の入力を好んでいた。最終的には，評価と計画がカルテの最も重要な部分であり，各患者の病態に関して最新の考察を反映するために毎日記録すべきである。カルテで特定の抗菌薬を推奨する場合には，腎機能を加味した投与量を示し，必要に応じて血中濃度を測定する指示を出す。施設によっては，これを管理する薬剤師がいる。不測の事態に備えるような記載があれば，あなたが患者のことを考え，さまざまな可能性のある経過を認識していることが主科に伝わる。カルテを読んだ人がフォローアップするときや緊急時に私(または担当医)にすぐに連絡できるよう，それぞれのカルテに私の連絡先を明記しておいた。

　主科とのコミュニケーションはカルテだけではない。対面であれ，電話であれ，病院内のシステムであれ，リアルタイムで推奨事項を共有することで，対話の機会はある。時間の都合上，口頭で推奨事項を伝えず，カルテのやりとりだけに頼りたいという気持ちもあるかもしれないが，私は，主科のチームと会って，各症例に対する彼らの見解を学ぶほうが，はるかに楽しく，患者ケアにとってよいことだと気づいた。どちらかが診療に難渋した場合はすぐに対応

できるので，このようなコミュニケーションは長い目で見れば時間の節約になり，かけがえのない人間関係を築くのに役立つこともわかった。

Q. コンサルタントの学習にはどのようなリソースがありますか？
A. 他分野との協力，同僚，アンチバイオグラム，ガイドライン，その他のテキスト(デジタル，その他)が役に立ちます。

感染症は複雑な分野であり，1人ですべての領域を習得することはできない。幸いなことに，私たちは多くの協力者やその他のリソースに助けられている。フェローシップの期間に，私のチームは院内の放射線科，微生物検査室，心エコー検査の読影室などによく訪れた。画像診断は，診断だけでなく治療効果の評価にも不可欠なことが多い。また，インターベンショナル・ラジオロジストは，培養目的の検体採取やソースコントロール目的の低侵襲的処置も行う。画像診断技術の進歩と感染症による代謝変化の理解により，感染症領域の放射線診断の重要性は増すばかりであろう。同様に，心内膜炎の診断には心エコー検査が不可欠であり，読影を担当する循環器内科医と直接症例について話し合うことは非常に勉強になる。

　病院内の培養検体はすべて微生物検査室に送られ，そこで技師が検体をていねいに処理し，培養まで辛抱強く対応している。技師は，顕微鏡による形態学，特殊な染色や増殖条件，生化学的検査，質量分析器などを駆使して，菌種の同定や抗菌薬の感受性に関する重要な情報を提供している。微生物検査室の熟練した技師は，診断が難渋したときの優れた師であり，味方である。多くの場合，微生物検査室に隣接して病理検査室があり，そこで組織の固定や染色が行われる。病理医は，IDコンサルタントと同じように探偵であり，組織の検体があれば，診断の確定や除外の際に助けになってくれる。

　病院薬剤師は，投薬の指導，治療薬の濃度のモニタリング，潜在的な薬物相互作用の理解，副作用の回避の点で重要な役割を担う。施設によっては，さらに感染症のトレーニングを受けた専門の薬剤師がいるかもしれない。主要な大学の付属病院では，一般的な微生物の抗菌薬の感受性率をまとめたアンチバイオグラムをもっている

ことが多い。耐性率は地域によって異なるため，感受性が判明する前に経験的治療を決める場合，地域のアンチバイオグラムを手元に置いておく必要がある。

　私たちにとって最も貴重なリソースの1つは，部門の英知の結晶である。公式でも非公式でも，感染症部門のメンバーは特定分野のエキスパートとなり，複雑な症例の場合には，その領域の第一人者として活躍する。薬剤耐性結核，多種多様な人工物感染症，寄生虫による脳膿瘍の管理といったニッチな分野で数十年の経験をもつ教授がいるかもしれない。こうした巨匠と一緒にコーヒーを飲みながら過ごせば，何十時間も文献に目を通すような価値があるかもしれない。同僚と関係を築き，どこに助けを求めればよいか把握することが重要である。感染症分野はますます複雑になっており，あなたの所属する部門で最も経験豊富な医師であっても，困難な症例を担当したときには，各領域の専門家に自分が相談できる場をもつようになっている。

　身近にあるリソースに加え，国内外のさまざまな学会や機関が，感染症に関するガイドラインやコンセンサス・ステートメントを発表している。これらの学会には，米国感染症学会(Infectious Diseases Society of America：IDSA)，米国疾病対策センター(Centers for Disease Control and Prevention：CDC)，世界保健機関(World Health Organization：WHO)などがある。問題となっている特定の感染症によっては，専門学会が助言することもある。たとえば，米国心臓協会(American Heart Association)とIDSAは協力して，心血管植え込み型電子デバイス感染症に関するガイドラインを発表している。特定の微生物，各種の感染症，または抗菌薬に関する参考文献として使用できる *The Sanford Guide to Antimicrobial Therapy* のようなポケットガイドもある。頻繁に更新され，最新のガイダンスが掲載されているオンラインの文献も増えている。ソーシャルメディアは，時に誤情報の源となるが，この分野のメンバーが新しい論文やデータについてリアルタイムで議論することも多いため，もう1つの情報リソースとなる。

　各患者と各微生物は個性的であるため，本書を含め，特定の症例に対して1つの文献やガイドラインで無謬性が担保されることはない。しかし，経験を積み，指導者から学び，これらのリソースを

第 1 章　序章　7

活用することで，実践的な情報を統合し，よりよい感染症コンサルタントになることができる。

Q. 感染症分野はどのくらいの頻度で変化しますか？
A. 常に変わります。たとえば，抗菌薬の最適な投与方法が再検討されています。

感染症は流動的な分野である。私のフェローとしての比較的短い期間でさえ，診療パターンにすでに変化が生じていた。これらに関しては，本書の各章を通してさらに詳しく説明する。一貫したテーマとしては，抗菌薬治療は「短期間がよりよい」というものである。肺炎，尿路感染症，骨髄炎などの症状に対して従来推奨されてきた抗菌薬の治療期間は，多くの場合，エビデンスに基づくものではなく，ドグマに縛られていた。抗菌薬の投与期間が短いほど有害事象が少なく，薬剤耐性菌の出現が少なく，多くの感染症において長期投与と同等の有効性があるというデータが集積されてきた。

　抗菌薬の投与経路もまた，現世代の医師が積極的に診療内容を変えようとしている分野である。従来は，特に重症感染症に対しては抗菌薬の静脈内投与(静注)が好まれていた。しかし，ここ数十年の間に，よりバイオアベイラビリティの高い，より新しい経口薬が利用できるようになったため，経口治療よりも静注治療を優先するというドグマが厳密に再検討されることはなかった。消化管の吸収機能が問題なく，適切な薬物血中濃度が保たれる患者において，経口治療と静注治療のどちらで血中濃度が上昇するかどうかは問題とならないはずである。ガイドラインの改良はなかなか進まないが，年々，経口抗菌薬が静注治療と同等の有効性をもち，安全性が高く，血管カテーテル関連の疾患の罹患率が低いことを示す無作為化試験が増えている。また，治療効果が持続する長時間作用型の注射用抗菌薬や抗ウイルス薬も登場し，頻繁な静注治療を受ける不便さを解消するかもしれない。

　最後に，シークエンスの進化によって微生物叢に対する私たちの理解は一変した。私たちの皮膚や消化管，その他の粘膜表面に生息する微生物数は私たちの細胞数よりも圧倒的に上回っている。微生物叢とヒトの健康との相関関係は急速に明らかになってきており，

最近になってようやくその機序が解明されつつある。現在，感染症に対する抗微生物の治療法（糞便移植のような）やその他の疾患の病態について臨床試験が行われている。さらに，細菌を選択的に標的にするウイルス（バクテリオファージ）をめぐる分野もますます発展してきている。難治性の感染症がバクテリオファージ療法によって治癒したという症例報告は年々増えている。現在，感染症コンサルタントは感染症の治療として抗菌薬や抗ウイルス薬を推奨しているが，将来的には微生物やウイルスを処方することになりそうだ。

第2章 ブドウ球菌感染症

要旨

「血液培養4本中4本で，クラスター状のグラム陽性球菌が検出されている重症患者がいます。相談してもよいですか？」。感染症フェローシップの間，このような台詞を何度も耳にすることになる。黄色ブドウ球菌(*Staphylococcus aureus*)，特に悪名高いメチシリン耐性黄色ブドウ球菌(methicillin-resistant *S. aureus*：MRSA)は，感染症コンサルタントにとって専門知識が必要で，検出頻度が高い菌であり，時に困難な感染症の原因となる。メチシリン感受性黄色ブドウ球菌(methicillin-susceptible *S. aureus*：MSSA)も侮れない。一般的に，黄色ブドウ球菌は進化し続け，外毒素や耐性の機序など，新たな特徴を獲得していく。静注薬物を使用する集団の増加などによってブドウ球菌による疾患の有病率が高くなる。

　感染症フェロー1年目にとって，ブドウ球菌は他と比べてもかなりの割合で対応することになるため，ブドウ球菌の章を設けた。ここでは主に菌血症について述べるが，ブドウ球菌性心内膜炎や骨髄炎などの他の特定部位については，それぞれの臓器別の章で扱う。もし，感染症コンサルトでの経験を1つの教訓とするなら，黄色ブドウ球菌が機知に富む菌であることを決して過小評価しないことである。

10 第2章 ブドウ球菌感染症

Q. 黄色ブドウ球菌菌血症に対して公式なコンサルトは本当に必要ですか？

A. はい。感染症コンサルトは黄色ブドウ球菌菌血症の患者の命を救うというデータがあります[1]。

朝の回診で廊下を歩いていると，内科医に呼び止められた。「血液培養でブドウ球菌が生えてきた患者がいる。バンコマイシンを投与しているが，それで十分ではないか？　本当に公式なコンサルトが必要なのか？」。感染症フェローシップの醍醐味の1つは，同僚と親しくなり，信頼を得ることである。同僚は，ある患者を公式にコンサルトする必要があるのか，それとも，あなたにその患者を診察してもらうことなく，非公式な助言（「カーブサイド・コンサルト」）を受ける必要があるのかを判断する際にあなたを頼る。黄色ブドウ球菌による菌血症は一般的かつ壊滅的であり，院内の死亡率は23％と報告されている[1]。公式な感染症コンサルテーションが必要な状況である。

　公式な感染症コンサルトを受けた黄色ブドウ球菌菌血症患者と受けなかった黄色ブドウ球菌菌血症患者のアウトカムを後ろ向きに比較した研究は数多くある。あるメタアナリシスでは，正式感染症コンサルトを受けた患者の30日死亡率，90日死亡率，再発リスクのアウトカムが良好であるかどうかを調べるために，5,300人の患者を対象とした18の研究を解析した[2]。臨床試験はすべて2009〜2015年に発表されたもので，時間の経過による診療の変化は抑えられた。全体的な30日死亡率は約20％であったが，公式な感染症コンサルトを受けた患者の死亡率は12.4％であったのに対し，コンサルトを受けなかった患者の死亡率は26％であった〔相対リスク（relative risk：RR）0.53，信頼区間（confidence interval：CI）0.43〜0.65）〕。90日死亡率も同様に改善した。再発の可能性も，感染症コンサルトを受けた患者で有意に低かった（3.8％ vs 4.3％，RR 0.62，CI 0.39〜0.99）。感染症コンサルトによって，適切な抗菌薬の使用率と適切な治療期間の割合は有意に

●1 ― Dr. 渋江のコメント●黄色ブドウ球菌菌血症の患者を感染症の専門家が直接診察すると，予後が改善するという報告があります。

上昇した。

　患者に会わずに電話で対応するカーブサイド・コンサルトでの推奨は十分か？　単施設で行われた342例の黄色ブドウ球菌菌血症に関する後ろ向き研究では，患者を公式な感染症コンサルトかカーブサイド・コンサルト(電話)かで層別化し，臨床アウトカムを比較した。感染症コンサルトによって公式に診察された患者は，7日後，28日後，90日後の死亡率がカーブサイド・コンサルトを受けた患者よりも有意に低かった[3]。

　上記のデータを踏まえて，一部の病院では，微生物検査室で血液培養から初めて黄色ブドウ球菌が検出された際に，自動的に感染症コンサルトが入るようにしている●2。ある単施設の研究では，病院の業務手順にこの変更が加えられる前後の患者のアウトカムを後ろ向きに分析した[4]。主要アウトカムは，自動化されたコンサルトが導入される前後での医療の質指標(24時間以内の適切な抗菌薬治療開始，心エコー検査施行，72時間以内のソースコントロール，適切な抗菌薬治療期間)の変化で測定した。自動化された感染症コンサルトにより，黄色ブドウ球菌菌血症におけるコンサルトは70％から100％に増加し，培養陽性からコンサルトまでの時間は有意に短縮した(約15時間から4時間)。また，医療の質指標の遵守率は有意に上昇し(45％から87％)，集中治療室(ICU)への入室率は低下した(38％から16％)。死亡率および30日入院率は低下傾向がみられたものの，統計学的に有意ではなかった。

　結論として，黄色ブドウ球菌菌血症患者の死亡率を低下させ，おそらく罹患率も低下させるために，公式な感染症コンサルトとして診察されるべきであることをデータは支持している。カーブサイド・コンサルトだけでは十分ではないようである。感染症医は安心すべきである。黄色ブドウ球菌菌血症は感染症医の雇用の必要性を証明する。

●2 ― Dr. 渋江のコメント● 日本国内でも抗菌薬適正使用支援チーム(antimicrobial stewardship team：AST)活動の一環としてこのようなシステムで運用している施設は少なくない印象です。

12 第2章 ブドウ球菌感染症

Q. 私の患者は血液培養でブドウ球菌の陽性が持続しています。どうしたらよいでしょうか？ 抗菌薬を追加すべきでしょうか？

A. 包括的に他の感染部位を検索してください。多くの場合，抗菌薬の追加は必要ありません。

不動産でもブドウ球菌感染症でも，私たちは「場所，場所，場所」というマントラ［訳注：サンスクリット語の真言］を重要視している。適切な抗菌薬治療を受けている患者で，血液培養が持続的に陽性となるときは，コントロール不十分な感染源を再評価することが重要である。専門家の意見では，7日を超える黄色ブドウ球菌血症は再評価を促すべきであるが[5]，多くの人が認めるように，どのような持続性菌血症でも懸念すべきである。

ブドウ球菌感染の好発部位には，脊椎炎，敗血症性関節炎，心内膜炎，敗血症性血栓性静脈炎，膿胸や肺塞栓，頭蓋内部位や人工物への感染などがあり，あらゆる臓器が対象となる。感染の疑わしい病巣があるかどうかを判断するためには，まず徹底的な身体所見が必要である。ブドウ球菌菌血症における心エコーの役割については，本章で後述する。その他の画像診断や診断的な手技は，身体所見と病歴に基づく検査前確率次第で行われる●3。陽電子放出断層撮影/コンピュータ断層撮影(positron emission tomography / computed tomography：PET / CT)が，感染源の探索[6]や，抗菌薬の長期投与を避けるための転移性疾患の除外[7]に有効であることを示唆する文献が増えている。

菌量が多く存在したり，血流が乏しい部位(腐骨など)に感染している場合には，感染源は抗菌薬だけでは根絶できず，血液培養陽性が持続することになる。原因と結果を区別するのは難しいかもしれないが，後ろ向き研究のデータでは，72時間以上のブドウ球菌菌血症と転移性病変のリスク増加との相関が認められている[8]。しかし，ソースコントロールが可能な範囲でなされた症例でも，血液培養が最終的に陰性になるまでには数日かかることがある。非複雑性

◉3 ─ **Dr. 渋江のコメント**◉やみくもに検査をするのではなく，病歴や身体所見で感染巣を探す姿勢は重要です。

(合併症のない)ブドウ球菌菌血症の症例を含めても，患者の 28 ％は 3 日以上の菌血症を呈する[9]。MRSA 心内膜炎のような極端な例では，クリアランスまでの期間の中央値は 8 〜 9 日になると報告されている[10]。クリアランスまでの期間は，重大な臨床アウトカムと相関する。欧州の 17 施設で 1,600 人のブドウ球菌菌血症患者を対象とした後ろ向き研究では，抗菌薬治療開始後 48 時間以上のブドウ球菌菌血症の持続は，30 日および 90 日死亡率の上昇と有意に関連していた[11]。

適切な治療や適切なソースコントロールが行われているにもかかわらず，患者の菌血症が持続している場合，主科(および感染症コンサルタント)が心配になるのも無理はない。さらに抗菌薬を追加したい誘惑に駆られ，追加の抗菌薬が患者のアウトカムを改善することにつながるかどうか，感染症コンサルタントは入院担当チームから頻繁に尋ねられる。

このアプローチを支持するデータはあるだろうか？　MRSA を含む黄色ブドウ球菌菌血症の治療において，バンコマイシンまたはダプトマイシンに加えて β−ラクタム系薬を併用することで，さらなる効果が得られることを示唆する *in vitro* および動物実験がある[12]。CAMERA1 は，この疑問をヒトで検討するためにデザインされた小規模無作為化比較試験(randomized controlled trial：RCT)である。バンコマイシンを投与されている MRSA 菌血症患者 60 人を，追加療法を行わない群(対照群)と β−ラクタム系薬の flucloxacillin を追加投与する群に無作為に割り付けた[13]。併用療法を受けた患者では，菌血症の持続日数が 1 日少なかった(3 日ではなく 2 日)が，この差は統計的に有意ではなかった($p = 0.06$)。他の評価項目(死亡率，転移性感染症，腎 / 肝毒性)には差がなかった。

CAMERA2 は，MRSA 菌血症患者 352 人を対照群(ダプトマイシンまたはバンコマイシン)と介入群〔ダプトマイシン / バンコマイシン＋ β−ラクタム系薬静脈内投与(静注)治療〕に無作為に割り付け，主要評価項目は，90 日死亡率，5 日目における菌血症の持続，再発，治療失敗とした[14]。併用療法は，主要評価項目を有意に改善することなく，急性腎障害の発生率が高まることに有意に関連したため，この研究は目標登録数に達する前に終了した。ceftaroline

のような MRSA に活性のあるセファロスポリン系薬は含まれなかった。全体的に CAMERA2 は，MRSA 菌血症に対する多剤併用療法（グリコペプチド・リポペプチド＋β-ラクタム系薬）の有用性はなく，むしろ毒性が強調される可能性を示唆した。

　BACSARM と呼ばれる別の RCT では，スペインの 18 の病院から 155 人の MRSA 菌血症患者が集められ，ダプトマイシンまたはダプトマイシンとホスホマイシンを投与する群に無作為に割り付けられた[15]。主要評価項目は，6 週間後の治療成功（治療終了）であり，臨床症状の改善と血液培養陰性化と定義された。治療失敗の定義は，治療開始 3 日目以降に臨床的改善がみられないこと，7 日目以降に菌血症が持続すること，有害事象による治療中止，6 週間前に MRSA 菌血症が再発すること，および／または治療終了前に何らかの原因で死亡することとした。併用療法はダプトマイシン単剤療法よりも治療成功率が 12%高かったが，主要評価項目および心内膜炎のサブグループ解析では統計学的に有意ではなかった。併用療法を受けた患者では，治療中止に至る有害事象が有意に多く，最も一般的な事象は心不全と電解質異常（特に低カリウム血症）であった。

　では，MSSA 感染症ではどうか？　DASH 試験は RCT であり，β-ラクタム系薬（セファゾリンまたは cloxacillin）で治療された MSSA 菌血症患者を，プラセボ群またはダプトマイシン併用療法の実験群に無作為に割り付けた[16]。主要評価項目は菌血症の持続期間であったが，両群間に差はなかった。

　まとめると，これら 3 つの最近の RCT（CAMERA2，BACSARM，DASH）は，黄色ブドウ球菌菌血症の治療に複数の抗菌薬（具体的には，抗ブドウ球菌活性をもつβ-ラクタム系薬＋グリコペプチド系薬またはリポペプチド系薬）を追加することの有用性がないことを示唆している。実際，CAMERA2 は多剤併用による弊害があったため，早期に終了せざるをえなかった。しかし，これらの試験は ceftaroline のような新しい抗 MRSA 活性をもつβ-ラクタム系薬を使用せずに行われた。ダプトマイシンと ceftaroline の併用は，MRSA 菌血症の難治例に有用である可能性を示唆する専門家の意見や小規模の研究がある[17]。ceftaroline とダプトマイシンの併用療法を単剤療法と比較した後ろ向き研究では否定的な結果であっ

た[18]。今後どのような場合に併用療法を行うべきか，より明確になる可能性はある。

Q. この MSSA 菌血症の患者にはどの抗菌薬を選択すべきでしょうか？

A. 感染部位や患者の併存疾患にもよりますが，おそらく抗ブドウ球菌用ペニシリン系薬かセファゾリンでしょう●4。

危惧される MRSA は，β−ラクタム系薬による治療選択肢から外れる。しかし，MSSA 菌血症では，β−ラクタム系薬が治療の選択肢である。バンコマイシンと比較して，β−ラクタム系薬療法は MSSA 菌血症の死亡率を低下させた[19,20]。β−ラクタム系薬はまた，多施設共同前向き観察研究において，バンコマイシンによる治療と比較して MSSA 菌血症の再発を減少させた[21]。

　この差は，バンコマイシンに比べて抗ブドウ球菌用 β−ラクタム系薬の殺菌性がより速いためと推測される。たとえば，ある in vitro の実験では，nafcillin は 4 時間後に殺菌性を示したのに対し，バンコマイシンは 32 時間後に殺菌性を示した[22]。また，β−ラクタム系薬には，バンコマイシンと比較して，MSSA に対する宿主免疫の有効性を向上させる新たな機序がある可能性を示す in vitro のエビデンスもある[23]。最も一般的な抗ブドウ球菌用 β−ラクタム系薬には，oxacillin, nafcillin, セファゾリンなどがあるが，どの患者にどの β−ラクタム系薬を使用すればよいだろうか？

　oxacillin および nafcillin がペニシリン系薬である一方，セファゾリンはセファロスポリン系薬である。セファゾリンは 8 時間ごとの投与であり，oxacillin および nafcillin の 4 時間ごとの投与よりも少ない投与回数であることに利点がある。毎日 6 回静注の抗菌薬の管理は運用が困難である場合もある。ある研究では，セファゾリンの治療費は 1 日あたり 8 米ドルであったのに対し，nafcillin の治療費は 1 日あたり 168 米ドルであった[24]。従来，セファゾリ

●4 ─ Dr. 渋江のコメント●後述するように，日本国内では抗ブドウ球菌用ペニシリンである oxacillin, nafcillin は承認されておらず，状況に応じてセファゾリンなど他の抗菌薬を選択する必要があります。

ンはペニシリン系薬に比べて中枢神経系への移行性が低いと考えられてきた。しかし、臨床試験では、セファゾリンは脳脊髄液中でペニシリン系薬よりも高濃度を達成できることが示されている[25,26]●5。セファゾリンが投与しやすく、必ずしも中枢神経系へのバイオアベイラビリティで制限を受けないのであれば、なぜ、MSSA菌血症に対する第1選択薬として抗ブドウ球菌用β-ラクタム系薬を推奨する人がいるのだろうか?

黄色ブドウ球菌の菌量が多い場合〔10^7 CFU(colony forming unit:コロニー形成単位)以上と推定される状態〕、in vitro試験におけるβ-ラクタム系薬の最小発育阻止濃度(minimum inhibitory concentration:MIC)に対する接種菌量依存的な影響(inoculum-dependent effect)が報告されている[27]。セファゾリンの場合、これはBlaZ type Aと呼ばれる特異的β-ラクタマーゼによるものと考えられる[28]。菌量が多くなるとMICが上昇すると仮定されるこの現象は、cefazolin inoculum effectと呼ばれる。アルゼンチンで行われた研究では、3つの病院でMSSA菌血症の患者から黄色ブドウ球菌が分離された[29]。分離株を増殖させ、10^5 CFU/mLおよび10^7 CFU/mLでMICを測定した。cefazolin inoculum effectは、高濃度でセファゾリンに対するMICが16 μg/mL以上に上昇した場合と定義した。その結果、54.5%の分離株がinoculum effectを示した。カテーテル関連血流感染症に由来する分離株でinoculum effectを示しやすかった。cefazolin inoculum effectを示す菌に感染した患者は、30日死亡率が有意に高かった。心内膜炎、年齢、市中感染と院内感染との有意な関連はみられなかった。このコホート研究では、cefazolin inoculum effectに関連する特異的なβ-ラクタマーゼや遺伝子は認められなかった。一方で、黄色ブドウ球菌菌血症に対するセファゾリンと抗ブドウ球菌用ペニシリン

●5─Dr. 渋江のコメント●引用文献の1つは、開頭術と脳生検を受けた人の脳組織中の抗菌薬の濃度を比較していますが、中枢神経系感染症の治療薬としての臨床的評価ではないと言及されており、もう1つは、髄膜炎患者での検討ながら、後ろ向き研究で少数の患者であり(特に単剤療法は少ない)、必ずしも髄液中のセファゾリン濃度を保証するものではないとされています(セファゾリンは高用量の持続投与であり、その治療可能性を示唆する程度)。

系薬の治療を比較した 14 の非無作為化研究(14 のうち 13 は後ろ向き研究)を集めたメタアナリシスでは，セファゾリンによる治療は 90 日死亡率(主要評価項目)の上昇と関連せず，ペニシリン系薬よりも腎毒性が少なかった[30]。しかし，大半が後ろ向き研究であったことから，バイアスのリスクが高かった。cefazolin inoculum effect の臨床的意義に関する不確実性を考慮すると，(非複雑性菌血症と比べて)複雑性菌血症のような菌量が多い病態の患者には，抗ブドウ球菌用ペニシリン系薬が推奨されることが多い。1 つのやり方として，菌量が最も多いときに抗ブドウ球菌用ペニシリン系薬で治療を開始し，退院が近づき，菌量が大幅に減少したと考えられた後の抗菌薬治療を簡便にするためにセファゾリンに移行する方法がある。

　米国で最も一般的な抗ブドウ球菌用ペニシリン系薬は，nafcillin と oxacillin の 2 種類である。コンサルタントはこの 2 つをどのように選択するだろうか？　oxacillin と比較して，nafcillin は急性腎障害や腎不全との関連性が有意に高い[31,32]。また，nafcillin はセファゾリンよりも腎毒性が高い[24]。一方，oxacillin は，小児に使用した場合，肝毒性がより強いことが後ろ向き研究で証明されている[33]。米国食品医薬品局(Food and Drug Administration：FDA) Adverse Events Reports System(FAERS)からデータを抽出した研究では，肝毒性率は nafcillin と oxacillin で同程度であった(それぞれ 2％と 4％の患者に肝酵素上昇がみられたが，統計学的に有意ではなかった)[31]●6。したがって，基礎疾患に腎機能障害がある患者では，oxacillin を使用するほうが理にかなっているようではある。同様に，若年患者や基礎疾患に肝機能障害がある患者では，oxacillin よりも nafcillin を使用したほうがよいという議論がありそうである。全体として，この領域では，抗ブドウ球菌用ペニシリンとセファゾリンを比較する RCT が有益であろう。

　最後に，MSSA 菌血症の治療に対するセフトリアキソンの研究がある。セフトリアキソンは第 3 世代セファロスポリン系薬で，1

●6 ─ Dr. 渋江のコメント●FDA Adverse Events Reports System (FAERS)は，米国食品医薬品局(FDA)が運営する，有害事象(副作用)や医薬品の使用上の問題に関するレポートを収集するデータベースです。

日1回投与という大きな利点がある。FDAによるMSSA菌血症に対する適応があるため，単剤療法として使用されている。ある後ろ向き研究では，セントルイスの単施設で243例のMSSA菌血症患者を，治療に選択された抗菌薬(セフトリアキソン vs oxacillin またはセファゾリン)で分けた[34]。主要評価項目は，90日死亡率，MSSAによる再入院，および微生物学的失敗であった。後ろ向き研究デザインの性質上，2群のベースラインの特性は異なっていた。セフトリアキソン群では，ICUでの入院期間が有意に短く，感染性心内膜炎(infective endocarditis：IE)の患者数が少なく，菌血症の期間が短かった。これらのベースラインの特徴から，セフトリアキソン群の患者はより軽症であったといえる。この研究は非劣性を証明する検出力がなかったが，主要評価項目に有意差はなかった。サブグループ解析では，統計学的に有意ではなかったが，心内膜炎の治療ではセフトリアキソン投与群のほうが不良なアウトカムをたどった。MSSA感染症(菌血症を含むが，菌血症に限定されない)の治療において，セフトリアキソンを他のセファロスポリン系薬と比較したメタアナリシスでは，合計643人の患者を対象とした2件のRCTと他の4件の研究が含まれ，菌血症の持続期間または菌血症の再発についてセファロスポリン系薬の群間に有意差はみられなかった[35]。著者らは，これらの研究は小規模でエビデンスレベルの質も低いと報告している。さらに，これらの研究は菌血症に限定したものではなく，MSSAによる蜂窩織炎のような重症度の低い感染症患者も含まれている。より多くの知見が得られるまでは，個人的にはMSSA菌血症にセフトリアキソンを推奨しづらい。

　まとめると(**表2.1**)，oxacillinとnafcillinは，心内膜炎や骨髄炎が疑われるような菌量が多い場合のMSSA菌血症に対する第1選択薬である。この2つのどちらを選択するかは，宿主の状態(肝機能や腎機能)による。セファゾリンは抗ブドウ球菌用ペニシリン系薬と同様に有効であるが，菌量の多い感染症では cefazolin inoculum effect が懸念される●7。投与が容易であることから，セフトリ

───────────────────────────────

●7 ― Dr. 渋江のコメント● 個人的には確立したものではなく，感染性心内膜炎であれば手術の選択肢も含めた治療が必要となるため，1つの考え方という認識です。

第2章　ブドウ球菌感染症　19

表2.1　MSSA菌血症に対して考慮する抗菌薬のまとめ

抗菌薬	クラス	投与量	利点	欠点
oxacillin	ペニシリン	4時間ごと	MSSAに対する活性の高さ	肝障害
nafcillin	ペニシリン	4時間ごと	MSSAに対する活性の高さ	腎障害
セファゾリン	第1世代セファロスポリン	8時間ごと	忍容性が高く，広く使用され，一般に安価	セファゾリンによる inoculum effect の影響の懸念
セフトリアキソン	第3世代セファロスポリン	1日1回	投与回数	おそらく抗ブドウ球菌用β-ラクタム系薬よりも効果が劣る
バンコマイシン	グリコペプチド	宿主による	血液透析患者への投与が容易	β-ラクタム系薬と比較して予後は悪い

アキソンが他のβ-ラクタム系薬に匹敵するかどうかの検討がなされているが，質の高いエビデンスは得られていない。バンコマイシンはMSSA治療においてβ-ラクタム系薬に劣る。

Q. MRSAがバンコマイシンに耐性を示すのはどのような場合ですか？

A. 通常，MIC 16以上ですが，MIC 2で気にし始めます。

MRSAはβ-ラクタム系薬によるブドウ球菌の治療に効果がなく，バンコマイシンやダプトマイシンの使用につながる。バンコマイシン耐性黄色ブドウ球菌(vancomycin-resistant *Staphylococcus aureus*：VRSA)は *vanA* 遺伝子の獲得によって発症し，MIC 16以上と定義される[36]。幸いなことに，VRSAは現在米国ではまれである[37]。VRSAを頻繁に診ることになる可能性は低いが，「MICクリープ」と呼ばれる，黄色ブドウ球菌分離株におけるバンコマイシンに対するMICの緩やかな上昇は，米国でも世界的にも認められている。たとえば，2004～2009年にかけての世界的なデータベースでは，バンコマイシンのMICが2以上の黄色ブドウ球菌分

離株は4%から8%に増加している[38]。

　MICが4〜8の黄色ブドウ球菌はバンコマイシン中間耐性黄色ブドウ球菌(vancomycin-intermediate *S. aureus*：VISA)と呼ばれる。VRSAと異なり，VISA分離株は単一の変異によって産生されたものではなく，不均一な遺伝的変化が混ざり合った結果であると考えられる[36]。さらに，MICが2以上と定義されてheterogenous VISAまたはhVISAと呼ばれる分類もある。注目すべきは，バンコマイシンのpopulation analysis profileを参考基準と比較することによって得られるhVISAの別の定義である[39]●8。VISAは糖ペプチドの使用による選択圧の結果，hVISAから生じたと考えている[40]。MRSA分離株におけるhVISA，VISA，VRSAの有病率は世界的に上昇している。

　黄色ブドウ球菌におけるバンコマイシン耐性の割合が上昇していることは問題であり，MIC 2以上の分離株を有する患者では治療失敗がより頻繁に起こる[41]。しかし，これらの分離菌による死亡率の上昇については，まだ広く報告されていない。韓国の単施設で行われた前向き観察研究では，MRSA菌血症患者の32%がhVISAまたはVISA分離株であった[42]。幸いなことに，この研究ではMRSAとVISAを有する患者の死亡率に差はなかった。これらの結果は，セントルイスの単施設で行われた後ろ向き研究に類似しており，そこではMRSA感染患者の約24%にVISAが分離されていたが，死亡率に差はなかった[43]。

　MIC 2以上のMRSAに関する現在の米国感染症学会(Infectious Diseases Society of America：IDSA)のガイドラインでは，バンコマイシンに代わる治療法が推奨されている[5]。バンコマイシンの治療に失敗した場合は，高用量ダプトマイシンとリネゾリドやスルファメトキサゾール・トリメトプリム(ST合剤)などの他の抗菌薬の併用が推奨される。VRSAおよびVISA分離株の多くは，ceftaroline やリネゾリドなどの他の抗菌薬に感受性が保たれている[44]。

　注目すべきは，MICの検査法によっては，E-test法[45]のように

●8 ─ Dr. 渋江のコメント●population analysis profile(PAP)は，さまざまな抗菌薬濃度下で培養されたものに存在する耐性細胞の割合を定量化し，ヘテロ耐性を検出するためのゴールドスタンダードな方法です。

耐性を過大評価するものもあれば，Vitek システム[46]のように耐性を過小評価するものもある。したがって，MIC 値が境界領域にあったり，一致しない患者について相談を受けた場合，どのシステムで測定したかを確認することは有用であろう。

Q. ブドウ球菌菌血症のケースでは，どれくらいの治療期間が必要ですか？

A. いくつかの要因によりますが，治療期間は通常 2～6 週間です。

ブドウ球菌菌血症の治療期間は，感染症が複雑性か非複雑性か，また菌種によっても異なる。まず，非複雑性と複雑性を定義する。IDSA による MRSA ガイドライン[5]では，非複雑性菌血症とは，血液培養が陽性で以下の基準を満たす患者と定義されている。(1)心内膜炎を除外している，(2)人工物留置がない，(3)初回培養から 2～4 日後に採取した検体で MRSA が培養されない，(4)有効な治療を開始してから 72 時間以内に解熱している，(5)転移性感染部位がみられない。それ以外の場合は，複雑性とみなされる。非複雑性 MRSA 菌血症については，カテーテル関連感染症に関するメタアナリシス[47]に基づき，このガイドラインでは少なくとも 14 日間の治療を推奨している。

この推奨は MSSA の症例にも適用されている。IDSA ガイドラインの後に発表された MSSA および MRSA 菌血症に関する 1 つの前向き観察研究では，韓国の単施設の 111 / 483 例(23％)が非複雑性の基準を満たした[48]。14 日未満の治療しか受けなかった患者では，菌血症の再発が有意に多かった。さらに，症例の 47％が MRSA であったが，著者らは耐性菌が再発率に有意に影響するかどうかについてはコメントしていない。

複雑性の症例の場合，現在の推奨では 4～6 週間の治療が必要となる[5]。転移性病変を認めない複雑性感染症では，4 週間の治療が妥当となるだろう。しかし，黄色ブドウ球菌菌血症の患者の多くは，6 週間の治療期間がより賢明と思われる別の感染巣を有している可能性がある(心内膜炎や骨髄炎と推定される疾患の治療など)。

時に菌血症を引き起こすコアグラーゼ陰性ブドウ球菌(coagulase-negative staphylococci：CoNS)はどうであろうか？　たとえば，表皮ブドウ球菌(*Staphylococcus epidermidis*)菌血症はデバイス関連感染に関係している[49]。カテーテル関連感染由来のCoNS による菌血症に対して，ガイドラインでは，カテーテルが抜去された場合は 5～7 日間の治療，抗菌薬ロックを使用してカテーテルが留置されたままの場合は 10～14 日間の治療が推奨されている[50]。*Staphylococcus lugdunensis* は CoNS の 1 種であるが，多くの病原因子をもち，黄色ブドウ球菌と同様の死亡率を示す[51,52]。そのため，*S. lugdunensis* 菌血症の治療は，他の CoNS と違って，黄色ブドウ球菌と同様の治療期間とすることが推奨されている[50]。

　これらの推奨は実際の臨床ではどうか？　米国で実施された多施設共同 RCT では，ブドウ球菌菌血症患者 509 人が，治療期間に関するアルゴリズム的アプローチがアウトカムを改善するかどうかを検討するため，「通常治療」を受ける群と，治療期間の評価項目を定義したアルゴリズム群に無作為に割り付けられた[53]。アルゴリズム群の治療期間は，現在のガイドラインによると，合併症を伴わない黄色ブドウ球菌菌血症では 14 日間，合併症を伴う黄色ブドウ球菌菌血症では 28～42 日間であった。感染症の分類に複雑型と非複雑型の基準を用いたことに加え，著者らは CoNS に「単純性」と呼ばれる第 3 のカテゴリーを設けた。単純性 CoNS 菌血症は，血液培養が 1 回陽性でフォローアップの血液培養が陰性であり，カテーテル留置部位に局所感染の徴候や症状がなく，転移性感染の徴候や症状がなく，血管内デバイスが留置されていない場合となる。CoNS 菌血症の治療期間は，単純性は 0～3 日，非複雑性は 5 日，複雑性は 7～28 日とした。登録時点で複雑性菌血症であるか，その疑いがある患者は研究から除外されたが，登録後および無作為化後に複雑性菌血症と判断された場合は，最終解析に組み入れられた。登録された 509 例のうち，51％が単純性 CoNS 菌血症，18％が非複雑性 CoNS 菌血症，7％が複雑性 CoNS 菌血症，16％が非複雑性黄色ブドウ球菌菌血症，7％が複雑性黄色ブドウ球菌菌血症であった。主要評価項目は 28 日目の治癒率と重篤な有害事象発生率であった。全体として，アルゴリズム群はいずれのアウトカムにおいても通常治療群に対して非劣性であったが，抗菌薬の投与期間

は 29％短縮された。これらの結果は，ブドウ球菌菌血症において
ガイドラインに基づいた治療期間を遵守することで，良好なアウト
カムを維持しつつ，不必要な抗菌薬治療の継続を減らせることを示
唆している。

Q. ブドウ球菌菌血症の治療には，本当に全治療期間にわたって静注治療が必要でしょうか？

A. 現在のガイドラインでは静注治療が推奨されていますが，経口薬への移行を支持するデータも増えています。

静注治療は，患者にとっても臨床医にとっても困難なものである。
カテーテル留置には管理が必要であり，新たな感染のリスクを高め
る。経口治療に比べ，不快で不便なこともある。しかし，ブドウ球
菌菌血症では静注治療がゴールドスタンダードであり，MRSA 菌
血症に対するガイドラインでは，バンコマイシンとダプトマイシン
の静注治療が依然として第 1 選択薬として推奨されている[5]。フ
ルオロキノロン系薬とリファンピシンの経口治療と静注治療を比較
した 2 件の RCT では，黄色ブドウ球菌菌血症に対する有効性はい
ずれも同程度であった[54,55]。RCT から得られた患者のプール解析
では，リネゾリド（静注治療で 7 日後に経口治療に変更）を投与さ
れた患者の臨床的治癒率および生存率は，バンコマイシンの静注治
療を受けた患者と同程度であった[56]。36％に菌血症がみられた重
症の MRSA 感染症の患者を対象とした RCT[57]では，バンコマイシ
ンの静注治療または ST 合剤の投与が行われ，治療医の裁量で経口
治療へ変更もされた。ST 合剤群は非劣性であったが，菌血症患者
の死亡率は ST 合剤群で 2 倍であった（34％対 18％，統計学的有意
差なし）。

　同様の研究（ブドウ球菌感染症だけに限定してはいないが）とし
て，心内膜炎と菌血症の患者で，静注治療を受ける群と，静注治療
を 10 日程度行った後に経口治療に移行する群に無作為に割り付け
た RCT，Partial Oral versus Intravenous Antibiotic Treatment
of Endocarditis（POET）がある[58]。MSSA に対しては，アモキシ
シリン / リファンピシン，アモキシシリン / fusidic acid，リネゾ
リド / リファンピシン，リネゾリド / fusidic acid の経口治療が選

24　第2章　ブドウ球菌感染症

択された。主要評価項目の複合スコア(死亡率を含む)に基づくと，静注治療後に経口治療に移行する群は静注治療を受ける群に対して非劣性であった。しかし，黄色ブドウ球菌感染症は登録患者の22%のみであり，MRSA感染症の患者はいなかったため，ブドウ球菌菌血症としての解釈には制限がある。

つまり，現在の学会ガイドラインでは，MRSA菌血症には静注治療が推奨されており，実際にはMSSA菌血症にも適用されている。しかし，POETのような大規模臨床試験により，良好なバイオアベイラビリティを有する経口抗菌薬が静注治療に劣らない可能性が高いというエビデンスが増えつつある●9。

Q. 黄色ブドウ球菌菌血症の患者に心エコーは必要ですか？　それはどの種類ですか？

A. 心内膜炎の発生率を考えると，少なくとも経胸壁心エコー検査は有用であり，特定の基準を満たさないなら，おそらく，その後に経食道心エコー検査が必要となるでしょう。

ブドウ球菌による菌血症は，致死的になる可能性のある心内膜炎と関連している。ある前向き観察研究では，連続した103人の黄色ブドウ球菌菌血症患者が，経胸壁心エコー(transthoracic echocardiography：TTE)，経食道心エコー(transesophageal echocardiography：TEE)，および心内膜炎の確定診断のためのDuke基準によって評価された[59]。これらの患者のうち，25%が心内膜炎と確定診断された。心内膜炎の臨床所見があった者は7%のみであった。TTEで疣贅/心内膜炎の所見を認めたのは7%のみで，他の18%は判定不能であった。TEEは25%の患者に疣贅/心内膜炎の所見を認めた(すなわちTTEで「見逃された」患者の18%)。TTEの感度は32%，特異度は100%であった。TTEとTEEの組み合わせでは，感度100%，特異度99%(偽陽性1例)であった。

黄色ブドウ球菌菌血症患者の心内膜炎の有病率が比較的高いこと

●9―Dr. 渋江のコメント●経口抗菌薬として，日本国内で承認されていない種類，国内の推奨を超える投与量での使用があり，現状国内では外挿しづらいと思います。

から，現在のIDSAガイドライン[5]では，すべての(黄色ブドウ球菌菌血症の)成人患者に心エコー検査を推奨し，TTEよりもTEE施行が望ましい，としている。TTEと比較すると，TEEは侵襲的で，麻酔や病院のリソースの調整が必要であり，まれに声帯麻痺や食道穿孔などの合併症を引き起こす可能性がある[60]。したがって，実際には，感染症コンサルタントは，疣贅が十分な大きさであったり，TTEで観察可能な位置にある場合，それぞれの手技の感度と特異度から，まずTEEを避けてTTEを勧め，この所見が陰性であればTEEを行うこともある。

　黄色ブドウ球菌菌血症で心内膜炎に罹患する検査前確率が非常に低く，TEEを行う必要がない患者はいるだろうか？　TEEを必要としない患者の基準として，次のようなものが提案されている。(1)TTE所見陰性，(2)院内感染での菌血症，(3)フォローアップの血液培養陰性，(4)心臓内デバイスなし，(5)血液透析なし，(6)心内膜炎や他の転移性感染の臨床徴候なし[61]。これらの基準を満たすのは，血液培養がすみやかに陰性となり，他の感染部位の臨床的徴候がなく，非複雑性の菌血症患者よりもさらに厳密な条件である。

　また，VIRSTAスコア[62]のような，心エコー検査を行う緊急性を判断するための新しいスコアリングシステムも開発されている。VIRSTAでは，C反応性蛋白(C-reactive protein：CRP) > 190 mg/L(1点)，48時間後の血液培養陽性(2点)，髄膜炎(5点)など，臨床シナリオに基づいて異なる重みづけがされた点数がスコア化される●10。3点以上でTEE施行のメリットがある。黄色ブドウ球菌菌血症患者477人を対象としたprospective follow-up studyでは，VIRSTAは心内膜炎の診断において他の2つのスコアリングシステムを上回り，陰性的中率は99.3％であった[63]。

　最後に，心内膜炎としての十分な期間のブドウ球菌に対する治療

●10 ― Dr. 渋江のコメント●IEに対する予測因子として，心臓内デバイスまたはIEの既往，自然弁の弁膜症，静注薬物使用，市中または非院内感染(医療ケア関連)，脳塞栓または脳以外の塞栓，化膿性脊椎炎，重症敗血症，髄膜炎，190 mg/L(19 mg/dL)以上のCRP，48時間の持続菌血症があり，これらを用いたスコアで3点以上は心内膜炎リスクが高い(17.4％)とされています。

26 第2章 ブドウ球菌感染症

を受けながらも，画像診断が重要ではない患者もいる。たとえば，ブドウ球菌性骨髄炎と菌血症がある患者は，心内膜炎の診断に関係なく，6週間の抗菌薬治療が必要かもしれない（心内膜炎を臨床的に疑うものがなければ，心エコー検査は臨床のマネジメントを変えないかもしれない）。注目すべきは，心内膜炎の診断における心エコーの偽陽性率に関して文献で報告されるようになっていることである[64]。このため，人工弁心内膜炎に対する PET / CT のような画像診断法が増えている[65]。

Q. ブドウ球菌菌血症が再発しました。何が起こっていますか？
A. 宿主と病原体の要因によっては，新規の感染や以前の感染症の再発があります。

前向き研究で，黄色ブドウ球菌菌血症が再発した患者を対象に，再燃（前回の感染と同じ株）と再感染（前回の感染とは異なる株）を含め，どのような要因が再発につながったかを評価し，約9％の患者で再発していた[66]。遺伝子型別では，再燃率は44％，再感染率は56％であった。再発は，年齢（若年），人種（黒人），血液透析患者，異物の存在，MRSA 感染，および初感染時の菌血症の持続と有意に関連していた。再発しづらい患者は，外科的処置から30日以内である可能性が高く，悪性腫瘍の治療中である可能性が高かった。著者らは，宿主のサイトカインの反応も再発の可能性と関連しており，いくつかのバイオマーカーが将来的に感染症の再発予測因子となる可能性があると推測した。

Q. この患者は一見無関係な愁訴で入院しましたが，ブドウ球菌感染症に罹っていることがわかりました。関連ありますか？
A. ブドウ球菌は非常に炎症を起こしやすく，通常と異なる感染の症状を呈することがあります。

ブドウ球菌感染は，生理学的に重大なストレス要因である。Panton-Valentine leucocidin やエンテロトキシン B[67,68]，細胞エンベロープリポ蛋白[69]などの毒素の分泌は，宿主に重大な炎症を引き起こす。このような炎症の調節異常は宿主にダメージを与えう

る。たとえば，皮膚ブドウ球菌感染症のマウスモデルにおいて，胸腺のないマウスは病変が大きくなるというよりもむしろ小さくなることが発見され，菌量よりもむしろ宿主の炎症反応が感染に伴う病変の大きさを決定していることが示唆された[70]。

これは患者にどのような影響を与えるだろうか？　CRP は感染に対する特異的なバイオマーカーではないが，宿主の炎症を反映しており，ブドウ球菌感染時の CRP の高値は死亡率の上昇と有意な相関があることが判明している[71]。このような高い全身性炎症反応は，宿主に他の悪影響を及ぼす可能性がある。たとえば，ある施設でブドウ球菌菌血症が記録された患者の心筋梗塞の発生率について後ろ向きに調査した[72]。過去の対照群と比較して，ブドウ球菌菌血症の患者は心筋梗塞を起こす可能性が 35 倍高かった。他の重篤な感染症でも心筋梗塞の発生率の上昇が観察されているため，これは必ずしもブドウ球菌に特異的な現象ではない[73,74]。

感染による炎症は，心筋梗塞ほどはっきりしない形で現れることがある。ボストンの単施設で行われた後ろ向き研究では，転倒で入院した患者 161 人が，その後，全身性の感染症に罹っていることが判明した[75]。力学的要因による転倒が最も多く報告された（症例の 66％）。菌血症はこれらの症例の 40％にみられ，菌血症の原因として最も多かったのは黄色ブドウ球菌で，この研究では全患者の 13％にみられた。この前向き研究は，原因究明というよりはむしろ相関的なものであるが，感染症が必ずしも予想していなかった形で現れる可能性があるという点を浮き彫りにしている。

Q. この患者のスワブ培養で MRSA は陰性です。抗菌薬レジメン変更でしょうか？

A. 臨床経過によります。

敗血症性ショックやその他の致死的感染症が懸念される患者では，培養結果を待つ間に MRSA に対する経験的治療を行うことが多い。メタアナリシス[76]で検討されているように，MRSA スワブ培養が MRSA 肺炎に対してかなり高い予測値をもつことはよく知られている。これは，口腔咽頭と肺の関係を考えれば，ある程度直感的にわかる。しかし，他の部位の MRSA に対する MRSA スワブ培養の

陰性的中率(negative predictive value：NPV)については，よく聞かれる(菌血症や創傷の場合，MRSA のスワブ培養が陰性であれば，バンコマイシンを β-ラクタム系薬に移行できるか？)。2007～2018 年にかけて米国の退役軍人病院で治療を受けた 55 万人以上の患者の大規模コホートを後ろ向きに調査し，他の複数の部位に対する MRSA のスワブ培養の NPV を割り出した[77]。この研究は基本的に臨床データなしで行われ，鼻腔スワブでの MRSA 陽性の有無は，他の培養(血液，腹腔内，呼吸器，創傷，尿)での MRSA の有無と相関していた。これらの部位における NPV は，それぞれ96.5％，98.6％，96.1％，93.1％，99.2％であった。全体として，MRSA スワブ培養の NPV は 96.5％であった。この研究の患者集団から一般化するなら，肺炎または尿路感染症があり，MRSA スワブ培養が陰性の患者において，MRSA に対する抗菌薬治療を中止することは妥当であろう。しかし，スワブが実施された時期や，その後に患者が院内 MRSA 感染症に罹患する可能性も考慮しなければならない。

Q. 嫌気性ブドウ球菌・・・私をからかっていますか？
A. ブドウ球菌には嫌気性の種があります。

Staphylococcus saccharolyticus は，最近，ヒトの感染症に関与することが明らかになったまれな病原体である。嫌気性ブドウ球菌のなかで唯一の種であり(現時点で)，*Staphylococcus capitis* と遺伝学的に最も近縁である[78]。最近の文献では，8 症例が報告されている[79]。全例がメトロニダゾールに耐性で，2 例が β-ラクタム系薬に耐性であった。検査した臨床分離株はすべて，フルオロキノロン系薬，クリンダマイシン，バンコマイシンに感性であった。口腔検体から回収された *S. saccharolyticus* の研究では，5 株中 5 株すべてがドキシサイクリンに感性であった[80]。この菌は人工関節感染にも関与している。あるケースシリーズでは，菌血症を合併した *S. saccharolyticus* に感染した人工肩関節全置換術 3 例と人工股関節全置換術 5 例が報告されている[78]。

参考文献

1. Mylotte JM, Tayara A. Staphylococcus aureus bacteremia: predictors of 30-day mortality in a large cohort. Clin Infect Dis. 2000;31:1170. https://doi.org/10.1086/317421.

2. Vogel M, Schmitz RPH, Hagel S, Pletz MW, Gagelmann N, Scherag A, Schlattmann P, Brunkhorst FM. Infectious disease consultation for Staphylococcus aureus bacteremia - a systematic review and meta-analysis. J Infect. 2016;72:19. https://doi.org/10.1016/j.jinf.2015.09.037.

3. Forsblom E, Ruotsalainen E, Ollgren J, Järvinen A. Telephone consultation cannot replace bedside infectious disease consultation in the management of Staphylococcus aureus bacteremia. Clin Infect Dis. 2013;56:527. https://doi.org/10.1093/cid/cis889.

4. Djelic L, Andany N, Craig J, Daneman N, Simor A, Leis JA. Automatic notification and infectious diseases consultation for patients with Staphylococcus aureus bacteremia. Diagn Microbiol Infect Dis. 2018;91:282. https://doi.org/10.1016/j.diagmicrobio.2018.03.001.

5. Liu C, Bayer A, Cosgrove SE, Daum RS, Fridkin SK, Gorwitz RJ, Kaplan SL, Karchmer AW, Levine DP, Murray BE, Rybak MJ, Talan DA, Chambers HF. Clinical practice guidelines by the Infectious Diseases Society of America for the treatment of methicillin-resistant Staphylococcus aureus infections in adults and children. Clin Infect Dis. 2011;52:285. https://doi.org/10.1093/cid/ciq146.

6. Berrevoets MAH, Kouijzer IJE, Aarntzen EHJG, Janssen MJR, De Geus-Oei LF, Wertheim HFL, Kullberg BJ, Oever JT, Oyen WJG, Bleeker-Rovers CP. 18F-FDG PET/CT optimizes treatment in Staphylococcus aureus bacteremia and is associated with reduced mortality. J Nucl Med. 2017;58:1504. https://doi.org/10.2967/jnumed.117.191981.

7. Berrevoets MAH, Kouijzer IJE, Slieker K, Aarntzen EHJG, Kullberg BJ, Oever JT, Bleeker-Rovers CP. 18F-FDG PET/CT-guided treatment duration in patients with high-risk Staphylococcus aureus bacteremia: a proof of principle. J Nucl Med. 2019;60:998. https://doi.org/10.2967/jnumed.118.221929.

8. Khatib R, Johnson LB, Fakih MG, Riederer K, Khosrovaneh A, Tabriz MS, Sharma M, Saeed S. Persistence in Staphylococcus aureus bacteremia: incidence, characteristics of patients and outcome. Scand J Infect Dis. 2006;38:7. https://doi.org/10.1080/00365540500372846.

9. Minejima E, Mai N, Bui N, Mert M, Mack WJ, She RC, Nieberg P, Spellberg B, Wong-Beringer A. Defining the breakpoint duration of Staphylococcus aureus bacteremia predictive of poor outcomes. Clin Infect Dis. 2020;70:566. https://doi.org/10.1093/cid/ciz257.

10. Fowler VG, Boucher HW, Corey GR, Abrutyn E, Karchmer AW, Rupp ME, Levine DP, Chambers HF, Tally FP, Vigliani GA, Cabell CH, Link AS, DeMeyer I, Filler SG, Zervos M, Cook P, Parsonnet J, Bernstein JM, Price CS, Forrest GN, Fätkenheuer G, Gareca M, Rehm SJ, Brodt HR, Tice A, Cosgrove SE. Daptomycin versus standard therapy for bacteremia and endocarditis caused by Staphylococcus aureus. N Engl J Med. 2006;355:653. https://doi.org/10.1056/nejmoa053783.

11. Kuehl R, Morata L, Boeing C, Subirana I, Seifert H, Rieg S, Kern WV, Kim HB, Kim ES, Liao CH, Tilley R, Lopez-Cortés LE, Llewelyn MJ, Fowler VG, Thwaites G, Cisneros JM, Scarborough M, Nsutebu E, Gurgui Ferrer M, Pérez JL, Barlow G, Hopkins S, Ternavasio-de la Vega HG, Török ME, Wilson P, Kaasch AJ, Soriano A, Kern WV, Llewelyn MJ, Fowler VG, Pérez JL, Török E, Kaasch AJ, Bernasch C, Jung N, Lamarca Soria K, Rivera Martínez MA, Prim N, Martínez JA, Marcos M, Baño JR, De Cueto M, Sung KH, Kim CJ, Kang CK, Park JI, Morris-Jones S, Kamfose M, Young B, Gott H, Gouliouris T, Bedford L, Price J. Defining

30　第2章　ブドウ球菌感染症

persistent Staphylococcus aureus bacteraemia: secondary analysis of a prospective cohort study. Lancet Infect Dis. 2020;20:1409. https://doi.org/10.1016/S1473-3099(20)30447-3.

12. Foster TJ. Can β-lactam antibiotics be resurrected to combat MRSA? Trends Microbiol. 2019;27:26. https://doi.org/10.1016/j.tim.2018.06.005.

13. Davis JS, Sud A, O'Sullivan M, Robinson JO, Ferguson PE, Foo H, Van Hal SJ, Ralph AP, Howden BP, Binks PM, Kirby A, Tong S, Binks P, Majumdar S, Ralph A, Baird R, Gordon C, Jeremiah C, Leung G, Brischetto A, Crowe A, Dakh F, Whykes K, Kirkwood M, Menon M, Somerville L, Subedi S, Owen S, Liu E, Zhou F, Robinson O, Coombs G, Ferguson P, Pollet S, Van Hal S, Davis R. Combination of vancomycin and β-lactam therapy for methicillin-resistant Staphylococcus aureus bacteremia: a pilot multicenter randomized controlled trial. Clin Infect Dis. 2016;62:173. https://doi.org/10.1093/cid/civ808.

14. Tong SYC, Lye DC, Yahav D, Sud A, Robinson JO, Nelson J, Archuleta S, Roberts MA, Cass A, Paterson DL, Foo H, Paul M, Guy SD, Tramontana AR, Walls GB, McBride S, Bak N, Ghosh N, Rogers BA, Ralph AP, Davies J, Ferguson PE, Dotel R, McKew GL, Gray TJ, Holmes NE, Smith S, Warner MS, Kalimuddin S, Young BE, Runnegar N, Andresen DN, Anagnostou NA, Johnson SA, Chatfield MD, Cheng AC, Fowler VG, Howden BP, Meagher N, Price DJ, Van Hal SJ, O'Sullivan MVN, Davis JS. Effect of vancomycin or daptomycin with vs without an antistaphylococcal β-lactam on mortality, bacteremia, relapse, or treatment failure in patients with MRSA bacteremia: a randomized clinical trial. JAMA. 2020;323:527. https://doi.org/10.1001/jama.2020.0103.

15. Pujol M, Miró JM, Shaw E, Aguado JM, San-Juan R, Puig-Asensio M, Pigrau C, Calbo E, Montejo M, Rodriguez-Álvarez R, Garcia-Pais MJ, Pintado V, Escudero-Sánchez R, Lopez-Contreras J, Morata L, Montero M, Andrés M, Pasquau J, Arenas MDM, Padilla B, Murillas J, Jover-Sáenz A, López-Cortes LE, García-Pardo G, Gasch O, Videla S, Hereu P, Tebé C, Pallarès N, Sanllorente M, Domínguez MÁ, Càmara J, Ferrer A, Padullés A, Cuervo G, Carratalà J. Daptomycin plus fosfomycin versus daptomycin alone for methicillin-resistant Staphylococcus aureus bacteremia and endocarditis: a randomized clinical trial. Clin Infect Dis. 2021;72:1517. https://doi.org/10.1093/cid/ciaa1081.

16. Cheng MP, Lawandi A, Butler-Laporte G, De l'Étoile-Morel S, Paquette K, Lee TC. Adjunctive daptomycin in the treatment of methicillin-susceptible Staphylococcus aureus bacteremia: a randomized, controlled trial. Clin Infect Dis. 2021;72:e196. https://doi.org/10.1093/cid/ciaa1000.

17. Geriak M, Haddad F, Rizvi K, Rose W, Kullar R, LaPlante K, Yu M, Vasina L, Ouellette K, Zervos M, Nizet V, Sakoulas G. Clinical data on Daptomycin plus Ceftaroline versus standard of care monotherapy in the treatment of methicillin-resistant Staphylococcus aureus bacteremia. Antimicrob Agents Chemother. 2019;63 https://doi.org/10.1128/AAC.02483-18.

18. Nichols CN, Wardlow LC, Coe KE, Sobhanie MME. Clinical outcomes with definitive treatment of methicillin-resistant Staphylococcus aureus bacteremia with retained daptomycin and ceftaroline combination therapy vs de-escalation to monotherapy with vancomycin, daptomycin, or ceftaroline. Open Forum Infect Dis. 2021;8 https://doi.org/10.1093/ofid/ofab327.

19. McDanel JS, Perencevich EN, Diekema DJ, Herwaldt LA, Smith TC, Chrischilles EA, Dawson JD, Jiang L, Goto M, Schweizer ML. Comparative effectiveness of beta-lactams versus vancomycin for treatment of methicillin-susceptible Staphylococcus aureus bloodstream infections among 122 hospitals. Clin Infect Dis. 2015;61:361. https://doi.org/10.1093/cid/civ308.

20. Kim SH, Kim KH, Kim HB, Kim NJ, Kim EC, Oh MD, Choe KW. Outcome of vancomycin

第 2 章　ブドウ球菌感染症　　*31*

treatment in patients with methicillin-susceptible Staphylococcus aureus bacteremia. Antimicrob Agents Chemother. 2008;52:192. https://doi.org/10.1128/AAC.00700-07.

21. Chang FY, Peacock JE, Musher DM, Triplett P, MacDonald BB, Mylotte JM, O'Donnell A, Wagener MM, Yu VL. Staphylococcus aureus bacteremia: recurrence and the impact of antibiotic treatment in a prospective multicenter study. Medicine. 2003;82:333. https://doi.org/10.1097/01.md.0000091184.93122.09.

22. LaPlante KL, Rybak MJ. Impact of high-inoculum Staphylococcus aureus on the activities of nafcillin, vancomycin, linezolid, and daptomycin, alone and in combination with gentamicin, in an in vitro pharmacodynamic model. Antimicrob Agents Chemother. 2004;48:4665. https://doi.org/10.1128/AAC.48.12.4665-4672.2004.

23. Le J, Dam Q, Schweizer M, Thienphrapa W, Nizet V, Sakoulas G. Effects of vancomycin versus nafcillin in enhancing killing of methicillin-susceptible Staphylococcus aureus causing bacteremia by human cathelicidin LL-37. Eur J Clin Microbiol Infect Dis. 2016;35:1441. https://doi.org/10.1007/s10096-016-2682-0.

24. Flynt LK, Kenney RM, Zervos MJ, Davis SL. The safety and economic impact of cefazolin versus Nafcillin for the treatment of methicillin-susceptible Staphylococcus aureus bloodstream infections. Infect Dis Ther. 2017;6:225. https://doi.org/10.1007/s40121-017-0148-z.

25. Frame PT, Watanakunakorn C, McLaurin RL, Khodadad G. Penetration of nafcillin, methicillin, and cefazolin into human brain tissue. Neurosurgery. 1983;12:142. https://doi.org/10.1227/00006123-198302000-00002.

26. Le Turnier P, Gregoire M, Deslandes G, Lakhal K, Deschanvres C, Lecomte R, Talarmin JP, Dubée V, Bellouard R, Boutoille D, Leroy AG, Gaborit BJ, Raffi F, Boutoille D, Biron C, Lefebvre M, Gaborit BJ, Le Turnier P, Deschanvres C, Lecomte R, Chauveau M, Asseray N, Gregoire M, Bellouard R, Deslandes G, Dailly E, Leroy AG, Corvec S, Bémer P, Caillon J, Guillouzouic A, Lakhal K, Cinotti R, Canet E, Bretonniere C, Guimard T, Brochard J, Talarmin JP, Katchatourian L. Should we reconsider cefazolin for treating staphylococcal meningitis? A retrospective analysis of cefazolin and cloxacillin cerebrospinal fluid levels in patients treated for staphylococcal meningitis. Clin Microbiol Infect. 2020;26:1415.e1. https://doi.org/10.1016/j.cmi.2020.04.046.

27. Luria SE. A test for penicillin sensitivity and resistance in staphylococcus. Proc Soc Exp Biol Med. 1946;61:46. https://doi.org/10.3181/00379727-61-15222.

28. Zygmunt DJ, Stratton CW, Kernodle DS. Characterization of four β-lactamases produced by Staphylococcus aureus. Antimicrob Agents Chemother. 1992;36:440. https://doi.org/10.1128/AAC.36.2.440.

29. Miller WR, Seas C, Carvajal LP, Diaz L, Echeverri AM, Ferro C, Rios R, Porras P, Luna C, Gotuzzo E, Munita JM, Nannini E, Carcamo C, Reyes J, Arias CA. The cefazolin inoculum effect is associated with increased mortality in methicillin-susceptible Staphylococcus aureus bacteremia. Open Forum Infect Dis. 2018;5 https://doi.org/10.1093/ofid/ofy123.

30. Weis S, Kesselmeier M, Davis JS, Morris AM, Lee S, Scherag A, Hagel S, Pletz MW. Cefazolin versus anti-staphylococcal penicillins for the treatment of patients with Staphylococcus aureus bacteraemia. Clin Microbiol Infect. 2019;25:818. https://doi.org/10.1016/j.cmi.2019.03.010.

31. Timbrook TT, McKay L, Sutton JD, Spivak ES. Disproportionality analysis of safety with nafcillin and oxacillin with the FDA adverse event reporting system (FAERS). Antimicrob Agents Chemother. 2020;64 https://doi.org/10.1128/AAC.01818-19.

32   第２章　ブドウ球菌感染症

32. Viehman JA, Oleksiuk LM, Sheridan KR, Byers KE, He P, Falcione BA, Shields RK. Adverse events lead to drug discontinuation more commonly among patients who receive nafcillin than among those who receive oxacillin. Antimicrob Agents Chemother. 2016;60:3090. https://doi.org/10.1128/AAC.03122-15.

33. Maraqa NF, Gomez MM, Rathore MH, Alvarez AM. Higher occurrence of hepatotoxicity and rash in patients treated with oxacillin, compared with those treated with nafcillin and other commonly used antimicrobials. Clin Infect Dis. 2002;34:50. https://doi.org/10.1086/338047.

34. Hamad Y, Connor L, Bailey TC, George IA. Outcomes of outpatient parenteral antimicrobial therapy with ceftriaxone for methicillin-susceptible Staphylococcus aureus bloodstream infections-a single-center observational study. Open Forum Infect Dis. 2020;7 https://doi.org/10.1093/ofid/ofaa341.

35. Kamfose MM, Muriithi FG, Knight T, Lasserson D, Hayward G. Intravenous ceftriaxone versus multiple dosing regimes of intravenous anti-staphylococcal antibiotics for methicillin-susceptible Staphylococcus aureus (MSSA): a systematic review. Antibiotics. 2020;9 https://doi.org/10.3390/antibiotics9020039.

36. McGuinness WA, Malachowa N, DeLeo FR. Vancomycin resistance in Staphylococcus aureus. Yale J Biol Med. 2017; https://doi.org/10.1201/9780849340574-15.

37. Walters MS, Eggers P, Albrecht V, Travis T, Lonsway D, Hovan G, Taylor D, Rasheed K, Limbago B, Kallen A. Vancomycin-resistant Staphylococcus aureus—Delaware, 2015. MMWR Morb Mortal Wkly Rep. 2015;64:1056. https://doi.org/10.15585/mmwr.mm6437a6.

38. Hawser SP, Bouchillon SK, Hoban DJ, Dowzicky M, Babinchak T. Rising incidence of Staphylococcus aureus with reduced susceptibility to vancomycin and susceptibility to antibiotics: a global analysis 2004-2009. Int J Antimicrob Agents. 2011;37:219. https://doi.org/10.1016/j.ijantimicag.2010.10.029.

39. Howden BP, Davies JK, Johnson PDR, Stinear TP, Grayson ML. Reduced vancomycin susceptibility in Staphylococcus aureus, including vancomycin-intermediate and heterogeneous vancomycin-intermediate strains: resistance mechanisms, laboratory detection, and clinical implications. Clin Microbiol Rev. 2010;23:99. https://doi.org/10.1128/CMR.00042-09.

40. Roch M, Clair P, Renzoni A, Reverdy ME, Dauwalder O, Bes M, Martra A, Freydière AM, Laurent F, Reix P, Dumitrescu O, Vandenesch F. Exposure of Staphylococcus aureus to subinhibitory concentrations of β-lactam antibiotics induces heterogeneous vancomycin-intermediate Staphylococcus aureus. Antimicrob Agents Chemother. 2014;58:5306. https://doi.org/10.1128/AAC.02574-14.

41. Lodise TP, Graves J, Evans A, Graffunder E, Helmecke M, Lomaestro BM, Stellrecht K. Relationship between vancomycin MIC and failure among patients with methicillin-resistant Staphylococcus aureus bacteremia treated with vancomycin. Antimicrob Agents Chemother. 2008;52:3315. https://doi.org/10.1128/AAC.00113-08.

42. Chong YP, Park KH, Kim ES, Kim MN, Kim SH, Lee SO, Choi SH, Jeong JY, Woo JH, Kim YS. Clinical and microbiologic analysis of the risk factors for mortality in patients with heterogeneous vancomycin-intermediate Staphylococcus aureus bacteremia. Antimicrob Agents Chemother. 2015;59:3541. https://doi.org/10.1128/AAC.04765-14.

43. Burnham JP, Burnham CAD, Warren DK, Kollef MH. Impact of time to appropriate therapy on mortality in patients with vancomycin-intermediate Staphylococcus aureus infection. Antimicrob Agents Chemother. 2016;60:5546. https://doi.org/10.1128/AAC.00925-16.

44. Saravolatz LD, Pawlak J, Johnson LB. In vitro susceptibilities and molecular analysis of van-

comycin-intermediate and vancomycin-resistant Staphylococcus aureus isolates. Clin Infect Dis. 2012;55:582. https://doi.org/10.1093/cid/cis492.

45. Prakash V, Lewis JS, Jorgensen JH. Vancomycin MICs for methicillin-resistant Staphylococcus aureus isolates differ based upon the susceptibility test method used. Antimicrob Agents Chemother. 2008;52:4528. https://doi.org/10.1128/AAC.00904-08.

46. Swenson JM, Anderson KF, Lonsway DR, Thompson A, McAllister SK, Limbago BM, Carey RB, Tenover FC, Patel JB. Accuracy of commercial and reference susceptibility testing methods for detecting vancomycin-intermediate Staphylococcus aureus. J Clin Microbiol. 2009;47:2013. https://doi.org/10.1128/JCM.00221-09.

47. Jernigan JA, Farr BM. Short-course therapy of catheter-related Staphylococcus aureus bacteremia: a meta-analysis. Ann Intern Med. 1993;119:304. https://doi.org/10.7326/0003-4819-119-4-199308150-00010.

48. Chong YP, Moon SM, Bang KM, Park HJ, Park SY, Kim MN, Park KH, Kim SH, Lee SO, Choi SH, Jeong JY, Woo JH, Kim YS. Treatment duration for uncomplicated Staphylococcus aureus bacteremia to prevent relapse: analysis of a prospective observational cohort study. Antimicrob Agents Chemother. 2013;57:1150. https://doi.org/10.1128/AAC.01021-12.

49. Kleinschmidt S, Huygens F, Faoagali J, Rathnayake IU, Hafner LM. Staphylococcus epidermidis as a cause of bacteremia. Future Microbiol. 2015;10:1859. https://doi.org/10.2217/fmb.15.98.

50. Mermel LA, Allon M, Bouza E, Craven DE, Flynn P, Grady NPO, Raad II, Rijnders BJA, Sherertz RJ, Warren DK (2009) IDSA guidelines for IV catheters. Cid.

51. Argemi X, Hansmann Y, Riegel P, Prévost G. Is Staphylococcus lugdunensis significant in clinical samples? J Clin Microbiol. 2017;55:3167. https://doi.org/10.1128/JCM.00846-17.

52. Zinkernagel AS, Zinkernagel MS, Elzi MV, Genoni M, Gubler J, Zbinden R, Mueller NJ. Significance of Staphylococcus lugdunensis bacteremia: report of 28 cases and review of the literature. Infection. 2008;36:314. https://doi.org/10.1007/s15010-008-7287-9.

53. Holland TL, Raad I, Boucher HW, Anderson DJ, Cosgrove SE, Suzanne Aycock P, Baddley JW, Chaftari AM, Chow SC, Chu VH, Carugati M, Cook P, Ralph Corey G, Crowley AL, Daly J, Gu J, Hachem R, Horton J, Jenkins TC, Levine D, Miro JM, Pericas JM, Riska P, Rubin Z, Rupp ME, Schrank J, Sims M, Wray D, Zervos M, Fowler VG. Effect of algorithm-based therapy vs usual care on clinical success and serious adverse events in patients with staphylococcal bacteremia a randomized clinical trial. JAMA. 2018;320:1249. https://doi.org/10.1001/jama.2018.13155.

54. Heldman AW, Hartert TV, Ray SC, Daoud EG, Kowalski TE, Pompili VJ, Sisson SD, Tidmore WC, Vom Eigen KA, Goodman SN, Lietman PS, Petty BG, Flexner C. Oral antibiotic treatment of right-sided staphylococcal endocarditis in injection drug users: prospective randomized comparison with parenteral therapy. Am J Med. 1996;101:68. https://doi.org/10.1016/S0002-9343(96)00070-8.

55. Schrenzel J, Harbarth S, Schockmel G, Genné D, Bregenzer T, Flueckiger U, Petignat C, Jacobs F, Francioli P, Zimmerli W, Lew DP. A randomized clinical trial to compare fleroxacin-rifampicin with flucloxacillin or vancomycin for the treatment of staphylococcal infection. Clin Infect Dis. 2004;39:1285. https://doi.org/10.1086/424506.

56. Shorr AF, Kunkel MJ, Kollef M. Linezolid versus vancomycin for Staphylococcus aureus bacteraemia: pooled analysis of randomized studies. J Antimicrob Chemother. 2005;56:923. https://doi.org/10.1093/jac/dki355.

57. Paul M, Bishara J, Yahav D, Goldberg E, Neuberger A, Ghanem-Zoubi N, Dickstein Y, Nseir W, Dan M, Leibovici L. Trimethoprim-sulfamethoxazole versus vancomycin for severe infections caused by meticillin resistant Staphylococcus aureus: randomised controlled trial. BMJ. 2015;350:h2219. https://doi.org/10.1136/bmj.h2219.

58. Iversen K, Ihlemann N, Gill SU, Madsen T, Elming H, Jensen KT, Bruun NE, Høfsten DE, Fursted K, Christensen JJ, Schultz M, Klein CF, Fosbøll EL, Rosenvinge F, Schønheyder HC, Køber L, Torp-Pedersen C, Helweg-Larsen J, Tønder N, Moser C, Bundgaard H. Partial oral versus intravenous antibiotic treatment of endocarditis. N Engl J Med. 2019;380:415. https://doi.org/10.1056/nejmoa1808312.

59. Fowler VG, Li J, Corey GR, Boley J, Marr KA, Gopal AK, Kong LK, Gottlieb G, Donovan CL, Sexton DJ, Ryan T. Role of echocardiography in evaluation of patients with Staphylococcus aureus bacteremia: experience in 103 patients. J Am Coll Cardiol. 1997;30:1072. https://doi.org/10.1016/S0735-1097(97)00250-7.

60. Côté G, Denault A. Transesophageal echocardiography-related complications. Can J Anesth. 2008;55:622. https://doi.org/10.1007/BF03021437.

61. Holland TL, Arnold C, Fowler VG. Clinical management of Staphylococcus aureus bacteremia: a review. JAMA. 2014;312:1330. https://doi.org/10.1001/jama.2014.9743.

62. Tubiana S, Duval X, Alla F, Selton-Suty C, Tattevin P, Delahaye F, Piroth L, Chirouze C, Lavigne JP, Erpelding ML, Hoen B, Vandenesch F, Iung B, Le Moing V. The VIRSTA score, a prediction score to estimate risk of infective endocarditis and determine priority for echocardiography in patients with Staphylococcus aureus bacteremia. J Infect. 2016;72:544. https://doi.org/10.1016/j.jinf.2016.02.003.

63. van der Vaart TW, Prins JM, Soetekouw R, van Twillert G, Veenstra J, Herpers BL, Rozemeijer W, Jansen RR, Bonten MJM, van der Meer JTM. Prediction rules for ruling out endocarditis in patients with Staphylococcus aureus bacteremia. Clin Infect Dis. 2021;74:1442. https://doi.org/10.1093/cid/ciab632.

64. George MP, Esquer Garrigos Z, Vijayvargiya P, Anavekar NS, Luis SA, Wilson WR, Baddour LM, Sohail MR. Discriminative ability and reliability of transesophageal echocardiography in characterizing cases of cardiac device lead vegetations versus noninfectious Echodensities. Clin Infect Dis. 2021;72:1938. https://doi.org/10.1093/cid/ciaa472.

65. Bayer AS, Chambers HF. Prosthetic valve endocarditis diagnosis and management—new paradigm shift narratives. Clin Infect Dis. 2021;72:1687. https://doi.org/10.1093/cid/ciab036.

66. Choi SH, Dagher M, Ruffin F, Park LP, Sharma-Kuinkel BK, Souli M, Morse AM, Eichenberger EM, Hale L, Kohler C, Warren B, Hansen B, Medie FM, Mcintyre LM, Fowler VG. Risk factors for recurrent Staphylococcus aureus bacteremia. Clin Infect Dis. 2021;72:1891. https://doi.org/10.1093/cid/ciaa801.

67. Diep BA, Chan L, Tattevin P, Kajikawa O, Martin TR, Basuino L, Mai TT, Marbach H, Braughton KR, Whitney AR, Gardner DJ, Fan X, Tseng CW, Liu GY, Badiou C, Etienne J, Lina G, Matthay MA, Deleo FR, Chambers HF. Polymorphonuclear leukocytes mediate Staphylococcus aureus Panton-valentine leukocidin-induced lung inflammation and injury. Proc Natl Acad Sci U S A. 2010;107:5587. https://doi.org/10.1073/pnas.0912403107.

68. Bae JS, Da F, Liu R, He L, Lv H, Fisher EL, Rajagopalan G, Li M, Cheung GYC, Otto M. Contribution of Staphylococcal enterotoxin B to Staphylococcus aureus systemic infection. J Infect Dis. 2021;223:1766. https://doi.org/10.1093/infdis/jiaa584.

69. Mohammad M, Hu Z, Ali A, Kopparapu PK, Na M, Jarneborn A, Stroparo M d N, Nguyen

MT, Karlsson A, Götz F, Pullerits R, Jin T. The role of Staphylococcus aureus lipoproteins in hematogenous septic arthritis. Sci Rep. 2020;10:7936. https://doi.org/10.1038/s41598-020-64879-4.

70. Montgomery CP, Daniels MD, Zhao F, Spellberg B, Chong AS, Daum RS. Local inflammation exacerbates the severity of Staphylococcus aureus skin infection. PLoS One. 2013;8:e69508. https://doi.org/10.1371/journal.pone.0069508.

71. Mölkänen T, Ruotsalainen E, Rintala EM, Järvinen A. Predictive value of C-reactive protein (CRP) in identifying fatal outcome and deep infections in Staphylococcus aureus bacteremia. PLoS One. 2016;11:e0155644. https://doi.org/10.1371/journal.pone.0155644.

72. Corrales-Medina VF, Fatemi O, Serpa J, Valayam J, Bozkurt B, Madjid M, Musher DM. The association between Staphylococcus aureus bacteremia and acute myocardial infarction. Scand J Infect Dis. 2009;41:511. https://doi.org/10.1080/00365540902913460.

73. Musher DM, Rueda AM, Kaka AS, Mapara SM. The association between pneumococcal pneumonia and acute cardiac events. Clin Infect Dis. 2007;45:158. https://doi.org/10.1086/518849.

74. Corrales-Medina VF, Alvarez KN, Weissfeld LA, Angus DC, Chirinos JA, Chang CCH, Newman A, Loehr L, Folsom AR, Elkind MS, Lyles MF, Kronmal RA, Yende S. Association between hospitalization for pneumonia and subsequent risk of cardiovascular disease. JAMA. 2015;313:264. https://doi.org/10.1001/jama.2014.18229.

75. Blair A, Manian FA. Coexisting systemic infections in patients who present with a fall. Am J Med Sci. 2017;353:22. https://doi.org/10.1016/j.amjms.2016.11.010.

76. Smith MN, Brotherton AL, Lusardi K, Tan CA, Hammond DA. Systematic review of the clinical utility of methicillin-resistant Staphylococcus aureus (MRSA) nasal screening for MRSA pneumonia. Ann Pharmacother. 2019;53:627. https://doi.org/10.1177/1060028018823027.

77. Mergenhagen KA, Starr KE, Wattengel BA, Lesse AJ, Sumon Z, Sellick JA. Determining the utility of methicillin-resistant Staphylococcus aureus nares screening in antimicrobial stewardship. Clin Infect Dis. 2020;71:1142. https://doi.org/10.1093/cid/ciz974.

78. Brüggemann H, Poehlein A, Brzuszkiewicz E, Scavenius C, Enghild JJ, Al-Zeer MA, Brinkmann V, Jensen A, Söderquist B. Staphylococcus saccharolyticus isolated from blood cultures and prosthetic joint infections exhibits excessive genome decay. Front Microbiol. 2019;10 https://doi.org/10.3389/fmicb.2019.00478.

79. Wang P, Liu Y, Xu Y, Xu Z. Staphylococcus saccharolyticus infection: case series with a PRISMA-compliant systemic review. Medicine. 2020;99:e20686. https://doi.org/10.1097/MD.0000000000020686.

80. Al-Jebouri M. Antibiotics resistance among anaerobic pathogens causing human periodontitis. World J Pharm Pharm Sci. 2014;3:1720–33.

第3章 その他のグラム陽性菌感染症

要旨

ブドウ球菌以外のグラム陽性菌の感染症は何か？　レンサ球菌，腸球菌，そして，時折グラム陽性桿菌の件で感染症コンサルタントの業務は忙しくなる。どのような感染症患者のワークアップでも重要な特色であるが，グラム陽性菌感染症では，口腔，消化管，肝・胆道の細菌叢に関連するいくつかの病原体が示すように，感染源が特に重要である。抗菌薬の感受性パターンは依然として重要であり，*Streptococcus pyogenes* や *Actinomyces* 属など，ペニシリン系薬のような古典的な抗菌薬で治療できる菌がいることは非常に好ましいことである。

本章では，グラム陽性菌の形態学，レンサ球菌の命名法，レンサ球菌および腸球菌による感染症のマネジメント，グラム陽性桿菌が引き起こすさまざまな疾患について説明する。

Q. 培養をオーダーする際，なぜ，いつもグラム染色を依頼するのですか？

A. 菌の形態は，培養結果が判明する前に重要な手がかりとなる。

グラム染色でグラム陽性菌が検出された場合は，報告された形態に注意する。図3.1 に示すように，グラム陽性球菌(gram-positive cocci：GPC)については，微生物検査室に行くと，あなたと患者の双方に有益な情報が手に入る。GPC は，そうでないことが証明されるまでは，一般的にブドウ球菌を想定する。腸球菌は短い連鎖や双球菌の GPC といわれることが多いが，レンサ球菌は長い連鎖になる傾向がある。双球菌の GPC は典型的には肺炎球菌(*Streptococcus pneumoniae*)であり，四量体は典型的には *Micrococcus* 属で，カテーテル感染に関連する菌である[1]。グラム染色は非常に有用なツールであるが，形態に惑わされることもある(染色技術，不適切な検体，部分的に処理された菌体などがアーチファクトを引き起こす)。ある多施設共同研究では，グラム染色したケースの5％が最終的な培養結果と乖離していることが示されており，その多くは，グラム染色で見えていないが培養で生えてきた菌である[2]。逆

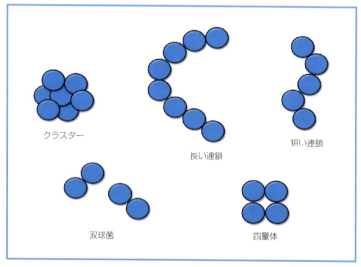

図 3.1 一般的なグラム陽性球菌の形態学的パターン

に，培養では増殖せずに，グラム染色が原因菌の唯一の手がかりとなることもある。

グラム染色でグラム陽性菌が検出された場合，ダプトマイシンやリネゾリドなど，一般的に有効な抗菌薬がいくつかある。多くのセファロスポリン系薬は非 β-ラクタマーゼ産生グラム陽性菌に有効であるが，セフタジジムはたいていグラム陽性菌に対する活性が低く，経験的治療薬の選択としては適切ではないかもしれない[3]。

Q. レンサ球菌の A〜G 群までは，違いをどのように解釈すればよいでしょうか？

A. レンサ球菌の命名法はわかりにくいですね。一緒に考えてみましょう。

レンサ球菌にまつわる奇妙で煩雑で，一見矛盾した命名法は，Daniel Musher 博士が T. S. Eliot の詩 "The Naming of Cats" をパロディにした詩[4]を発表したほど非常に評判が悪い。溶血パターン（ヘモリシンで赤血球を分解する能力），多糖体抗原に基づく Lancefield 分類，そして種名によって種が分けられるため，非常にわかりづらい。たとえば，*Streptococcus pyogenes* は β 溶血性で，Lancefield 分類では A 群に属する。そのため，*S. pyogenes* と呼ばれることもあれば，A 群溶血性レンサ球菌（group A *Streptococcus*）や GAS と呼ばれることもある。名称を整理しておくのが難しいのも無理はない。さまざまな（時には相反する）体系を暗記するよりも，レンサ球菌をその臨床的な振る舞いで整理するほうが有用かもしれない。ここでは，肺炎球菌，外毒素優位のレンサ球菌（A群，C 群，G 群），周産期のレンサ球菌（B 群），消化管のレンサ球菌（D 群），緑色レンサ球菌（viridans streptococci）にグループ分けし，論じる。

肺炎球菌は，市中肺炎や上気道感染症を引き起こす α 溶血性の双球菌である。紛らわしいことに，この細菌は pneumococcus と呼ばれることもある。地域によって，肺炎球菌の耐性率は上昇しているが，2015〜2016 年にかけて世界中の団体から収集された 94％以上の分離株は，アモキシシリン，ペニシリン系薬，セフトリアキソンに感受性が保たれていた[5,6]。肺炎球菌性髄膜炎の死亡

率は30％と高く，肺炎，中耳炎，副鼻腔炎，脳脊髄液漏出症（髄液漏），免疫不全を有する成人に最も多く発症する[7]。肺炎球菌性髄膜炎の経験的治療には，バンコマイシンとセフトリアキソンに加えてステロイド治療が含まれる[8]。ステロイド治療が行われるようになってから，肺炎球菌性髄膜炎［訳注：原著は pneumonia になっているが，元論文は髄膜炎を扱っているため変更した］による死亡率は30％から20％に低下した[9]。本書は入院患者の感染症コンサルトに焦点を当てているが，外来で最もよく行われる肺炎球菌ワクチン接種のタイミングと適応を理解することが重要である。

　すべてのレンサ球菌が外毒素を産生するが，A群，C群，G群のレンサ球菌は，ストレプトリジンやストレプトキナーゼなどの特に病原因子の強いものと似たものを分泌する[10,11]。S. pyogenes は，A群レンサ球菌（GAS）としても知られるβ溶血性の菌種である。口腔咽頭や皮膚に定着し，咽頭炎，膿痂疹，蜂窩織炎から壊死性筋膜炎やレンサ球菌性毒素性ショック症候群のような致死的疾患まで，さまざまな疾患の原因となる[12]。GAS はその病原性が有害であるだけでなく，リウマチ熱や溶連菌感染後糸球体腎炎などの自己免疫疾患とも関連している。幸いなことに，β–ラクタム耐性株が散発的に発生しているものの，多くの分離株でペニシリン系薬の感受性は良好に保たれている[13]。C群およびG群レンサ球菌〔それぞれ GCS（group C Streptococcus）および GGS（group G Streptococcus）〕は，口腔咽頭や皮膚など，GAS と同様の部位に定着することがある[14]。これらはウシ，ウマ，イヌによって媒介されて，人獣共通感染症の原因となる[15]。GCS と GGS は咽頭炎と皮膚感染に関連し，ペニシリンに感受性の傾向がある[14]。

　Streptococcus agalactiae または B群レンサ球菌（group B Streptococcus：GBS）は，男女の泌尿生殖器および消化管の常在菌である[16]。GBS が常在している妊婦では早産になりやすい[17]。さらに問題なのは，GBS に周産期感染した新生児が，肺炎や髄膜炎などの侵襲性疾患を発症することである。1970年代，GBS は新生児敗血症と髄膜炎の主な原因であった[18]。しかし，妊娠中のスクリーニングと治療の実施により，周産期感染の割合は減少している[19]。周産期以外では一般的な病原体ではないが，GBS は他の患者に心内膜炎などを引き起こすことがある[20]●1。

D群レンサ球菌(group D *Streptococcus*：GDS)を消化管関連の
レンサ球菌と呼ぶことは，多くのレンサ球菌が腸内細菌叢の一部で
あることを考えると，少々誤解をまねきやすい。しかし，腸にちな
んで命名された腸球菌は，かつてレンサ球菌であると考えられ，
GDSファミリーに分類されていた[21]。腸球菌とは異なり，GDSは
一般的にセファロスポリン系薬に感受性がある[22]。D群レンサ球
菌は心内膜炎と関連している。特に，*Streptococcus gallolyticus*
subsp. *gallolyticus*(旧称 *S. bovis* biotype I)は，大腸がんと関連
しており，*S. gallolyticus* 感染患者の60%に腺腫/がんが認められ
ている[23]。症例対照研究では，*S. gallolyticus* subsp. *gallolyticus*
感染による明らかな進行腺腫または浸潤がんのオッズ比は，それぞ
れ3.5と2.9であった[24]。この関係の背後にある機序は現在調査
中であるが，細菌の増殖を可能にする腫瘍による微小環境の変化に
よるものかもしれない[25]。侵襲性 *S. gallolyticus* 症患者では，大
腸内視鏡検査を考慮すべきである●2

　緑色レンサ球菌は口腔内常在菌であり，消化管や泌尿生殖器の細
菌叢にも存在する[26]。緑色レンサ球菌は"grab bag(種々雑多なも
の)"と呼ばれ，*Streptococcus anginosus*, *Streptococcus mitis*,
Streptococcus mutans, *Streptococcus salivarius*, *Streptococcus*
sanguinis が含まれる[27]。レンサ球菌の同定が混沌としているこ
とに加え，分離株が α 溶血性か β 溶血性かどうかにもより，*S. angi-*
nosus と *S. mitis* はF群レンサ球菌に分類されることがあり，*S.*
gallolyticus をD群レンサ球菌ではなく，緑色レンサ球菌とみなす
人もいる。分類として，緑色レンサ球菌は，特に口腔内由来による
心内膜炎と関連している[28]。緑色レンサ球菌の多くは弁膜症の基
礎がある人に一過性の菌血症または心内膜炎を引き起こすが，*S.*
anginosus グ ル ー プ(*S. anginosus*, *Streptococcus constellatus*,
Streptococcus intermedius など)は特に病原性が強く，膿瘍を発症

●1 ― Dr. 渋江のコメント● 個人的には，蜂窩織炎などの菌血症でも時々み
　　る病原体という認識です。

●2 ― Dr. 渋江のコメント● *S. gallolyticus* subsp. *gallolyticus* は大腸腺
　　腫/がん，心内膜炎と関連していますが，*S. gallolyticus* subsp.
　　pasteurianus は新生児，高齢者の髄膜炎との関連がいわれています。

しやすい[27]●3。*S. anginosus* グループによる感染症患者 463 人を対象としたある後ろ向き研究のレビューでは，*S. anginosus* が 3 種のなかで最も多く（55 ％），*S. anginosus* の最も多い感染部位は腹部であったが，胸部および皮膚軟部組織感染症も比較的多かった[29]。*S. anginosus* グループによる菌血症の患者では，腹部，呼吸器，四肢，さらには頭蓋内の膿瘍形成に留意する必要がある。

　まとめると，肺炎球菌（肺炎と髄膜炎），外毒素分泌性のレンサ球菌（咽頭炎，皮膚軟部組織感染，GAS の場合は自己免疫疾患と関連），周産期関連のレンサ球菌（新生児肺炎と髄膜炎と関連），消化管関連のレンサ球菌（心内膜炎と関連，大腸がんと関連する種もある），緑色レンサ球菌（口腔内細菌叢と心内膜炎）がある。多くのレンサ球菌は β-ラクタム系薬に感受性を保っているが，地域差については，個別に病院のアンチバイオグラムを参照すべきである。

Q. 患者がレンサ球菌による菌血症をきたしていますが，心内膜炎のオッズはどのくらいですか？

A. これは特定のレンサ菌種と宿主因子によります。

レンサ球菌は感染性心内膜炎の比較的コモンな原因である。1998 ～ 2009 年までの米国全体の感染性心内膜炎の傾向を分析した後ろ向き研究では，レンサ球菌が症例の 24.7 ％を占めていた[30]。しかし，すべてのレンサ球菌種で同じリスクではない。デンマークにおける 6,500 例以上のレンサ球菌菌血症の後ろ向き研究では，菌種ごとに心内膜炎に関連した割合が示された[31]。全体として，心内膜炎は症例の 7.1 ％にみられた。肺炎球菌および *S. pyogenes* の菌血症は，心内膜炎を伴う可能性が最も低かった（＜ 3 ％）。*S. gallolyticus*, *S. mutans*, *S. sanguinis*, *Streptococcus gordonii*, およびまれな *Streptococcus cristatus* の菌血症例では，心内膜炎の発生率は 30 ％以上であった。これらの結果は，クリーブランドで調査された 1,200 例以上のレンサ球菌性心内膜炎の症例を対象とし

●3 ― Dr. 渋江のコメント●*S. anginosus* グループが血液培養から検出された場合に，感染部位として上位は肝・胆道系，消化管，呼吸器（肺化膿症・膿胸）の感染症であり，感染性心内膜炎はそれほど多くはないです。

た別の後ろ向き研究と類似しており，そこでは全症例の 76％が緑色レンサ球菌によるもので，*S. pyogenes* による症例は 1 例のみであった[32]。

レンサ球菌の感染性心内膜炎［訳注：原著は bacteremia になっているが，文脈的に，かつ元論文は感染性心内膜炎を扱っているため変更した］のリスク増加と関連する宿主因子のうち，3 回以上の血液培養陽性が最も高く（オッズ比 8.89），次いで人工弁の存在（オッズ比 3.79），弁膜症（オッズ比 3.5)であった[31]。年齢および感染性心内膜炎の既往は，レンサ球菌性心内膜炎のリスク増加とは有意に関連していなかった。

Q. レンサ球菌性心内膜炎はどのようにマネジメントしますか？
A. 現在のガイドラインでは 4～6 週間の抗菌薬治療が推奨されています。

緑色レンサ球菌，*S. gallolyticus*，または肺炎球菌による自然弁のレンサ球菌性心内膜炎と診断された場合，現在の学会のガイドラインでは，ペニシリン系薬〔最小発育阻止濃度（minimum inhibitory concentration：MIC）≦ 0.12 μg/mL の場合〕またはセフトリアキソンによる 4 週間の静脈内投与（静注）治療が推奨されている[33]。GAS，GBS，GCS，および GDS に対しては，4～6 週間の治療期間を考慮すべきである。バンコマイシンは，アレルギーを有する患者および / または β-ラクタム耐性株による患者への代替薬である。人工弁のレンサ球菌感染症に対しては，ガイドラインでは，2 週間のアミノグリコシド系薬の併用の有無によらず，ペニシリン系薬またはセフトリアキソンによる 6 週間の治療を推奨している[33]。

自然弁のレンサ球菌性心内膜炎を対象とした 1 件の無作為化比較試験（randomized controlled trial：RCT）では，患者を 4 週間のセフトリアキソン単独療法群と 2 週間のセフトリアキソンとアミノグリコシド系薬の併用療法群に無作為に割り付けた[34]。この研究では緑色レンサ球菌および *S. gallolyticus* 感染症患者のみを対象とし，好中球減少症，心臓内の膿瘍形成，腎機能障害，難聴は除外された。4 週間の単剤療法群と 2 週間の併用療法群ではアウトカムの差はなかった。したがって，緑色レンサ球菌または *S. gallo-*

lyticus(以前は *S. bovis*)感染による自然弁の心内膜炎の患者には，2週間の併用療法が妥当であろう。アミノグリコシド系薬の潜在的な毒性を考慮すると，どの患者にこの治療法の適応とするか注意が必要である。

Q. レンサ球菌菌血症に対して経口治療に移行できますか？

A. グラム陽性菌の研究から，静注治療から経口治療への移行は妥当であることが示唆されていますが，菌種を特定したRCTは行われていません。

学会のガイドラインでは，レンサ球菌性心内膜炎に対して静注治療を推奨している。しかし，大規模なPOET試験では，左心系心内膜炎の治療において，静注治療から経口治療への移行は静注治療に劣らないことが示された[35]●4。POET試験ではレンサ球菌が最も多い原因菌であった（全症例の49%）ので，経口治療はレンサ球菌性心内膜炎（したがって菌血症）にも有効であると推定するのは妥当であろう。心内膜炎を伴わないレンサ球菌菌血症に対する経口ステップダウン治療について，具体的にどのようなデータがあるか？肺炎球菌については，特に呼吸器由来の菌血症の場合，ステップダウン治療が有効であるという後ろ向き研究でのエビデンスがある[36]。しかし，肺炎球菌性肺炎による菌血症の小児患者では，経口治療では不十分となる可能性が後ろ向き研究で示されている[37]。

　合併症のないレンサ球菌菌血症に対するさまざまな経口ステップダウン治療を比較した後ろ向き研究では，イリノイ州を拠点とする病院の患者220人を対象に，経口フルオロキノロン系薬とβ-ラクタム系薬が比較された[38]。主要アウトカムは，全死亡率，菌血症の再発（同一菌），90日後の感染症関連再入院を欠くことと定義された臨床的成功であった。患者は，感染源が呼吸器であればフルオロキノロン系経口薬を投与される可能性が有意に高く，感染源が皮膚であればβ-ラクタム系薬を投与される可能性が有意に高かった。両群とも内服移行前の抗菌薬静注治療は中央値で5日間，総治療

●4 ― Dr. 渋江のコメント●日本国内で推奨されているアモキシシリン投与量を超えているなど，国内で外挿する際には注意が必要です。

第 3 章　その他のグラム陽性菌感染症　　**45**

日数は 14 日間であった。主要アウトカム，臨床的成功のそれぞれ
の基準は両群間に差はなかった（β-ラクタム系薬で 93％，フルオ
ロキノロン系薬で 92％）。また，*Clostridioides difficile* の発生率
にも差はなかった。経口抗菌薬の選択にかかわらず，3 日間の静注
治療を行う前に静注治療から経口治療に移行した患者では，臨床的
失敗が有意に多かった。これらの 3 つの研究はすべて後ろ向き研
究であり，結果の解釈は困難である。ステップダウン治療を受けた
患者は，静注治療を継続した患者よりも状態が安定しており，その
ために結果が同等であった可能性がある。

　カテーテル関連感染症および / または複雑性皮膚軟部組織感染症
に伴うグラム陽性菌による血流感染症を対象とした前向き RCT で
は，経口リネゾリドはバンコマイシン静注治療に対して非劣性で
あった（各群 $n = 363$）[39]。最も多かった原因菌はブドウ球菌で
あった。おそらく，レンサ球菌は「その他のグラム陽性菌」のグルー
プに分類され，この研究に登録された患者の 5％を占めていたと思
われるが，この 5％のうち何％がレンサ球菌であったかは不明であ
る。感染症医を対象とした調査では，60％が中心静脈カテーテル
に関連した GBS 菌血症の患者を経口ステップダウン治療に移行さ
せると回答している[40]。経口リネゾリドも選択肢に含まれていた。
全体として，レンサ球菌に特化した前向き研究データがないにもか
かわらず，合併症のないレンサ球菌菌血症の場合，大多数の感染症
医は経口ステップダウン治療に慣れているようである。

Q. 侵襲性 A 群レンサ球菌（GAS）感染症の治療レジメンに毒素に対する治療を加えるべきですか？

A. クリンダマイシンは侵襲性 GAS 感染症に有効です。

世界中には，年間 50 万人以上の侵襲性 GAS 感染症の死亡者がい
る[41]。その病原性の理由として，ストレプトリジン O，M 蛋白質，
発熱毒素 B などの外毒素がある。クリンダマイシンはマウスモデ
ルで外毒素を抑制した[42]。230 を超える米国の病院の患者を対象
とした大規模な後ろ向き研究では，β 溶血性レンサ球菌感染症で
β-ラクタム系薬を投与された患者に対して，レンサ球菌の菌種
（GAS と非 GAS の β 溶血性レンサ球菌），およびクリンダマイシン

のβ-ラクタム系薬への追加の有無によるアウトカムが検討された[43]。リネゾリドが抗毒素作用をもつ可能性があることから、リネゾリドによる治療を受けた患者は除外された[44]。クリンダマイシン併用による治療を受けた患者は、GASに感染した場合の死亡率が有意に低かった（6.5% vs 11%、調整オッズ比 0.44）。壊死性筋膜炎とショックをきたした患者を解析から除外しても、クリンダマイシン投与群の死亡率は統計学的に有意に低下した。非GASのβ溶血性レンサ球菌感染症患者では、クリンダマイシンの使用量と死亡率との間に有意な関係はみられなかった。これらのような報告はまだ後ろ向き研究によるものであるが、専門家の意見として、壊死性筋膜炎や毒素性ショック症候群などの侵襲性GAS感染症に対しては、クリンダマイシンとペニシリン系薬の併用療法が推奨されている[45]。

Q. バンコマイシン耐性腸球菌に特別なリスク因子はありますか？
A. 抗菌薬の曝露歴と長期入院は、この保菌に関連しています。

腸球菌はグラム陽性球菌で、消化管に常在する。腸球菌はセファロスポリン系薬に自然耐性であるが、ペニシリン系薬には有効である。セファロスポリン系薬が使用できないことを考えると、バンコマイシン耐性腸球菌（vancomycin-resistant enterococci：VRE）感染症の治療は困難であり、多くの病院では、集中治療室（ICU）入院患者がVREを保菌していないか日常的にスクリーニングしている。耐性は通常、*vanA*または*vanB*遺伝子によって伝達される。バンコマイシン耐性は、*Enterococcus faecalis*と比較して*Enterococcus faecium*でより一般的である[46]。VREを保菌し、活動性感染となる患者のリスク因子は何か？

ギリシャの入院患者370人を対象とした症例対照研究では、直腸のVRE保菌は先行する抗菌薬の使用、および何かしらのデバイスの有無と有意に関連していた[47]。さらに、入院患者の14.3%が保菌しており、VRE保菌は死亡のリスク因子ではなかった。ギリシャのICU入院患者497人を対象とした前向き研究では、14.3%（497人中71人）でICU入院時にVRE保菌がみられ、統計的に有意なリスク因子として、以前の入院期間、バンコマイシン使用歴、

腸球菌感染症の既往，心不全，悪性腫瘍，糖尿病などの他の疾患が挙げられた[48]。入院時に VRE 陰性であった ICU 滞在日数が 7 日を超える患者のうち，14.4％（250 人中 36 人）が VRE を保菌しており，有意なリスク因子としてフルオロキノロン系使用歴，近くにいた VRE 陽性患者数，慢性閉塞性肺疾患や慢性腎不全などの疾患が挙げられた。VRE を保菌していた患者のうち，3.7％（107 人中 4 人）が感染症をきたした。この ICU での腸球菌感染症のリスク因子には，第 3 世代および第 4 世代セファロスポリンの使用歴および以前の VRE 保菌が含まれた。経腸栄養は，腸球菌感染症の発症を有意に予防した。

　37 の研究と 62,000 人を超える患者を対象とした大規模なメタアナリシスでは，ICU 入室時の VRE の保菌率は 8.8％であり，ICU 入室後に保菌する割合も 8.8％であった[49]。VRE を保菌している患者での VRE 菌血症のリスクは，これらの研究間で大きなばらつきがあった（0〜16％）が，保菌が証明されていない患者の VRE 菌血症の発症率は 2％未満であった。特定の患者層では，保菌から感染症へと進展するリスクが高いと考えられる。たとえば，テキサス州の三次医療施設のがん患者を対象とした後ろ向き研究レビューでは，VRE の保菌率は 4.7％（2,115 人中 99 人）であり，ICU を受診した一般患者の報告数と同程度であった[50]。VRE を保菌した患者のうち 29.3％が VRE 菌血症を発症し，尿路感染症が 28 件，手術創部感染症が 4 件であった。血液悪性腫瘍患者は固形腫瘍患者よりも VRE 菌血症を発症しやすかった。VRE 菌血症に対する VRE 保菌の陰性的中率は 99.9％であった。

　VRE 感染症の治療戦略については，アンピシリンやピペラシリン・タゾバクタムのようなペニシリン系薬は，感受性があれば VRE 感染症に有効である。セファロスポリン系薬に加えてペニシリン系薬に耐性を示す場合は，ダプトマイシン，リネゾリド，テジゾリド，チゲサイクリンなどの新世代のテトラサイクリン系薬が選択肢となりうる[46]。

48　第3章　その他のグラム陽性菌感染症

Q. 腸球菌はセファロスポリン系薬に耐性であるのに，なぜ，腸球菌性心内膜炎の患者にセフトリアキソンとアンピシリンの併用を勧めるのですか？

A. セフトリアキソンとアンピシリンは，異なるペニシリン結合蛋白質（PBP）を飽和させるため，相乗効果を示す可能性が高いからです。

　　腸球菌は，セファロスポリン（および一般的な β-ラクタム系薬）に対して親和性が弱いペニシリン結合蛋白質（penicillin-binding protein：PBP）を産生するため，セファロスポリン系薬に対して自然耐性である。*E. faecalis* は PBP4 を産生し，*E. faecium* は PBP5 を産生する[51]。しかし，心内膜炎の *in vitro* モデルや動物モデルでは，アンピシリンにセファロスポリン系薬を追加することで相乗効果を示し，アウトカムの改善がみられた[52]。セフトリアキソンは PBP2 や PBP3 など，アンピシリンと結合する他の PBP を飽和させると推測されている。これにより，低い親和性である PBP4 と PBP5 に対してアンピシリン活性が高まり，腸球菌に対する有効性が増す。*in vitro* や動物モデルでは有効性が示されているが，臨床試験ではどのような結果が出ているか？

　　スペインで行われた非盲検非ランダム化多施設観察研究では，*E. faecalis* による心内膜炎患者 43 人に，β-ラクタム系薬とアミノグリコシド系薬ではなく，アンピシリンとセフトリアキソンの併用療法を行った[53]。患者の約半数がアミノグリコシド高度耐性を有する分離株であり，高度耐性株ではない患者は「腎不全または腎毒性のリスク」を有していた。患者のうち 2 例は，セフトリアキソンによる肝胆道系への毒性が懸念されたため，アンピシリンとセフォタキシムで治療された。臨床的治癒率は 67.4％ で，再発は 2 例であったが，著者らはアミノグリコシド系薬併用療法による過去の治療成績と同様であったと考えている。同じグループからの追跡調査は，スペインとイタリアで行われた前向き非ランダム化多施設コホート研究である[54]。この研究では，159 例がセフトリアキソン併用で，87 例がアミノグリコシド系薬併用で治療された。セフトリアキソン併用療法を受けた患者は，ベースライン時で慢性腎不全，悪性腫瘍，臓器移植の既往，および院内発症の腸球菌性心内膜

炎を有する可能性が有意に高かった。人工弁心内膜炎と自然弁心内膜炎の割合，年齢，感染源，その他の併存疾患は両群間で同様であった。治療中または3か月後の死亡率，抗菌薬の変更を必要とする治療失敗，再発に関しては，治療群間に有意差はなかった。アミノグリコシド系薬で治療された患者では，有害事象(44% vs 9%，$p < 0.01$)，抗菌薬治療の中止(25% vs 1%，$p < 0.01$)，腎不全(23% vs 0%，$p < 0.001$)がより多かった。無作為化試験ではないが，これらの結果は説得力があり，心内膜炎に関する学会のガイドラインでは，*E. faecalis* による心内膜炎の第1選択薬として6週間のβ−ラクタム系薬2剤併用療法が推奨されている[33]。この戦略は，骨髄炎などの他の重篤な腸球菌感染症にも適用されている[55]。このβ−ラクタム系薬2剤併用療法が *E. faecium* に有効かどうかは不明である(*E. faecalis* よりも *E. faecium* に対してアンピシリンとセフトリアキソンの相乗効果が低いことを示唆する *in vitro* のデータがある)[56]。

　現在の米国感染症学会のガイドラインでは，腸球菌性心内膜炎に対するアンピシリンまたはペニシリン系薬とゲンタマイシンの併用療法は4〜6週間，アンピシリンとセフトリアキソンの併用療法は6週間が推奨されている[33]。β−ラクタム系薬2剤併用療法を4週間に短縮できるというエビデンスはあるだろうか？　後ろ向き研究では，4週間治療した患者と6週間治療した患者のアウトカムが比較された[57]。この研究には，2剤併用療法(アミノペニシリン系薬＋ゲンタマイシンまたはセフトリアキソン)を受けた患者が含まれていた。治療の種類や期間による死亡率の差はなかったが，4週間治療した患者では再発が有意に多かった(2% vs 17%，$p = 0.045$)。十分なデータが得られるまでは，腸球菌性心内膜炎に対しては6週間の治療を推奨するのが妥当であろう●5。

●5─Dr. 渋江のコメント●腸球菌による心内膜炎で4週間の治療で再発している例は個人的にも経験があります。再発しやすい菌と認識しています。

50 第3章 その他のグラム陽性菌感染症

Q. なぜ，腸球菌菌血症の患者に緊急性はない大腸内視鏡検査を依頼するのですか？

A. *E. faecalis* は大腸がんに関連しています。

菌血症と大腸がんについて考える場合，*S. gallolyticus* subsp. *gallolyticus* が思い浮かぶが，*E. faecalis* による心内膜炎との関連性もいくつかのエビデンスがある。*E. faecalis* による心内膜炎患者 154 人を対象とした後ろ向き研究では，109 人が感染源をすぐに特定できなかった[58]。これら 109 人のうち 61 人が大腸内視鏡検査を受け，31％に大腸の腫瘍がみつかり，4 人の患者が大腸がんであった。最終的に，*E. faecalis* による心内膜炎を発症し，他に明確な感染源がなかった患者は，大腸がんの発生率が一般の集団の 17 倍であった。

1 つの仮説は，*E. faecalis* が特異的に大量の細胞外フリーラジカルを産生し，それが宿主の上皮の DNA 損傷と染色体の不安定性を引き起こすというものである。この現象は，*in vitro* やげっ歯類モデルで示されている[59]。実際，大腸がん患者は，健康なボランティアと比較して，糞便中の *E. faecalis* の DNA の割合が高いことがわかっている[60]。さらに，大腸がん患者では，腫瘍組織中の *E. faecalis* の濃度が，隣接組織と比較して高いことがわかっている[61]。これらの臨床観察は因果関係を証明するものではないが，相関関係があるように思われ，腸球菌による菌血症で他に明らかな病巣がない患者では，消化器疾患が原因である可能性がある。*Clostridium septicum* は，菌血症が大腸がんと関連しているもう 1 つのグラム陽性菌である[62]。

Q. 微生物検査室から，患者の血液からグラム陽性桿菌が検出されたと連絡がありました。これは真の感染症ですか？

A. グラム陽性桿菌による感染症対応のフレームワークをつくりましょう。

グラム陽性桿菌は，皮膚，口腔咽頭，消化管の常在菌である。ノースカロライナ州にある病院のシステムを用いた後ろ向き研究では，グラム陽性桿菌 762 株中 18％が臨床的に有意とされた[63]。臨床的

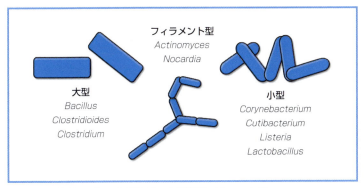

図 3.2　一般的なグラム陽性桿菌の形態学的パターンと例

に有意なグラム陽性桿菌が最も多く分離された部位は感染した創部であった。感染に最も関連した菌種は，創部では *Actinomyces*（放線菌），人工物を伴った関節や中枢神経系の感染では *Cutibacterium acnes*，*Corynebacterium striatum* であった。本章ではまず，グラム染色がグラム陽性球菌を形態で区別するのに役立つことを述べた。同様に，グラム陽性桿菌の形態も培養結果に先立って菌の推定の手がかりとなる（**図 3.2**）。グラム陽性桿菌は，大きくて箱形のもの（*Bacillus* 属，*Clostridium* 属，*Clostridioides* 属），小さくて多形性のもの（*Corynebacterium* 属，*Cutibacterium* 属，*Lactobacillus* 属，*Listeria* 属），あるいはビーズ状，フィラメント状のもの（*Actinomyces* 属，*Nocardia* 属）がある。

大型のグラム陽性桿菌のうち，*Bacillus* 属と *Clostridium* 属は芽胞を形成し，菌にとって適さない環境下でも長く生存する[64]。*Bacillus* 属は好気性で，*Clostridium* 属は嫌気性である。臨床的に重要な *Bacillus* 属には，炭疽菌として知られる *Bacillus anthracis* や，芽胞の滅菌が困難なために食中毒や手術部位感染に関連する *Bacillus cereus* がある[65]。*Clostridium* 属として，入院中の下痢や *Clostridioides difficile* 感染症（*C. difficile* infection：CDI）を引き起こす傾向があることから，*C. difficile* が最も有名である。その他，*Clostridium perfringens*（食中毒），*Clostridium tetanus*（破傷風），*Clostridium septicum*（大腸がんと関連）が含まれる。壊死性筋膜炎は，しばしば複数菌性となるが，*Clostridium* 属を含むこと

がある[66]。

　小型で多形性のグラム陽性桿菌のなかで，*Corynebacterium* は，グラム染色で特徴的な柵状の外観（「ピケット・フェンス」［訳注：家の周囲にある木の柵のような］）を示す。これらは皮膚の常在菌叢であり，培養で検出された場合，特に，意図せずに皮膚から取り込まれる可能性があることを考えると，病原体というよりはむしろコンタミネーションであることが多い[63]。しかしながら，免疫不全宿主や植え込まれたデバイスでは，*Corynebacterium* 属，特に *C. striatum* が病原性を示すことがある[67]。*Cutibacterium* もまた皮膚常在菌と関連しており，具体的には，皮脂腺に常在しやすい嫌気性菌である[68]。*Cutibacterium acnes* は，当初は *Bacillus acnes*，次に *Corynebacterium acnes*，次に *Propioniobacterium acnes*，そして最近では *Cutibacterium acnes* と，多くの名称を経て現在に至っている[69]。*C. acnes* は，肩関節全置換術や脳室‐腹腔（ventriculoperitoneal：VP）シャントなど，腋窩や頭皮などの皮脂腺が密集している部位に隣接するデバイス感染に最もよく関連している[70]。*C. acnes* は深層に存在するため，皮膚からの除菌が困難で，感染か保菌かを判断しづらい場面が頻繁にあり，意思決定の助けとなる推奨事項はいくつかある[71]●6。*Listeria monocytogenes* は，しばしば食品の汚染で蔓延し，特に免疫不全，妊婦，新生児における菌血症や髄膜炎の原因となる[72]。最後に，*Lactobacillus* は消化管や腟の細菌叢にみられるグラム陽性桿菌で，プロバイオティクスとして使用されている。まれに免疫不全宿主に感染を引き起こすことがある[73]。バンコマイシンなどのグリコペプチド系薬には自然耐性であるが，ペニシリンにはしばしば感性であることを知っておくことは重要である[74]●7。44 の ICU と 2,600 人以上の患者を対象とした国際的な RCT では，人工呼吸器関連肺炎の予防における

●6 ― Dr. 渋江のコメント● このような皮膚常在菌の人工物感染に対して治療判断に悩む場面は多くありますが，創部の膿の存在や，複数検体採取での同一菌の検出などで総合的に判断することが現実的と思います。

●7 ― Dr. 渋江のコメント● バンコマイシン自然耐性のグラム陽性菌として，*Lactobacillus* 以外に *Leuconostoc* 属，*Pediococcus* 属，*Erysipelothrix rhusiopathae*（豚丹毒菌）や腸球菌の一部（*E. gallinarum*，*E. casseliflavus*）などがあります。

Lactobacillus のプロバイオティクスの効果は示されず，治療群の患者の 1.1% がその後に *Lactobacillus* による感染症に罹患した[75]。このことは，プロバイオティクス治療に使われている，一般に良性と考えられている微生物が，重症患者にとってはリスクが高いものでありうることを強調している。

ビーズ状およびフィラメント状のグラム陽性桿菌には，*Nocardia* 属と *Actinomyces* 属がある。*Nocardia* 属は，一部抗酸性を示し，免疫不全患者の肺膿瘍や脳膿瘍の原因となることが多いが，免疫正常者でも感染は起こりうる[76]。特に菌血症は死亡率が 40% と高い[77]。ほとんどの *Nocardia* 菌はリネゾリド，アミノグリコシド系薬，スルファメトキサゾール・トリメトプリム(ST 合剤)に感性であるが，菌種によって感受性のパターンに違いがある[78,79]。患者によっては何か月も治療を要するが，後ろ向き研究では治療期間の中央値は 6 か月であった[80]。*Nocardia* 属と同様に，*Actinomyces* 属も膿瘍を形成する傾向がある。*Nocardia* 菌と異なる点として，*Actinomyces* 属は口腔内細菌叢の一部であり，粘膜バリアが破壊された場合に瘻孔や膿瘍の原因となり，これらの膿瘍はしばしば頭部・顔面・口腔に発生する[81]。*Actinomyces* 属はたいてい，ペニシリン系薬に感性を示す。一部の菌種は，ペニシリン系薬に対する感受性を維持しながら，セファロスポリン系薬に対する耐性をもつ傾向があり，クリンダマイシン耐性率は上昇している[82,83]。*Nocardia* による膿瘍の患者と同様に，放線菌症の患者はしばしば数か月間治療を要する[84]。

グラム陽性桿菌陽性の血液培養の多くはコンタミネーションである。ノースカロライナ州の病院における血液培養陽性例を対象とした後ろ向き研究では，特定の菌種のコンタミネーション率は以下のとおり(*Bacillus* 属 100%，*Cutibacterium* 属 94%，*Corynebacterium* 属 88%，*Lactobacillus* 属 60%，*Clostridium* 属 24%)であった[85]。*Listeria*，*Nocardia*，*Actinomyces* は含まれていなかった。皮膚常在菌の *Corynebacterium* や *Cutibacterium* のような一部の菌種は頻繁にコンタミネーションとして検出され，*Clostridium* のような菌種はあまりコンタミネーションとして検出されなかった。

まとめると，グラム陽性桿菌はその形態的特徴から，大型(*Ba-*

cillus 属，*Clostridioides* 属，*Clostridium* 属），多形性および柵状（*Corynebacterium* 属，*Cutibacterium* 属，*Listeria* 属，*Lactobacillus* 属），フィラメント状（*Nocardia* 属，*Actinomyces* 属）のグループに大別できる。特定の菌種，培養陽性のボトルの数と持続性，および宿主のリスク因子は，血液培養陽性をコンタミネーションとして扱うか真の感染として扱うかを決める際の判断材料になる[8]。

参考文献

1. Oudiz RJ, Widlitz A, Beckmann XJ, Camanga D, Alfie J, Brundage BH, Barst RJ. Micrococcus-associated central venous catheter infection in patients with pulmonary arterial hypertension. Chest. 2004;126:90. https://doi.org/10.1378/chest.126.1.90.

2. Samuel LP, Balada-Llasat JM, Harrington A, Cavagnolo R. Multicenter assessment of gram stain error rates. J Clin Microbiol. 2016;54:1442. https://doi.org/10.1128/JCM.03066-15.

3. Richards DM, Brogden RN. Ceftazidime: a review of its antibacterial activity, pharmacokinetic properties and therapeutic use. Drugs. 1985; https://doi.org/10.2165/00003495-198529020-00002.

4. Musher DM. The naming of strep, with apologies to T. S. Eliot. Clin Infect Dis. 2009;49:1959. https://doi.org/10.1086/648499.

5. Gladstone RA, Lo SW, Lees JA, Croucher NJ, van Tonder AJ, Corander J, Page AJ, Marttinen P, Bentley LJ, Ochoa TJ, Ho PL, du Plessis M, Cornick JE, Kwambana-Adams B, Benisty R, Nzenze SA, Madhi SA, Hawkins PA, Everett DB, Antonio M, Dagan R, Klugman KP, von Gottberg A, McGee L, Breiman RF, Bentley SD. International genomic definition of pneumococcal lineages, to contextualise disease, antibiotic resistance and vaccine impact. EBioMedicine. 2019;43:338. https://doi.org/10.1016/j.ebiom.2019.04.021.

6. Sader HS, Mendes RE, Le J, Denys G, Flamm RK, Jones RN. Antimicrobial susceptibility of streptococcus pneumoniae from North America, Europe, Latin America, and the Asia-Pacific region: results from 20 years of the SENTRY antimicrobial surveillance program (1997-2016). Open Forum Infect Dis. 2019;6:S14. https://doi.org/10.1093/ofid/ofy263.

7. Weisfelt M, Van De Beek D, Spanjaard L, Reitsma JB, De Gans J. Clinical features, complications, and outcome in adults with pneumococcal meningitis: a prospective case series. Lancet Neurol. 2006;5:123. https://doi.org/10.1016/S1474-4422(05)70288-X.

8. Tunkel AR, Hartman BJ, Kaplan SL, Kaufman BA, Roos KL, Scheld WM, Whitley RJ. Practice guidelines for the management of bacterial meningitis. Clin Infect Dis. 2004;39:1267. https://doi.org/10.1086/425368.

9. Brouwer MC, Heckenberg SGB, De Gans J, Spanjaard L, Reitsma JB, Van De Beek D. Na-

◉8 ─ Dr. 渋江のコメント◉─一見して *Corynebacterium* 属と思った多形性のグラム陽性菌が実は *Listeria* であったなどの経験もあり，免疫不全宿主の種類（ステロイドや免疫抑制剤などの使用歴があるかどうかなど）も菌の推定に重要です。

第３章　その他のグラム陽性菌感染症　　55

tionwide implementation of adjunctive dexamethasone therapy for pneumococcal meningitis. Neurology. 2010;75:1533. https://doi.org/10.1212/WNL.0b013e3181f96297.

10. Okumura K, Hara A, Tanaka T, Nishiguchi I, Minamide W, Igarashi H, Yutsudo T. Cloning and sequencing the streptolysin O genes of group c and group g streptococci. Mitochondrial DNA. 1994;4:325. https://doi.org/10.3109/10425179409020859.

11. Keramati M, Roohvand F, Aslani MM, Khatami S, Aghasadeghi MR, Sadat M, Memarnejadi-an A, Motevalli F. Screening, cloning and expression of active streptokinase from an Iranian isolate of S.equisimilis group C in E. coli. Iran J Basic Med Sci. 2013; https://doi.org/10.22038/ijbms.2013.721.

12. Walker MJ, Barnett TC, McArthur JD, Cole JN, Gillen CM, Henningham A, Sriprakash KS, Sanderson-Smith ML, Nizet V. Disease manifestations and pathogenic mechanisms of group A Streptococcus. Clin Microbiol Rev. 2014;27:264. https://doi.org/10.1128/CMR.00101-13.

13. Hanage WP, Shelburne SA. Streptococcus pyogenes with reduced susceptibility to ß-lactams: how big an alarm bell? Clin Infect Dis. 2020;71:205. https://doi.org/10.1093/cid/ciz1006.

14. Baracco GJ. Infections caused by group C and G streptococcus (streptococcus dysgalactiae subsp. equisimilis and others): epidemiological and clinical aspects. Microbiol Spectrum. 2019;7 https://doi.org/10.1128/microbiolspec.gpp3-0016-2018.

15. Efstratiou A. Pyogenic streptococci of Lancefield groups C and G as pathogens in man. J Appl Microbiol Symp Suppl. 1997;83:72S. https://doi.org/10.1046/j.1365-2672.83.s1.8.x.

16. Hickman ME, Rench MA, Ferrieri P, Baker CJ. Changing epidemiology of group B strepto-coccal colonization. Pediatrics. 1999;104:203. https://doi.org/10.1542/peds.104.2.203.

17. Regan JA, Chao S, James LS. Premature rupture of membranes, preterm delivery, and group B streptococcal colonization of mothers. Am J Obstet Gynecol. 1981;141:184. https://doi.org/10.1016/S0002-9378(16)32589-3.

18. Schuchat A. Group B streptococcus. Lancet. 1999;353:51. https://doi.org/10.1016/S0140-6736(98)07128-1.

19. Cho CY, Tang YH, Chen YH, Wang SY, Yang YH, Wang TH, Yeh CC, Wu KG, Jeng MJ. Group B streptococcal infection in neonates and colonization in pregnant women: an epi-demiological retrospective analysis. J Microbiol Immunol Infect. 2019;52:265. https://doi.org/10.1016/j.jmii.2017.08.004.

20. Sambola A, Miro JM, Tornos MP, Almirante B, Moreno-Torrico A, Gurgui M, Martinez E, Del Rio A, Azqueta M, Marco F, Gatell JM. Streptococcus agalactiae infective endocarditis: analy-sis of 30 cases and review of the literature, 1962-1998. Clin Infect Dis. 2002;34:1576. https://doi.org/10.1086/340538.

21. Dubin K, Pamer EG. Enterococci and their interactions with the intestinal microbiome. Micro-biol Spectrum. 2017;5 https://doi.org/10.1128/microbiolspec.bad-0014-2016.

22. Beck M, Frodl R, Funke G. Comprehensive study of strains previously designated Streptococ-cus bovis consecutively isolated from human blood cultures and emended description of Strep-tococcus gallolyticus and Streptococcus infantarius subsp. coli. J Clin Microbiol. 2008; 46:2966. https://doi.org/10.1128/JCM.00078-08.

23. Boleij A, Van Gelder MMHJ, Swinkels DW, Tjalsma H. Clinical importance of streptococcus gallolyticus infection among colorectal cancer patients: systematic review and meta-analysis. Clin Infect Dis. 2011;53:870. https://doi.org/10.1093/cid/cir609.

24. Corredoira-Sánchez J, García-Garrote F, Rabuñal R, López-Roses L, García-País MJ, Castro E, González-Soler R, Coira A, Pita J, López-Álvarez MJ, Alonso MP, Varela J. Association be-

tween bacteremia due to Streptococcus gallolyticus subsp. gallolyticus (Streptococcus bovis I) and colorectal neoplasia: a case-control study. Clin Infect Dis. 2012;55:491. https://doi.org/10.1093/cid/cis434.

25. Boleij A, Tjalsma H. The itinerary of Streptococcus gallolyticus infection in patients with colonic malignant disease. Lancet Infect Dis. 2013;13:719. https://doi.org/10.1016/S1473-3099(13)70107-5.

26. Parks T, Barrett L, Jones N. Invasive streptococcal disease: a review for clinicians. Br Med Bull. 2015;115:77. https://doi.org/10.1093/bmb/ldv027.

27. Doern CD, Burnham CAD. It's not easy being green: the viridans group streptococci, with a focus on pediatric clinical manifestations. J Clin Microbiol. 2010;48:3829. https://doi.org/10.1128/JCM.01563-10.

28. Wilson WR, Gewitz M, Lockhart PB, Bolger AF, Desimone DC, Kazi DS, Couper DJ, Beaton A, Kilmartin C, Miro JM, Sable C, Jackson MA, Baddour LM. Prevention of Riridans group streptococcal infective endocarditis: a scientific statement from the American Heart Association. Circulation. 2021;143:e963. https://doi.org/10.1161/CIR.0000000000000969.

29. Jiang S, Li M, Fu T, Shan F, Jiang L, Shao Z. Clinical characteristics of infections caused by streptococcus anginosus group. Sci Rep. 2020;10:1. https://doi.org/10.1038/s41598-020-65977-z.

30. Bor DH, Woolhandler S, Nardin R, Brusch J, Himmelstein DU. Infective endocarditis in the U.S., 1998-2009: a nationwide study. PLoS One. 2013;8 https://doi.org/10.1371/journal.pone.0060033.

31. Chamat-Hedemand S, Dahl A, Østergaard L, Arpi M, Fosbøl E, Boel J, Oestergaard LB, Lauridsen TK, Gislason G, Torp-Pedersen C, Bruun NE. Prevalence of infective endocarditis in streptococcal bloodstream infections is dependent on streptococcal species. Circulation. 2020;142:720. https://doi.org/10.1161/CIRCULATIONAHA.120.046723.

32. Kim SL, Gordon S, Shrestha N. Distribution of streptococcal groups causing infective endocarditis: a descriptive study. Open Forum Infect Dis. 2016;3 https://doi.org/10.1093/ofid/ofw172.815.

33. Baddour LM, Wilson WR, Bayer AS, Fowler VG, Tleyjeh IM, Rybak MJ, Barsic B, Lockhart PB, Gewitz MH, Levison ME, Bolger AF, Steckelberg JM, Baltimore RS, Fink AM, O'Gara P, Taubert KA. Infective endocarditis in adults: diagnosis, antimicrobial therapy, and management of complications. Circulation. 2015;132:1435.

34. Sexton DJ, Tenenbaum MJ, Wilson WR, Steckelberg JM, Tice AD, Gilbert D, Dismukes W, Drew RH, Durack DT. Ceftriaxone once daily for four weeks compared with ceftriaxone plus gentamicin once daily for two weeks for treatment of endocarditis due to penicillin-susceptible streptococci. Clin Infect Dis. 1998;27:1470. https://doi.org/10.1086/515038.

35. Iversen K, Ihlemann N, Gill SU, Madsen T, Elming H, Jensen KT, Bruun NE, Høfsten DE, Fursted K, Christensen JJ, Schultz M, Klein CF, Fosbøll EL, Rosenvinge F, Schønheyder HC, Køber L, Torp-Pedersen C, Helweg-Larsen J, Tønder N, Moser C, Bundgaard H. Partial oral versus intravenous antibiotic treatment of endocarditis. N Engl J Med. 2019;380:415–24. https://doi.org/10.1056/NEJMoa1808312.

36. Ramirez JA, Bordon J. Early switch from intravenous to oral antibiotics in hospitalized patients with bacteremic community-acquired Streptococcus pneumoniae pneumonia. Arch Intern Med. 2001;161:848. https://doi.org/10.1001/archinte.161.6.848.

37. Rothrock SG, Harper MB, Green SM, Clark MC, Bachur R, McIlmail DP, Giordano PA, Falk

JL. Do oral antibiotics prevent meningitis and serious bacterial infections in children with Streptococcus pneumoniae occult bacteremia? A meta-analysis. Pediatrics. 1997; https://doi.org/10.1542/peds.99.3.438.

38. Arensman K, Shields M, Beganovic M, Miller JL, LaChance E, Anderson M, Dela-Pena J. Fluoroquinolone versus beta-lactam oral step-down therapy for uncomplicated streptococcal bloodstream infections. Antimicrob Agents Chemother. 2020;64 https://doi.org/10.1128/AAC.01515-20.

39. Wilcox MH, Tack KJ, Bouza E, Herr DL, Ruf BR, Ijzerman MM, Croos-Dabrera RV, Kunkel MJ, Knirsch C. Complicated skin and skin-structure infections and catheter-related bloodstream infections: noninferiority of linezolid in a phase 3 study. Clin Infect Dis. 2009;48:203. https://doi.org/10.1086/595686.

40. Hospenthal DR, Dustin Waters C, Beekmann SE, Polgreen PM. Practice patterns of infectious diseases physicians in transitioning from intravenous to oral therapy in patients with bacteremia. Open Forum Infect Dis. 2020;7 https://doi.org/10.1093/ofid/ofz386.

41. Carapetis JR, Steer AC, Mulholland EK, Weber M. The global burden of group A streptococcal diseases. Lancet Infect Dis. 2005;5:685. https://doi.org/10.1016/S1473-3099(05)70267-X.

42. Andreoni F, Zörcher C, Tarnutzer A, Schilcher K, Neff A, Keller N, Maggio EM, Poyart C, Schuepbach RA, Zinkernagel AS. Clindamycin affects group a streptococcus virulence factors and improves clinical outcome. J Infect Dis. 2017;215:269. https://doi.org/10.1093/infdis/jiw229.

43. Babiker A, Li X, Lai YL, Strich JR, Warner S, Sarzynski S, Dekker JP, Danner RL, Kadri SS. Effectiveness of adjunctive clindamycin in β-lactam antibiotic-treated patients with invasive β-haemolytic streptococcal infections in US hospitals: a retrospective multicentre cohort study. Lancet Infect Dis. 2021;21:697. https://doi.org/10.1016/S1473-3099(20)30523-5.

44. Diep BA, Equils O, Huang DB, Gladue R. Linezolid effects on bacterial toxin production and host immune response: review of the evidence. Curr Ther Res Clin Exp. 2012;73:86. https://doi.org/10.1016/j.curtheres.2012.04.002.

45. Bryant AE, Stevens DL. Streptococcus pyogenes. In: Bennett JE, Dolin R, Blaser MJ, editors. Mandell, Douglas, and Bennett's principles and practice of infectious diseases. Saunders; 2014.

46. Miller WR, Murray BE, Rice LB, Arias CA. Resistance in vancomycin-resistant enterococci. Infect Dis Clin N Am. 2020;34:751. https://doi.org/10.1016/j.idc.2020.08.004.

47. Sakka V, Tsiodras S, Galani L, Antoniadou A, Souli M, Galani I, Pantelaki M, Siafakas N, Zerva L, Giamarellou H. Risk-factors and predictors of mortality in patients colonised with vancomycin-resistant enterococci. Clin Microbiol Infect. 2008;14:14. https://doi.org/10.1111/j.1469-0691.2007.01840.x.

48. Papadimitriou-Olivgeris M, Drougka E, Fligou F, Kolonitsiou F, Liakopoulos A, Dodou V, Anastassiou ED, Petinaki E, Marangos M, Filos KS, Spiliopoulou I. Risk factors for enterococcal infection and colonization by vancomycin-resistant enterococci in critically ill patients. Infection. 2014;42:1013. https://doi.org/10.1007/s15010-014-0678-1.

49. Ziakas PD, Thapa R, Rice LB, Mylonakis E. Trends and significance of VRE colonization in the ICU: a meta-analysis of published studies. PLoS One. 2013;8:e75658. https://doi.org/10.1371/journal.pone.0075658.

50. Matar MJ, Tarrand J, Raad I, Rolston KVI. Colonization and infection with vancomycin-resistant enterococcus among patients with cancer. Am J Infect Control. 2006;34:534. https://doi.

org/10.1016/j.ajic.2006.04.205.

51. Hollenbeck BL, Rice LB. Intrinsic and acquired resistance mechanisms in enterococcus. Virulence. 2012;3:421. https://doi.org/10.4161/viru.21282.

52. Gavaldà J, Torres C, Tenorio C, López P, Zaragoza M, Capdevila JA, Almirante B, Ruiz F, Borrell N, Gomis X, Pigrau C, Baquero F, Pahissa A. Efficacy of ampicillin plus ceftriaxone in treatment of experimental endocarditis due to Enterococcus faecalis strains highly resistant to aminoglycosides. Antimicrob Agents Chemother. 1999;43:639. https://doi.org/10.1128/aac.43.3.639.

53. Gavaldà J, Len O, Miró JM, Muñoz P, Montejo M, Alarcón A, De La Torre-Cisneros J, Peña C, Martínez-Lacasa X, Sarria C, Bou G, Aguado JM, Navas E, Romeu J, Marco F, Torres C, Tornos P, Planes A, Falcó V, Almirante B, Pahissa A. Brief communication: treatment of Enterococcus faecalis endocarditis with ampicillin plus ceftriaxone. Ann Intern Med. 2007;146:574. https://doi.org/10.7326/0003-4819-146-8-200704170-00008.

54. Fernández-Hidalgo N, Almirante B, Gavaldà J, Gurgui M, Peña C, De Alarcón A, Ruiz J, Vilacosta I, Montejo M, Vallejo N, López-Medrano F, Plata A, López J, Hidalgo-Tenorio C, Gálvez J, Sáez C, Lomas JM, Falcone M, De La Torre J, Martínez-Lacasa X, Pahissa A. Ampicillin plus ceftriaxone is as effective as ampicillin plus gentamicin for treating enterococcus faecalis infective endocarditis. Clin Infect Dis. 2013;56:1261. https://doi.org/10.1093/cid/cit052.

55. Euba G, Lora-Tamayo J, Murillo O, Pedrero S, Cabo J, Verdaguer R, Ariza J. Pilot study of ampicillin-ceftriaxone combination for treatment of orthopedic infections due to Enterococcus faecalis. Antimicrob Agents Chemother. 2009;53:4305. https://doi.org/10.1128/AAC.00444-09.

56. Lorenzo MP, Kidd JM, Jenkins SG, Nicolau DP, Housman ST. In vitro activity of ampicillin and ceftriaxone against ampicillin-susceptible Enterococcus faecium. J Antimicrob Chemother. 2019;74:2269. https://doi.org/10.1093/jac/dkz173.

57. Pericàs JM, Cervera C, Moreno A, Garcia-De-La-Mària C, Almela M, Falces C, Quintana E, Vidal B, Llopis J, Fuster D, Mestres CA, Marco F, Miró JM. Outcome of Enterococcus faecalis infective endocarditis according to the length of antibiotic therapy: preliminary data from a cohort of 78 patients. PLoS One. 2018;13 https://doi.org/10.1371/journal.pone.0192387.

58. Pericàs JM, Corredoira J, Moreno A, García-País MJ, Falces C, Rabuñal R, Mestres CA, Alonso MP, Marco F, Quintana E, Almela M, Paré JC, Llopis J, Castells A, Miró JM. Relationship between enterococcus faecalis infective endocarditis and colorectal neoplasm: preliminary results from a cohort of 154 patients. Revista Española de Cardiología (English Edition). 2017;70:451. https://doi.org/10.1016/j.rec.2016.10.013.

59. Huycke MM, Abrams V, Moore DR. Enterococcus faecalis produces extracellular superoxide and hydrogen peroxide that damages colonic epithelial cell DNA. Carcinogenesis. 2002;23:529. https://doi.org/10.1093/carcin/23.3.529.

60. Balamurugan R, Rajendiran E, George S, Samuel GV, Ramakrishna BS. Real-time polymerase chain reaction quantification of specific butyrate-producing bacteria, Desulfovibrio and Enterococcus faecalis in the feces of patients with colorectal cancer. J Gastroenterol Hepatol (Australia). 2008;23:1298. https://doi.org/10.1111/j.1440-1746.2008.05490.x.

61. Zhou Y, He H, Xu H, Li Y, Li Z, Du Y, He J, Zhou Y, Wang H, Nie Y. Association of oncogenic bacteria with colorectal cancer in South China. Oncotarget. 2016;7:80794. https://doi.org/10.18632/oncotarget.13094.

第３章　その他のグラム陽性菌感染症　*59*

62. Nanjappa S, Shah S, Pabbathi S. Clostridium septicum gas gangrene in colon cancer: importance of early diagnosis. Case Reports Infect Dis. 2015;2015:1. https://doi.org/10.1155/2015/694247.

63. Leal SM, Jones M, Gilligan PH. Clinical significance of commensal gram-positive rods routinely isolated from patient samples. J Clin Microbiol. 2016;54:2928. https://doi.org/10.1128/JCM.01393-16.

64. Setlow P, Johnson EA. Spores and their significance. In: Doyle MP, Diez-Gonzalez HC, editors. Food microbiology: fundamentals and frontiers. Wiley; 2019.

65. Bottone EJ. Bacillus cereus, a volatile human pathogen. Clin Microbiol Rev. 2010;23:382. https://doi.org/10.1128/CMR.00073-09.

66. Brook I, Frazier EH. Clinical and microbiological features of necrotizing fasciitis. J Clin Microbiol. 1995;33:2382. https://doi.org/10.1128/jcm.33.9.2382-2387.1995.

67. Lee PP, Ferguson DA, Sarubbi FA. Corynebacterium striatum: an underappreciated community and nosocomial pathogen. J Infect. 2005;50:338. https://doi.org/10.1016/j.jinf.2004.05.005.

68. Aubin GG, Portillo ME, Trampuz A, Corvec S. Propionibacterium acnes, an emerging pathogen: from acne to implant-infections, from phylotype to resistance. Medecine et Maladies Infectieuses. 2014;44:241. https://doi.org/10.1016/j.medmal.2014.02.004.

69. Corvec S, Dagnelie MA, Khammari A, Dréno B. Taxonomy and phylogeny of Cutibacterium (formerly Propionibacterium) acnes in inflammatory skin diseases. Annales de Dermatologie et de Venereologie. 2019;146:26. https://doi.org/10.1016/j.annder.2018.11.002.

70. Burnham JP, Shupe A, Burnham CAD, Warren DK. Utility of strain typing of Propionibacterium acnes in central nervous system and prosthetic joint infections to differentiate contamination from infection: a retrospective cohort. Eur J Clin Microbiol Infect Dis. 2017;36:2483. https://doi.org/10.1007/s10096-017-3090-9.

71. Wright JO, Gehrke CK, Wiater JM, Weisz KM, Baker EA. Applying the new shoulder periprosthetic joint infection consensus definition to a case series of revision shoulder arthroplasty procedures to assess concordance between consensus definitions and diagnoses. Semin Arthroplasty JSES. 2021;31:571–80. https://doi.org/10.1053/j.sart.2021.03.007.

72. Radoshevich L, Cossart P. Listeria monocytogenes: towards a complete picture of its physiology and pathogenesis. Nat Rev Microbiol. 2018;16:32–46. https://doi.org/10.1038/nrmicro.2017.126.

73. Rossi F, Amadoro C, Colavita G. Members of the lactobacillus genus complex (LGC) as opportunistic pathogens: a review. Microorganisms. 2019;7 https://doi.org/10.3390/microorganisms7050126.

74. Nelson RR. Intrinsically vancomycin-resistant gram-positive organisms: clinical relevance and implications for infection control. J Hosp Infect. 1999;42:275–82. https://doi.org/10.1053/jhin.1998.0605.

75. Johnstone J, Meade M, Lauzier F, Marshall J, Duan E, Dionne J, Arabi YM, Heels-Ansdell D, Thabane L, Lamarche D, Surette M, Zytaruk N, Mehta S, Dodek P, McIntyre L, English S, Rochwerg B, Karachi T, Henderson W, Wood G, Ovakim D, Herridge M, Granton J, Wilcox ME, Goffi A, Stelfox HT, Niven D, Muscedere J, Lamontagne F, D'Aragon F, St.-Arnaud C, Ball I, Nagpal D, Girard M, Aslanian P, Charbonney E, Williamson D, Sligl W, Friedrich J, Adhikari NK, Marquis F, Archambault P, Khwaja K, Kristof A, Kutsogiannis J, Zarychanski R, Paunovic B, Reeve B, Lellouche F, Hosek P, Tsang J, Binnie A, Trop S, Loubani O, Hall R, Cirone R, Reynolds S, Lysecki P, Golan E, Cartin-Ceba R, Taylor R, Cook D. Effect of probi-

otics on incident ventilator-associated pneumonia in critically ill patients. JAMA. 2021;326:1024–33. https://doi.org/10.1001/jama.2021.13355.

76. Steinbrink J, Leavens J, Kauffman CA, Miceli MH. Manifestations and outcomes of nocardia infections. Medicine (Baltimore). 2018;97:e12436. https://doi.org/10.1097/MD.0000000000012436.

77. Williams E, Jenney AW, Spelman DW. Nocardia bacteremia: a single-center retrospective review and a systematic review of the literature. Int J Infect Dis. 2020;92:197–207. https://doi.org/10.1016/j.ijid.2020.01.011.

78. Lebeaux D, Bergeron E, Berthet J, Djadi-Prat J, Mouniée D, Boiron P, Lortholary O, Rodriguez-Nava V. Antibiotic susceptibility testing and species identification of Nocardia isolates: a retrospective analysis of data from a French expert laboratory, 2010-2015. Clin Microbiol Infect. 2019;25:489–95. https://doi.org/10.1016/j.cmi.2018.06.013.

79. Huang L, Chen X, Xu H, Sun L, Li C, Guo W, Xiang L, Luo G, Cui Y, Lu B. Clinical features, identification, antimicrobial resistance patterns of Nocardia species in China: 2009–2017. Diagn Microbiol Infect Dis. 2019;94:165. https://doi.org/10.1016/j.diagmicrobio.2018.12.007.

80. Peleg AY, Husain S, Qureshi ZA, Silveira FP, Sarumi M, Shutt KA, Kwak EJ, Paterson DL. Risk factors, clinical characteristics, and outcome of Nocardia infection in organ transplant recipients: a matched case-control study. Clin Infect Dis. 2007;44:1307–14. https://doi.org/10.1086/514340.

81. Wong VK, Turmezei TD, Weston VC. Actinomycosis. BMJ. 2011;343:d6099. https://doi.org/10.1136/bmj.d6099.

82. Smith AJ, Hall V, Thakker B, Gemmell CG. Antimicrobial susceptibility testing of Actinomyces species with 12 antimicrobial agents. J Antimicrob Chemother. 2005;56:407–9. https://doi.org/10.1093/jac/dki206.

83. Barberis C, Budia M, Palombarani S, Rodriguez CH, Ramírez MS, Arias B, Bonofiglio L, Famiglietti A, Mollerach M, Almuzara M, Vay C. Antimicrobial susceptibility of clinical isolates of Actinomyces and related genera reveals an unusual clindamycin resistance among Actinomyces urogenitalis strains. J Glob Antimicrob Resist. 2017;8:115–20. https://doi.org/10.1016/j.jgar.2016.11.007.

84. Bonnefond S, Catroux M, Melenotte C, Karkowski L, Rolland L, Trouillier S, Raffray L. Clinical features of actinomycosis: a retrospective, multicenter study of 28 cases of miscellaneous presentations. Medicine (Baltimore). 2016;95:e3923. https://doi.org/10.1097/MD.0000000000003923.

85. Pien BC, Sundaram P, Raoof N, Costa SF, Mirrett S, Woods CW, Reller LB, Weinstein MP. The clinical and prognostic importance of positive blood cultures in adults. Am J Med. 2010;123:819–28. https://doi.org/10.1016/j.amjmed.2010.03.021.

第4章 グラム陰性菌感染症

要旨

グラム陰性菌は，身の回りの環境，体内の微生物叢，コンサルトリストの中など，至る所に存在している。控え目な大腸菌(*Escherichia coli*)から恐ろしい緑膿菌(*Pseudomonas aeruginosa*)まで，これらは感染症を引き起こす可能性があり，特定の菌は宿主の免疫応答を妨害し，さまざまな抗菌薬を回避する巧妙な策を身につけている。

　グラム陽性菌とは異なり，グラム陰性菌は比較的薄いペプチドグリカン細胞壁をもっているため，ヘマトキシリン・エオジン(hematoxylin and eosin：H＆E)染色で使用される青色に染色されず，「グラム陰性」となる。グラム陰性菌はリポ多糖から成る厚い外膜に囲まれている。この膜はバリアであると同時に，細菌の死滅時に放出されると強い炎症を起こす，強力な病原性マーカーでもある。

　グラム陰性菌感染症に対する経験的治療の選択は，感染源，地域のアンチバイオグラム，抗菌薬の使用歴／耐性菌の獲得など，いくつかの要因に左右される。本章では，グラム陰性感染症に関連した一般診療の疑問について概説する。グラム陰性菌血症のマネジメント，腸内細菌目細菌の誘導耐性，緑膿菌を含むブドウ糖非発酵菌感染症，および耐性グラム陰性桿菌に対する治療選択肢について述べる。

62　第4章　グラム陰性菌感染症

Q. （グラム陰性菌に関する）異なる名称や略語はわかりづらいですが，どういう意味ですか？

A. 名称とよくある耐性パターンについて話し合いましょう。

グラム陰性菌の分類は年々変化している。感染症を引き起こす最も一般的なものはグラム陰性桿菌(gram-negative rod：GNR)で，以前は腸内細菌科(*Enterobacteriaceae*)と呼ばれていたが，最近は腸内細菌目細菌(*Enterobacterales*)と呼ばれている腸管のGNR[1]と，緑膿菌(*Pseudomonas aeruginosa*。PsAと略されることもある)，*Stenotrophomonas maltophilia*，*Acinetobacter baumanii*などのブドウ糖を発酵しない「ブドウ糖非発酵菌」の2つに大別される。菌種や曝露歴にもよるが，ある種のGNRは抗菌薬の耐性を獲得しやすい。これらの耐性分離株のなかで最も悪名高いのは，カルバペネム耐性腸内細菌目細菌(carbapenem-resistant *Enterobacterales*：CRE)と基質特異性拡張型β-ラクタマーゼ(extended spectrum beta-lactamase：ESBL)を有するGNRである。多剤耐性(multidrug-resistant：MDR)緑膿菌は，2種類以下の抗菌薬しか効かない場合，超多剤耐性(extensively drug-resistant：XDR)に分類されることがある●1。カルバペネム耐性*Acinetobacter baumanii*(carbapenem-resistant *A. baumanii*)はCRABと呼ばれることもある。この言葉はコンサルタントの経験を積むほどに何度も使い回すことになるだろう。

Q. 非複雑性のグラム陰性菌血症患者の治療期間はどのくらいですか？

A. 7日間で十分であるというエビデンスが増えてきています。

非複雑性GNR菌血症の十分な治療期間はどのくらいか？　イスラエルとイタリアの2つの病院で実施された非劣性無作為化比較試

●1 ― Dr. 渋江のコメント●近年，新たに難治耐性緑膿菌(difficult-to-treat resistance *P. aeruginosa*：DTR-PA)という概念も提唱されています。これは全β-ラクタム系とキノロン系薬に非感性を示す緑膿菌株です。

験(randomized controlled trial：RCT)では，604 人の患者が 7
日間または 14 日間の治療を受ける群に無作為に割り付けられた[2]。
ソースコントロールできない感染源，複数菌感染，*Bartonella*/
Salmonella 感染症，免疫不全患者の感染症など，複雑性の感染症
は除外された。菌血症の感染源が不明な患者および院内感染は対象
となった。主要アウトカム(90 日後の測定)は，全死亡率，再発，
膿瘍または遠隔部の合併症，再入院または長期入院(14 日以上)と
した。感染症の大部分(68％)は泌尿器からの感染が疑われ，感染
症の 90％は腸内細菌目細菌によるものであった。約 20％が多剤耐
性菌(multi-drug resistant organism：MDRO)であった。感染源
が同定されなかった菌血症の患者は 8％のみであった。全死亡率は
群間で 10％であった。主要アウトカムについては群間で有意差は
なかった。非主要アウトカムに関しては，抗菌薬耐性の出現に群間
差はなく，下痢，皮疹，*Clostridioides difficile* 感染症(*Clostridioi-
des difficile* infection：CDI)の発生率に差はなかった。より短期
間の治療を受けた患者では，ベースラインに戻るまでの期間が有意
に短縮した。

　まとめると，この研究は，GNR 菌血症(特に尿路由来で，特に腸
内細菌目細菌)に対する短期間の治療(7 日間)は 14 日間と比べて非
劣性であることを支持し，短期間の治療には，迅速なベースライン
の状態への回復など，他の利点がある可能性を示唆している。この
研究は，GNR 菌血症(主に腸内細菌目細菌)に対する 7～14 日間の
治療を比較した他の RCT でも裏づけられており，同様にアウトカ
ムの差は示されていない[3,4]。ソースコントロールができている非
免疫不全患者では，腸内細菌目細菌による菌血症に対して 7 日間
の治療が適切である。ブドウ糖非発酵性の GNR による菌血症の治
療期間に関する研究は少ない。後ろ向き研究データによると，
Pseudomonas 属による菌血症に対する 6～10 日の治療期間は，
11～15 日の治療期間と比べて非劣性が示唆されているが[5]，質の
高い前向き研究があれば，ブドウ糖非発酵菌に対する最適な治療期
間はより明確になるであろう。

Q. グラム陰性菌による菌血症の患者にフォローアップの血液培養は必要ですか？

A. 患者が臨床的に改善している場合，フローアップの血液培養は必要ないかもしれません。

グラム陽性菌血症〔特に，黄色ブドウ球菌(*Staphylococcus aureus*)〕では，菌血症の改善を証明するために血液培養を繰り返すことが多い。特に血管内感染では，血液培養の陰性化には時間がかかることがあり，予後を左右することがある[6]。GNR菌血症で血液培養を繰り返す必要はあるか？

テキサス州の単施設で血液培養のフォローアップを行った383例のGNR菌血症の後ろ向き研究が行われた[7]。GNRが再び陽性となったフォローアップの血液培養は，わずか2％であった。フォローアップ培養陽性の大部分(78％)は，持続性GNR菌血症ではなく，新たなグラム陽性球菌の陽性であった。フォローアップ血液培養提出日の発熱，中心静脈カテーテルの存在，および末期腎不全の宿主因子は，菌の種類にかかわらず，フォローアップ血液培養陽性の増加とかなり関連していたが，発熱のみがGNRによるフォローアップ血液培養陽性率の上昇と統計的に相関した。

臨床経過の変化(特に，治療中の発熱の再燃)は，上記の研究で示されたようにソースコントロールの不十分さ，新たな耐性化や二次感染を示している可能性がある。GNR菌血症患者を対象とした後ろ向き研究／観察研究のメタアナリシスでは，フォローアップ血液培養を実施することが死亡率の低下と関連することが示唆されている[8,9]。これは，繰り返し培養を受けた患者がもともと重症であったためかもしれないが，今後前向き研究データが求められる。いずれにせよ，GNR菌血症では，治療中の臨床状態の変化がみられたり，適正治療期間内に奏効しなかった場合には，ソースコントロールを検討する必要がある。

第4章　グラム陰性菌感染症　*65*

Q. 腸内細菌目細菌による菌血症の場合，患者の状態が良好なら，経口薬へのステップダウン治療は妥当でしょうか？

A. **はい。フルオロキノロン系薬とスルファメトキサゾール・トリメトプリム(ST合剤)の経口治療をステップダウン治療として支持するエビデンスが多くあります。**

経口ステップダウン治療は，外来での静脈内投与(静注)治療に代わる魅力的な治療法である。特に，フルオロキノロン系薬は経口のバイオアベイラビリティが90％以上あるため，GNR菌血症の症例でしばしば使用される[10]。サウスカロライナ州でGNR菌血症の治療を受け，経口治療にステップダウンした患者362人を対象とした後ろ向き研究では，バイオアベイラビリティの高い経口薬(レボフロキサシン)を投与された患者は，バイオアベイラビリティが中程度の薬(シプロフロキサシン，ST合剤)やバイオアベイラビリティの低い薬(β-ラクタム系薬)を投与された患者に比べ，再発のない生存期間が有意に長かった[11]。経口ステップダウン治療前の抗菌薬の静注治療期間は平均4.7日で，経口治療期間は平均9.1日であった。

　一方，他の後ろ向き研究では，経口のバイオアベイラビリティによるアウトカムの大きな差は示されていない。腸内細菌目細菌による菌血症患者を対象としたある多施設共同後ろ向き研究では，静注治療を受けた1,285人の患者と，治療開始5日目までに経口治療に移行した876人の患者を比較した[12]。主要アウトカム(30日死亡率)に関しては，静注治療群と経口治療群の間に差はなかった。この研究では，すべてのフルオロキノロン系薬とST合剤を「高バイオアベイラビリティ」として，「低バイオアベイラビリティ」(β-ラクタム系薬)と比較したが，経口バイオアベイラビリティによる主要アウトカムの差はみられなかった。最後に，治療開始時は静注治療で，その後，経口治療に移行した患者2,300人の後ろ向き研究を対象としたメタアナリシスがある[13]。注目すべきは，65％がフルオロキノロン系薬，7.7％がST合剤，27.2％がβ-ラクタム系薬を投与されていたことである。主要評価項目は全死亡率であったが，フルオロキノロン系薬/ST合剤投与群とβ-ラクタム系薬投与群で全死亡に差はなかった。しかし，経口β-ラクタム系薬投与

群では再発が有意に多かった。CDI 発生率に群間差はみられなかった。フルオロキノロン系薬と ST 合剤の成績を比較したサブグループ解析が行われたが(数は少ないが)，統計的に有意な差はみられなかった。

　まとめると，フルオロキノロン系薬は腸内細菌目細菌の菌血症における経口ステップダウン治療として最もエビデンスが多いが，いくつかの後ろ向き研究では，ST 合剤の使用も支持されている。感染症に関連するすべての事柄と同様に，注意点もある。米国で行われた CRE の入院患者を対象とした前向き研究では，ST 合剤の有効性が低コストの代替治療として検討された[14]。476 例の CRE 患者において，ST 合剤に感性の分離株はわずか 29%(138 例)であった。4 人の患者が ST 合剤単剤療法で治療され，のちに別の CRE が分離された(この小規模サブグループでは，これら 4 人の患者のうち 3 人が，その後，ST 合剤耐性の CRE を有していた。最初に ST 合剤に感性の CRE に感染し，他の抗菌薬で治療されたが，再度 CRE 感染症をきたした患者では，29 例中 13 例(45%)で ST 合剤耐性がみられた。ST 合剤は GNR 菌血症に対する安価で魅力的な経口治療の選択肢であるが，一部の菌(CRE など)は耐性を獲得しやすい可能性があり，可能であれば，フルオロキノロン系薬が望ましい●2。

Q. *Enterobacter cloacae* による感染症の患者は，セフトリアキソン投与で良好な経過をたどっていましたが，現在は悪化しています。何が起こっていますか？

A. グラム陰性菌のなかには誘導耐性遺伝子をもつものがいます。

AmpC β-ラクタマーゼは，腸内細菌目細菌やその他の GNR において誘導耐性を引き起こす可能性のある酵素である。つまり，酵素は通常，一定水準では合成されないが，特定の β-ラクタム系薬に曝露されるなど特定の条件下で，合成が増加するように誘導される。理論的には，細菌を実験室で培養して抗菌薬耐性を確認する場

●2 ― Dr. 渋江のコメント● やはり全例にキノロン系薬というよりは，個別に ST 合剤の選択肢も残しながら検討したいところです。

合，耐性の発現はまだ誘導されていない可能性があるため，実際には AmpC β-ラクタマーゼの産生を増加させる能力があるにもかかわらず，分離株は感受性があるように見えることがある。一般に，誘導耐性発現の可能性は低いが，第1世代や第2世代のセファロスポリン系薬など，特定の β-ラクタム系薬では発現がより強く誘導される[15]。誘導に加え，耐性増加のもう1つの機序は，構成的 AmpC 発現をきたす回路の脱抑制につながる遺伝子変異である●3。

　AmpC を高率に保有する菌種はいくつかあり，*Serratia marcescens*，緑膿菌(PsA)，*A. baumanii*，*Citrobacter* 属，*Enterobacter cloacae*(頭文字をとって "SPACE" と呼ばれることもある)などがある。しかし，単に AmpC の遺伝子をもっているだけでは，臨床的に意義のある耐性とはならない。AmpC に関連した特定の菌種で，耐性を示す可能性の高い割合を予測できるだろうか？　ある研究では，AmpC をもつ GNR の臨床分離株(*Enterobacter*, *Citrobacter*, *Hafnia alvei*, *Morganella morganii*, *Providencia*, *Serratia* 属)を単施設で収集，培養し，AmpC の脱抑制をもたらす遺伝子変異の相対的頻度を検討した[16]。*Enterobacter cloacae*, *Enterobacter aerogenes*(現在は *Klebsiella aerogenes*)，*Citrobacter freundii*, *Hafnia alvei* は，他の菌種よりも変異率が高かった。臨床的に菌種が耐性に及ぼす影響も研究されており，前向き観察研究において，韓国の単施設で *Enterobacter*, *S. marcescens*,

●3 ― Dr. 渋江のコメント●AmpC による耐性には①誘導と②脱抑制の機序があり，①はイミペネムやアンピシリン，第1世代セファロスポリン系薬，セファマイシン系薬，クラブラン酸などの誘導能が高い薬剤投与によって起こり，それぞれの標的となるペニシリン結合蛋白質(penicillin binding protein：PBP)に作用し，その処理能力を超えると細胞壁の分解産物が大量に発生し，AmpC の転写を抑制していた AmpR に結合するようになって機能が低下した結果，AmpC が高いレベルで発現するようになります。①は抗菌薬の曝露がなくなれば AmpR の処理能力が戻り，感受性が元に戻ります。一方，②は細胞壁の分解産物を処理(切断)する役割の AmpD の遺伝子が変異することにより，結果的に独占的に AmpR に結合するようになった結果，AmpC が高いレベルで恒常的に発現するようになります。②は誘導能が低い抗菌薬治療中でも起こるため，第3世代セファロスポリン系薬投与中に AmpC による耐性が起こった場合には，②の機序が考えやすいです。

C. freundii, M. morganii の培養が陽性であった 732 人の患者を対象に，抗菌薬治療中の新たな耐性の出現について調査された[17]。培養検体の部位は，呼吸器(26.4%)，肝・胆道(23.4%)，尿路(15.3%)，感染巣不明の菌血症(10.7%)と多岐にわたった。分離株の 8.9% が ESBL 産生菌であった。ほとんどの患者が抗菌薬の単剤療法を受けていた(85%)。14 例(1.9%)だけが，最初の分離株と比較して新たな耐性遺伝子に関連した分離株であった。また，14 株中 13 株は *Enterobacter* であり，残りの 1 株は *Citrobacter* であった。*Serratia* や *Morganella* に感染した患者では耐性菌の出現はみられなかった。耐性菌が出現した患者で死亡したのは 1 例のみであった。これらの研究から，細菌内での AmpC を介した耐性出現リスクは菌種に依存する可能性が高く，特に，*Enterobacter, Hafnia*，および一部の *Citrobacter* に注意が必要であることが明らかとなった。AmpC が特定の菌種にのみ関連することを示唆するこれらの新しい基礎研究および臨床研究データに基づき，新たに提案された頭字語は，*H. alvei, E. cloacae, C. freundii, K. aerogenes*，および *YErSinia enterocolitica* を表す "HECK YES" である[18]。

　これらの感染症はどのように治療すべきか？　AmpC 産生腸内細菌目細菌に対する現在の学会ガイドラインでは，フルオロキノロン系薬，ST 合剤，テトラサイクリン系薬，カルバペネム系薬，セフェピムなど，AmpC を誘導しない薬剤を考慮することが推奨されている[19]。セファロスポリン系薬なら，なぜ，セフェピムが妥当な選択なのか？　セフェピムには 2 つの利点がある。(1)AmpC を強く誘導はしない，(2)AmpC β-ラクタマーゼによる分解に強い[19]。セフェピムはカルバペネムを温存する代替治療として AmpC 関連感染症に使用できる。マサチューセッツ州の 2 つの病院における 2005〜2011 年までの *Enterobacter* 菌血症の後ろ向き研究(368 例)において，セフェピムとカルバペネム系薬の治療で患者のアウトカム(1 日以上の菌血症の持続および死亡率)が測定された[20]。線形回帰モデルにおいて，カルバペネム系薬投与群での菌血症の持続期間，院内死亡率において有意な減少はみられなかった。実際，セフェピム投与群では 1 日以上の菌血症を認めた患者はいなかったが，カルバペネム系薬投与群では 25% に 1 日以上の

菌血症が認められた。これには後ろ向き研究としての限界があり，セフェピム投与群は36例のみであった。しかし，AmpC過剰産生菌に対するセフェピムの使用に関しては，菌血症[21]と肺炎[22]の後ろ向き研究で同様の結果が得られている。β-ラクタム/β-ラクタマーゼ系薬であるピペラシリン・タゾバクタムはAmpCによる分解を受けやすく，AmpC産生菌に対するカルバペネム温存レジメンの候補にはなりにくいという点は重要である[19]。これは，ME-RINO試験において，ESBL産生大腸菌および肺炎桿菌(*Klebsiella pneumoniae*)による菌血症による死亡率でピペラシリン・タゾバクタムがメロペネムに劣るとされた理由の1つかもしれない[23]。AmpC関連菌血症に対するピペラシリン・タゾバクタムとメロペネムを比較したその後のRCT(MERINO-2)[24]では，主要アウトカム(死亡，臨床的失敗，微生物学的失敗，および30日後の微生物学的再発の複合)に差はなかったが，微生物学的失敗などの個々の副次的アウトカムの解析では，ピペラシリン・タゾバクタム群のほうが不良であった。

　まとめると，AmpCが臨床に関連しやすいのは，少数の重要な菌種(特に，*E. cloacae*，*C. freundii*，*K. aerogenes*)だけであろう。セファロスポリン系薬，セフェピム以外のβ-ラクタム系薬は，これらの菌による重篤な感染症の治療に用いるべきではない。β-ラクタム系薬以外の抗菌薬やカルバペネム系薬は妥当な選択肢となる。

Q. 複数菌による骨髄炎の血液透析患者がいます。腸内細菌目細菌の治療として第1世代セファロスポリン系薬を使用できますか？

A. 感受性があれば，セファゾリンは腸内細菌目細菌に対して妥当な選択肢です。

　私たちは頻繁にGNRに対してセフトリアキソンを使用する。第3世代セファロスポリン系薬は第1世代セファロスポリン系薬に比べて耐性が少なく，セフトリアキソンの1日1回投与は，多くの場合，標準的なセファゾリンの1日3回よりも投与しやすい。しかし，血液透析を受けている患者は，透析時にセファゾリン投与を受けることができるため，中心静脈カテーテルを必要としな

い[25]●4。さらに，患者がメチシリン感受性ブドウ球菌とGNRを含む複数菌による感染症をきたしている場合もある。第3世代セファロスポリン系薬の過剰投与がESBL産生菌の増加につながっているため，この投与量を減らすための動機もある[26]。

Klebsiella 感染症に第1世代セファロスポリン系薬は使用可能か？　ESBLの蔓延に関連する抗菌薬を減らすことを動機として，シンガポールの3つの病院で，セファゾリン($n = 143$)とセフトリアキソン($n = 141$)で治療された *K. pneumoniae* による菌血症患者を比較する後ろ向き研究が実施された[27]。両群間で患者のベースラインの特性にはいくつかの違いはあったが，セファゾリンをルーチンに使用したのは3施設中1施設のみであり，転移性病変および/または肝膿瘍を有する患者はセフトリアキソンを処方されることが多かった。また，プロカルシトニンが高値の患者ほど，セフトリアキソンが処方されることが多かった。両群間で臨床アウトカムに統計学的な差はなかった。これには，28日目の死亡率，再入院率，転移性合併症，CDIの有病率などが含まれた。より広範に，腸内細菌目細菌による菌血症について，セファゾリン($n = 33$)と他の抗菌薬レジメン($n = 205$)で治療した患者の臨床アウトカムを比較した後ろ向き研究が実施された[28]。治療失敗の複合アウトカム，および30日死亡率や菌血症の再発などの個々のアウトカムにおいて，両群に統計学的な差はなかった。CDI率は非セファゾリン群で高かった(0% vs 5.6％)。興味深いことに，セファゾリンで治療された患者は有意に正式な感染症コンサルトを受ける傾向にあった。これらの研究はいずれも後ろ向き研究であるが，セファゾリンに感性の腸内細菌目細菌に対して有効でないというような重大なものはなかった。

要約すると，第1世代セファロスポリン系抗菌薬は，地域の耐性パターンにもよるが，*K. pneumoniae* やその他の腸内細菌目細

●4 ― Dr. 渋江のコメント●セファゾリン投与に必ずしも中心静脈カテーテル留置は必要ありませんが，日本国外ではPICC(peripherally inserted central catheter：末梢留置型中心静脈カテーテル)を留置し，インフュージョン・ポンプを用いた持続投与による外来静注抗菌薬療法(outpatient parenteral antimicrobial therapy：OPAT)も行われています。

菌にはまだ有効性が残っている。セフトリアキソンもセファゾリンも AmpC 産生菌の治療には使用すべきではない。経験的には，第3世代セファロスポリン系薬は，感受性結果が戻ってくるまで継続が望ましい[●5]。

Q. 緑膿菌菌血症の経験的治療にはどの薬剤を使用すべきでしょうか？　複数の抗緑膿菌薬を使用すべきでしょうか？

A. ほとんどの抗緑膿菌作用のあるβ-ラクタム系薬は経験的治療として妥当な選択です。ただし，複数の抗菌薬を併用しても，それ以上の効果は得られないことが研究で示されています。

メチシリン耐性黄色ブドウ球菌と同様，緑膿菌も感染症コンサルタントとして頻繁に頭を悩まされる菌である。緑膿菌は，セフトリアキソン，ST 合剤，ertapenem などの頻繁に使用される多くの抗菌薬に自然耐性である。さらに緑膿菌は，抗菌薬(特にカルバペネム系薬)に曝露すると，比較的急速に耐性を獲得する[29]。緑膿菌は，嚢胞性線維症などの構造変化を伴う肺疾患の患者の気道に定着し，頻繁な抗菌薬の曝露により高度耐性を示すようになる[30]。

　緑膿菌菌血症に関連した死亡率は高く(20〜40%)[31]，複数の抗菌薬使用の有効性について，しばしば相談，時に質問もされる。緑膿菌菌血症の 115 症例を対象としたある後ろ向き研究では，単独療法で使用した抗菌薬に対して耐性でない限り，抗菌薬の併用療法で主要アウトカム(30 日生存率)は改善しなかった[32]。8 件の RCTを含む，緑膿菌感染症に対するβ-ラクタム系薬による単独療法と併用療法(β-ラクタム系薬＋アミノグリコシド系薬またはフルオロキノロン系薬)の大規模なメタアナリシスでも，併用療法の有用性は示されなかった[33]。緑膿菌菌血症では，薬剤の数よりも有効性が鍵となる。一部の専門家は，重症敗血症，好中球減少症，熱傷，MDR の割合が高い場面では，感受性結果が判明し，標的治療を選択できるようになるまで，機序の異なる 2 種類の抗菌薬(β-ラクタ

◉5 ― Dr. 渋江のコメント◉個人的には，状態を把握し，病態ごとの微生物の推定を行い，アンチバイオグラムやグラム染色なども治療開始時に参考にして抗菌薬を検討するのが望ましいと考えています。

72 第4章 グラム陰性菌感染症

ム系薬とフルオロキノロン系薬など)による経験的治療を推奨している[34]●6。

　感受性パターンに基づいて複数の選択肢がある場合，どの単剤療法が最適だろうか？　緑膿菌菌血症の症例を9か国25施設から収集し，β-ラクタム系薬単剤で治療した後ろ向き研究がある[31]。計767例の患者が対象となり，セフタジジム，カルバペネム系薬，ピペラシリン・タゾバクタムによる治療群に分けられた。主要アウトカムは30日死亡率であり，小規模の後ろ向き研究[35,36]の結果と同様，群間に有意差はみられなかった(それぞれ17%，20%，16%)。耐性率はカルバペネム系薬群(17.5%)はセフタジジム群(12.4%)，ピペラシリン・タゾバクタム群(8.4%)に比べて有意に高かった。カルバペネム系薬は耐性化しやすいことから，著者らはこれらの症例に対してピペラシリン・タゾバクタムまたはセフタジジム療法を推奨した。従来の抗緑膿菌薬に耐性の緑膿菌と判明している場合，他の選択肢として，セフタジジム・アビバクタム，セフトロザン・タゾバクタム，セフィデロコル，イミペネム・レレバクタムなどがある。コリスチンとアミノグリコシド系薬は，重篤な副作用と関連することはあるが，有効である。もう1つ質問としてよくあるのは，「緑膿菌感染症にはどの経口薬が有効か？」である。現在使用可能な経口抗菌薬はフルオロキノロン系薬のみであるが，地域によっては耐性率が高いところもある[37]。

Q. 熱傷病棟に新しいグラム陰性菌血症の患者がいます。緑膿菌を経験的にカバーして治療すべきでしょうか？

A. そのとおりです。緑膿菌感染症は熱傷患者にしばしば合併します。

　よくないことに，緑膿菌は広範囲熱傷患者の一般的な病原菌である。パキスタンの熱傷病棟の患者を対象とした観察研究では，緑膿菌が最もよく分離される菌(症例の25%)であり，僅差で黄色ブドウ球菌が2番目(症例の24%)であった[38]。緑膿菌感染症をきたし

●6　**Dr. 渋江のコメント**●カバーが外れて致死的になるような状況であればアンチバイオグラムを参考にしながら併用を検討しています。

た熱傷患者は，菌血症を伴って予後不良となる。テキサス州の単一の熱傷センターで5,800人の患者を対象としたある後ろ向きのケースシリーズでは，540人(9.3％)が菌血症を発症し，その群の死亡率は77％であった[39]。

多剤耐性緑膿菌は，菌血症を伴う熱傷患者でより頻繁にみる。ドイツの単施設における1件の後ろ向き研究では，緑膿菌菌血症の熱傷患者の45 / 87(51.7％)に多剤耐性緑膿菌がみられたが，この耐性は死亡率と有意な相関はなかった[40]。イランのある熱傷センターでは，熱傷患者から回収された緑膿菌96株中92株が多剤耐性緑膿菌であった。耐性率が最も低かった抗菌薬はセフタジジムとコリスチンの2種類であった[41]。緑膿菌の世界的サーベイランスで測定された全体の多剤耐性緑膿菌の発生率(熱傷に特化していない)は30.5％であった[42]。

熱傷患者における緑膿菌菌血症の治療には，適切な抗菌薬による標的治療とソースコントロールのための局所治療(デブリードマンなど)がある。興味深いことに，緑膿菌感染を伴う熱傷に対して，局所バクテリオファージ治療を標準治療(スルファジアジン銀クリーム)と比較した多施設共同RCT(PhagoBurn)があるが，標準治療のほうが緑膿菌の菌量減少効果に優れていたため，早期に研究中止せざるをえなかった[43]。

Q. *Acinetobacter baumanii* 感染症患者には何の経験的抗菌薬治療を推奨しますか？

A. 感染症の重症度にもよりますが，アンピシリン・スルバクタムまたはカルバペネム系薬に加え，地域のアンチバイオグラムに基づいた抗菌薬の追加を選択する場合があります。

Acinetobacter baumanii は当初，熱帯諸国に限られていたが，温帯気候の地域でも院内感染源となっている[44]。染色体性ampC β-ラクタマーゼ，セファロスポリン排出ポンプ，獲得性カルバペネムβ-ラクタマーゼ(カルバペネム耐性 *A. baumanii* またはCRAB)，フルオロキノロン系薬やアミノグリコシド系薬の耐性化をもたらす変異のしやすさなどの機序をもつMDRであることが多く，治療が特に困難な場合がある[45]。一部の分離株は数週間にわたり環境中

に生息し[46]，患者は何年にもわたって MDR 株を保有する可能性があり[47]，院内におけるアウトブレイクを助長する可能性が高い。

A. baumanii 菌血症は恐ろしい感染症である。スペインの単施設における 1 年間の後ろ向き研究では，A. baumanii の局所感染患者 18％（432 例中 79 例）が菌血症を発症した[48]。血液培養から生えた Acinetobacter がコンタミネーションと考えられた症例はなかった。最も主要な感染源は呼吸器（71％）で，次いで術創部（18％）であった。さらに，これらの分離株の 93％はアンピシリン・スルバクタムに感性であったが，ほとんどの患者はイミペネムで治療されていた。死亡率に関与する宿主因子の分析として，単変量解析では白血病／リンパ腫，播種性血管内凝固，敗血症性ショック，不適切な治療，感染源が明確な場合の外科的治療がないことが死亡と有意に関連していた。

A. baumanii に対する経験的治療を選択する際には，臨床状況を考慮することが重要である。感染をきたすことなく，気管チューブなどに常在することがあり，不必要な抗菌薬治療は耐性菌を増加させる。感染が疑われる場合，耐性菌の少ない地域ではアンピシリン・スルバクタムが経験的単剤療法として妥当である[19]。興味深いことに（感染症コンサルタントの部屋ではトリビアの話題で盛り上がる），スルバクタムは β-ラクタマーゼ阻害薬として有用であるだけでなく，いくつかの Acinetobacter のペニシリン結合蛋白質に対して直接阻害活性をもつ[49]。中等度または重度の感染症では，併用療法（アンピシリン・スルバクタムまたはカルバペネム系薬＋地域のアンチバイオグラムに基づき有効であると思われる抗菌薬）を推奨する専門家もいるが，患者が改善すれば単剤療法に移行する[19,50]。CRAB による人工呼吸器関連肺炎患者 39 人を対象とした小規模 RCT では，コリスチン単剤療法（$n = 19$）またはコリスチンと高用量アンピシリン・スルバクタム併用療法（$n = 20$）が行われた[51]。5 日後に臨床的改善がみられた患者は併用群に多かったが（16％ vs 70％），他のアウトカム（死亡率など）で有意な差はなかった。他の RCT では，CRAB に対する併用療法の優位性は証明されていない[19]。コリスチンは CRAB に対する主な治療薬であったが，チゲサイクリンなどの新しい抗菌薬が使用可能となったため，菌の感受性によってはより毒性の低い抗菌薬が選択できる。

第4章 グラム陰性菌感染症 75

Q. 喀痰から*Stenotrophomonas maltophilia*が培養された患者の治療として，どの経験的治療を用いるべきですか？

A. 通常はスルファメトキサゾール・トリメトプリム(ST合剤)が第1選択薬です。

*Stenotrophomonas maltophilia*は，もともと*Pseudomonas maltophilia*として知られていたGNRである[52]。感染症は主に入院中や重症の患者，免疫不全患者で発生する。気管挿管や構造変化を伴う肺疾患の患者での肺炎と，血管内カテーテルが留置されている患者での菌血症が，*S. maltophilia*によって引き起こされる最も代表的な感染症の2つである[53,54]。ニューヨークの2施設におけるある後ろ向き研究では，*S. maltophilia*菌血症患者の院内死亡率は46%であった[54]。*S. maltophilia*は室温でも医療用プラスチックに付着してバイオフィルムを形成することができ，これによって医療器具関連感染をきたしやすいのかもしれない[55]。感染した蛇口エアレーターや皮肉にも汚染された外用抗菌薬も院内感染アウトブレイクに関連する[56,57]。

治療を開始する前に，喀痰培養で検出された*S. maltophilia*が感染か保菌か検討することが重要である。*Stenotrophomonas*はポリマーの表面につきやすく，気管チューブや気道の保菌を示す可能性がある。スペインの6施設で行われた研究では，喀痰培養で*S. maltophilia*が検出された患者の49%のみが，保菌ではなく真の感染であった[58]。多変量モデルでは，抗菌薬の使用歴(セフタジジム，カルバペネム系薬，フルオロキノロン系薬)および人工呼吸の使用日数が，*S. maltophilia*の保菌リスクと有意に関連していた。この菌は生体内で耐性獲得が可能であるため，将来的に真の感染症をきたした場合の耐性菌が増加するのを防ぐために，保菌を治療することは避けたい。血液培養陽性例をコンタミネーションとして扱うべきではない。

感染症は，一般的な抗菌薬に対する耐性を内在しているため，治療困難な場合がある[53]。米国の181の病院を対象としたある研究では，*Stenotrophomonas*がカルバペネム耐性GNR菌血症の最も多い原因であった[59]。以前からST合剤が第1選択薬として推奨されている[53]。2009～2012年に集められた米国の臨床分離株

76 第4章 グラム陰性菌感染症

302株と欧州の臨床分離株192株の in vitro 試験では，分離株の96〜97％がST合剤に感性であった[60]。米国ではミノサイクリンに99％，レボフロキサシンに75％で，セフタジジムには37％しか感受性がなかった。フルオロキノロン系薬は感受性が低いにもかかわらず，合計663人の患者を対象とした14の研究(ほとんどが後ろ向き研究)を含むメタアナリシスでは，ST合剤による治療と比較して，フルオロキノロン系薬による治療患者の死亡率はごくわずかであった[61]。ST合剤とフルオロキノロン系薬の両方に耐性の *Stenotrophomonas* に対しては，ミノサイクリンも選択肢の1つである。ST合剤，レボフロキサシン，またはその両方に耐性を示す海外分離株41株を対象としたある研究では，ミノサイクリンの感受性が最も高く(92.7％)，次いで，テトラサイクリン系薬，ポリミキシンB(各73.2％)であった[62]。重症感染症に対しては，ST合剤とミノサイクリンの併用療法が専門家の意見として推奨されており，アレルギーのある患者には，セフタジジム・アビバクタムとアズトレオナムの併用療法も選択肢としてある[19]。また，ST合剤単剤療法を行って，その後，臨床的に改善がみられない患者に対して，併用療法に移行するというアプローチも考えられる。

Q. 一般的に，ESBL産生グラム陰性桿菌やカルバペネム耐性グラム陰性桿菌(GNR)にはどのような選択肢がありますか？

A. テトラサイクリン系薬と同様に，多くの新しい*β*-ラクタム系薬と*β*-ラクタム/*β*-ラクタマーゼ阻害薬が使用可能です。

MDR GNRが蔓延するにつれ，私たちはESBL，CRE，CRAB，その他のカルバペネム耐性GNR患者を治療する機会が増えるという課題に直面している。アミノグリコシド系薬やコリスチンは，過去に使用できた数少ない選択肢の1つであったが，毒性が問題となる。カルバペネム耐性GNRの治療薬として承認されている，あるいは検討されている新しい薬剤が数多くある。すべての抗菌薬について詳細に検討することは今回の範囲内ではないが，これらの抗菌薬でさえも今後，数年のうちに古いものとなる可能性があることを理解したうえで，いくつかの重要な新薬について述べる。

セフィデロコル

セフィデロコルは，セファロスポリンに結合する鉄をモチーフにして抗菌薬の細胞内への取り込み促進する「トロイの木馬」である●7。GNRには有効だが，グラム陽性菌には活性がない。APEKS-NPと呼ばれるRCTでは，GNRによる肺炎患者をセフィデロコルまたはメロペネムの高用量延長投与のいずれかを投与する群に無作為に割り付けた[63]。主要アウトカムは14日目の死亡率で，セフィデロコルはメロペネムに対して非劣性であった（死亡率はそれぞれ12.4％ vs 11.6％）。他のRCTとして，CREDIBLE-CR[64]におけるカルバペネム耐性GNRや，APEKS-cUTI[65]における尿路感染症など，他の抗菌薬と比較してセフィデロコルの非劣性が示された。しかし，CREDIBLE-CRではセフィデロコル群で死亡が多かった（統計学的に有意ではなかった）。サブグループ解析では，この結果は*Acinetobacter*によるものと思われ，*Acinetobacter*は他の耐性グラム陰性菌と同様にセフィデロコルに反応しない可能性が示唆された。

　まとめると，カルバペネム耐性菌による尿路感染症に対するセフィデロコルの有効性を裏づけるデータはある。しかし，肺炎や菌血症のような他の病態のカルバペネム耐性菌による感染症に対しては，β-ラクタム/β-ラクタマーゼ阻害薬と同程度の効果があるかどうかは明らかではない[66]。*Stenotrophomonas*や*Acinetobacter*による感染症には効果が乏しい可能性がある。耐性化は急速に進行する可能性があり，CREDIBLE-CRでは試験期間中にセフィデロコルの最小発育阻止濃度上昇が4倍以上となった患者が15％いた●8。

●7 ― **Dr. 渋江のコメント**●セフィデロコルの構造はセフタジジムやセフェピムと似ていますが，最大の違いはC-3側鎖につく側鎖がシデロフォアとして細胞外の鉄をキレートする機能を有することにあります。従来のβ-ラクタム系薬はポーリンから受動輸送によって菌体内へ侵入するのに対し，シデロフォアとしての機能を有することで，受動輸送だけでなく，菌固有の鉄輸送によっても菌体内へ侵入することができます。

●8 ― **Dr. 渋江のコメント**●翻訳時点（2024年11月）で，日本国内でメタロβ-ラクタマーゼ産生菌に対して唯一単剤療法で有効な抗菌薬ですので，温存する意味で，それ以外の感染症に安易に使用しないという考え方も重要かと思います。

セフタジジム・アビバクタムおよびセフトロザン・タゾバクタム

セフタジジム・アビバクタムおよびセフトロザン・タゾバクタムは，新しいβ-ラクタム/β-ラクタマーゼ併用薬である。REPROVE 試験では，GNR による人工呼吸器関連肺炎患者を，セフタジジム・アビバクタム($n = 436$)とメロペネム($n = 434$)のいずれかを投与する群に無作為に割り付けられた[67]。セフタジジム・アビバクタム群は，主要アウトカム(28 日全死亡率)はメロペネム群に対して非劣性であった。アジアで実施された別の RCT では，複雑性腹腔内感染症の治療において，セフタジジム・アビバクタム＋メトロニダゾールはメロペネムに対して非劣性であった[68]。RECAPTURE 試験では，複雑性尿路感染症(腎盂腎炎を含む)患者において，主要評価項目を治癒判定時の症状消失と菌消失として，カルバペネム系薬(ドリペネム，$n = 417$)に対するセフタジジム・アビバクタム($n = 393$)の優位性が示された[69]。患者の約 20%がESBL 感染症であった。興味深いことに，セフタジジム・アビバクタムに耐性を示す菌は 6 例のみであったのに対し，ドリペネムに耐性を示す菌は 24 例であった。CRACKLE 試験では，CRE 感染症(主に菌血症または肺炎)患者はセフタジジム・アビバクタム($n = 38$)またはコリスチン($n = 99$)で治療された[70]。セフタジジム・アビバクタムは 30 日全死亡率に関して優れていた(8% vs 33%)。しかし，完全な無作為化ではなかったため(セフタジジム・アビバクタムは試験登録開始後に導入された)，セフタジジム・アビバクタム群では 37%の患者が単剤療法を受けていたのに対し，コリスチン群では 6%の患者しか単剤療法を受けていなかった。メタアナリシスでは，カルバペネム耐性菌の治療において，単剤療法と比較して，セフタジジム・アビバクタムを併用することによる死亡率への利点は示されなかった[71]。まとめると，セフタジジム・アビバクタムは，さまざまな GNR による感染症に対してカルバペネム系薬と同等であると考えられ，ESBL 産生の腸内細菌目細菌に対して有用である可能性がある。CRE に対する有効性を他の選択肢と比較するためには，さらなる研究が必要である。

緑膿菌の耐性化は，依然として臨床上の大きな課題である。セフトロザン・タゾバクタムは，超多剤耐性緑膿菌(XDR PsA)に対しても優れた活性を示すようである。2015〜2017 年に集められたバイオバンクからの 6,800 株以上の分離株を対象とした *in vitro* 試験では，セフトロザン・タゾバクタムは 93.5%(米国からの分離株の 98.2%)に対して

活性があった[72]。ASPECT–NP試験では，28日間の全死亡率を主要アウトカムとする院内肺炎患者に対して，高用量セフトロザン・タゾバクタム($n = 362$)はメロペネム($n = 364$)に対して非劣性が認められた[73]。各群の緑膿菌感染症は約65例（40％がXDR PsA），ESBL産生腸内細菌目細菌は約45例であった。post hoc解析では，人工呼吸器関連肺炎患者（院内肺炎の全症例ではなく）は，セフトロザン・タゾバクタム投与群（24.2％）のほうがメロペネム投与群（37％）よりも死亡率が有意に低かったが，両群のベースライン集団間に大きな差はみられなかった[74]。後ろ向き研究のデータによると，薬剤耐性緑膿菌に対するセフトロザン・タゾバクタムの有効性は，コリスチンやアミノグリコシド系薬をベースとしたレジメンと同程度であることが示唆されている[75]。

　これら2つのβ–ラクタム/β–ラクタマーゼ阻害薬の組み合わせは，GNR耐性の増加を考慮すると非常に興味深い。一般的な経験則として，耐性の腸内細菌目細菌にはセフタジジム・アビバクタムが，耐性の緑膿菌にはセフトロザン・タゾバクタムが望ましいと考えられるが，最終的には感受性結果を考慮して決定すべきである。いずれの薬剤も，カルバペネム耐性 *A. baumanii* や *S. maltophilia* に対して優れた活性を示さない[76]●9。

イミペネム・レレバクタム

イミペネム・レレバクタムは，耐性のGNRを治療するために開発されたカルバペネム/β–ラクタマーゼ阻害薬である。RESTORE–IMI–1試験では，カルバペネム耐性GNR感染症患者（主に緑膿菌）が，コリスチンとイミペネムの併用療法（$n = 16$）とイミペネム・レレバクタム（$n = 31$）に無作為に割り付けられた[77]。この研究は，イミペネムに耐性を示す菌による院内肺炎，複雑性腹腔内感染症，複雑性尿路感染症の患者を対象とした複雑なものであった。主要アウトカムは，感染症の病態に応

●9 ― Dr. 渋江のコメント● セフタジジム・アビバクタムはESBL産生菌，Ampc過剰産生菌に，また，セフトロザン・タゾバクタムはESBL産生菌と耐性傾向の強い緑膿菌に対して活性が優れている印象です。特にセフトロザン・タゾバクタムはカルバペネマーゼ非産生のカルバペネム耐性緑膿菌の治療薬として期待できますが，カルバペネムの温存目的で頻用されることで緑膿菌の耐性化のリスクがあることも忘れてはならないでしょう。

じた基準での良好な治療反応とされた。イミペネム・レレバクタムは非劣性であり，28日死亡率(10％ vs 30％)も有意でない傾向であった。カルバペネム耐性に特化した試験であったため有用であったが，この試験はかなり小規模であった。RESTORE-IMI-2は，院内肺炎の治療においてイミペネム・レレバクタム($n = 264$)とピペラシリン・タゾバクタム($n = 267$)を比較した大規模試験であり，イミペネム・レレバクタムは非劣性であった[78]。有望な薬剤ではあるが，イミペネム・レレバクタムを使用する最善の場面を考えるためには，より多くのデータを収集する必要がある●10。

eravacycline

β-ラクタム系薬レジメンから話題は変わり，さまざまな臨床適応で承認された新しいテトラサイクリン系薬がいくつかある。eravacyclineは，メチシリン耐性黄色ブドウ球菌，バンコマイシン耐性腸球菌，ESBL産生GNR，およびカルバペネム耐性菌などの，グラム陽性菌とグラム陰性菌の両方に対して有効性があるテトラサイクリン系薬である[79]。CREに対してはチゲサイクリンよりも優れていることを示唆する in vitro のデータがあり[80]，有望な症例報告もある[81,82]。IGNITE4試験では，腹腔内感染症の患者を eravacycline($n = 195$)とメロペネム($n = 205$)に無作為に割り付け，臨床的治癒を主要アウトカムとし，eravacycline は非劣性であった[83]。IGNITE1試験においても同様に，eravacycline は複雑性腹腔内感染症に対して ertapenem と比べて非劣性であった[84]。複雑性尿路感染症を対象とした2つのRCT(IGNITE2およびIGNITE3)が実施され，現時点で完全なデータは得られていないが，eravacycline はいずれの試験でもレボフロキサシンに対して非劣性ではなかった[79]。特に，耐性GNR感染症に対する eravacycline の適切な使用法を考えるためには，さらなる研究が必要である。

●10─Dr. 渋江のコメント●KPC(*Klebsiella pneumoniae* carbapenemase)産生の腸内細菌目細菌やカルバペネマーゼ非産生でイミペネム耐性の腸内細菌目細菌，緑膿菌に対して活性があることに利点がありそうですが，日本国内ではKPCの頻度が低く，ST合剤やキノロン系薬の使用が可能であればこちらを優先したいと個人的には考えます。

第4章 グラム陰性菌感染症 *81*

Q. この患者は ESBL 産生菌を保菌しています。これらはずっと保菌されるのでしょうか?

A. 常在菌内の耐性菌の動態は複雑で，時間とともに変化します。

ESBL 産生菌はどのくらいの期間，宿主に定着するのか? さまざまな耐性機序がフィットネス(環境への適応性)を低下させる可能性があり，この低下は，抗菌薬治療下にないときの細菌叢の動態を変化させる可能性がある。ある前向き観察研究では，地域社会における ESBL 産生腸内細菌目細菌の微生物叢の動態がより明らかになるように，オランダの人々で6か月間，腸内細菌叢がサンプリングされた[85]。ESBL 産生菌は，表現型ではなく遺伝子型の特徴に基づいて定義された。656人の参加者のうち，96人(15%)が研究開始時に ESBL 保菌者であった。これらの保菌者 96人のうち 66人(69%)は1か月後に ESBL 産生菌が消失し，最初の656人のうち38人(6%)は6か月間ずっと，ESBL 産生菌を保菌していた。言い換えれば，96人のうち38人(37%)は耐性菌検出から6か月後も保菌し，残りの63%は保菌していなかった。研究者らはまた，過去12か月間以内の抗菌薬の使用，過去12か月間以内の入院，年齢，出生国，レストランでの外食，冷蔵庫の清掃頻度，キッチンタオルの交換頻度，食事の選択，保育園への通園，家庭内の子どもとおむつ，ペット，旅行，その他多くの(時には少々奇妙に聞こえる)要因など，宿主の特徴が保菌に及ぼす影響についても調査した。多変量モデルにおいて，ESBL 産生菌の長期の保菌と関係する統計的に有意な宿主因子は，海水浴，アジアへの旅行，キッチンタオルを毎日交換しないことであった。興味深いことに，入院や抗菌薬の使用といった因子は統計的に有意ではなかった。この研究は，必ずしも当院に外挿できるものではないが，地域社会における ESBL 産生菌の微生物叢の動態を示したという点では興味深い。また，キッチンタオルをもっと頻繁に交換したくなる。

参考文献

1. McAdam AJ. Enterobacteriaceae? Enterobacterales? What should we call enteric gram-negative bacilli? A micro-comic strip. J Clin Microbiol. 2020;58:e01888–19. https://doi.org/10.1128/JCM.01888-19.

82　第4章　グラム陰性菌感染症

2. Yahav D, Franceschini E, Koppel F, Turjeman A, Babich T, Bitterman R, Neuberger A, Ghanem-Zoubi N, Santoro A, Eliakim-Raz N, Pertzov B, Steinmetz T, Stern A, Dickstein Y, Maroun E, Zayyad H, Bishara J, Alon D, Edel Y, Goldberg E, Venturelli C, Mussini C, Leibovici L, Paul M, Bacteremia Duration Study Group. Seven versus 14 days of antibiotic therapy for uncomplicated gram-negative bacteremia: a noninferiority randomized controlled trial. Clin Infect Dis. 2019;69:1091–8. https://doi.org/10.1093/cid/ciy1054.

3. Molina J, Montero-Mateos E, Praena-Segovia J, León-Jiménez E, Natera C, López-Cortés LE, Valiente L, Rosso-Fernández CM, Herrero M, Aller-García AI, Cano Á, Gutiérrez-Gutiérrez B, Márquez-Gómez I, Álvarez-Marín R, Infante C, Roca C, Valiente-Méndez A, Pachón J, Reguera JM, Corzo-Delgado JE, Torre-Cisneros J, Rodríguez-Baño J, Cisneros JM, SHORTEN Trial Team. Seven-versus 14-day course of antibiotics for the treatment of bloodstream infections by Enterobacterales: a randomized, controlled trial. Clin Microbiol Infect. 2022;28:550–7. https://doi.org/10.1016/j.cmi.2021.09.001.

4. von Dach E, Albrich WC, Brunel A-S, Prendki V, Cuvelier C, Flury D, Gayet-Ageron A, Huttner B, Kohler P, Lemmenmeier E, McCallin S, Rossel A, Harbarth S, Kaiser L, Bochud P-Y, Huttner A. Effect of C-reactive protein–guided antibiotic treatment duration, 7-day treatment, or 14-day treatment on 30-day clinical failure rate in patients with uncomplicated gram-negative bacteremia. JAMA. 2020;323:2160–9. https://doi.org/10.1001/jama.2020.6348.

5. Babich T, Naucler P, Valik JK, Giske CG, Benito N, Cardona R, Rivera A, Pulcini C, Fattah MA, Haquin J, Macgowan A, Grier S, Chazan B, Yanovskay A, Ami RB, Landes M, Nesher L, Zaidman-Shimshovitz A, McCarthy K, Paterson DL, Tacconelli E, Buhl M, Mauer S, Rodríguez-Baño J, de Cueto M, Oliver A, de Gopegui ER, Cano A, Machuca I, Gozalo-Marguello M, Martinez-Martinez L, Gonzalez-Barbera EM, Alfaro IG, Salavert M, Beovic B, Saje A, Mueller-Premru M, Pagani L, Vitrat V, Kofteridis D, Zacharioudaki M, Maraki S, Weissman Y, Paul M, Dickstein Y, Leibovici L, Yahav D. Duration of treatment for Pseudomonas aeruginosa bacteremia: a retrospective study. Infect Dis Ther. 2022;11:1505–19. https://doi.org/10.1007/s40121-022-00657-1.

6. Khatib R, Johnson LB, Fakih MG, Riederer K, Khosrovaneh A, Tabriz MS, Sharma M, Saeed S. Persistence in Staphylococcus aureus bacteremia: incidence, characteristics of patients and outcome. Scand J Infect Dis. 2006;38:7. https://doi.org/10.1080/00365540500372846.

7. Canzoneri CN, Akhavan BJ, Tosur Z, Andrade PEA, Aisenberg GM. Follow-up blood cultures in gram-negative bacteremia: are they needed? Clin Infect Dis. 2017;65:1776–9. https://doi.org/10.1093/cid/cix648.

8. Shinohara J, Hanai S, Jung J, Song K-H, Iwata M, Terasawa T. Association of repeated blood cultures with mortality in adult patients with gram-negative bacilli bacteremia: a systematic review and meta-analysis. Open forum. Infect Dis. 2022;9:ofac568. https://doi.org/10.1093/ofid/ofac568.

9. Thaden JT, Cantrell S, Dagher M, Tao Y, Ruffin F, Maskarinec SA, Goins S, Sinclair M, Parsons JB, Eichenberger E, Fowler VG Jr. Association of follow-up blood cultures with mortality in patients with gram-negative bloodstream infections: a systematic review and meta-analysis. JAMA Netw Open. 2022;5:e2232576. https://doi.org/10.1001/jamanetworkopen.2022.32576.

10. Cyriac JM, James E. Switch over from intravenous to oral therapy: a concise overview. J Pharmacol Pharmacother. 2014;5:83–7. https://doi.org/10.4103/0976-500X.130042.

11. Kutob LF, Justo JA, Bookstaver PB, Kohn J, Albrecht H, Al-Hasan MN. Effectiveness of oral antibiotics for definitive therapy of gram-negative bloodstream infections. Int J Antimicrob

第 4 章　グラム陰性菌感染症　　*83*

Agents. 2016;48:498–503. https://doi.org/10.1016/j.ijantimicag.2016.07.013.

12. Tamma PD, Conley AT, Cosgrove SE, Harris AD, Lautenbach E, Amoah J, Avdic E, Tolomeo P, Wise J, Subudhi S, Han JH, for the Antibacterial Resistance Leadership Group. Association of 30-day mortality with oral step-down vs continued intravenous therapy in patients hospitalized with Enterobacteriaceae bacteremia. JAMA Intern Med. 2019;179:316–23. https://doi.org/10.1001/jamainternmed.2018.6226.

13. Punjabi C, Tien V, Meng L, Deresinski S, Holubar M. Oral fluoroquinolone or trimethoprim-sulfamethoxazole vs. ß-lactams as step-down therapy for Enterobacteriaceae bacteremia: systematic review and meta-analysis. Open Forum Infect Dis. 2019;6:ofz364. https://doi.org/10.1093/ofid/ofz364.

14. Luterbach CL, Boshe A, Henderson HI, Cober E, Richter SS, Salata RA, Kalayjian RC, Watkins RR, Hujer AM, Hujer KM, Rudin SD, Domitrovic TN, Doi Y, Kaye KS, Evans S, Fowler VG, Bonomo RA, van Duin D. The role of trimethoprim/sulfamethoxazole in the treatment of infections caused by Carbapenem-resistant Enterobacteriaceae. Open Forum Infect Dis. 2019;6:ofy351. https://doi.org/10.1093/ofid/ofy351.

15. Jacoby GA. AmpC beta-lactamases. Clin Microbiol Rev. 2009;22:161–82, Table of Contents. https://doi.org/10.1128/CMR.00036-08.

16. Kohlmann R, Bähr T, Gatermann SG. Species-specific mutation rates for ampC derepression in Enterobacterales with chromosomally encoded inducible AmpC β-lactamase. J Antimicrob Chemother. 2018;73:1530–6. https://doi.org/10.1093/jac/dky084.

17. Choi S-H, Lee JE, Park SJ, Choi S-H, Lee S-O, Jeong J-Y, Kim M-N, Woo JH, Kim YS. Emergence of antibiotic resistance during therapy for infections caused by Enterobacteriaceae producing AmpC beta-lactamase: implications for antibiotic use. Antimicrob Agents Chemother. 2008;52:995–1000. https://doi.org/10.1128/AAC.01083-07.

18. (2022) HECK Yes! Get Amp'ed For Updates On AmpC Harboring Bacteria. In: IDStewardship. https://www.idstewardship.com/heck-yes-get-amped-updates-ampc-harboring-bacteria/. Accessed 22 Feb 2023.

19. Tamma PD, Aitken SL, Bonomo RA, Mathers AJ, van Duin D, Clancy CJ. Infectious Diseases Society of America guidance on the treatment of AmpC β-lactamase-producing Enterobacterales, Carbapenem-resistant Acinetobacter baumannii, and Stenotrophomonas maltophilia infections. Clin Infect Dis. 2022;74:2089–114. https://doi.org/10.1093/cid/ciab1013.

20. Siedner MJ, Galar A, Guzmán-Suarez BB, Kubiak DW, Baghdady N, Ferraro MJ, Hooper DC, O'Brien TF, Marty FM. Cefepime vs other antibacterial agents for the treatment of Enterobacter species bacteremia. Clin Infect Dis. 2014;58:1554–63. https://doi.org/10.1093/cid/ciu182.

21. Tan SH, Ng TM, Chew KL, Yong J, Wu JE, Yap MY, Heng ST, Ng WHW, Wan S, Cheok SJH, Tambyah PA, Lye DC. Outcomes of treating AmpC-producing Enterobacterales bacteraemia with carbapenems vs. non-carbapenems. Int J Antimicrob Agents. 2020;55:105860. https://doi.org/10.1016/j.ijantimicag.2019.105860.

22. Holsen MR, Wardlow LC, Bazan JA, Fussner LA, Coe KE, Elefritz JL. Clinical outcomes following treatment of Enterobacter species pneumonia with piperacillin/tazobactam compared to cefepime or ertapenem. Int J Antimicrob Agents. 2019;54:824–8. https://doi.org/10.1016/j.ijantimicag.2019.07.008.

23. Harris PNA, Tambyah PA, Lye DC, Mo Y, Lee TH, Yilmaz M, Alenazi TH, Arabi Y, Falcone M, Bassetti M, Righi E, Rogers BA, Kanj S, Bhally H, Iredell J, Mendelson M, Boyles TH,

84　第４章　グラム陰性菌感染症

Looke D, Miyakis S, Walls G, Al Khamis M, Zikri A, Crowe A, Ingram P, Daneman N, Griffin P, Athan E, Lorenc P, Baker P, Roberts L, Beatson SA, Peleg AY, Harris-Brown T, Paterson DL. Effect of piperacillin-Tazobactam vs Meropenem on 30-day mortality for patients with E coli or Klebsiella pneumoniae bloodstream infection and ceftriaxone resistance. JAMA. 2018;320:984–94. https://doi.org/10.1001/jama.2018.12163.

24. Stewart AG, Paterson DL, Young B, Lye DC, Davis JS, Schneider K, Yilmaz M, Dinleyici R, Runnegar N, Henderson A, Archuleta S, Kalimuddin S, Forde BM, Chatfield MD, Bauer MJ, Lipman J, Harris-Brown T, Harris PNA, MERINO Trial Investigators and the Australasian Society for Infectious Disease Clinical Research Network (ASID-CRN). Meropenem versus piperacillin-tazobactam for definitive treatment of bloodstream infections caused by AmpC β-lactamase-producing Enterobacter spp, Citrobacter freundii, Morganella morganii, Providencia spp, or Serratia marcescens: a pilot multicenter randomized controlled trial (MERINO-2). Open Forum Infect Dis. 2021;8:ofab387. https://doi.org/10.1093/ofid/ofab387.

25. Kuypers D, Vanwalleghem J, Maes B, Messiaen T, Vanrenterghem Y, Peetermans WE. Cefazolin serum concentrations with fixed intravenous dosing in patients on chronic hemodialysis treatment. Nephrol Dial Transplant. 1999;14:2050–1. https://doi.org/10.1093/ndt/14.8.2050.

26. Skrlin J, Bacic Vrca V, Marusic S, Ciric-Crncec M, Mayer L. Impact of ceftriaxone de-restriction on the occurrence of ESBL-positive bacterial strains and antibiotic consumption. J Chemother. 2011;23:341–4. https://doi.org/10.1179/joc.2011.23.6.341.

27. Lee IR, Thein T-L, Ang LW, Ding Y, Lim JJ, Bok CF, Mukherjee S, Titin C, Kalimuddin S, Archuleta S, Lye DC. Cefazolin versus ceftriaxone as definitive treatment for Klebsiella pneumoniae bacteraemia: a retrospective multicentre study in Singapore. J Antimicrob Chemother. 2021;76:1303–10. https://doi.org/10.1093/jac/dkab009.

28. Noval M, Heil EL, Williams P, Johnson JK, Claeys KC. The potential impact of discrepancies between automated susceptibility platforms and other testing metho'dologies for cefazolin in the treatment of Enterobacterales bloodstream infections. Diagn Microbiol Infect Dis. 2021;101:115483. https://doi.org/10.1016/j.diagmicrobio.2021.115483.

29. Ong DSY, Jongerden IP, Buiting AG, Leverstein-van Hall MA, Speelberg B, Kesecioglu J, Bonten MJM. Antibiotic exposure and resistance development in Pseudomonas aeruginosa and Enterobacter species in intensive care units. Crit Care Med. 2011;39:2458–63. https://doi.org/10.1097/CCM.0b013e318225756d.

30. Smith EE, Buckley DG, Wu Z, Saenphimmachak C, Hoffman LR, D'Argenio DA, Miller SI, Ramsey BW, Speert DP, Moskowitz SM, Burns JL, Kaul R, Olson MV. Genetic adaptation by Pseudomonas aeruginosa to the airways of cystic fibrosis patients. Proc Natl Acad Sci U S A. 2006;103:8487–92. https://doi.org/10.1073/pnas.0602138103.

31. Babich T, Naucler P, Valik JK, Giske CG, Benito N, Cardona R, Rivera A, Pulcini C, Abdel Fattah M, Haquin J, Macgowan A, Grier S, Gibbs J, Chazan B, Yanovskay A, Ben Ami R, Landes M, Nesher L, Zaidman-Shimshovitz A, McCarthy K, Paterson DL, Tacconelli E, Buhl M, Mauer S, Rodriguez-Bano J, Morales I, Oliver A, Ruiz De Gopegui E, Cano A, Machuca I, Gozalo-Marguello M, Martinez Martinez L, Gonzalez-Barbera EM, Alfaro IG, Salavert M, Beovic B, Saje A, Mueller-Premru M, Pagani L, Vitrat V, Kofteridis D, Zacharioudaki M, Maraki S, Weissman Y, Paul M, Dickstein Y, Leibovici L, Yahav D. Ceftazidime, Carbapenems, or piperacillin-tazobactam as single definitive therapy for Pseudomonas aeruginosa bloodstream infection: a multisite retrospective study. Clin Infect Dis. 2020;70:2270–80.

第 4 章　グラム陰性菌感染症　　*85*

https://doi.org/10.1093/cid/ciz668.

32. Chamot E, Boffi El Amari E, Rohner P, Van Delden C. Effectiveness of combination antimicrobial therapy for Pseudomonas aeruginosa bacteremia. Antimicrob Agents Chemother. 2003;47:2756–64. https://doi.org/10.1128/AAC.47.9.2756-2764.2003.

33. Vardakas KZ, Tansarli GS, Bliziotis IA, Falagas ME. β-Lactam plus aminoglycoside or fluoroquinolone combination versus β-lactam monotherapy for Pseudomonas aeruginosa infections: a meta-analysis. Int J Antimicrob Agents. 2013;41:301–10. https://doi.org/10.1016/j.ijantimicag.2012.12.006.

34. Mensa J, Barberán J, Soriano A, Llinares P, Marco F, Cantón R, Bou G, del Castillo JG, Maseda E, Azanza JR, Pasquau J, García-Vidal C, Reguera JM, Sousa D, Gómez J, Montejo M, Borges M, Torres A, Alvarez-Lerma F, Salavert M, Zaragoza R, Oliver A. Antibiotic selection in the treatment of acute invasive infections by Pseudomonas aeruginosa: guidelines by the Spanish Society of Chemotherapy. Rev Esp Quimioter. 2018;31:78–100.

35. Tan SH, Teng CB, Ng TM, Lye DCB. Antibiotic therapy and clinical outcomes of Pseudomonas aeruginosa (PA) bacteraemia. Ann Acad Med Singap. 2014;43:526–34.

36. Paulsson M, Granrot A, Ahl J, Tham J, Resman F, Riesbeck K, Månsson F. Antimicrobial combination treatment including ciprofloxacin decreased the mortality rate of Pseudomonas aeruginosa bacteraemia: a retrospective cohort study. Eur J Clin Microbiol Infect Dis. 2017;36:1187–96. https://doi.org/10.1007/s10096-017-2907-x.

37. Polk RE, Johnson CK, McClish D, Wenzel RP, Edmond MB. Predicting hospital rates of fluoroquinolone-resistant Pseudomonas aeruginosa from fluoroquinolone use in US hospitals and their surrounding communities. Clin Infect Dis. 2004;39:497–503. https://doi.org/10.1086/422647.

38. Chaudhary NA, Munawar MD, Khan MT, Rehan K, Sadiq A, Tameez-Ud-Din A, Bhatti HW, Rizvi ZA. Epidemiology, bacteriological profile, and antibiotic sensitivity pattern of burn wounds in the burn unit of a tertiary care hospital. Cureus. 2019;11:e4794. https://doi.org/10.7759/cureus.4794.

39. McManus AT, Mason AD, McManus WF, Pruitt BA. Twenty-five year review of Pseudomonas aeruginosa bacteremia in a burn center. Eur J Clin Microbiol. 1985;4:219–23. https://doi.org/10.1007/BF02013601.

40. Theodorou P, Thamm OC, Perbix W, Phan VTQ. Pseudomonas aeruginosa bacteremia after burn injury: the impact of multiple-drug resistance. J Burn Care Res. 2013;34:649–58. https://doi.org/10.1097/BCR.0b013e318280e2c7.

41. Safaei HG, Moghim S, Isfahani BN, Fazeli H, Poursina F, Yadegari S, Nasirmoghadas P, Hosseininassab Nodoushan SA. Distribution of the strains of multidrug-resistant, extensively drug-resistant, and Pandrug-resistant Pseudomonas aeruginosa isolates from burn patients. Adv Biomed Res. 2017;6:74. https://doi.org/10.4103/abr.abr_239_16.

42. Karlowsky JA, Lob SH, Young K, Motyl MR, Sahm DF. Activity of imipenem/relebactam against Pseudomonas aeruginosa with antimicrobial-resistant phenotypes from seven global regions: SMART 2015-2016. J Glob Antimicrob Resist. 2018;15:140–7. https://doi.org/10.1016/j.jgar.2018.07.012.

43. Jault P, Leclerc T, Jennes S, Pirnay JP, Que Y-A, Resch G, Rousseau AF, Ravat F, Carsin H, Le Floch R, Schaal JV, Soler C, Fevre C, Arnaud I, Bretaudeau L, Gabard J. Efficacy and tolerability of a cocktail of bacteriophages to treat burn wounds infected by Pseudomonas aeruginosa (PhagoBurn): a randomised, controlled, double-blind phase 1/2 trial. Lancet Infect Dis.

2019;19:35–45. https://doi.org/10.1016/S1473-3099(18)30482-1.

44. Joly-Guillou M-L. Clinical impact and pathogenicity of Acinetobacter. Clin Microbiol Infect. 2005;11:868–73. https://doi.org/10.1111/j.1469-0691.2005.01227.x.

45. Munoz-Price LS, Weinstein RA. Acinetobacter infection. N Engl J Med. 2008;358:1271–81. https://doi.org/10.1056/NEJMra070741.

46. Getchell-White SI, Donowitz LG, Groschel DHM. The inanimate environment of an intensive care unit as a potential source of nosocomial bacteria: evidence for long survival of Acineto-bacter calcoaceticus. Infect Control Hosp Epidemiol. 1989;10:402–7. https://doi.org/10.2307/30144208.

47. Marchaim D, Navon-Venezia S, Schwartz D, Tarabeia J, Fefer I, Schwaber MJ, Carmeli Y. Surveillance cultures and duration of carriage of multidrug-resistant Acinetobacter baumannii. J Clin Microbiol. 2007;45:1551–5. https://doi.org/10.1128/JCM.02424-06.

48. Cisneros JM, Reyes MJ, Pachón J, Becerril B, Caballero FJ, García-Garmendía JL, Ortiz C, Cobacho AR. Bacteremia due to Acinetobacter baumannii: epidemiology, clinical findings, and prognostic features. Clin Infect Dis. 1996;22:1026–32. https://doi.org/10.1093/clinids/22.6.1026.

49. Penwell WF, Shapiro AB, Giacobbe RA, Gu R-F, Gao N, Thresher J, McLaughlin RE, Huband MD, DeJonge BLM, Ehmann DE, Miller AA. Molecular mechanisms of sulbactam antibacte-rial activity and resistance determinants in Acinetobacter baumannii. Antimicrob Agents Chemother. 2015;59:1680–9. https://doi.org/10.1128/AAC.04808-14.

50. Tuon FF, Rocha JL, Merlini AB. Combined therapy for multi-drug-resistant Acinetobacter baumannii infection—is there evidence outside the laboratory? J Med Microbiol. 2015; 64:951–9. https://doi.org/10.1099/jmm.0.000144.

51. Makris D, Petinaki E, Tsolaki V, Manoulakas E, Mantzarlis K, Apostolopoulou O, Sfyras D, Zakynthinos E. Colistin versus colistin combined with ampicillin-sulbactam for multiresistant Acinetobacter baumannii ventilator-associated pneumonia treatment: an open-label prospective study. Indian J Crit Care Med. 2018;22:67–77. https://doi.org/10.4103/ijccm.IJCCM_302_17.

52. Denton M, Kerr KG. Microbiological and clinical aspects of infection associated with Steno-trophomonas maltophilia. Clin Microbiol Rev. 1998;11:57–80. https://doi.org/10.1128/CMR.11.1.57.

53. Brooke JS. Stenotrophomonas maltophilia: an emerging global opportunistic pathogen. Clin Microbiol Rev. 2012;25:2–41. https://doi.org/10.1128/CMR.00019-11.

54. Garazi M, Singer C, Tai J, Ginocchio CC. Bloodstream infections caused by Stenotrophomon-as maltophilia: a seven-year review. J Hosp Infect. 2012;81:114–8. https://doi.org/10.1016/j.jhin.2012.02.008.

55. de Oliveira-Garcia D, Dall'Agnol M, Rosales M, Azzuz ACGS, Alcántara N, Martinez MB, Girón JA. Fimbriae and adherence of Stenotrophomonas maltophilia to epithelial cells and to abiotic surfaces. Cell Microbiol. 2003;5:625–36. https://doi.org/10.1046/j.1462-5822.2003.00306.x.

56. Weber DJ, Rutala WA, Blanchet CN, Jordan M, Gergen MF. Faucet aerators: a source of pa-tient colonization with Stenotrophomonas maltophilia. Am J Infect Control. 1999;27:59–63. https://doi.org/10.1016/s0196-6553(99)70077-5.

57. Wishart MM, Riley TV. Infection with pseudomonas maltophilia hospital outbreak due to con-taminated disinfectant. Med J Aust. 1976;2:710–2. https://doi.org/10.5694/j.1326-5377.1976.tb128238.x.

第 4 章　グラム陰性菌感染症　　*87*

58. del Toro MD, Rodríguez-Bano J, Herrero M, Rivero A, García-Ordoñez MA, Corzo J, Pérez-Cano R, Grupo Andaluz para el Estudio de las Enfermedades Infecciosas. Clinical epidemiology of Stenotrophomonas maltophilia colonization and infection: a multicenter study. Medicine (Baltimore). 2002;81:228–39. https://doi.org/10.1097/00005792-200205000-00006.

59. Lodise TP, Echols R, Wang W, Corvino F, Cai B. 1191. Prevalence and microbiology of carbapenem resistance among six gram-negative pathogens in bloodstream infections in US hospitals, 2010–2015. Open Forum Infect Dis. 2018;5:S360. https://doi.org/10.1093/ofid/ofy210.1024.

60. Sader HS, Farrell DJ, Flamm RK, Jones RN. Antimicrobial susceptibility of Gram-negative organisms isolated from patients hospitalised with pneumonia in US and European hospitals: results from the SENTRY Antimicrobial Surveillance Program, 2009-2012. Int J Antimicrob Agents. 2014;43:328–34. https://doi.org/10.1016/j.ijantimicag.2014.01.007.

61. Ko J-H, Kang C-I, Cornejo-Juárez P, Yeh K-M, Wang C-H, Cho SY, Gözel MG, Kim S-H, Hsueh P-R, Sekiya N, Matsumura Y, Lee D-G, Cho S-Y, Shiratori S, Kim Y-J, Chung DR, Peck KR. Fluoroquinolones versus trimethoprim-sulfamethoxazole for the treatment of Stenotrophomonas maltophilia infections: a systematic review and meta-analysis. Clin Microbiol Infect. 2019;25:546–54. https://doi.org/10.1016/j.cmi.2018.11.008.

62. Biagi M, Tan X, Wu T, Jurkovic M, Vialichka A, Meyer K, Mendes RE, Wenzler E. Activity of potential alternative treatment agents for Stenotrophomonas maltophilia isolates nonsusceptible to levofloxacin and/or trimethoprim-sulfamethoxazole. J Clin Microbiol. 2020;58:e01603–19. https://doi.org/10.1128/JCM.01603-19.

63. Wunderink RG, Matsunaga Y, Ariyasu M, Clevenbergh P, Echols R, Kaye KS, Kollef M, Menon A, Pogue JM, Shorr AF, Timsit J-F, Zeitlinger M, Nagata TD. Cefiderocol versus high-dose, extended-infusion meropenem for the treatment of Gram-negative nosocomial pneumonia (APEKS-NP): a randomised, double-blind, phase 3, non-inferiority trial. Lancet Infect Dis. 2021;21:213–25. https://doi.org/10.1016/S1473-3099(20)30731-3.

64. Bassetti M, Echols R, Matsunaga Y, Ariyasu M, Doi Y, Ferrer R, Lodise TP, Naas T, Niki Y, Paterson DL, Portsmouth S, Torre-Cisneros J, Toyoizumi K, Wunderink RG, Nagata TD. Efficacy and safety of cefiderocol or best available therapy for the treatment of serious infections caused by carbapenem-resistant Gram-negative bacteria (CREDIBLE-CR): a randomised, open-label, multicentre, pathogen-focused, descriptive, phase 3 trial. Lancet Infect Dis. 2021;21:226–40. https://doi.org/10.1016/S1473-3099(20)30796-9.

65. Portsmouth S, van Veenhuyzen D, Echols R, Machida M, Ferreira JCA, Ariyasu M, Tenke P, Nagata TD. Cefiderocol versus imipenem-cilastatin for the treatment of complicated urinary tract infections caused by Gram-negative uropathogens: a phase 2, randomised, double-blind, non-inferiority trial. Lancet Infect Dis. 2018;18:1319–28. https://doi.org/10.1016/S1473-3099(18)30554-1.

66. Heil EL, Tamma PD. Cefiderocol: the Trojan horse has arrived but will Troy fall? Lancet Infect Dis. 2021;21:153–5. https://doi.org/10.1016/S1473-3099(20)30828-8.

67. Torres A, Rank D, Melnick D, Rekeda L, Chen X, Riccobene T, Critchley IA, Lakkis HD, Taylor D, Talley AK. Randomized Trial of ceftazidime-avibactam vs meropenem for treatment of hospital-acquired and ventilator-associated bacterial pneumonia (REPROVE): analyses per US FDA-specified end points. Open forum. Infect Dis. 2019;6:ofz149. https://doi.org/10.1093/ofid/ofz149.

68. Qin X, Tran BG, Kim MJ, Wang L, Nguyen DA, Chen Q, Song J, Laud PJ, Stone GG, Chow

JW. A randomised, double-blind, phase 3 study comparing the efficacy and safety of ceftazidime/avibactam plus metronidazole versus meropenem for complicated intra-abdominal infections in hospitalised adults in Asia. Int J Antimicrob Agents. 2017;49:579–88. https://doi.org/10.1016/j.ijantimicag.2017.01.010.

69. Wagenlehner FM, Sobel JD, Newell P, Armstrong J, Huang X, Stone GG, Yates K, Gasink LB. Ceftazidime-avibactam versus Doripenem for the treatment of complicated urinary tract infections, including acute pyelonephritis: RECAPTURE, a phase 3 randomized trial program. Clin Infect Dis. 2016;63:754–62. https://doi.org/10.1093/cid/ciw378.

70. van Duin D, Lok JJ, Earley M, Cober E, Richter SS, Perez F, Salata RA, Kalayjian RC, Watkins RR, Doi Y, Kaye KS, Fowler VG, Paterson DL, Bonomo RA, Evans S, Antibacterial Resistance Leadership Group. Colistin versus ceftazidime-avibactam in the treatment of infections due to carbapenem-resistant Enterobacteriaceae. Clin Infect Dis. 2018;66:163–71. https://doi.org/10.1093/cid/cix783.

71. Fiore M, Alfieri A, Di Franco S, Pace MC, Simeon V, Ingoglia G, Cortegiani A. Ceftazidime-avibactam combination therapy compared to ceftazidime-avibactam monotherapy for the treatment of severe infections due to Carbapenem-resistant pathogens: a systematic review and network meta-analysis. Antibiotics (Basel). 2020;9:388. https://doi.org/10.3390/antibiotics9070388.

72. Shortridge D, Pfaller MA, Streit JM, Flamm RK. Antimicrobial activity of ceftolozane/tazobactam tested against contemporary (2015-2017) Pseudomonas aeruginosa isolates from a global surveillance programme. J Glob Antimicrob Resist. 2020;21:60–4. https://doi.org/10.1016/j.jgar.2019.10.009.

73. Kollef MH, Nováček M, Kivistik Ü, Réa-Neto Á, Shime N, Martin-Loeches I, Timsit J-F, Wunderink RG, Bruno CJ, Huntington JA, Lin G, Yu B, Butterton JR, Rhee EG. Ceftolozane-tazobactam versus meropenem for treatment of nosocomial pneumonia (ASPECT-NP): a randomised, controlled, double-blind, phase 3, non-inferiority trial. Lancet Infect Dis. 2019;19:1299–311. https://doi.org/10.1016/S1473-3099(19)30403-7.

74. Timsit J-F, Huntington JA, Wunderink RG, Shime N, Kollef MH, Kivistik Ü, Nováček M, Réa-Neto Á, Martin-Loeches I, Yu B, Jensen EH, Butterton JR, Wolf DJ, Rhee EG, Bruno CJ. Ceftolozane/tazobactam versus meropenem in patients with ventilated hospital-acquired bacterial pneumonia: subset analysis of the ASPECT-NP randomized, controlled phase 3 trial. Crit Care. 2021;25:290. https://doi.org/10.1186/s13054-021-03694-3.

75. Pogue JM, Kaye KS, Veve MP, Patel TS, Gerlach AT, Davis SL, Puzniak LA, File TM, Olson S, Dhar S, Bonomo RA, Perez F. Ceftolozane/Tazobactam vs polymyxin or aminoglycoside-based regimens for the treatment of drug-resistant Pseudomonas aeruginosa. Clin Infect Dis. 2020;71:304–10. https://doi.org/10.1093/cid/ciz816.

76. Hsueh S-C, Lee Y-J, Huang Y-T, Liao C-H, Tsuji M, Hsueh P-R. In vitro activities of cefiderocol, ceftolozane/tazobactam, ceftazidime/avibactam and other comparative drugs against imipenem-resistant Pseudomonas aeruginosa and Acinetobacter baumannii, and Stenotrophomonas maltophilia, all associated with bloodstream infections in Taiwan. J Antimicrob Chemother. 2019;74:380–6. https://doi.org/10.1093/jac/dky425.

77. Motsch J, Murta de Oliveira C, Stus V, Köksal I, Lyulko O, Boucher HW, Kaye KS, File TM, Brown ML, Khan I, Du J, Joeng H-K, Tipping RW, Aggrey A, Young K, Kartsonis NA, Butterton JR, Paschke A. RESTORE-IMI 1: a multicenter, randomized, double-blind trial comparing efficacy and safety of imipenem/relebactam vs colistin plus imipenem in patients with imi-

penem-nonsusceptible bacterial infections. Clin Infect Dis. 2020;70:1799–808. https://doi.org/10.1093/cid/ciz530.

78. Titov I, Wunderink RG, Roquilly A, Rodríguez Gonzalez D, David-Wang A, Boucher HW, Kaye KS, Losada MC, Du J, Tipping R, Rizk ML, Patel M, Brown ML, Young K, Kartsonis NA, Butterton JR, Paschke A, Chen LF. A randomized, double-blind, multicenter trial comparing efficacy and safety of imipenem/cilastatin/relebactam versus piperacillin/tazobactam in adults with hospital-acquired or ventilator-associated bacterial pneumonia (RESTORE-IMI 2 study). Clin Infect Dis. 2021;73:e4539–48. https://doi.org/10.1093/cid/ciaa803.

79. Alosaimy S, Abdul-Mutakabbir JC, Kebriaei R, Jorgensen SCJ, Rybak MJ. Evaluation of eravacycline: a novel fluorocycline. Pharmacotherapy. 2020;40:221–38. https://doi.org/10.1002/phar.2366.

80. Clark JA, Kulengowski B, Burgess DS. In vitro activity of eravacycline compared with tigecycline against carbapenem-resistant Enterobacteriaceae. Int J Antimicrob Agents. 2020;56:106178. https://doi.org/10.1016/j.ijantimicag.2020.106178.

81. Alosaimy S, Molina KC, Claeys KC, Andrade J, Truong J, King MA, Pullinger BM, Huang G, Morrisette T, Lagnf AM, Davis SL, Rybak MJ. Early experience with Eravacycline for complicated infections. Open Forum Infect Dis. 2020;7:ofaa071. https://doi.org/10.1093/ofid/ofaa071.

82. Hobbs ALV, Gelfand MS, Cleveland KO, Saddler K, Sierra-Hoffman MA. A retrospective, multicentre evaluation of eravacycline utilisation in community and academic hospitals. J Glob Antimicrob Resist. 2022;29:430–3. https://doi.org/10.1016/j.jgar.2021.10.020.

83. Solomkin JS, Gardovskis J, Lawrence K, Montravers P, Sway A, Evans D, Tsai L. IGNITE4: results of a phase 3, randomized, multicenter, prospective Trial of Eravacycline vs meropenem in the treatment of complicated intraabdominal infections. Clin Infect Dis. 2019;69:921–9. https://doi.org/10.1093/cid/ciy1029.

84. Solomkin J, Evans D, Slepavicius A, Lee P, Marsh A, Tsai L, Sutcliffe JA, Horn P. Assessing the efficacy and safety of eravacycline vs ertapenem in complicated intra-abdominal infections in the investigating gram-negative infections treated with eravacycline (IGNITE 1) Trial: a randomized clinical trial. JAMA Surg. 2017;152:224–32. https://doi.org/10.1001/jamasurg.2016.4237.

85. van den Bunt G, Fluit AC, Bootsma MCJ, van Duijkeren E, Scharringa J, van Pelt W, Bonten MJM. Dynamics of intestinal carriage of extended-spectrum beta-lactamase-producing Enterobacteriaceae in the Dutch general population, 2014-2016. Clin Infect Dis. 2020;71:1847–55. https://doi.org/10.1093/cid/ciz1091.

第5章 真菌感染症

要旨

原核生物である細菌とは異なり，真菌は真核生物であり，より複雑である。種によってライフサイクルが異なり，胞子や分生子といった特に耐久性のある形態もある。細菌と同様，真菌は私たちの環境中に遍在し，それぞれの適した生息場所で重要な役割を果たしている。侵襲性感染症は，本来のバリア（皮膚や粘膜）が欠損している宿主や免疫不全の宿主に最も多くみられる。本書は一般的な感染症コンサルトを対象としているため，移植後や免疫不全宿主でよくみられる真菌〔*Aspergillus*，ケカビ目（*Mucorales*），*Fusarium* など〕にはあまり重きをおいていない。

本章では，真菌の命名法と診断法，侵襲性酵母様真菌感染症のマネジメント，侵襲性アスペルギルス症の治療，ムーコル症のマネジメントに焦点を当て，地域流行性真菌症に関する一般的な質問について簡単に説明する。

92 **第 5 章　真菌感染症**

Q. 最近，血液培養で *Pichia*（または *Nakaseomyces*）が陽性となりました。これはどんな真菌ですか？

A. 最近，命名法の変更があり，これらは以前，*Candida* 属であったものの新たな名称です。

臨床真菌学の世界を揺るがす大きな論争は，酵母の命名法の大規模な更新である。歴史的に，*Candida* 属の菌種は，白色の酵母や出芽酵母という形態学的外見に基づいてグループ分けされてきた。分子生物学的および遺伝学的技術が利用可能になるにつれて，これらの種の多くが独自のクレード●1 に属していることが発見された[1]。*Candida* 属 に は，*Candida albicans*，*Candida parapsilosis* や *Candida tropicalis* が 含 ま れ る。*Candida glabrata* は *Nakaseomyces glabrata* と改名された。紛らわしいことに，*Candida krusei* は属名も種名もすべて変わって，現在は *Pichia kudriavzevii* となっている。これらの新たな名前を覚え直すのは不便かもしれないが，これらの新しいグループ分けは記述的価値が向上している。たとえば，*Nakaseomyces* および *Pichia* のクレードは，一般的に *Candida* よりももともとアゾール耐性が強い[1]。アムホテリシン B に自然耐性である *Candida lusitaniae*[2]は，*Clavispora lusitaniae* と改名された。正式には変更されていないが，主要な抗真菌薬に耐性を示すことから世界的に大きな問題となっている *Candida auris* も *Clavispora* のクレードに変更される可能性がある[1]。

　Sporothrix 種の細分化や *Fusarium* のクレードの変更[1]など，真菌の命名法の変更は他にもあるが，これらの真菌と遭遇する頻度は，先に取り上げた酵母よりも低いだろう。バラはどんな名前でもバラであり，真菌も同じであろう。分類や命名法は今後も更新され続けるだろうし，感染症医は「旧友」の新たな名前についていくだろう●2。

◉1 ― Dr. 渋江のコメント◉分岐群ともいい，共通の祖先から進化した生物すべてを含む生物群のことです。

第5章 真菌感染症 *93*

Q. 重症患者の血清（1,3）−β−ᴅ−グルカン（BDG）値を測定しました。軽度上昇していましたが，血液培養は陰性でした。どうしたらよいでしょうか？

A. 偽陽性に関連する因子があるかどうかを判断しましょう。

（1,3）−β−ᴅ−グルカン（BDG）は，*Candida*，*Aspergillus*，*Pneumocystis*，*Fusarium* などのさまざまな種の細胞壁の多糖類をベースとした成分である。*Mucor*，*Cryptococcus*，*Blastomyces* では産生されない[3]。BDG は血清で測定されるが，細胞壁成分は血中に測定可能な量では検出されないはずであるため，陽性の結果は，常在菌ではなく，侵襲性真菌症を示唆する。しかし，BDG 値の測定と解釈には注意が必要である。感度と特異度は患者の母集団に依存し，陽性的中率は 38〜100％，陰性的中率は 45〜99％である[4]。

活動性の真菌症がないにもかかわらず，BDG が上昇する因子はいくつかある。アルブミン製剤には BDG が含まれていることがあり，検査後 48 時間以内に，特に 30 g 以上のアルブミンを投与された患者では BDG が上昇する[5,6]。免疫グロブリンの静脈内投与（静注）治療も，BDG の偽陽性を引き起こす原因の 1 つである[7]。創傷のパッキングのために使用される手術用ガーゼも BDG を増加させる[8]。血液透析や持続式静脈間血液濾過を受けている患者も，偽陽性を示すことがある。これは，多糖類を含むセルロースベースの透析膜が原因である可能性があり[9,10]，プラスチック製材の膜を使用している場合は問題ないと考えられる。

肺炎球菌（*Streptococcus pneumoniae*），*Alcaligenes faecalis*，緑膿菌（*Pseudomonas aeruginosa*）など，BDG が陽性と判定される分子を産生する細菌もあり，緑膿菌による菌血症患者では，真菌症がないにもかかわらず，BDG 値が上昇することがある[11]。ブドウ糖液など，さまざまな点滴製剤が BDG に汚染されていることが

◉2 ― Dr. 渋江のコメント◉本文中に挙げられたもの以外に，*Candida kefyr* が *Kluyveromyces marxianus*，*Candida guilliermondii* が *Meyerozyma guilliermondii*，*Candida famata* が *Debaryomyces hansenii* など変更されています。*C. albicans*，*C. parapsilosis*，*C. tropicalis* は変更なしです。

94 第5章 真菌感染症

判明している[12]。また，BDG に汚染されたペニシリン系薬の静注
治療により，骨髄炎の治療を受けていた患者の BDG 値が上昇した
という興味深い症例報告もある[13]。

　偽陽性に加え，BDG は偽陰性を示すこともある。単施設での後
ろ向き研究では，カンジダ血症で少なくとも2回の血清 BDG 検査
を受けた全患者を集めてアウトカムを分析した[14]。培養陽性のカ
ンジダ血症患者の 18％近くは，血清 BDG が上昇していなかった。
これらの患者は，重症の真菌血症が少なく，持続菌血症が少なく，
カンジダ血症に起因する合併症(脈絡網膜炎を含む)が少ない傾向が
あり，最も重要なこととして，死亡率が有意に低かった(4％
vs 24％)。この研究の大部分の患者は *C. albicans* であったが，
BDG 陽性の患者は *N. glabrata* が有意に多かった。著者らは，
BDG 陰性の患者は侵襲性感染ではなく，一過性の真菌血症であっ
た可能性があると推測している。

Q. *Candida* / 酵母による血流感染症のリスク因子は何ですか？ 他にどのような診断法がありますか？

A. リスク因子のスコアリングシステムと血清の真菌マーカーは，保菌と侵襲性感染症の鑑別に役立つかもしれません。

　カンジダ血症による死亡率は 25～49％と高い[15]。黄色ブドウ球
菌(*Staphylococcus aureus*)菌血症と同様に，公式な感染症コンサ
ルトがアウトカムと死亡率を改善するという後ろ向き研究のエビデ
ンスがある[16,17]。血液培養での酵母の増殖が遅いため，(早期の)
診断は困難である。*C. albicans* が陽性となるまでの時間は平均 42
時間で，4日もかかることがある[18]。さらに，他の培養(気管吸引
液や尿など)でも酵母が検出されることはよくあるが，臨床的意義
は不明である。ミシガン州の集中治療室の患者と医療従事者を対象
としたある研究では，患者の 65％が入院前に *Candida* を保菌して
おり，さらに 17％が入院後に保菌するようになった[19]。また，医
療従事者の 67％が *Candida* を保菌していた(最も多かったのは口
腔咽頭)。医療従事者と患者の両方から *C. albicans* の同一株が検
出された症例はわずか4％であり，相互の伝播は多くはないことが
示唆された。BDG は診断的マーカーとしても使用できる。しかし，

偽陽性や偽陰性があり，結果の解釈が困難になる。実際の感染リスクを層別化するために臨床データを用いることは可能だろうか？

1つの戦略として，カンジダスコアがある[20]。カンジダスコアは，カンジダ症の発生率とさまざまなリスク因子との関係を明らかにするために，重症敗血症患者を対象とした前向き観察研究で確認された。重症敗血症(2点)，中心静脈栄養(total parental nutrition：TPN)(1点)，最近の手術歴(1点)，2部位以上の *Candida* の定着(1点)である。94人の患者を対象としたこの研究では，スコア2または3点の患者では0%，スコア4点の患者では17.6%，スコア5点の患者では50%でカンジダ症であった($p < 0.0001$)。したがって，このスコアは，臨床検査，検査データ，および宿主リスク因子に加えて，患者でのカンジダ血症の可能性に関する検査前の確率を調整するためのもう1つのツールとなりうる。

しかし，スコアの定量的評価が実際の臨床で機能するかどうかは明らかではない。EMPIRICUS試験では，好中球減少していない敗血症患者を，標準治療に加えてミカファンギンを投与する群($n = 128$)とプラセボを投与する群($n = 123$)に無作為に割り付けた[21]。酵母を保菌(たとえば，喀痰または尿培養における培養陽性)している患者が必須の登録基準として行われた。主要評価項目は，28日間侵襲性真菌感染症をきたさずに生存することであった。BDGとカンジダスコアは副次的評価項目の2つであった。ミカファンギン群では68%の患者，プラセボ群では60.2%の患者が最初の28日間において侵襲性真菌感染をきたさずに生存したが，これは統計学的に有意ではなかった。全死亡率も28日目と90日目で両群間に差はなかった。28日目のBDGおよびカンジダスコアはミカファンギン群で低い傾向を示したが，有意差はなかった。侵襲性真菌感染症はプラセボ群で有意に多かった(12% vs 3%，$p = 0.008$)が，侵襲性真菌感染症による死亡率は両群間で同程度であった。酵母様真菌による血流感染症のリスクが高い重症患者においても，経験的抗真菌薬の役割は不明であり，これらは今後も感染症領域で重要な問題である。

96 第5章 真菌感染症

Q. どのような集団でカンジダ血症のリスクが最も高いですか？

A. 重篤な患者や静注薬物使用者（PWID）は，カンジダ血症の罹患率が上昇します。

従来，カンジダ血症，酵母様真菌による血流感染症は，重症患者や重度の免疫不全患者における医原性によるものであった。しかし，オピオイドの普及に伴い，好中球減少症，埋め込み型デバイス，多くの抗菌薬の使用，TPN 使用などの従来のリスク因子を欠く，静注薬物使用者（people who inject drug：PWID）におけるカンジダ血症が増加している。これは後ろ向き研究で，2014〜2017 年にかけて米国の複数の施設でモニタリングされた[22]。19〜44 歳の患者におけるカンジダ血症の全症例の 34.6％は PWID であり，片寄りがあった。興味深いことに，この集団では *Candida* の種類に違いがありそうで，PWID では，*C. albicans* の割合は増加し（45.3％ vs 38.1％），*N. glabrata* の割合は減少した（16.1％ vs 33.6％）[●3]。PWID のカンジダ血症は 0 日目に血液培養陽性となったが，非 PWID の血液培養陽性までの期間の中央値は 4 日目であった。全体的に，PWID の *Candida*・酵母様真菌の血流感染症は 2014〜2017 年で倍増した。PWID におけるカンジダ血症の増加は，他のグループからも報告されている[23]。これらの病原真菌は，注射によって深部組織に侵入した皮膚常在菌である可能性がある。レモンジュースなどの汚染された食糧も関与している[24]。

心内膜炎についてはどうだろうか？ PWID のカンジダ血症に関する別の後ろ向き研究では，16％が *Candida*・酵母様真菌による心内膜炎と診断された[25]。心内膜炎症例のうち 7/8（88％）が *C. parapsilosis* で，残りの 1 例は *N. glabrata* であった。血液培養が陰性化するまでの期間の中央値は 8 日目であった。ほとんどの症例はミカファンギンで初期治療されたが，4 例はカンジダ血症が持続したためにフルシトシンを含むアムホテリシン B に変更された。

●3 ― Dr. 渋江のコメント● この研究では，*C. albicans* は PWID（45.3％），非 PWID（38.1％）ともに最も多い菌種でした。*N. glabrata* は PWID では少ない（16.1％）ものの，非 PWID では多め（33.6％）でした。また，*Candida parapsilosis* の割合は PWID（16.9％）と非 PWID（14.0％）で同程度でした。

第5章　真菌感染症　　97

この研究は小規模なものであったが，*C. parapsilosis* のような菌種は，PWID の真菌性心内膜炎とより強く関連している可能性がある。

Q. カンジダ血症と診断された後，患者をどのようにマネジメントすべきでしょうか？

A. 抗真菌薬投与と転移性感染部位に対するスクリーニングを行います。

現在のガイドラインでは，カンジダ血症〔新しい命名法では酵母様真菌血症(yeast bloodstream infection)〕に対する経験的抗真菌治療としてエキノキャンディン系薬を推奨しているが，重症でない患者ではフルコナゾールによる代替治療も認められている[26]。臨床的に安定し，感受性結果が確認できれば，アゾール系薬による治療に変更できる。アムホテリシン B を経験的に使用することもできるが，エキノキャンディン系薬よりも毒性が強い。ガイドラインでは，陰性化を確認するためのフォローアップの血液培養と，培養陰性後から少なくとも2週間の治療期間を推奨している。

　ソースコントロールは，カンジダ血症において喫緊の課題である。*C. albicans* および類似の菌種は，中心静脈カテーテル上で容易にバイオフィルムを形成する[27]。カンジダ血症患者では，中心静脈カテーテルを「できるだけ早期に」抜去することが推奨されているが[26]，観察研究を中心としたメタアナリシスでは，質の高い推奨を行うほどの質の高いデータが十分得られていないことが示唆されている[28]。真菌血症は真菌性心内膜炎と関連することもある。現在の米国感染症学会(Infectious Diseases Society of America：IDSA)のガイドラインでは，心エコー検査に関して強い推奨はしていないが，欧州集中治療医学会(European Society of Intensive Care Medicine)と欧州臨床微生物・感染症学会の重症患者研究グループ(Critically Ill Patients Study Group of the European Society of Clinical Microbiology and Infectious Diseases)では，すべてのカンジダ血症患者に対して経胸壁心エコー(transthoracic echocardiography：TTE)または経食道心エコー(transesophageal echocardiography：TEE)を推奨している[26,29]。スペインの教育

98　第 5 章　真菌感染症

研究病院のカンジダ血症患者を対象とした前向き観察研究では，
TTE で 2.9％（5 / 172 人），TEE で 11.5％（10 / 87 人）に心内膜炎
がみられた[30]。ミズーリ州の教育研究病院で 1,800 人以上のカン
ジダ血症患者を対象とした後ろ向き研究では，2.5％に心内膜炎が
みられた[31]。多変量解析では，既存の弁膜症が，カンジダ血症後
の心内膜炎と有意に関連していた。*N. glabrata* への感染，血液悪
性腫瘍，および TPN を受けていることは，心内膜炎と関連しにく
い因子であった。したがって，著者らは，心エコー検査などは，医
療資源の適正使用支援として，すべてのカンジダ血症患者ではな
く，カンジダ性心内膜炎のリスクが高い患者に対して行うほうがよ
いことを示唆した。酵母様真菌血症の感染源が不明確，および / ま
たは血液培養が陰性化しない場合には，他の感染源を除外するため
の追加の画像検査を考慮すべきである●4。

　現在，カンジダ血症のマネジメントとカンジダ性眼内炎などの感
染巣に関して議論がある。IDSA は，すべてのカンジダ血症の患者
に対して，できれば，治療開始後 1 週間以内に散瞳での眼底検査
の施行を推奨しており，欧州の学会でも眼底検査が推奨されてい
る[26,29]。しかし，米国眼科学会（American Academy of Ophthal-
mology）は，これらの患者におけるルーチンのスクリーニングは価
値が低く，患者に眼部の感染を示唆する徴候や症状がある場合にの
み妥当であると考えている[32]。米国の 3 つの大学病院から 771 人
のカンジダ血症患者を集めた後ろ向き研究では，カンジダ性眼内炎
の発生率は 15.6％であった[33]。多変量解析において，内因性眼内
炎と有意に関連した因子は，中心静脈カテーテルの存在，静注薬物
使用，免疫不全，TPN の使用，*C. albicans* への感染，白人以外，
高齢者，男性であった。真菌血症患者における酵母様真菌性眼内炎
や心内膜炎の相対的な発生率は低いかもしれないが，失明などの潜
在的な罹患率は重大である。どの患者に医療資源を費やす価値が高
いか理解することで，リスク層別化の改善につながるかもしれな
い。

●4 ─ Dr. 渋江のコメント●心内膜炎以外に，眼内炎，血栓性静脈炎，腸腰
　　筋膿瘍などの深部膿瘍，化膿性脊椎炎などは考慮されます。

第 5 章　真菌感染症　99

Q. 酵母様真菌による血栓性静脈炎の治療期間はどのくらいですか?

A. 血液培養が陰性化してから少なくとも 2 週間は必要でしょう。

化膿性血栓性静脈炎に対しては, 2 週間の治療が推奨される[26]。血栓が消失したことを支持する臨床所見および培養結果があれば, 抗真菌薬の投与を中止してもよいという, 質の低いエビデンスに基づく強い推奨はある。エキノキャンディン系薬は経験的治療の第 1 選択薬である。臨床的に安定しており, 感受性がある菌が検出された患者は, フルコナゾール内服に絞り込むことができる。

ある後ろ向き研究で, 中心静脈カテーテルに関連したカンジダ性血栓性静脈炎患者 25 人を分析した[34]。リスク因子には最近の腹部手術(44%)が含まれていた。76%の症例で菌種は *C. albicans* であった。死亡率は 16%であったが, 治療を受けなかった 2 例が含まれていた。この小規模なケースシリーズでは, 外科的および内科的に血栓のマネジメントを行った患者の死亡はなかった。ほとんどの症例はアムホテリシン B による長期治療(40〜130 日)を受けた。著者らによると, 内科的マネジメントのみでも死亡率は低かったため, 外科的デブリードマンの決定はケースバイケースで評価されるべきである。ガイドラインでは, 末梢静脈感染においては外科的切除が選択肢に挙がるとされている[26]。中心静脈については, マネジメントの一環として抗凝固療法や血栓溶解療法を用いた症例報告(特に, 持続性カンジダ血症の患者)はあるが, 推奨できるほどのデータではない[35]。

Q. 血液培養で酵母様真菌が検出された患者がいます。エキノキャンディン系薬が適切でない菌種はありますか?

A. まれにエキノキャンディン系薬に自然耐性をもつ菌種があります。

真菌(細胞壁)特異的なグルカン合成酵素の阻害薬であるエキノキャンディン系薬は, カンジダ血症の第 1 選択薬である[26]。耐性は, *C. parapsilosis*(必ずしも臨床的に関連しない), *N. glabrata*, および過去にエキノキャンディン系薬をかなり使用されたことのある

宿主でみられることがある。経験的なカンジダ血症に対する一般的な治療は，エキノキャンディン系薬で治療を開始し，フルコナゾールの経口バイオアベイラビリティが優れているため，分離された菌が感性であればフルコナゾールにステップダウンすることである。

エキノキャンディン系薬が常に解となるだろうか？　ある重症患者の中心静脈ラインから採取した血液培養で新しい酵母が検出されて相談を受けたことがある。いつものように，私は *Candida*（あるいは以前 *Candida* と分類されていた微生物）を疑ったが，培養からオレンジ色のコロニーをみつけて驚いた。*Rhodotorula* は色素沈着で知られる環境酵母である。私の患者のケースで，*Rhodotorula mucilaginosa* は，寒天培地上ではしばしばオレンジがかった赤色である。免疫不全の宿主や中心静脈カテーテルに関連した感染症がある。エキノキャンディン系薬や一部のアゾール系薬に対する自然耐性を考えると，経験的治療は困難である。スペインの病院から集められた臨床分離株 29 株（血液培養から 12 株）では，ほとんどの株がフルコナゾールに耐性を示し[36]，ボリコナゾールに 72％，イトラコナゾールに 55％が耐性を示した。アムホテリシンとフルシトシンの活性が最も高かった。中心静脈カテーテル関連感染症では，カテーテルの抜去が治療の鍵となる。中心静脈カテーテル関連の *R. mucilaginosa* 真菌血症患者 8 人を対象としたあるケースシリーズでは，フルコナゾール耐性が報告されているにもかかわらず，患者はカテーテル抜去と 14 日間の抗真菌薬投与（フルコナゾールおよび / またはアムホテリシン B）で治療され，死亡や再発はなかった[37]。

R. mucilaginosa やその他の希少な酵母に対する経験的治療の 1 つは，アムホテリシン B および / またはイサブコナゾールの併用である。テキサス州の希少な酵母のバイオバンクから得られた研究では，*R. mucilaginosa* の 12 株を含むほとんどの臨床分離株に対してイサブコナゾールが有効であった[38]。スペインの病院から集められた 18 の臨床分離株についても同様の研究が行われ，*R. mucilaginosa* に対して *in vitro* で良好な有効性が示された[39]。症例数が少ないため確立されていないが，*Rhodotorula* のような希少な酵母に対する第 1 選択療法は，一貫した *in vitro* のデータから，イサブコナゾールが妥当である。

第5章 真菌感染症　101

　興味を引く真菌に注目し，酵母の重要な自然耐性のパターンを覚えておこう。*Rhodotorula* のエキノキャンディン耐性に加えて，*Clavispora lusitaniae* はアムホテリシンBに耐性であり，*Pichia kudriavzevii* はフルコナゾールに耐性である。*Candida parapsilosis* はエキノキャンディン系薬に自然耐性であるが，臨床的にはエキノキャンディン系薬が有効な場合もある[40,41]。*N. glabrata* は，エキノキャンディン系薬などの抗真菌薬に曝露することで耐性を獲得する可能性がある[40,42]。本章では，主に酵母を *Candida* および以前の *Candida* 属としている。*Cryptococcus* も臨床的に重要な酵母の1つで，真菌血症を引き起こすことがあり（典型的には免疫不全の宿主において），エキノキャンディン系薬に自然耐性である[43]。診断は，培養および／または *Cryptococcus* 血清抗原によって行うことができ，重症の場合の第1選択治療はアムホテリシンBである[43]。*C. auris* は，フルコナゾールに耐性を示すことが多く，アムホテリシンBに耐性を示すこともあるが，一般的にエキノキャンディン系薬には感受性がある[44]。エキノキャンディン系薬は，カンジダ血症（酵母様真菌血症）に対する第1選択薬であるが，常に例外を考慮することは重要である。エキノキャンディン系薬で他に制限があることは，尿中および中枢神経系薬への移行性が比較的低いことである[45]。

　真菌の耐性に関していえば，アムホテリシンBは毒性は強いものの，幅広く有効な抗真菌薬である。*C. lusitaniae* のほかにも，*C. auris*，*Aspergillus terreus*，*Fusarium*，*Trichosporon*，*Sporothrix* の一部の菌がアムホテリシンBに対する耐性を有している[44,46]。

Q. 免疫不全の患者で，真菌感染の可能性が考えられる画像があります。アスペルギルス症の診断とマネジメントはどのようにしたらよいでしょうか？

A. 気管支鏡検査が有用で，アゾール系薬が第1選択薬です。

　免疫不全患者の呼吸器感染症の画像所見では，気管支鏡検査などの侵襲的検査の必要性に関して，悩ましく検討が必要な幅広い鑑別疾患が挙がる。halo sign（またはスリガラス影に囲まれた結節影）は，

古典的な早期の侵襲性肺アスペルギルス症の画像所見とされている。肺アスペルギルス症患者 235 人の後ろ向き研究では，61 ％に halo sign がみられ，halo sign がみられた患者は 84 日生存率が高かった[47]●5。11 の研究を含むメタアナリシスでは，侵襲性肺アスペルギルス症に対する halo sign の感度は 54.1 ％，特異度は 92.2 ％であり，侵襲性真菌感染症全体に対する halo sign の感度は 50.4 ％，特異度は 91 ％であった[48]。halo sign を伴うその他の真菌感染症には，ムーコル症，スケドスポリウム症，ニューモシスチス肺炎(*Pneumocystis jirovecii*)，クリプトコッカス症が含まれる。halo sign を伴う真菌以外の感染症には，細菌感染，ウイルス感染，悪性腫瘍，自己免疫疾患などがある。halo sign は肺アスペルギルス症とムーコル症とを確実に鑑別することはできなかったことは注目すべきである[48]。アスペルギルス症のその他の非特異的な画像所見の特徴として，直径 1 cm 以上の結節(95 ％)，consolidation (30 ％)，空洞影(20 ％)がある[47]。

　画像所見に加えて，ガラクトマンナンと BDG が診断に有用である。ガラクトマンナンは，感染時に放出されるアスペルギルス細胞壁の多糖体成分である。*Penicillium* 属(*Talaromyces* 属)，*Cryptococcus* 属の感染でも，ガラクトマンナンが陽性になることがある[49]。侵襲性アスペルギルス症患者を対象とした 27 件の研究のメタアナリシスでは，血清ガラクトマンナンの感度と特異度は，それぞれ 71 ％と 89 ％であり，血液悪性腫瘍患者でより精度が高かった[50]。偽陽性率は BDG よりも低いと考えられるが，過去にあった原因としては，ピペラシリン・タゾバクタムの混入からアイスキャンディーの摂取までさまざまなものがあった[51,52]。現在，米国で製造されているピペラシリン・タゾバクタムのロットでは，ガラクトマンナンの偽陽性を示すことはなくなった[53]●6。感染を示す画像所見とガラクトマンナンとの関係は複雑である。ある前向き観察研究では，免疫不全患者で週 1 回の CT 撮影と週 2 回の血清ガラ

───────────────────────────────

●5 ― Dr. 渋江のコメント●胸部 CT で halo sign を確認することで治療反応性がよくなり(52 ％ vs 29 ％，*p* < 0.001)，それ以外の画像所見を呈した群よりも生存率が高くなったとされています(71 ％ vs 53 ％，*p* < 0.01)。

クトマンナン検査が行われた[54]。最初に軽度の感染徴候を示す画像所見がみられた70症例のうち，51％の症例で感染の経過を通じて血清ガラクトマンナンは陰性であった。大きな感染徴候を示す画像所見の11例では，3例(27％)でガラクトマンナンが陰性であった。血清ガラクトマンナンの結果が不良であった理由の1つとして，呼吸器感染時に抗原が血液中に移行しなかったことが考えられる。ガラクトマンナンは気管支鏡検査で採取した気管支肺胞洗浄液(bronchoalveolar lavage：BAL)検体でも測定できる。血清とBALの検体を比較したメタアナリシスでは，感度はそれぞれ65％，85％，特異度は95％，86％であり，BALは特異度が低くなるが，検査の感度が高くなることが示唆されている[55]。

　血清ガラクトマンナンと画像検査が肺アスペルギルス症の重要な診断の手がかりとなるのであれば，気管支鏡検査と経験的治療(マネジメント)のどちらが重要であろうか？　現在，ガイドラインでは，侵襲性肺アスペルギルス症が疑われる患者では，重度の低酸素血症や高度な出血リスクなど明らかな禁忌がない限り，BALを含む気管支鏡検査を推奨している[56]。結局のところ，画像所見は非特異的であり，真菌の血清バイオマーカーが陰性であっても，疾患を完全に除外することはできない。免疫不全宿主における画像所見は，他の多くの感染症および非感染症の可能性があるため，気管支鏡検査は，アスペルギルス症を除外するだけでなく，他の原因に対する診断検査を実施するためにも有用である。肺真菌症と思い込むことで，他の重大な疾患の診断を遅らせるだけでなく，毒性の可能性のある薬剤の長期投与につながる可能性がある。好中球減少状態ではない宿主では，経験的な抗真菌薬投与を行い，治療失敗時にのみBALを含む気管支鏡検査を行うという専門家のコンセンサスが得られている[57]。

　侵襲性肺アスペルギルス症の診断確定に加えて，BALを含む気管支鏡検査と培養検査によって真菌が発育してきた場合に，感受性

◉6 ― Dr. 渋江のコメント◉ピペラシリン・タゾバクタムの製造でのガラクトマンナンの除去工程が未設定であったことから，その混入リスクがあり，以前の医薬品情報ではガラクトマンナン抗原の偽陽性をきたす可能性の記載がありましたが，現在はこの記載がなくなっています。

検査が可能となる。地域や宿主の要因にもよるが，*Aspergillus* のアゾール耐性率が上昇している[58]。ボリコナゾールは第 1 選択薬として推奨され，無作為化比較試験(randomized controlled trial：RCT)ではアムホテリシン B と比較して副作用が少なく，生存率が改善することが明らかにされている[56,59]。ボリコナゾールに関連した副作用が許容できない状態の患者には，イサブコナゾールのほうが安全性の面で優れている可能性がある[60]。ポサコナゾールには，*Aspergillus* と *Mucor* の両方に活性を有する利点があり，侵襲性アスペルギルス症に対する head-to-head RCT では，ボリコナゾールに対して非劣性であった[61]。治療失敗の懸念のためにアスペルギルス症の治療レジメンをいつ変更するか決めるのは難しい。専門家は，8 日後に臨床的悪化，新たな部位の *Aspergillus* の感染，ガラクトマンナン値の上昇，および / または以前は陰性であった部位のガラクトマンナンが新たに陽性となった場合，治療変更を検討することを勧めている[62]。さらに，臨床的に安定した患者で，連続したガラクトマンナン測定が 2 回以上持続的に上昇している場合，および / または画像上の病変が 25％以上増加している場合には，15 日後までにレジメンを変更することを推奨している。肺アスペルギルス症の診断，マネジメントは，特に免疫不全患者においては，注意深く慎重に行う必要がある。

Q. 糖尿病のコントロールが悪く，新たに急性の副鼻腔の疼痛をきたした患者について，夜中に呼び出されました。侵襲性真菌症はどの程度考慮すべきでしょうか？

A. ムーコル症は外科的緊急疾患であり，迅速なマネジメントが必要です。

ケカビ目(*Mucorales*)は，*Rhizopus*，*Mucor*，*Apophysomyces* などを含む糸状菌の仲間である。これらの糸状菌は環境中に常在しているが，免疫不全者，糖尿病患者(特に代謝性アシドーシスを伴う)，外傷患者，特に土壌が崩壊するような自然災害の後に，急性かつ致死的な感染症を引き起こすことがある[63]。鼻脳型(鼻-眼窩-脳)感染の死亡率は，重要な神経や血管に近接しているため，50〜85％と高い[64,65]。顔面痛を伴うムーコル症のリスク因子を有する患者

に対しては，European Confederation of Medical Mycology[64]
のガイドラインにより，頭部の画像診断が強く推奨されている。
ムーコル症の可能性を示す画像所見がある場合，患者は適切なチー
ム(病変部位に応じて，脳神経外科，耳鼻咽喉科，眼科など)による
外科的評価を受ける必要がある。診断は組織の病理検査で確定され
る。組織検体を微生物学検査室へ送る際には，組織をグラインダー
で処理すると培養が生えづらくなるため，ムーコル症の可能性があ
るとして伝えておくほうが賢明である[66]。

　有効な抗真菌薬治療が遅れると死亡率が高くなることが過去に報
告されているため，疑われる症例ではできるだけ早く抗真菌薬治療
を開始すべきである[67]。従来はアムホテリシンBが第1選択薬で
あったが，イサブコナゾールまたはポサコナゾールのほうが毒性は
低い可能性があるため，その使用を支持するエビデンスが増えてい
る[64]。特に，鼻脳型感染のような重症型のムーコル症では，アム
ホテリシンBが依然として第1選択であることが多く，サルベー
ジ療法としてアゾール系薬による治療やアゾール系薬へのステップ
ダウンが可能である[68]。ムーコル症は，さまざまな医療・外科チー
ムの迅速な連携が生死を分ける，まさに感染症エマージェンシーで
ある。

**Q. 地域流行性真菌症が心配な場合，いつ，どの診断検査をオー
　ダーすればよいですか？**
A. 患者の病歴と曝露から追加検査を行うことができます。

原因不明の肺炎患者では，常在する真菌の抗原や抗体を含む一連の
検査を指示したくなる。どのような検査が，どのような場合に必要
なのだろうか？　米国では，ヒストプラズマ症，コクシジオイデス
症，ブラストミセス症の3つの主要な地域流行真菌症がしばしば
考慮される。

ヒストプラズマ症
Histoplasma capsulatum による感染は通常，肺門リンパ節腫脹および／
または縦隔リンパ節腫脹を伴う市中肺炎となる[69]。また，発熱，呼吸
困難，脾腫を伴う免疫不全宿主〔後天性免疫不全症候群(acquired im-

munodeficiency syndrome：AIDS)患者など〕の播種性感染症となることもある[70]。米国オハイオ川とミシシッピ川流域の風土病で，東部にも広がっている。(疑う際は)ヒストプラズマ症は，鳥類やコウモリの糞と関連しているため，鶏小屋をもっているか，洞窟を探検したか，古い屋根裏部屋を最近掃除したか，などを患者に尋ねる[71]。血清学的検査が可能であるが，流行地域出身者のベースラインとしての陽性率は 0.5～4％である[72]。治療後，感染が長期化した場合，患者は何年も血清学的検査で陽性を示すことがある。尿中抗原検査もあり，感度は 25～75％である[72]。血清学的検査や抗原検査の陽性率は，疾患や宿主によって異なる(たとえば，播種性疾患や免疫不全宿主では抗原検査の感度が高い[73])。軽症の場合(市中肺炎など)にはイトラコナゾールを，重症の場合はアムホテリシン B を使用する。

コクシジオイデス症

Coccidioides は「サンホアキン・バレー熱」を引き起こす二形性真菌であり，この名称は芽胞が米国南西部の風土病であることを説明するのに役立つが，最近では北部でワシントン州にも広がっている[74,75]●7。ほとんどの感染症は不顕性感染または自然軽快する肺炎であり，終生免疫をもたらす。コクシジオイデス症の画像所見は非特異的である[69]。血清学的検査が可能で，感度は 59～88％，特異度は 68～90％であるが，免疫グロブリンが測定可能になるには感染後数週間かかることがある[75]。抗原検査は血清，尿，脳脊髄液で可能であるが，免疫正常者では感度が低下する(全体で 57％)[75]。コクシジオイデス症による肺炎の場合，腫瘍壊死因子(tumor necrotizing factor：TNF)-α 阻害薬の使用や妊娠など，患者に重大な免疫抑制がない限り，治療の必要はないかもしれない[74]。現在のガイドラインでは，コクシジオイデス症による肺結節が証明されていても，患者が無症状の場合には治療を推奨していない[76]。免疫不全患者では再活性化し，重篤な播種性疾患に至る可能性がある。軽症患者に対して治療を行う場合の第 1 選択薬は，アゾール系薬(イトラコナゾールまたはボリコナゾール)であり，明らかな髄膜炎，重症疾患，または妊娠中でアゾール系薬が禁忌の患者ではアムホテ

●7 ─ Dr. 渋江のコメント●サンホアキン・バレーはアメリカ合衆国カリフォルニア州にある渓谷です。

リシン B である[75,76]。

ブラストミセス症

米国では *Blastomyces dermatidis* および *Blastomyces gilchristii* が、五大湖および中西部のいくつかの河川流域（セントローレンス，ミシシッピ，オハイオ）沿いの地域で流行している。1894 年に Gilchrist 博士によって初めて記載されたときは，皮膚原虫症と考えられていた[77]。土壌や腐敗物中に生息しており，土壌崩壊によって芽胞を吸入することになる。感染症は無症状のものから広範囲に播種するものまであり，呼吸器症状が最も多い[78]。免疫正常者における軽度の肺炎は，しばしば自然軽快する。胸部画像はしばしば consolidation を示し，他の原因による市中肺炎と区別がつかない[69,78]。その名が示すように，皮膚所見は比較的よくみられ，播種性疾患患者の 40〜80％にみられる[78]。重症化のリスク因子は他の地域流行性真菌と同様で，免疫不全，TNF-α 阻害薬の使用，妊娠などである。呼吸器症状のある患者の BAL からの培養陽性率は 92％と高く，尿中抗原で検査可能で，感度 76.3〜92.9％，特異度 79.3％である[78]。血清学的検査は信頼性が低いと考えられている。ガイドラインでは，軽症者にはイトラコナゾール，重症者にはアムホテリシン B を推奨している[79]。

　要約すると，十分な疫学に関する病歴と宿主のリスク因子および画像所見との組み合わせにより，地域流行性真菌症の検査前確率を見積り，その後の検査につなげていく。治療も同様で，軽症の場合はアゾール系薬を，重症または妊娠中の場合はアムホテリシン B を使用するのが一般的である。気候変動に伴い，これらの真菌の分布も変化している●8。

参考文献

1. Kidd SE, Abdolrasouli A, Hagen F. Fungal nomenclature: managing change is the name of the Game. Open Forum Infect Dis. 2023;10:ofac559. https://doi.org/10.1093/ofid/ofac559.

2. Mendoza-Reyes DF, Gómez-Gaviria M, Mora-Montes HM. Candida lusitaniae: biology, pathogenicity, virulence factors, diagnosis, and treatment. Infect Drug

●8 ― Dr. 渋江のコメント●ヒストプラズマ症，コクシジオイデス症，ブラストミセス症などの地域流行性真菌症（輸入真菌症）を疑った際に，日本国内ではコマーシャルベースの検査はできないため，千葉大学真菌医学研究センターなどの研究機関へ問い合わせすることが一般的です。

Resist. 2022;15:5121–35. https://doi.org/10.2147/IDR.S383785.

3. Ostrosky-Zeichner L, Alexander BD, Kett DH, Vazquez J, Pappas PG, Saeki F, Ketchum PA, Wingard J, Schiff R, Tamura H, Finkelman MA, Rex JH. Multi-center clinical evaluation of the (1 → 3) β-D-glucan assay as an aid to diagnosis of fungal infections in humans. Clin Infect Dis. 2005;41:654–9. https://doi.org/10.1086/432470.

4. Theel ES, Doern CD. β-D-glucan testing is important for diagnosis of invasive fungal infections. J Clin Microbiol. 2013;51:3478–83. https://doi.org/10.1128/JCM.01737-13.

5. Usami M, Ohata A, Horiuchi T, Nagasawa K, Wakabayashi T, Tanaka S. Positive (1-->3)-beta-D-glucan in blood components and release of (1-->3)-beta-D-glucan from depth-type membrane filters for blood processing. Transfusion. 2002;42:1189–95. https://doi.org/10.1046/j.1537-2995.2002.00162.x.

6. Lo Cascio G, Koncan R, Stringari G, Russo A, Azzini A, Ugolini A, Ligozzi M, Polati E, Cornaglia G, Concia E, Schweiger V. Interference of confounding factors on the use of (1,3)-beta-D-glucan in the diagnosis of invasive candidiasis in the intensive care unit. Eur J Clin Microbiol Infect Dis. 2015;34:357–65. https://doi.org/10.1007/s10096-014-2239-z.

7. Egger M, Prüller F, Raggam R, Divjak MK, Kurath-Koller S, Lackner H, Urban C, Strenger V. False positive serum levels of (1-3)-ß-D-glucan after infusion of intravenous immunoglobulins and time to normalisation. J Infect. 2018;76:206–10. https://doi.org/10.1016/j.jinf.2017.10.017.

8. Kanamori H, Kanemitsu K, Miyasaka T, Ameku K, Endo S, Aoyagi T, Inden K, Hatta M, Yamamoto N, Kunishima H, Yano H, Kaku K, Hirakata Y, Kaku M. Measurement of (1-3)-beta-D-glucan derived from different gauze types. Tohoku J Exp Med. 2009;217:117–21. https://doi.org/10.1620/tjem.217.117.

9. Kato A, Takita T, Furuhashi M, Takahashi T, Maruyama Y, Hishida A. Elevation of blood (1-->3)-beta-D-glucan concentrations in hemodialysis patients. Nephron. 2001;89:15–9. https://doi.org/10.1159/000046037.

10. Prattes J, Hoenigl M, Rabensteiner J, Raggam RB, Prueller F, Zollner-Schwetz I, Valentin T, Hönigl K, Fruhwald S, Krause R. Serum 1,3-beta-d-glucan for antifungal treatment stratification at the intensive care unit and the influence of surgery. Mycoses. 2014;57:679–86. https://doi.org/10.1111/myc.12221.

11. Mennink-Kersten MASH, Ruegebrink D, Verweij PE. Pseudomonas aeruginosa as a cause of 1,3-beta-D-glucan assay reactivity. Clin Infect Dis. 2008;46:1930–1. https://doi.org/10.1086/588563.

12. Barton C, Vigor K, Scott R, Jones P, Lentfer H, Bax HJ, Josephs DH, Karagiannis SN, Spicer JF. Beta-glucan contamination of pharmaceutical products: how much should we accept? Cancer Immunol Immunother. 2016;65:1289–301. https://doi.org/10.1007/s00262-016-1875-9.

13. Ito S, Ashizawa M, Sasaki R, Ikeda T, Toda Y, Mashima K, Umino K, Minakata D, Nakano H, Yamasaki R, Kawasaki Y, Sugimoto M, Yamamoto C, Fujiwara S-I, Hatano K, Sato K, Oh I, Ohmine K, Muroi K, Suzuki J, Hatakeyama S, Morishita Y, Yamada T, Kanda Y. False-positive elevation of 1,3-beta-D-glucan caused by continuous administration of penicillin G. J Infect Chemother. 2018;24:812–4.

https://doi.org/10.1016/j.jiac.2018.06.008.

14. Agnelli C, Bouza E, del Carmen Martínez-Jiménez M, Navarro R, Valerio M, Machado M, Guinea J, Sánchez-Carrillo C, Alonso R, Muñoz P, for the Collaborative Group on Mycosis (COMIC) Study Group. Clinical relevance and prognostic value of persistently negative (1,3)-β-D-glucan in adults with Candidemia: a 5-year experience in a tertiary hospital. Clin Infect Dis. 2020;70:1925–32. https://doi.org/10.1093/cid/ciz555.

15. Gudlaugsson O, Gillespie S, Lee K, Vande Berg J, Hu J, Messer S, Herwaldt L, Pfaller M, Diekema D. Attributable mortality of nosocomial candidemia, revisited. Clin Infect Dis. 2003;37:1172–7. https://doi.org/10.1086/378745.

16. Lee RA, Zurko JC, Camins BC, Griffin RL, Rodriguez JM, McCarty TP, Magadia J, Pappas PG. Impact of infectious disease consultation on clinical management and mortality in patients with Candidemia. Clin Infect Dis. 2019;68:1585–7. https://doi.org/10.1093/cid/ciy849.

17. Mohr A, Simon M, Joha T, Hanses F, Salzberger B, Hitzenbichler F. Epidemiology of candidemia and impact of infectious disease consultation on survival and care. Infection. 2020;48:275–84. https://doi.org/10.1007/s15010-020-01393-9.

18. Nunes CZ, Marra AR, Edmond MB, da Silva VE, Pereira CAP. Time to blood culture positivity as a predictor of clinical outcome in patients with Candida albicans bloodstream infection. BMC Infect Dis. 2013;13:486. https://doi.org/10.1186/1471-2334-13-486.

19. Hedderwick SA, Lyons MJ, Liu M, Vazquez JA, Kauffman CA. Epidemiology of yeast colonization in the intensive care unit. Eur J Clin Microbiol Infect Dis. 2000;19:663–70. https://doi.org/10.1007/s100960000348.

20. Leroy G, Lambiotte F, Thévenin D, Lemaire C, Parmentier E, Devos P, Leroy O. Evaluation of "Candida score" in critically ill patients: a prospective, multicenter, observational, cohort study. Ann Intensive Care. 2011;1:50. https://doi.org/10.1186/2110-5820-1-50.

21. Timsit J-F, Azoulay E, Schwebel C, Charles PE, Cornet M, Souweine B, Klouche K, Jaber S, Trouillet J-L, Bruneel F, Argaud L, Cousson J, Meziani F, Gruson D, Paris A, Darmon M, Garrouste-Orgeas M, Navellou J-C, Foucrier A, Allaouchiche B, Das V, Gangneux J-P, Ruckly S, Maubon D, Jullien V, Wolff M, EMPIRICUS Trial Group. Empirical micafungin treatment and survival without invasive fungal infection in adults with ICU-acquired sepsis, Candida colonization, and multiple organ failure: the EMPIRICUS randomized clinical trial. JAMA. 2016;316:1555–64. https://doi.org/10.1001/jama.2016.14655.

22. Zhang AY, Shrum S, Williams S, Petnic S, Nadle J, Johnston H, Barter D, Vonbank B, Bonner L, Hollick R, Marceaux K, Harrison L, Schaffner W, Tesini BL, Farley MM, Pierce RA, Phipps E, Mody RK, Chiller TM, Jackson BR, Vallabhaneni S. The changing epidemiology of Candidemia in the United States: injection drug use as an increasingly common risk factor-active surveillance in selected sites, United States, 2014-2017. Clin Infect Dis. 2020;71:1732–7. https://doi.org/10.1093/cid/ciz1061.

23. Poowanawittayakom N, Dutta A, Stock S, Touray S, Ellison RT, Levitz SM. Re-emergence of intravenous drug use as risk factor for Candidemia, Massachu-

setts, USA. Emerg Infect Dis. 2018;24:631–7. https://doi.org/10.3201/eid2404.171807.

24. Newton-John HF, Wise K, Looke DF. Role of the lemon in disseminated candidiasis of heroin abusers. Med J Aust. 1984;140:780–1. https://doi.org/10.5694/j.1326-5377.1984.tb132597.x.

25. Sankar NP, Thakarar K, Rokas KE. Candida infective endocarditis during the infectious diseases and substance use disorder syndemic: a six-year case series. Open Forum Infect Dis. 2020;7:ofaa142. https://doi.org/10.1093/ofid/ofaa142.

26. Pappas PG, Kauffman CA, Andes DR, Clancy CJ, Marr KA, Ostrosky-Zeichner L, Reboli AC, Schuster MG, Vazquez JA, Walsh TJ, Zaoutis TE, Sobel JD. Clinical practice guideline for the management of candidiasis: 2016 update by the Infectious Diseases Society of America. Clin Infect Dis. 2016;62:e1–50. https://doi.org/10.1093/cid/civ933.

27. Jung P, Mischo CE, Gunaratnam G, Spengler C, Becker SL, Hube B, Jacobs K, Bischoff M. Candida albicans adhesion to central venous catheters: impact of blood plasma-driven germ tube formation and pathogen-derived adhesins. Virulence. 2020;11:1453–65. https://doi.org/10.1080/21505594.2020.1836902.

28. Janum S, Afshari A. Central venous catheter (CVC) removal for patients of all ages with candidaemia. Cochrane Database Syst Rev. 2016;7:CD011195. https://doi.org/10.1002/14651858.CD011195.pub2.

29. Martin-Loeches I, Antonelli M, Cuenca-Estrella M, Dimopoulos G, Einav S, De Waele JJ, Garnacho-Montero J, Kanj SS, Machado FR, Montravers P, Sakr Y, Sanguinetti M, Timsit J-F, Bassetti M. ESICM/ESCMID task force on practical management of invasive candidiasis in critically ill patients. Intensive Care Med. 2019;45:789–805. https://doi.org/10.1007/s00134-019-05599-w.

30. Fernández-Cruz A, Cruz Menárguez M, Muñoz P, Pedromingo M, Peláez T, Solís J, Rodríguez-Créixems M, Bouza E, GAME Study Group (Grupo de Apoyo al Manejo de la Endocarditis). The search for endocarditis in patients with candidemia: a systematic recommendation for echocardiography? A prospective cohort. Eur J Clin Microbiol Infect Dis. 2015;34:1543–9. https://doi.org/10.1007/s10096-015-2384-z.

31. Foong KS, Sung A, Burnham JP, Kronen R, Lian Q, Salazar Zetina A, Hsueh K, Lin C, Powderly WG, Spec A. Risk factors predicting Candida infective endocarditis in patients with candidemia. Med Mycol. 2020;58:593–9. https://doi.org/10.1093/mmy/myz104.

32. Breazzano MP, Bond JB, Bearelly S, Kim DH, Donahue SP, Lum F, Olsen TW. American Academy of Ophthalmology recommendations on screening for endogenous candida endophthalmitis. Ophthalmology. 2022;129:73–6. https://doi.org/10.1016/j.ophtha.2021.07.015.

33. Seidelman J, Fleece M, Bloom A, Lydon E, Yang W, Arnold C, Weber DJ, Okeke NL. Endogenous Candida endophthalmitis: who is really at risk? J Infect. 2021;82:276–81. https://doi.org/10.1016/j.jinf.2020.12.032.

34. Caccese R, Carfagna P, Pistilli N, Massetti AP, Falcone M, Venditti M. Candidal thrombophlebitis of central veins: case report and review. Med Mycol. 2012;50:299–304. https://doi.org/10.3109/13693786.2011.604046.

第 5 章　真菌感染症　　*111*

35. Block AA, Thursky KA, Worth LJ, Slavin MA. Thrombolytic therapy for management of complicated catheter-related Candida albicans thrombophlebitis. Intern Med J. 2009;39:61–3. https://doi.org/10.1111/j.1445-5994.2008.01867.x.

36. Gomez-Lopez A, Mellado E, Rodriguez-Tudela JL, Cuenca-Estrella M. Susceptibility profile of 29 clinical isolates of Rhodotorula spp. and literature review. J Antimicrob Chemother. 2005;55:312–6. https://doi.org/10.1093/jac/dki020.

37. Zaas AK, Boyce M, Schell W, Lodge BA, Miller JL, Perfect JR. Risk of fungemia due to rhodotorula and antifungal susceptibility testing of rhodotorula isolates. J Clin Microbiol. 2003;41:5233–5. https://doi.org/10.1128/JCM.41.11.5233-5235.2003.

38. Thompson GR, Wiederhold NP, Sutton DA, Fothergill A, Patterson TF. In vitro activity of isavuconazole against Trichosporon, Rhodotorula, Geotrichum, Saccharomyces and Pichia species. J Antimicrob Chemother. 2009;64:79–83. https://doi.org/10.1093/jac/dkp138.

39. Guinea J, Recio S, Escribano P, Peláez T, Gama B, Bouza E. In vitro antifungal activities of isavuconazole and comparators against rare yeast pathogens. Antimicrob Agents Chemother. 2010;54:4012–5. https://doi.org/10.1128/AAC.00685-10.

40. Perlin DS. Echinocandin resistance in candida. Clin Infect Dis. 2015;61(Suppl 6):S612–7. https://doi.org/10.1093/cid/civ791.

41. Fernández-Ruiz M, Aguado JM, Almirante B, Lora-Pablos D, Padilla B, Puig-Asensio M, Montejo M, García-Rodríguez J, Pemán J, Ruiz Pérez de Pipaón M, Cuenca-Estrella M, CANDIPOP Project, GEIH-GEMICOMED (SEIMC), REIPI. Initial use of echinocandins does not negatively influence outcome in Candida parapsilosis bloodstream infection: a propensity score analysis. Clin Infect Dis. 2014;58:1413–21. https://doi.org/10.1093/cid/ciu158.

42. Arendrup MC, Patterson TF. Multidrug-resistant Candida: epidemiology, molecular mechanisms, and treatment. J Infect Dis. 2017;216:S445–51. https://doi.org/10.1093/infdis/jix131.

43. Perfect JR, Dismukes WE, Dromer F, Goldman DL, Graybill JR, Hamill RJ, Harrison TS, Larsen RA, Lortholary O, Nguyen M-H, Pappas PG, Powderly WG, Singh N, Sobel JD, Sorrell TC. Clinical practice guidelines for the management of cryptococcal disease: 2010 update by the infectious diseases society of america. Clin Infect Dis. 2010;50:291–322. https://doi.org/10.1086/649858.

44. Ahmad S, Alfouzan W. Candida auris: epidemiology, diagnosis, pathogenesis, antifungal susceptibility, and infection control measures to combat the spread of infections in healthcare facilities. Microorganisms. 2021;9:807. https://doi.org/10.3390/microorganisms9040807.

45. Felton T, Troke PF, Hope WW. Tissue penetration of antifungal agents. Clin Microbiol Rev. 2014;27:68–88. https://doi.org/10.1128/CMR.00046-13.

46. Ellis D. Amphotericin B: spectrum and resistance. J Antimicrob Chemother. 2002;49(Suppl 1):7–10. https://doi.org/10.1093/jac/49.suppl_1.7.

47. Greene RE, Schlamm HT, Oestmann J-W, Stark P, Durand C, Lortholary O, Wingard JR, Herbrecht R, Ribaud P, Patterson TF, Troke PF, Denning DW, Bennett JE, de Pauw BE, Rubin RH. Imaging findings in acute invasive pulmonary

aspergillosis: clinical significance of the halo sign. Clin Infect Dis. 2007;44:373–9. https://doi.org/10.1086/509917.

48. Ray A, Mittal A, Vyas S. CT halo sign: a systematic review. Eur J Radiol. 2020;124:108843. https://doi.org/10.1016/j.ejrad.2020.108843.

49. Huang Y-T, Hung C-C, Liao C-H, Sun H-Y, Chang S-C, Chen Y-C. Detection of circulating galactomannan in serum samples for diagnosis of Penicillium marneffei infection and cryptococcosis among patients infected with human immunodeficiency virus. J Clin Microbiol. 2007;45:2858–62. https://doi.org/10.1128/JCM.00050-07.

50. Pfeiffer CD, Fine JP, Safdar N. Diagnosis of invasive aspergillosis using a galactomannan assay: a meta-analysis. Clin Infect Dis. 2006;42:1417–27. https://doi.org/10.1086/503427.

51. Viscoli C, Machetti M, Cappellano P, Bucci B, Bruzzi P, Van Lint MT, Bacigalupo A. False-positive galactomannan platelia Aspergillus test results for patients receiving piperacillin-tazobactam. Clin Infect Dis. 2004;38:913–6. https://doi.org/10.1086/382224.

52. Guigue N, Menotti J, Ribaud P. False positive galactomannan test after ice-pop ingestion. N Engl J Med. 2013;369:97–8. https://doi.org/10.1056/NEJMc1210430.

53. Vergidis P, Razonable RR, Wheat LJ, Estes L, Caliendo AM, Baden LR, Wingard JR, Baddley J, Assi M, Norris S, Chandrasekar P, Shields R, Nguyen H, Freifeld A, Kohler R, Kleiman M, Walsh TJ, Hage CA. Reduction in false-positive Aspergillus serum galactomannan enzyme immunoassay results associated with use of piperacillin-tazobactam in the United States. J Clin Microbiol. 2014;52:2199–201. https://doi.org/10.1128/JCM.00285-14.

54. Weisser M, Rausch C, Droll A, Simcock M, Sendi P, Steffen I, Buitrago C, Sonnet S, Gratwohl A, Passweg J, Fluckiger U. Galactomannan does not precede major signs on a pulmonary computerized tomographic scan suggestive of invasive aspergillosis in patients with hematological malignancies. Clin Infect Dis. 2005;41:1143–9. https://doi.org/10.1086/444462.

55. Zou M, Tang L, Zhao S, Zhao Z, Chen L, Chen P, Huang Z, Li J, Chen L, Fan X. Systematic review and meta-analysis of detecting galactomannan in bronchoalveolar lavage fluid for diagnosing invasive aspergillosis. PLoS One. 2012;7:e43347. https://doi.org/10.1371/journal.pone.0043347.

56. Patterson TF, Thompson GR, Denning DW, Fishman JA, Hadley S, Herbrecht R, Kontoyiannis DP, Marr KA, Morrison VA, Nguyen MH, Segal BH, Steinbach WJ, Stevens DA, Walsh TJ, Wingard JR, Young J-AH, Bennett JE. Practice guidelines for the diagnosis and management of Aspergillosis: 2016 update by the Infectious Diseases Society of America. Clin Infect Dis. 2016;63:e1–e60. https://doi.org/10.1093/cid/ciw326.

57. Wahla AS, Chatterjee A, Khan II, Conforti JF, Haponik E. Survey of academic pulmonologists, oncologists, and infectious disease physicians on the role of bronchoscopy in managing hematopoietic stem cell transplantation patients with pulmonary infiltrates. J Bronchol Interv Pulmonol. 2014;21:32–9. https://doi.org/10.1097/LBR.0000000000000042.

58. Heo ST, Tatara AM, Jiménez-Ortigosa C, Jiang Y, Lewis RE, Tarrand J, Tverdek

第 5 章　真菌感染症　*113*

F, Albert ND, Verweij PE, Meis JF, Mikos AG, Perlin DS, Kontoyiannis DP. Changes in in vitro susceptibility patterns of Aspergillus to triazoles and correlation with aspergillosis outcome in a tertiary care cancer center, 1999-2015. Clin Infect Dis. 2017;65:216. https://doi.org/10.1093/cid/cix297.

59. Herbrecht R, Denning DW, Patterson TF, Bennett JE, Greene RE, Oestmann J-W, Kern WV, Marr KA, Ribaud P, Lortholary O, Sylvester R, Rubin RH, Wingard JR, Stark P, Durand C, Caillot D, Thiel E, Chandrasekar PH, Hodges MR, Schlamm HT, Troke PF, de Pauw B, Invasive Fungal Infections Group of the European Organisation for Research and Treatment of Cancer and the Global Aspergillus Study Group. Voriconazole versus amphotericin B for primary therapy of invasive aspergillosis. N Engl J Med. 2002;347:408–15. https://doi.org/10.1056/NEJMoa020191.

60. Maertens JA, Raad II, Marr KA, Patterson TF, Kontoyiannis DP, Cornely OA, Bow EJ, Rahav G, Neofytos D, Aoun M, Baddley JW, Giladi M, Heinz WJ, Herbrecht R, Hope W, Karthaus M, Lee D-G, Lortholary O, Morrison VA, Oren I, Selleslag D, Shoham S, Thompson GR, Lee M, Maher RM, Schmitt-Hoffmann A-H, Zeiher B, Ullmann AJ. Isavuconazole versus voriconazole for primary treatment of invasive mould disease caused by Aspergillus and other filamentous fungi (SECURE): a phase 3, randomised-controlled, non-inferiority trial. Lancet. 2016;387:760–9. https://doi.org/10.1016/S0140-6736(15)01159-9.

61. Maertens JA, Rahav G, Lee D-G, Ponce-de-León A, Sánchez ICR, Klimko N, Sonet A, Haider S, Vélez JD, Raad I, Koh L-P, Karthaus M, Zhou J, Ben-Ami R, Motyl MR, Han S, Grandhi A, Waskin H. Posaconazole versus voriconazole for primary treatment of invasive aspergillosis: a phase 3, randomised, controlled, non-inferiority trial. Lancet. 2021;397:499–509. https://doi.org/10.1016/S0140-6736(21)00219-1.

62. Slavin MA, Chen Y-C, Cordonnier C, Cornely OA, Cuenca-Estrella M, Donnelly JP, Groll AH, Lortholary O, Marty FM, Nucci M, Rex JH, Rijnders BJA, Thompson GR, Verweij PE, White PL, Hargreaves R, Harvey E, Maertens JA. When to change treatment of acute invasive aspergillosis: an expert viewpoint. J Antimicrob Chemother. 2021;77:16–23. https://doi.org/10.1093/jac/dkab317.

63. Skiada A, Pavleas I, Drogari-Apiranthitou M. Epidemiology and diagnosis of Mucormycosis: an update. J Fungi (Basel). 2020;6:265. https://doi.org/10.3390/jof6040265.

64. Cornely OA, Alastruey-Izquierdo A, Arenz D, SCA C, Dannaoui E, Hochhegger B, Hoenigl M, Jensen HE, Lagrou K, Lewis RE, Mellinghoff SC, Mer M, Pana ZD, Seidel D, Sheppard DC, Wahba R, Akova M, Alanio A, AMS A-H, Arikan-Akdagli S, Badali H, Ben-Ami R, Bonifaz A, Bretagne S, Castagnola E, Chayakulkeeree M, Colombo AL, Corzo-León DE, Drgona L, Groll AH, Guinea J, Heussel C-P, Ibrahim AS, Kanj SS, Klimko N, Lackner M, Lamoth F, Lanternier F, Lass-Floerl C, Lee D-G, Lehrnbecher T, Lmimouni BE, Mares M, Maschmeyer G, Meis JF, Meletiadis J, Morrissey CO, Nucci M, Oladele R, Pagano L, Pasqualotto A, Patel A, Racil Z, Richardson M, Roilides E, Ruhnke M, Seyedmousavi S, Sidharthan N, Singh N, Sinko J, Skiada A, Slavin M, Soman R, Spellberg B, Steinbach W, Tan BH, Ullmann AJ, Vehreschild JJ, MJGT V, Walsh TJ, White

PL, Wiederhold NP, Zaoutis T, Chakrabarti A, Mucormycosis ECMM MSG Global Guideline Writing Group. Global guideline for the diagnosis and management of mucormycosis: an initiative of the European Confederation of Medical Mycology in cooperation with the Mycoses Study Group Education and Research Consortium. Lancet Infect Dis. 2019;19:e405–21. https://doi.org/10.1016/S1473-3099(19)30312-3.

65. Palejwala SK, Zangeneh TT, Goldstein SA, Lemole GM. An aggressive multidisciplinary approach reduces mortality in rhinocerebral mucormycosis. Surg Neurol Int. 2016;7:61. https://doi.org/10.4103/2152-7806.182964.

66. Gupta MK, Kumar N, Dhameja N, Sharma A, Tilak R. Laboratory diagnosis of mucormycosis: present perspective. J Family Med Prim Care. 2022;11:1664–71. https://doi.org/10.4103/jfmpc.jfmpc_1479_21.

67. Chamilos G, Lewis RE, Kontoyiannis DP. Delaying amphotericin B-based frontline therapy significantly increases mortality among patients with hematologic malignancy who have zygomycosis. Clin Infect Dis. 2008;47:503–9. https://doi.org/10.1086/590004.

68. Smith C, Lee SC. Current treatments against mucormycosis and future directions. PLoS Pathog. 2022;18:e1010858. https://doi.org/10.1371/journal.ppat.1010858.

69. Wheat LJ. Approach to the diagnosis of the endemic mycoses. Clin Chest Med. 2009;30:379–89, viii. https://doi.org/10.1016/j.ccm.2009.02.011.

70. Basso RP, Poester VR, Benelli JL, Stevens DA, Xavier MO. Disseminated histoplasmosis in persons with HIV/AIDS, southern Brazil, 2010–2019. Emerg Infect Dis. 2022;28:721–4. https://doi.org/10.3201/eid2803.212150.

71. de Perio MA, Benedict K, Williams SL, Niemeier-Walsh C, Green BJ, Coffey C, Di Giuseppe M, Toda M, Park J-H, Bailey RL, Nett RJ. Occupational histoplasmosis: epidemiology and prevention measures. J Fungi (Basel). 2021;7:510. https://doi.org/10.3390/jof7070510.

72. Joseph Wheat L. Current diagnosis of histoplasmosis. Trends Microbiol. 2003;11:488–94. https://doi.org/10.1016/j.tim.2003.08.007.

73. Azar MM, Hage CA. Laboratory diagnostics for histoplasmosis. J Clin Microbiol. 2017;55:1612–20. https://doi.org/10.1128/JCM.02430-16.

74. Galgiani JN, Ampel NM, Blair JE, Catanzaro A, Johnson RH, Stevens DA, Williams PL, Infectious Diseases Society of America. Coccidioidomycosis. Clin Infect Dis. 2005;41:1217–23. https://doi.org/10.1086/496991.

75. Williams SL, Chiller T. Update on the epidemiology, diagnosis, and treatment of Coccidioidomycosis. J Fungi (Basel). 2022;8:666. https://doi.org/10.3390/jof8070666.

76. Galgiani JN, Ampel NM, Blair JE, Catanzaro A, Geertsma F, Hoover SE, Johnson RH, Kusne S, Lisse J, MacDonald JD, Meyerson SL, Raksin PB, Siever J, Stevens DA, Sunenshine R, Theodore N. 2016 Infectious Diseases Society of America (IDSA) clinical practice guideline for the treatment of coccidioidomycosis. Clin Infect Dis. 2016;63:e112–46. https://doi.org/10.1093/cid/ciw360.

77. Saccente M, Woods GL. Clinical and laboratory update on Blastomycosis. Clin Microbiol Rev. 2010;23:367–81. https://doi.org/10.1128/CMR.00056-09.

第5章 真菌感染症　　*115*

78. McBride JA, Gauthier GM, Klein BS. Clinical manifestations and treatment of blastomycosis. Clin Chest Med. 2017;38:435–49. https://doi.org/10.1016/j.ccm.2017.04.006.

79. Clinical practice guidelines for the management of blastomycosis: 2008 update by the Infectious Diseases Society of America—PubMed. https://pubmed-ncbi-nlm-nih-gov.treadwell.idm.oclc.org/18462107/. Accessed 27 Feb 2023.

第**6**章 抗酸菌感染症

要旨

毎週月曜日の朝，当部門のフェローとアテンダントがコーヒーと菓子を囲んで集まり，過去 1 週間に経験した最も複雑であった症例について話し合い，部内で持ち寄った経験に基づいた指導を行う。流行地域に住んでいるわけでもないのに，抗酸菌〔特に結核菌（*Mycobacterium tuberculosis*）〕の話題がカンファレンスの大半を占めることが多い。なぜ，これらの菌にこれほど関心が集まるのだろうか？ 抗酸菌感染症には，診断および治療上の難題がある。結核の感染性を考えると，症例には感染制御の課題もある。疫学は診断に役立ち，耐性パターンに影響を与える。治療そのものに重大な副作用が伴うため，経験的治療を行う場合は判断が難しい。抗酸菌は，特に他の細菌が通常数週間以内にソースコントロールと抗菌薬単剤療法で治療できるのに比べて，複雑怪奇である。抗酸菌を理解することは，感染症コンサルトの複雑さを理解することと同義である。

本章では，結核の診断と治療の枠組みを，よくある Q&A 形式で概説するが，結核の複雑性を考慮し，困難な症例については地域の結核の専門家に相談することが推奨される。

Q. 肺結核の感染力はどのくらいですか？

A. 予測は困難ですが，医療従事者が危険にさらされていることは確かです。

活動性結核患者と接触すると，結核または潜伏性結核感染症(latent tuberculosis infection：LTBI)をきたす可能性がある。LTBI は活動性結核に進行する可能性があり，免疫不全者でそのリスクは高まる[1]。N95 マスクのような個人防護具(personal protective equipment：PPE)は，感染拡大のリスクを下げるのに役立つ[2]。しかし，患者が活動性結核であることは必ずしも明らかではなく，N95 マスクは日常的に着用されているわけではない。日本の研究では，5年間で 11 人の患者が入院後に活動性結核であると判明した報告がある[3]。入院中の濃厚接触者または高リスク接触者の合計 512 人を同定し，スクリーニングを行った。その結果，512 人中 34 人(6.6％)がインターフェロンγ遊離試験(interferon–gamma release assay：IGRA)陽性であった。そのうち，4 人(0.7％)は活動性結核の画像所見があり，残りの 30 人は LTBI として治療を受けた。感染症フェローには特にどんなリスクがあるだろう？　ある研究では，米国の感染症・呼吸器内科フェローのうち，104 人中 8人(7.7％)が研修中にツベルクリン皮内テスト(tuberculin skin test：TST)が陽転化した[4]。特に，呼吸器内科フェローの 62 人中 7 人(11％)が陽転化しているのに対し，感染症フェローでは 42 人中 1 人(2.4％)しか陽転化していなかった。が，これはエアロゾル産生処置のリスクが高いからだろう。別の研究では，結核療養所の職員と結核患者と家庭で同居していた人の陽転化率を比較したところ，それぞれ 14％と 10％であった[5,6]。少し背筋が寒くなるような事例では，患者が結核と認識されるまでに，29 人の医療従事者が活動性結核患者 1 人に，救急治療室で 2 時間，集中治療室で 10時間曝露した[7]。ツベルクリン反応陰性の医療従事者 17 人のうち，10 人(59％)が陽転化し，3 人(18％)が活動性結核を発症した。

地域社会での陽転化率はどうだろうか？　1960 年代の興味深い研究に，活動性結核と診断されていないスクールバスの運転手がいた[8]。接触者調査がバスに乗っていた学生に行われ，彼らをバスに乗っていた時間ごとに分けた。バスに乗っていた時間が 10 分未満

の場合は 22 %，10 〜 39 分の場合は 30 %，40 分以上の場合は
57 %が陽転化した。別の風変わりな研究では，結核が判明してい
る患者を対象に，一晩の咳の回数が数えられた[9]。一晩の咳の回数
が 12 回以下の患者の場合，その家族は 27 %の確率で陽転化した。
一晩に 48 回以上咳をした患者の家族は，44 %の確率で陽転化した。
　曝露期間と LTBI の発症をさらに調べるために，新しく前向き研
究が実施された[10]。米国とカナダの 9 つの保健所で，活動性結核
と診断された患者を集め，その濃厚接触者に面談とスクリーニング
検査を行った。3,040 人の接触者のうち，1,390 人が LTBI と診断
された。多変量解析では，接触者が LTBI と診断されるリスクとし
て，年齢が 5 歳以上であること，米国・カナダ生まれでないこと，
活動性結核患者が塗抹陽性であること，活動性結核患者と寝室を共
有していることなどが挙げられた。患者との接触時間が 250 時間
（約 10 日）増えるごとに，LTBI のリスクは 8.2 %増加した。曝露時
間はセロコンバージョンにおいて重要であり，治療中の濃厚接触は
最小限に抑えるべきである。注目すべきは，家庭内の接触者以外で
何らかの曝露があった場合，LTBI になる確率は 33 %以上であった
ことである。
　要するに，医療従事者は活動性結核および / または LTBI を発症
するリスクがあることは確かである。リスクの程度は，曝露時間，
曝露の種類，宿主の要因によって異なる。

Q. 活動性結核患者に曝露されました。いつ検査を受けるべきですか？

A. 現在のガイドラインでは，曝露時と 8 〜 10 週間後の再検査を推奨しています。

活動性結核患者に PPE なしで曝露した場合，医療従事者などの濃
厚接触者はスクリーニング検査を受けるべきである。32 人の兵士
から成る小隊が発端となる患者に曝露された研究では，4 人が活動
性結核を発症した[11]。残りの 27 人の兵士は，IGRA を 0，2，4，
8，14，18，30 週，または陽性反応が出るまで実施した。その後，
17 人の兵士が最初の IGRA で陽性となった。残りの 10 人の兵士
のうち，3 人が 2 週目に，3 人が 4 週目に，3 人が 14 週目に陽性

120　第6章　抗酸菌感染症

となった。30週間の研究期間中，陽転化しなかったのは1人だけ
であった。また，症例の90％は最初の8週間で陽性が判明した。

　米国疾病対策センター(Centers for Disease Control and Pre-
vention)は，曝露時とその8〜10週間後の結核のスクリーニング
検査を推奨している[12]。あなたの地元の労働衛生局は，より具体
的な指針をもっている可能性が高い[●1]。

Q. 結核検査で陽性の人がいます。結核に感染しているのでしょうか？

A. さまざまな検査と病態のカテゴリーがあります。

　入国審査や職業検診，腫瘍壊死因子(tumor necrotizing factor：
TNF)-α阻害薬やその他の免疫抑制剤の使用前に結核検査を受け
ることが多い。結核には，大きく分けて活動性結核と潜在性結核感
染症の2種類がある。米国では，あらゆる種類の結核のスクリー
ニングとして，ツベルクリン皮内テスト(TST)と血清ベースの
IGRAが最も一般的である。これらの検査はいずれも，結核菌を直
接測定するのではなく，結核菌抗原に対する宿主の免疫を測定する
ものである。IGRAはTSTと比較して，その後の皮膚の発赤の大
きさを測定するために再診する必要がないこと，BCG(Bacille
Calmette Guérin)ワクチンを接種したことのある人に偽陽性が出
ないことなど，いくつかの利点がある[13]。非結核性抗酸菌(non-
tuberculous mycobacteria：NTM)感染の既往がある患者では，ど
ちらの検査も偽陽性を示すことがあるが，これはおそらく，抗酸菌
抗原による免疫交差反応によるものであろう。これらの検査はどち
らも宿主の免疫に依存していることから，免疫不全患者，特に高齢
でリンパ球数の減少した患者では，どちらも偽陰性になりやすい[14]。

　スクリーニング検査で真の陽性と考えた場合，次に判断すべき
は，LTBIか活動性結核かである。原因不明の体重減少，寝汗，発
熱，咳，血痰，背部痛など，活動性結核の症状(非特異的であるこ
とが多い)を除外すべきである。肺結核の診断では，胸部画像検査

●1 — Dr. 渋江のコメント●日本国内では，地域の保健所の指示，保健所と
の相談で行うことが多いと思います。

が重要であり，結核の曝露・感染で石灰化した肉芽腫や肺門リンパ節腫脹などがみられる。活動性結核の最も一般的な画像所見は，肺尖部および後上葉区を含む不均一な consolidation[●2] であり，20〜45％の症例で空洞がみられる[15]。コンピュータ断層撮影(CT)画像は，従来のX線撮影よりも感度が高く，陽電子放出断層撮影 / コンピュータ断層撮影(positron emission tomography / computed tomography：PET / CT)を診断や治療反応の経過観察に用いることを支持するデータもある。結局，画像所見は活動性結核を強く疑わせるが，空洞を伴う consolidation を引き起こす他の感染症があるため，非特異的である。したがって，画像所見および / または活動性結核を疑わせる症状があれば，さらなる診断を行う。その他に，活動性結核を疑う画像や症状がないにもかかわらず，TSTまたは IGRA が陽性であれば，LTBI の可能性が高いので，LTBI のマネジメントを行うべきである。

　LTBI と考えられる患者を診察する際には，私は LTBI と活動性結核の違いについて説明することにかなりの時間を費やしている。結核の診断には大きなスティグマがあり，可能な限り患者をサポートし，誤った情報を払拭することが重要である[16]。リスク評価，検査の真の陽性的中率，宿主の要因による LTBI から活動性結核への移行率，LTBI 治療による副作用の可能性の見積もりなどに役立つさまざまなオンラインの計算ソフトがある[17]。私はこれらの計算ソフトを患者とともにリアルタイムで見ながら，さまざまな要因がどのように発病リスクに寄与しているかを説明する。その後，患者の LTBI に対するさまざまな治療選択肢について話す。

　LTBI 治療の根幹はイソニアジドとリファマイシンである。米国では，LTBI の菌株は一般的にイソニアジドとリファンピシンに感受性があるが，世界的には必ずしもそうとは限らない[18]。米国では，週1回のイソニアジドとリファペンチンの3か月間投与，リ

●2 ― Dr. 渋江のコメント●英語表記の consolidation は日本語の印象だと浸潤影と訳されることが多いですが，実際は浸潤影に相当する infiltration とは表現が異なり，血管影が透見できないような濃い陰影の意味と思います。つまり，結核に多くみられる tree-in-bud appearance のように，肉芽形成によって濃くみえる陰影などを指していると解釈します。

ファンピシンの 4 か月間連日投与，またはリファンピシンとイソニアジドの 3 か月間連日投与の 3 つのレジメンが推奨されている[19]。リファマイシンは薬物相互作用のために禁忌となる患者もいるため，代替レジメンとしてイソニアジドを 6 か月間連日投与する方法があるが，ヒト免疫不全ウイルス(human immunodeficiency virus：HIV)患者の LTBI 治療には 9 か月間投与することを好む者もいる[19]。多くの LTBI 治療レジメンの不便さと投与期間を考えると，完遂率はばらつきが大きく，メタアナリシスでは一般母集団で 39〜96％と判明しており，リファマイシンをベースとしたより短いレジメンが好まれる理由の 1 つとなっている[19,20]。イソニアジドは肝毒性を引き起こす可能性があり，高齢の患者ではそのリスクが高い。この毒性は無症状で起こることもあるので，治療中はルーチンでの経過観察の検査が推奨される[21]。さらに，イソニアジドはビタミン B_6(ピリドキシン)の代謝を阻害するため，特に，HIV など他の多発性神経障害のリスクを有する患者では，ビタミン B_6 欠乏症とそれに続く多発神経障害を引き起こす可能性がある。ピリドキシン補充はイソニアジド誘発性の多発性神経障害を予防できるが，内服薬が多くなる[22]。

施設によっては，LTBI 治療の開始と完了を示すために，地元の公衆衛生局に提出する書類が追加される場合がある。また，これらの薬剤は，自治体によって患者負担が無料になる場合もある●3。LTBI 治療が完了したら，その旨を明文化し，患者にこの文書を提供することが重要であり，これによって，その後の不必要な LTBI 治療を避けることができる●4。LTBI の診断は免疫の反応に依存しているため，治癒証明の検査はなく，以前に TST や IGRA が陽性であった患者は，LTBI 治療後も引き続き陽性である可能性が高い。

●3─Dr. 渋江のコメント●日本国内では，LTBI で治療が必要な場合は 2 類感染症の届けを保健所に提出し，公費負担で治療を行います。翻訳時点(2024 年 11 月)では，イソニアジド単剤療法のみが公費負担となるため，前述のリファマイシン併用は公費の適用外となります。

●4─Dr. 渋江のコメント●日本国内では各種の届けを提出し，保健所の協力を得て，管理することになります。

Q. 活動性肺結核の画像所見がはっきりしない患者では，診断にはどの検査が必要でしょうか？

A. 喀痰培養と塗抹検査，核酸増幅検査です。

活動性結核の診断に最も一般的な基準となるものは喀痰培養であり，これは通常，画像検査で結核らしさがあり，および／または結核を疑う症状がある場合に実施される。しかし，抗酸菌の増殖が遅いため，培養が陽性になるまでに数週間かかることがあり，その間に空気予防策などのコストがかかり，患者も隔離対応を継続することになる[23]。活動性結核を除外するために，より迅速な方法はあるだろうか？

培養と同時に，喀痰の抗酸菌塗抹検査ができる。1回の塗抹検査での感度は53.8％であるが，連続して検査を行うことで感度は上昇し，3回の塗抹検査で感度は約70％になる[24]。さらに，塗抹陰性で培養陽性の患者は，抗酸菌の量が少なく，感染性リスクが低い可能性が高い（結核伝播の8〜20％に関与すると推定される[25]）。より迅速な活動性結核診断法として，核酸増幅検査(nucleic acid amplification test：NAAT)がある。NAATの感度は一定せず，塗抹検査や培養と合わせて実施することが推奨されている[24,26]。NAATのさらなる利点は，耐性検査，特に，リファンピシン耐性に関連する遺伝子変異をスクリーニングできることである[26]。現在のガイドラインでは，最初に採取した喀痰検体に対してNAATを実施することが推奨されている[24]。

しかし，患者が喀痰を出せない場合はどうすればよいだろうか？誘発後も喀痰を十分に採取できない患者もいる。残念ながら，IGRAとTSTは，特に高齢者では，活動性肺結核に対する感度／特異度が低い[27]●5。結核が疑われ，連続して行った喀痰検査で結核

●5 ― Dr. 渋江のコメント●活動性結核疑いに対してIGRA陰性で否定することは検査前確率が高い場合には相当慎重になったほうがよさそうです。一方で，IGRA陽性のみで活動性結核の診断に結びつけることも同様に慎重になるべきと思います（活動性結核となりやすい細胞性免疫不全宿主では，複数の病原体が関与していることもあり，潜在性結核感染症に別の主病態となる感染症が併存していることも時々経験します）。

の可能性が否定できない場合は，気管支鏡検査が推奨される[24]。気管支肺胞洗浄(bronchoalveolar lavage：BAL)で培養と塗抹検査を行い，組織検体を採取してNAATを用いた診断ができる。しばしば気管支鏡検査後の喀痰も採取するように呼吸器内科の同僚に依頼することもあるが，これはBALと組み合わせることで検査の診断精度を高めるためである[28,29]。

　他の迅速診断法の開発も積極的に取り組まれている。STAMP試験と呼ばれる前向きコホート研究では，マラウイと南アフリカのHIV感染症患者が，従来の喀痰による結核検査を受ける群と，喀痰＋尿による結核検査を受ける群に無作為に割り付けられた[30]。主要アウトカムは2か月後の全死亡率であった。結核またはLTBIの治療歴がある患者は除外された。計322人の患者が検査で結核と確認され，解析された。入院時のCD4数の中央値は75/mm^{3}であった。さらに，尿検体の66.1％がTB-LAM(バイオマーカーの検査)で陽性，40.5％がXpert(NAATの検査)で陽性であり，合計で78％が尿検査で陽性であった。これらの患者の多くは，抗ウイルス薬投与中であったがウイルス学的コントロールが不良であったため，尿路の結核は播種性結核と一致していた，と推定される。この研究における死亡率は30％以上であった。尿検査陽性は重症の臨床の経過と関連していた。尿検体と比較して喀痰の採取に時間がかかることから，免疫抑制が著しく，播種性結核の疑いがある患者には有用なバイオマーカーとなる可能性がある。しかし，米国では肺結核の多くの症例には適さない検査であろう。

　まとめると，活動性肺結核を除外するための現在のプラクティスは，3回の喀痰検体を採取し，少なくとも1回はNAATを実施することである。病院によって方針は異なるかもしれないが，培養が陽性となるまで数週間かかることを考えると，塗抹/NAATが陰性であれば隔離を解除している病院が多い。活動性結核の最も一般的な病態は肺結核であるが，結核感染の解剖的部位の一部にすぎない。肺結核以外の部位としては，リンパ節，骨，関節，中枢神経系結核腫，腹部，泌尿生殖器，心膜，播種性/粟粒結核などがある[31]。結核に関連するリスク因子をもち，それ以外の原因不明の症状をもつ患者にとって，一般的に結核は考慮すべき鑑別疾患である。

第6章 抗酸菌感染症　125

Q. 活動性結核患者がいます。どのように治療しますか？

A. 活動性結核は，複数の薬剤を用いた直接服薬確認療法（DOT）を少なくとも6か月間行います。

　活動性結核の治療は，個々の患者にとっても公衆衛生にとっても重要な問題である。他の感染症とは異なり，活動性結核の治療には直接服薬確認療法（directly observed therapy：DOT）が用いられる。DOTでは，患者は医療専門家によって薬を服用するところを確認される。現在，ビデオ下のDOTが広く使用されるようになってきており，対面式のDOTと同様（あるいはそれ以上）の服薬アドヒアランスにつながっている[32]。患者の地域の保健所が，医療チームと協力してDOTを監督することがよくある。

　治療薬は「RIPE」（リファンピシン，イソニアジド，ピラジナミド，エタンブトール）が主流である。結核の典型的な第1選択治療は，4種類の薬物すべてによる2か月間の治療〔集中的治療期（intensive phase）〕と，イソニアジドとリファンピシンによる4か月間の治療〔治療継続期（continuation phase）〕である[33]。LTBIの治療と同様に，イソニアジドによる神経障害を予防するためにピリドキシンを投与すべきである●6。結核菌がイソニアジドとリファンピシンの両方に感性の場合，intensive phaseにはエタンブトールを中止することができる●7。現在のガイドラインでは，いつ培養陰性化するかを判断するために，毎月の喀痰検査（または少なくともintensive phaseの後に1回）を推奨している[33]。2か月後も塗抹陽性が続く患者または，画像検査で空洞がみられる患者は，治療後に疾患が再発する可能性が高い[34]。このような患者には，continuation phaseをさらに3か月延長し，合計9か月間治療すること

●6 ― Dr. 渋江のコメント● 合併症がなく，食事を問題なく摂取できるような患者であれば全例に投与という必要性は乏しいです。リスクのある患者においてはピリドキシンの予防投与が推奨される文献もあり，特に，高齢者，栄養失調，慢性肝疾患，妊娠中や授乳中の女性，アルコール嗜飲者，小児，糖尿病，HIV患者，腎不全の患者では予防投与が推奨されています。

●7 ― Dr. 渋江のコメント● 日本国内のガイドラインでは，特に副作用もない状況であれば，4剤で2か月間投与するのが一般的です。

が推奨される[33]。肝毒性は，結核治療レジメンが中止される最も一般的な理由である[35]。肝機能，生化学検査のモニタリングに加えて，エタンブトールは視神経炎を引き起こす可能性があるため，エタンブトール服用中の患者は治療開始時の視力検査と色識別検査，および眼科によるモニタリングを受けるべきである[33]。

薬剤耐性結核の治療はより複雑である。世界保健機関(World Health Organization：WHO)のガイドラインは，フルオロキノロン系薬への感性が保たれている地域では，ベダキリン，pretomanid，リネゾリド，モキシフロキサシンの6か月内服レジメンを推奨している[36]●8。薬剤耐性結核患者を対象とした国際的な無作為化比較試験(randomized controlled trial：RCT)(TB-PRACTECAL)では，この4剤併用24週間レジメンと9〜20か月の標準治療レジメンが比較され，死亡，治療失敗，治療中止，追跡不能，結核再発の複合を主要アウトカムとする有害事象発生率の有意な低下と非劣性が認められた[37]。

フルオロキノロン耐性が懸念される場合は，9か月レジメンがあり，6か月間のベダキリンとともに4か月間のエタンブトール，高用量イソニアジド，エチオナミド，ピラジナミド，クロファジミン，レボフロキサシン／モキシフロキサシンのintensive phase と，5か月間のエタンブトール，ピラジナミド，クロファジミン，レボフロキサシン／モキシフロキサシンのcontinuation phase である。患者で塗抹陽性が続くなら，intensive phase はさらに2か月延長できる。想像のとおりで，これらのレジメンは忍容性に問題があり(intensive phase で7剤)，慎重な経過観察が必要である。

現在のガイドラインでは，活動性結核に対して少なくとも6か

●8 ― Dr. 渋江のコメント●日本国内では，結核・非結核性抗酸菌症学会治療委員会の勧告(結核診療ガイドライン2024)では，多剤耐性結核に対して優先すべき薬剤として，感性が確認されているなら，レボフロキサシン，ベダキリンの2剤を基本として，リネゾリド，エタンブトール，ピラジナミド，デラマニド，クロファジミン，サイクロセリンの6剤を含めた8剤から5剤を用いて治療することを原則としています〔翻訳時点(2024年11月)では，リネゾリドとクロファジミンは抗結核薬として薬事承認がされておらず，公費負担の対象となっていません〕。

月間の治療が推奨されているが，最近の RCT では，リネゾリドや
ベダキリンなどの新しい抗菌薬が使用可能になったこともあり，よ
り短期間のレジメンが有望視されている。国際的な TRUNCATE-
TB RCT では，リファンピシン感性の肺結核の成人 660 人が 5 種
類のレジメン，(1)標準的な 24 週間の RIPE または 8 週間のイソ
ニアジド，ピラジナミド，エタンブトールと次のいずれか，(2)リ
ファンピシンとクロファジミン，(3)リファンピシンとリネゾリド，
(4)リファペンチンとリネゾリド，(5)ベダキリンとリネゾリドと
の併用に無作為に割り付けられた[38]。エタンブトールは，リファ
ペンチン投与群ではレボフロキサシンに置き換えられた。経過観察
時に喀痰採取と画像検査を行った。8 週目に喀痰陽性または症状が
持続している場合，治療レジメンは 12 週まで延長された。12 週
目に臨床病変が持続している患者は標準治療コースに切り替えら
れ，24 週間の治療が行われた。当初，喀痰塗抹 3＋，胸部レント
ゲン写真で 4 cm 以上の空洞がある患者，および / または HIV 感
染者(people living with HIV：PLWH)は対象外であったが，これ
らの除外基準は試験中に削除された。主要アウトカムは，登録から
96 週後の死亡と継続治療の必要がある活動性の病態であった。標
準治療群，リファンピシン–リネゾリド投与群，ベダキリン–リネ
ゾリド投与群では，試験終了時に全例が登録され，ベダキリン–リネ
ゾリド投与群は標準治療群に対して主要アウトカムで非劣性であっ
た。臨床的に病態が持続していると考えられる患者に対しては治療
を延長することが可能であったため，平均治療期間は標準治療群で
180 日，リファンピシン–リネゾリド群で 106 日，ベダキリン–リ
ネゾリド群で 85 日であった。ベダキリン–リネゾリド群の 86％の
患者は，治療延長の必要なく，8 週でコースを完了できた。有害事
象の発生率には 3 群間で差はなかった。この短期間のベダキリン–
リネゾリドレジメンがより複雑な母集団に一般化が可能か検討する
ためにはさらなる研究が必要であるが(登録がさらに拡大された後
も HIV 感染者は採用されなかった)，この結果は，より短期間レジ
メンが感受性のある結核に対して有効かつ安全である可能性を示唆
している。

128 第6章 抗酸菌感染症

Q. HIV 感染者（PLWH）の場合，活動性結核のマネジメントは変わるでしょうか？

A. HIV 感染者ではアウトカムが悪くなるリスクがあります。

PLWH の結核マネジメントは，肺外結核に罹患している可能性が高く，感染の進行がより速いため，さらに治療困難となりうる[39]。世界中で結核は入院の最も多い原因であり，PLWH の入院死亡の約25％を占めている[40]。抗レトロウイルス治療（antiretroviral treatment：ART）を受けている，薬剤感受性のある結核患者には，イソニアジド，リファンピシン，エタンブトール，ピラジナミドを2か月間，次いで，イソニアジドとリファンピシンを4か月間投与する標準的なレジメンで十分であり，間欠的なレジメンよりも毎日投与するレジメンが望ましいと考えられている[39]。ART を受けていない患者には，治療を9か月（イソニアジドとリファンピシンを3か月追加）まで延長することを推奨する専門家もいる[33]。PLWHでは，ART を使用していても，HIV に感染していない人に比べて耐性結核のアウトカムが悪い[41]。WHO は，PLWH の多剤耐性（multidrug-resistant：MDR）-TB 治療について，可能な限り6か月レジメン（ベダキリン，pretomanid，リネゾリド，モキシフロキサシン）を推奨している。現在のガイドラインでは，PLWH のMDR-TB について長期療法を推奨していないが，ART レジメンと結核治療レジメンに含まれる多剤間の相互作用により，薬剤の副作用がより頻繁に起こる可能性がある[36]。末梢神経障害と持続的な嘔吐は，活動性結核の治療を受けている PLWH でよくみられたが，イングランドの患者を対象とした後ろ向き研究では，結核治療の中断に群間差はなかった[35]。新規診断例の場合，WHO は結核治療開始後8週間以内に ART を開始することを推奨しており，さらに早く開始することを推奨しているところもある[42]。

Q. 結核性髄膜炎の患者をどのようにマネジメントすべきでしょうか？

A. デキサメタゾンは追加すべきです。

ランドマークの RCT では，ベトナムの結核性髄膜炎患者 545 人

を無作為に割り付け，デキサメタゾンがプラセボに対して9か月後の死亡または重度障害のリスク(主要評価項目)を減少させるかどうかを検討した[43]。患者は，Glasgow Coma Scale(GCS)が15である軽症の Grade I，GCS が 11〜14 である Grade II，そして最も重症の症例(GCS が 11 未満)を Grade III として，疾患のレベルに基づいて3群に細分化された。Grade I の患者には，2週間のデキサメタゾン静脈内投与(静注)治療(第1週は 0.3 mg/kg/日，第2週は 0.2 mg/kg/日)，4週間の経口治療(第3週は 0.1 mg/kg/日，その後は 1 日 3 mg，毎週 1 mg ずつ減量)が行われた。Grade II とIII では4週間の静注治療が行われた。主要アウトカム(生存率および身体障害化率)の解析において，Grade I の患者はプラセボと比較して，デキサメタゾン投与により死亡率または重度身体障害化率が有意に減少した(21.1% vs 34.9%，$p = 0.04$)。Grade II またはIII(全般的に不幸なアウトカム)では有意差はなく，3群すべてを合わせても有意差はなかった(主要アウトカム)。この研究は，結核性髄膜炎の治療成績の悪さと，ステロイドとの併用療法の利点を浮き彫りにした。この研究以降，結核髄膜炎患者のデータのメタアナリシスにより，標準治療の抗菌薬に加えて副腎皮質ステロイドを併用すると死亡率が低下することがさらに支持され，現在のガイドラインでは副腎皮質ステロイドの併用療法が推奨されている[44]。

Q. 播種性結核の治療を受けている患者で，肝障害が増悪しています。

A. 肝障害は感染症自体や薬剤の副作用によるものかもしれません。

活動性結核は比較的高い罹患率と死亡率を引き起こす。残念なことに，治療は良好な経過になるとは限らず，経験的治療などの判断が困難になることがある。たとえば，私たちのコンサルト例で，関節リウマチのため TNF-α 阻害薬を服用している脂肪肝を伴う，播種性結核が疑われた高齢患者がいた。結核に関連した肝毒性には，主に4つの機序として，(1)びまん性の肝病変を伴う播種性結核(私が述べた患者で最も可能性の高いシナリオ)，(2)肉芽腫性肝炎，(3)肝結核腫(結核膿瘍)，(4)抗結核薬による薬剤誘発性肝障害が

ある。直接的な肝障害は珍しいことではなく，インドの結核患者
280 例では，15.7％に肝胆道系への病変がみられた[45]。肝疾患の
既往がない患者では，肝胆道系への病変がある場合でも RIPE 使用
は一般的に忍容性が高い。肝疾患の既往がある患者では，ピラジナ
ミドの投与は可能な限り避けるべきである。肝毒性は，LTBI 治療
にルーチンで使用されない理由の 1 つである[46]●9。肝疾患が進行
している患者に対してピラジナミドを温存するレジメンの 1 つと
して，イソニアジド，リファンピシン，エタンブトールを inten-
sive phase として 2 か月間投与し，イソニアジドとリファンピシ
ンを continuation phase として 7 か月間投与する[33,47]。

　しかし，RIPE に含まれる他の薬剤も原因となりうる。イソニア
ジドとリファンピシンを併用すると肝毒性が強くなる[47]。エタン
ブトール，アミノグリコシド系薬，フルオロキノロン系薬は一般に
忍容性が高い。状態が不安定な肝硬変患者に対しては，フルオロキ
ノロン系薬とエタンブトールを含む 3 剤併用レジメンを少なくと
も 18〜24 か月使用することを推奨する専門家もいる[33,47]。

　この患者は当初，播種性結核による肝障害が最も疑わしい画像所
見と検査所見を示していたが，のちに高ビリルビン血症を発症し
た。これは RIPE の毒性によるものだろうか？　アミノトランス
フェラーゼ値の一過性の無症候性上昇は，最もよくみられる薬剤性
による影響であり，イソニアジド使用患者の 20％程度にみられ
る[48]。しかし，胆道系障害はまれにしか報告されていない。台湾
の全国の病院システムによるデータベースの後ろ向きコホートで
は，急性の胆道系障害は治療中の患者の 0.12％に発生した[49]。イ
ソニアジドとリファンピシンは胆汁酸塩の排出を阻害すると考えら
れており，コレステロール結石の形成をより早期に引き起こす可能
性がある。一般に，活動性結核の治療を受けている患者の肝障害悪
化の原因の確定も，最良のマネジメントを決定するのも非常に困難
である。特に，肝疾患の既往がある患者では，肝臓内科医とともに

◉9 ― Dr. 渋江のコメント●リファンピシン–ピラジナミドによる予防治療
　は，イソニアジドによる予防治療よりも重篤な肝毒性を引き起こす頻
　度が高かった（オッズ比 2.61，95％信頼区間 1.26〜5.39）という
　報告があります。

第 6 章　抗酸菌感染症　　131

診療することが非常に有用である。

Q. 喀痰から非結核性抗酸菌が培養されました。治療すべきでしょうか？　治療はどうしたらよいでしょうか？

A. 治療は診断確定と，薬剤使用のリスク / ベネフィット，症状および治癒の可能性を比較して決めます。

私たちは，土壌や水中に生息する非結核性抗酸菌(NTM)などの，あらゆる種類の環境微生物と共存している。NTM は固体培地上での増殖速度によって，「遅発育性」(*Mycobacterium avium* complex および *Mycobacterium kansasii*)，「中間」(*Mycobacterium marinum*)，「迅速発育性」(*Mycobacterium abscessus* および *Mycobacterium chelonae*)に分類することができる[50]。呼吸器感染症は NTM の疾患で最も頻度の高い病態であり，特に，既存の構造的変化を伴う肺疾患の患者に起こる。

これらの微生物は，環境からのコンタミネーションおよび / または，主要な病態に関与しない常在菌のことがあり，診断基準が確立されている[51]。患者は，NTM 感染と一致する呼吸器または全身の症状を伴う。胸部レントゲン写真または CT で結節性または空洞性の病変があり，気管支拡張と多発性結節がみられる。最後に，喀痰培養が 2 回陽性，気管支鏡検査による培養が 1 回陽性，または肺生検での組織学的特徴が一致して，喀痰培養が 1 回陽性でなければならない。菌種も手がかりとなり，*M. kansasii* と *M. abscessus* は，特に病原性の強い菌種の例である[51,52]。

患者が肺 NTM 感染の診断基準を満たしたとしても，すぐに治療を開始するのではなく，考慮すべき点がある。たとえば，現在のガイドラインでは，*M. abscessus* による肺感染症に対して，少なくとも 3〜4 種類の感受性のある薬剤と初期の静注治療を推奨している[51]。感受性によるが，典型的なレジメンは，アミカシン，アジスロマイシン，イミペネムまたはチゲサイクリンによる 8〜12 週間の初期治療と，クロファジミン，ベダキリンおよび / またはアジスロマイシンによる維持治療を，最初の喀痰培養陰性から 12 か月行う。外科的治療(抗菌薬に加えて)を受けた患者は，寛解期間が長くなる可能性があるが，手術にはさらなるリスクが伴う[53]。この

ような強力な治療レジメンにもかかわらず，*M. abscessus* 感染の治癒率は比較的低く，34〜70％と報告されている[24,54]。治癒に至らなかった患者は，耐性が発現していないことを確認するために，経過観察しながら治療を繰り返す必要があるかもしれない。治癒を保証することなく，抗菌薬の副作用の可能性があることを考えると，症状が軽微な患者は，治療を開始するよりも，継続的な画像撮影，検査による「経過観察」という戦略を選ぶかもしれない。*M. abscessus* のような抗酸菌は，放置すると進行性の肺疾患を引き起こす可能性があるため，しっかりとマネジメントする必要がある。*M. abscessus* を例とした上記のアプローチは，他の肺 NTM 症にもとることができ，抗菌薬の選択と治療期間に関する推奨ガイドラインが利用可能である[24]。このような症例は非常に対応が難しいため，特に治療法が確立されていない場合は，地域の抗酸菌の専門家に相談すべきである。

Q. 肺以外から非結核性抗酸菌が発育しています。これらは肺以外でも感染を起こすのでしょうか？

A. 起こります。免疫不全宿主では特に，皮膚（および軟部組織）への感染が起こりますが，免疫正常者でも感染が起こる菌種や状況もあります。

肺疾患に加えて，NTM は日和見感染症の病原体として皮膚軟部組織や骨に感染を引き起こすことがある。たとえば，私はフェローシップ期間中，筋骨格系の *M. chelonae* 感染患者を数例治療した。後ろ向き研究では，皮膚軟部組織，骨に感染した *M. chelonae* の100 症例の特徴が報告されている[55]。感染源として，皮膚感染からの播種（53％），外傷（15％），カテーテル関連（12％），手術部位（8％），注射後（6％），感染源不明（5％）がある。皮膚疾患患者のうち，血液培養が陽性であったのは 6％のみであった。NTM のなかには 37℃よりも低い温度で発育しやすい種があるためか，皮膚病変の多くは末梢の部位であった●10)。この研究の患者の大多数は感

●10 ─ Dr. 渋江のコメント●30℃前後が至適温度であるものとして，*M. marinum*，*M. ulcerans*，*M. haemophilum* などが挙がります。

染前に副腎皮質ステロイドの投与を受けており，これは皮膚 *M. chelonae* 症による播種の主なリスク因子であると考えられる。

　ほとんどの NTM は日和見感染症の病原体であり，免疫不全者または構造的疾患を有する者にのみ感染するが，*M. marinum* と *Mycobacterium ulcerans* の 2 種は，免疫正常者でも皮膚感染を起こすことが知られている[52]。特に *M. marinum* は，水槽のメンテナンスに関連することがあり，「水槽肉芽腫」と呼ばれることもある[56]。私がフェローシップ期間中に経験した，免疫正常者における NTM 感染症のもう 1 つの肺以外のよくある原因は，医療ツーリズムの不幸な結果によるものであった。国によっては，美容整形手術が迅速発育 NTM 感染と関連しており，これらの症例の多くは，治療のために複数の抗菌薬を長期間服用することに加え，ソースコントロールのための手術が必要である[57]。

参考文献

1. Shea KM, Kammerer JS, Winston CA, Navin TR, Horsburgh CR. Estimated rate of reactivation of latent tuberculosis infection in the United States, overall and by population subgroup. Am J Epidemiol. 2014;179:216–25. https://doi.org/10.1093/aje/kwt246.

2. Welbel SF, French AL, Bush P, DeGuzman D, Weinstein RA. Protecting health care workers from tuberculosis: a 10-year experience. Am J Infect Control. 2009;37:668–73. https://doi.org/10.1016/j.ajic.2009.01.004.

3. Hirama T, Hagiwara K, Kanazawa M. Tuberculosis screening programme using the QuantiFERON-TB Gold test and chest computed tomography for healthcare workers accidentally exposed to patients with tuberculosis. J Hosp Infect. 2011;77:257–62. https://doi.org/10.1016/j.jhin.2010.11.012.

4. Malasky C, Jordan T, Potulski F, Reichman LB. Occupational tuberculous infections among pulmonary physicians in training. Am Rev Respir Dis. 1990;142:505–7. https://doi.org/10.1164/ajrccm/142.3.505.

5. Ramakrishnan CV, Andrews RH, Devadatta S, Fox W, Radhakrishna S, Somasundaram PR, Velu S. Influence of segregation to tuberculous patients for one year on the attack rate of tuberculosis in a 2-year period in close family contacts in South India. Bull World Health Organ. 1961;24:129–48.

6. Kamat SR, Dawson JJ, Devadatta S, Fox W, Janardhanam B, Radhakrishna S, Ramakrishnan CV, Somasundaram PR, Stott H, Velu S. A controlled study of the influence of segregation of tuberculous patients for one year on the attack rate of tuberculosis in a 5-year period in close family contacts in South India. Bull World Health Organ. 1966;34:517–32.

7. Griffith DE, Hardeman JL, Zhang Y, Wallace RJ, Mazurek GH. Tuberculosis outbreak among healthcare workers in a community hospital. Am J Respir Crit Care Med. 1995;152:808–11. https://doi.org/10.1164/ajrccm.152.2.7633747.

8. Rogers EF. Epidemiology of an outbreak of tuberculosis among school children. Public Health

Rep (1896). 1962;77:401–9.

9. Loudon RG, Spohn SK. Cough frequency and infectivity in patients with pulmonary tuberculosis. Am Rev Respir Dis. 1969;99:109–11. https://doi.org/10.1164/arrd.1969.99.1.109.

10. Reichler MR, Khan A, Yuan Y, Chen B, McAuley J, Mangura B, Sterling TR, Tuberculosis Epidemiologic Studies Consortium Task Order 2 Team (2020) Duration of exposure among close contacts of patients with infectious tuberculosis and risk of latent tuberculosis infection. Clin Infect Dis 71:1627–1634. doi: https://doi.org/10.1093/cid/ciz1044.

11. Lee SW, Oh DK, Lee SH, Kang HY, Lee C-T, Yim J-J. Time interval to conversion of interferon-gamma release assay after exposure to tuberculosis. Eur Respir J. 2011;37:1447–52. https://doi.org/10.1183/09031936.00089510.

12. Sosa LE. Tuberculosis screening, testing, and treatment of U.S. Health Care Personnel: recommendations from the National Tuberculosis Controllers Association and CDC, 2019. MMWR Morb Mortal Wkly Rep. 2019;68 https://doi.org/10.15585/mmwr.mm6819a3.

13. Farhat M, Greenaway C, Pai M, Menzies D. False-positive tuberculin skin tests: what is the absolute effect of BCG and non-tuberculous mycobacteria? Int J Tuberc Lung Dis. 2006;10:1192–204.

14. Yamasue M, Komiya K, Usagawa Y, Umeki K, Nureki S-I, Ando M, Hiramatsu K, Nagai H, Kadota J-I. Factors associated with false negative interferon-γ release assay results in patients with tuberculosis: a systematic review with meta-analysis. Sci Rep. 2020;10:1607. https://doi.org/10.1038/s41598-020-58459-9.

15. Skoura E, Zumla A, Bomanji J. Imaging in tuberculosis. Int J Infect Dis. 2015;32:87–93. https://doi.org/10.1016/j.ijid.2014.12.007.

16. Courtwright A, Turner AN. Tuberculosis and stigmatization: pathways and interventions. Public Health Rep. 2010;125:34–42.

17. Menzies D, Gardiner G, Farhat M, Greenaway C, Pai M. Thinking in three dimensions: a web-based algorithm to aid the interpretation of tuberculin skin test results. Int J Tuberc Lung Dis. 2008;12:498–505.

18. Fraser A, Paul M, Attamna A, Leibovici L. Treatment of latent tuberculosis in persons at risk for multidrug-resistant tuberculosis: systematic review. Int J Tuberc Lung Dis. 2006;10:19–23.

19. Sterling TR, Njie G, Zenner D, Cohn DL, Reves R, Ahmed A, Menzies D, Horsburgh CR, Crane CM, Burgos M, LoBue P, Winston CA, Belknap R. Guidelines for the treatment of latent tuberculosis infection: recommendations from the National Tuberculosis Controllers Association and CDC, 2020. Am J Transplant. 2020;20:1196–206. https://doi.org/10.1111/ajt.15841.

20. Sandgren A, Vonk Noordegraaf-Schouten M, van Kessel F, Stuurman A, Oordt-Speets A, van der Werf MJ. Initiation and completion rates for latent tuberculosis infection treatment: a systematic review. BMC Infect Dis. 2016;16:204. https://doi.org/10.1186/s12879-016-1550-y.

21. Fountain FF, Tolley E, Chrisman CR, Self TH. Isoniazid hepatotoxicity associated with treatment of latent tuberculosis infection: a 7-year evaluation from a public health tuberculosis clinic. Chest. 2005;128:116–23. https://doi.org/10.1378/chest.128.1.116.

22. van der Watt JJ, Harrison TB, Benatar M, Heckmann JM. Polyneuropathy, anti-tuberculosis treatment and the role of pyridoxine in the HIV/AIDS era: a systematic review. Int J Tuberc Lung Dis. 2011;15:722–8. https://doi.org/10.5588/ijtld.10.0284.

23. Sprague E, Reynolds S, Brindley P. Patient isolation precautions: are they worth it? Can Respir J. 2016;2016:5352625. https://doi.org/10.1155/2016/5352625.

第 6 章　抗酸菌感染症　*135*

24. Lewinsohn DM, Leonard MK, LoBue PA, Cohn DL, Daley CL, Desmond E, Keane J, Lewinsohn DA, Loeffler AM, Mazurek GH, O'Brien RJ, Pai M, Richeldi L, Salfinger M, Shinnick TM, Sterling TR, Warshauer DM, Woods GL. Official American Thoracic Society/Infectious Diseases Society of America/Centers for Disease Control and Prevention Clinical Practice Guidelines: diagnosis of tuberculosis in adults and children. Clin Infect Dis. 2017;64:111–5. https://doi.org/10.1093/cid/ciw778.

25. Asadi L, Croxen M, Heffernan C, Dhillon M, Paulsen C, Egedahl ML, Tyrrell G, Doroshenko A, Long R. How much do smear-negative patients really contribute to tuberculosis transmissions? Re-examining an old question with new tools. EClinicalMedicine. 2022;43:101250. https://doi.org/10.1016/j.eclinm.2021.101250.

26. MacLean E, Kohli M, Weber SF, Suresh A, Schumacher SG, Denkinger CM, Pai M. Advances in molecular diagnosis of tuberculosis. J Clin Microbiol. 2020;58:e01582–19. https://doi.org/10.1128/JCM.01582-19.

27. de Visser V, Sotgiu G, Lange C, Aabye MG, Bakker M, Bartalesi F, Brat K, Chee CBE, Dheda K, Dominguez J, Eyuboglu F, Ghanem M, Goletti D, Dilektasli AG, Guglielmetti L, Koh W-J, Latorre I, Losi M, Polanova M, Ravn P, Ringshausen FC, Rumetshofer R, de Souza-Galvão ML, Thijsen S, Bothamley G, Bossink A, TBNET. False-negative interferon-γ release assay results in active tuberculosis: a TBNET study. Eur Respir J. 2015;45:279–83. https://doi.org/10.1183/09031936.00120214.

28. George PM, Mehta M, Dhariwal J, Singanayagam A, Raphael CE, Salmasi M, Connell DW, Molyneaux P, Wickremasinghe M, Jepson A, Kon OM. Post-bronchoscopy sputum: improving the diagnostic yield in smear negative pulmonary TB. Respir Med. 2011;105:1726–31. https://doi.org/10.1016/j.rmed.2011.07.014.

29. Malekmohammad M, Marjani M, Tabarsi P, Baghaei P, Sadr Z, Naghan PA, Mansouri D, Masjedi MR, Velayati AA. Diagnostic yield of post-bronchoscopy sputum smear in pulmonary tuberculosis. Scand J Infect Dis. 2012;44:369–73. https://doi.org/10.3109/00365548.2011.643820.

30. Gupta-Wright A, Fielding K, Wilson D, van Oosterhout JJ, Grint D, Mwandumba HC, Alufandika-Moyo M, Peters JA, Chiume L, Lawn SD, Corbett EL. Tuberculosis in hospitalized patients with human immunodeficiency virus: clinical characteristics, mortality, and implications from the rapid urine-based screening for tuberculosis to reduce AIDS related mortality in hospitalized patients in Africa. Clin Infect Dis. 2020;71:2618–26. https://doi.org/10.1093/cid/ciz1133.

31. Lange C, Mori T. Advances in the diagnosis of tuberculosis. Respirology. 2010;15:220–40. https://doi.org/10.1111/j.1440-1843.2009.01692.x.

32. Perry A, Chitnis A, Chin A, Hoffmann C, Chang L, Robinson M, Maltas G, Munk E, Shah M. Real-world implementation of video-observed therapy in an urban TB program in the United States. Int J Tuberc Lung Dis. 2021;25:655–61. https://doi.org/10.5588/ijtld.21.0170.

33. Nahid P, Dorman SE, Alipanah N, Barry PM, Brozek JL, Cattamanchi A, Chaisson LH, Chaisson RE, Daley CL, Grzemska M, Higashi JM, Ho CS, Hopewell PC, Keshavjee SA, Lienhardt C, Menzies R, Merrifield C, Narita M, O'Brien R, Peloquin CA, Raftery A, Saukkonen J, Schaaf HS, Sotgiu G, Starke JR, Migliori GB, Vernon A. Official American Thoracic Society/Centers for Disease Control and Prevention/Infectious Diseases Society of America clinical practice guidelines: treatment of drug-susceptible tuberculosis. Clin Infect Dis. 2016;63:e147–95. https://doi.org/10.1093/cid/ciw376.

34. Jo K-W, Yoo J-W, Hong Y, Lee JS, Lee S-D, Kim WS, Kim DS, Shim TS. Risk factors for

1-year relapse of pulmonary tuberculosis treated with a 6-month daily regimen. Respir Med. 2014;108:654–9. https://doi.org/10.1016/j.rmed.2014.01.010.

35. Breen RM, Miller RF, Gorsuch T, Smith CJ, Schwenk A, Holmes W, Ballinger J, Swaden L, Johnson MA, Cropley I, Lipman MCI. Adverse events and treatment interruption in tuberculosis patients with and without HIV co-infection. Thorax. 2006;61:791–4. https://doi.org/10.1136/thx.2006.058867.

36. WHO operational handbook on tuberculosis. Module 4: treatment—drug-resistant tuberculosis treatment, 2022 update. https://www.who.int/publications-detail-redirect/9789240065116. Accessed 13 Mar 2023.

37. Nyang'wa B-T, Berry C, Kazounis E, Motta I, Parpieva N, Tigay Z, Solodovnikova V, Liverko I, Moodliar R, Dodd M, Ngubane N, Rassool M, TD MH, Spigelman M, DAJ M, Ritmeijer K, du Cros P, Fielding K. A 24-week, all-Oral regimen for rifampin-resistant tuberculosis. N Engl J Med. 2022;387:2331–43. https://doi.org/10.1056/NEJMoa2117166.

38. Paton NI, Cousins C, Suresh C, Burhan E, Chew KL, Dalay VB, Lu Q, Kusmiati T, Balanag VM, Lee SL, Ruslami R, Pokharkar Y, Djaharuddin I, Sugiri JJR, Veto RS, Sekaggya-Wiltshire C, Avihingsanon A, Sarin R, Papineni P, Nunn AJ, Crook AM. Treatment strategy for rifampin-susceptible tuberculosis. N Engl J Med. 2023;388:873–87. https://doi.org/10.1056/NEJMoa2212537.

39. Meintjes G, Brust JCM, Nuttall J, Maartens G. Management of active tuberculosis in adults with HIV. Lancet HIV. 2019;6:e463–74. https://doi.org/10.1016/S2352-3018(19)30154-7.

40. Ford N, Matteelli A, Shubber Z, Hermans S, Meintjes G, Grinsztejn B, Waldrop G, Kranzer K, Doherty M, Getahun H. TB as a cause of hospitalization and in-hospital mortality among people living with HIV worldwide: a systematic review and meta-analysis. J Int AIDS Soc. 2016;19:20714. https://doi.org/10.7448/IAS.19.1.20714.

41. Collaborative Group for the Meta-Analysis of Individual Patient Data in MDR-TB Treatment–2017, Ahmad N, Ahuja SD, Akkerman OW, Alffenaar J-WC, Anderson LF, Baghaei P, Bang D, Barry PM, Bastos ML, Behera D, Benedetti A, Bisson GP, Boeree MJ, Bonnet M, Brode SK, JCM B, Cai Y, Caumes E, Cegielski JP, Centis R, Chan P-C, Chan ED, Chang K-C, Charles M, Cirule A, Dalcolmo MP, D'Ambrosio L, de Vries G, Dheda K, Esmail A, Flood J, Fox GJ, Fréchet-Jachym M, Fregona G, Gayoso R, Gegia M, Gler MT, Gu S, Guglielmetti L, Holtz TH, Hughes J, Isaakidis P, Jarlsberg L, Kempker RR, Keshavjee S, Khan FA, Kipiani M, Koenig SP, Koh W-J, Kritski A, Kuksa L, Kvasnovsky CL, Kwak N, Lan Z, Lange C, Laniado-Laborín R, Lee M, Leimane V, Leung C-C, Leung EC-C, Li PZ, Lowenthal P, Maciel EL, Marks SM, Mase S, Mbuagbaw L, Migliori GB, Milanov V, Miller AC, Mitnick CD, Modongo C, Mohr E, Monedero I, Nahid P, Ndjeka N, O'Donnell MR, Padayatchi N, Palmero D, Pape JW, Podewils LJ, Reynolds I, Riekstina V, Robert J, Rodriguez M, Seaworth B, Seung KJ, Schnippel K, Shim TS, Singla R, Smith SE, Sotgiu G, Sukhbaatar G, Tabarsi P, Tiberi S, Trajman A, Trieu L, Udwadia ZF, van der Werf TS, Veziris N, Viiklepp P, Vilbrun SC, Walsh K, Westenhouse J, Yew W-W, Yim J-J, Zetola NM, Zignol M, Menzies D. Treatment correlates of successful outcomes in pulmonary multidrug-resistant tuberculosis: an individual patient data meta-analysis. Lancet. 2018;392:821–34. https://doi.org/10.1016/S0140-6736(18)31644-1.

42. Gandhi RT, Bedimo R, Hoy JF, Landovitz RJ, Smith DM, Eaton EF, Lehmann C, Springer SA, Sax PE, Thompson MA, Benson CA, Buchbinder SP, Del Rio C, Eron JJ, Günthard HF, Molina J-M, Jacobsen DM, Saag MS. Antiretroviral drugs for treatment and prevention of HIV infection in adults: 2022 recommendations of the International Antiviral Society-USA Panel.

JAMA. 2023;329:63–84. https://doi.org/10.1001/jama.2022.22246.

43. Thwaites GE, Nguyen DB, Nguyen HD, Hoang TQ, Do TTO, Nguyen TCT, Nguyen QH, Nguyen TT, Nguyen NH, Nguyen TNL, Nguyen NL, Nguyen HD, Vu NT, Cao HH, Tran THC, Pham PM, Nguyen TD, Stepniewska K, White NJ, Tran TH, Farrar JJ. Dexamethasone for the treatment of tuberculous meningitis in adolescents and adults. N Engl J Med. 2004;351:1741–51. https://doi.org/10.1056/NEJMoa040573.

44. Prasad K, Singh MB, Ryan H. Corticosteroids for managing tuberculous meningitis. Cochrane Database Syst Rev. 2016;2016:CD002244. https://doi.org/10.1002/14651858.CD002244.pub4.

45. Sonika U, Kar P. Tuberculosis and liver disease: management issues. Trop Gastroenterol. 2012;33:102–6. https://doi.org/10.7869/tg.2012.25.

46. van Hest R, Baars H, Kik S, van Gerven P, Trompenaars M-C, Kalisvaart N, Keizer S, Borg-dorff M, Mensen M, Cobelens F. Hepatotoxicity of rifampin-pyrazinamide and isoniazid preventive therapy and tuberculosis treatment. Clin Infect Dis. 2004;39:488–96. https://doi.org/10.1086/422645.

47. Dhiman RK, Saraswat VA, Rajekar H, Reddy C, Chawla YK. A guide to the management of tuberculosis in patients with chronic liver disease. J Clin Exp Hepatol. 2012;2:260–70. https://doi.org/10.1016/j.jceh.2012.07.007.

48. Ramappa V, Aithal GP. Hepatotoxicity related to anti-tuberculosis drugs: mechanisms and management. J Clin Exp Hepatol. 2013;3:37–49. https://doi.org/10.1016/j.jceh.2012.12.001.

49. Chang L-Y, Lee C-H, Chang C-H, Lee M-C, Lee M-R, Wang J-Y, Lee L-N. Acute biliary events during anti-tuberculosis treatment: hospital case series and a nationwide cohort study. BMC Infect Dis. 2018;18:64. https://doi.org/10.1186/s12879-018-2966-3.

50. van Ingen J, Boeree MJ, van Soolingen D, Mouton JW. Resistance mechanisms and drug susceptibility testing of nontuberculous mycobacteria. Drug Resist Updat. 2012;15:149–61. https://doi.org/10.1016/j.drup.2012.04.001.

51. Daley CL, Iaccarino JM, Lange C, Cambau E, Wallace RJ, Andrejak C, Böttger EC, Brozek J, Griffith DE, Guglielmetti L, Huitt GA, Knight SL, Leitman P, Marras TK, Olivier KN, Santin M, Stout JE, Tortoli E, van Ingen J, Wagner D, Winthrop KL. Treatment of nontuberculous mycobacterial pulmonary disease: an official ATS/ERS/ESCMID/IDSA clinical practice guideline. Eur Respir J. 2020;56:2000535. https://doi.org/10.1183/13993003.00535-2020.

52. Johansen MD, Herrmann J-L, Kremer L. Non-tuberculous mycobacteria and the rise of Mycobacterium abscessus. Nat Rev Microbiol. 2020;18:392–407. https://doi.org/10.1038/s41579-020-0331-1.

53. Jarand J, Levin A, Zhang L, Huitt G, Mitchell JD, Daley CL. Clinical and microbiologic outcomes in patients receiving treatment for Mycobacterium abscessus pulmonary disease. Clin Infect Dis. 2011;52:565–71. https://doi.org/10.1093/cid/ciq237.

54. Weng Y-W, Huang C-K, Sy C-L, Wu K-S, Tsai H-C, Lee SS-J. Treatment for Mycobacterium abscessus complex-lung disease. J Formos Med Assoc. 2020;119(Suppl 1):S58–66. https://doi.org/10.1016/j.jfma.2020.05.028.

55. Wallace RJ, Brown BA, Onyi GO. Skin, soft tissue, and bone infections due to Mycobacterium chelonae chelonae: importance of prior corticosteroid therapy, frequency of disseminated infections, and resistance to oral antimicrobials other than clarithromycin. J Infect Dis. 1992;166:405–12. https://doi.org/10.1093/infdis/166.2.405.

56. Wu T-S, Chiu C-H, Yang C-H, Leu H-S, Huang C-T, Chen Y-C, Wu T-L, Chang P-Y, Su L-H, Kuo A-J, Chia J-H, Lu C-C, Lai H-C. Fish tank granuloma caused by Mycobacterium mari-

num. PLoS One. 2012;7:e41296. https://doi.org/10.1371/journal.pone.0041296.

57. Schnabel D, Esposito DH, Gaines J, Ridpath A, Barry MA, Feldman KA, Mullins J, Burns R, Ahmad N, Nyangoma EN, Nguyen DB, Perz JF, Moulton-Meissner HA, Jensen BJ, Lin Y, Posivak-Khouly L, Jani N, Morgan OW, Brunette GW, Pritchard PS, Greenbaum AH, Rhee SM, Blythe D, Sotir M. Multistate US outbreak of rapidly growing mycobacterial infections associated with medical tourism to The Dominican Republic, 2013–20141. Emerg Infect Dis. 2016;22:1340–7. https://doi.org/10.3201/eid2208.151938.

HIV 感染症

第 **7** 章

要旨

ヒト免疫不全ウイルス(human immunodeficiency virus：HIV)
感染と後天性免疫不全症候群(acquired immunodeficiency syn-
drome：AIDS)は，感染と疾病伝播に対する社会の見方を変えた。
AIDS とは，HIV 感染者の CD4 数が 200/mm^3 未満，あるいは
CD4(陽性)細胞が全リンパ球数の 14%未満，あるいは AIDS 指標
疾患に分類される日和見感染症(opportunistic infections：OI)に
罹患した場合を指す。以前は早くに亡くなる病気であったが，抗レ
トロウイルス療法(antiretroviral therapy：ART)の進歩により，
HIV のマネジメントは成功し，年齢を重ねていく人が増えている。
注射による治療や曝露前予防の新しいレジメンの開発など，この分
野は変化していく。

　HIV 診療はさらに複雑化しており，多くのフェローシップが HIV
診療に特化したコースを用意している。ART の功績により，現在
は，ほとんどの HIV 診療が外来で行われている。しかし，いまだに
入院患者のコンサルトは，特に新規の診断に関しては重要である。
本章では，HIV の診断，入院患者の急性 HIV 感染症のマネジメン
ト，新しい ART の選択肢，CD4 細胞数の解釈，いくつかの代表的
な共感染のマネジメントについて述べる。

140　第7章　HIV 感染症

Q. この新規の白血病患者で，HIV 検査が陽性となりました。HIV に感染しているのでしょうか？

A. HIV スクリーニング検査の陽性的中率は，有病率の低い地域では低いです。診断を下す前に確認検査を行うべきです。

　新規に慢性疾患になることは，どの患者にとってもトラウマとなる出来事であり，HIV 感染症のマネジメントは改善しているが，今も重大なスティグマがある。したがって，現在の診断アルゴリズムの理解や，スクリーニング検査を慎重に解釈すべき領域であるという理解が重要である。現在の米国疾病対策センター(Centers for Disease Control and Prevention：CDC)の HIV スクリーニングのガイドラインでは，スクリーニングの第1段階として HIV-1/2 抗原・抗体検査の使用を推奨している[1]。これらの検査で，現在の「第4世代」は，HIV 抗原 p24 と HIV-1 および HIV-2 に対する抗体値を測定する。急性感染の場合，p24 は宿主の抗体が出現する前に検出されることがある[2]。この免疫測定法(抗原・抗体検査)反応の両方が陰性であった場合，スクリーニング検査は陰性とみなされる。すべての診断法と同様に，偽陽性が生じることはある。中国の施設で行われた後ろ向き研究では，1年間に1つの検査を基盤として 468 例の HIV 感染症の偽陽性を調べたところ，偽陽性を示した症例で最も多かった診断は，がん(19.4％)と感染症(11.1％)であった[3]。これらの偽陽性結果の少なくとも一部は，疾患の経過における抗体産生での交差反応によるものと推測されている。HIV の有病率が低い地域では，第4世代の抗原・抗体検査の陽性的中率は低い。韓国の研究では，陽性的中率は 31.2％にとどまり[4]，日本の別の研究では，妊婦をスクリーニングした場合の陽性的中率はわずか 3.7％であった[5]。偽陽性の可能性や，偽陽性の結果を受けることによる心理的トラウマの可能性を考慮すると[6]，スクリーニングの結果は，確定検査が実施されるまで患者と共有されないことが多い●1。

●1─Dr. 渋江のコメント●HIV 感染症の検査前確率が低い状況下での HIV 抗原・抗体検査の陽性的中率は低いため，検査の適応があるか考慮して提出する必要があります。

第 7 章　HIV 感染症　　*141*

　免疫測定法(抗原・抗体検査)が陽性の場合，次の段階の検査は抗体鑑別の測定である。抗体鑑別の免疫測定法では，HIV-1 抗体とHIV-2 抗体を鑑別する。第 4 世代の免疫測定法が陽性で，抗体鑑別測定法である HIV 抗体が陰性の場合，タイブレーカーとして，HIV-1 核酸検査(「HIV ウイルス量」と呼ばれることもある)を実施すべきである。急性 HIV 感染が鑑別対象となる場合，スクリーニングではなく診断が目的であり，抗原・抗体検査では感染初期に偽陰性を示す可能性があるため，(抗原・抗体検査に加えて)HIV ウイルス量を前もって測定することが推奨される[7]●2。

Q. HIV 感染症と新規に診断された患者には，いつ抗レトロウイルス薬を開始すべきでしょうか？

A. 多くのケースで，抗レトロウイルス薬はできるだけ早く開始すべきです。

　国際抗ウイルス学会(International Antiviral Society) (USA パネル)の 2022 年の勧告では，新規に HIV 感染症と診断された患者には，できるだけ早く ART を開始することが推奨されている。これは，理想的には 7 日以内であるが，患者の準備ができ，その時点で日和見感染の疑いがなければ，診断当日からでも可能である[8]●3。

　特に，日和見感染症で CD4 数が著しく低い患者では，免疫再構築症候群(immune reconstitution inflammatory syndrome：IRIS)が懸念される。ART により免疫機能が回復すると，宿主自身が感

●2 ─ **Dr. 渋江のコメント**● HIV 感染症の疑いがあれば，HIV 抗原・抗体検査を行い，陰性なら否定的と考えますが，急性 HIV 感染症を疑う場合，window period を考慮して，HIV-RNA 検査を行います。HIV 抗原・抗体検査が陽性であれば，偽陽性の可能性も考えつつ，HIV 抗体〔現在，日本国内では IC(イムノクロマトグラフィー：immunochromatography)法が主流〕検査と HIV-RNA 検査の確認検査を行うことになります。

●3 ─ **Dr. 渋江のコメント**● 日本国内の現状では，診断後に早期の ART を開始するためには身体障害者手帳，自立支援医療などの制度の問題を無視しづらいです。申請前に治療開始することでこれらの補助が受けづらくなったり，費用の自己負担分が増えて，結果的に治療継続が困難になるようなケースはあると思います。

染の存在を認識するようになり，免疫介在性炎症が急速に増加するため，逆説的に悪化する可能性がある[9]。IRISの大部分は自然軽快する病態であり，一部の例外を除いて，HIV診断後2週間以内にARTを開始し，注意深く観察することが推奨されている。クリプトコッカス髄膜炎に伴うIRISでは，重大な死亡率(10〜30%)に関連しており，ガイドラインでは，患者の状態をしっかりと観察できる状況下で抗真菌薬による治療開始後2〜4週間経ってからARTを開始することを推奨している[8,10]。結核もまた，より重篤なIRISを引き起こす可能性のある疾患である。最近のガイドラインでは，結核治療開始後2週間以内にARTを開始し，結核性髄膜炎の患者には高用量のステロイドを使用することが推奨されている[11]●4。

　推奨される第1選択レジメンには，ビクテグラビル/エムトリシタビン/テノホビルやドルテグラビルとラミブジン/テノホビルなどのインテグラーゼ阻害薬を用いたものがある[8]●5。現在，すべての新規診断例に対して，遺伝子型検査，ウイルスゲノムに基づく耐性検査が推奨されているが，患者が曝露前予防(pre-exposure prophylaxis：PrEP)を受けている間にHIVに感染した場合や，パートナーがインテグラーゼ阻害薬で治療失敗したことがわかっている場合を除き，レジメンを開始する前に行う必要はない[8]。しかし，現場では意見が分かれている。効果的なインテグラーゼ阻害薬ベースのレジメンの時代には，ベースラインのスクリーニング検査で耐性が検出される可能性は低く，費用対効果も高くないと考えられているが，HIVウイルス量が抑制されている状態で抗HIV薬の副作用のためにレジメンを変更する必要が生じた場合，医療者は判

●4─Dr. 渋江のコメント●早期のART開始前に特に注意が必要な疾患の代表はクリプトコッカス髄膜炎と結核です。

●5─Dr. 渋江のコメント●日本国内では，抗HIV治療ガイドライン(2024年3月発行)によると，おのおの条件の違いはありますが，初回治療として選択すべき抗HIV薬の組み合わせとして，①ビクテグラビル/テノホビル アラフェナミド/エムトリシタビン，②ドルテグラビル/アバカビル/ラミブジン，③ドルテグラビル+テノホビル アラフェナミド/エムトリシタビン，④ドルテグラビル・ラミブジンなどが挙げられています。

第 7 章　HIV 感染症　　*143*

断しづらくなるかもしれない[12]●6。

Q. 新規に(HIV 感染症と)診断を受けた患者では，他にどのような感染症を考慮すべきでしょうか？

A. 他の性感染症，肝炎，日和見感染症をスクリーニングします。

HIV 感染症と診断したら，梅毒，淋菌，クラミジアなどの他の性感染症の共感染を除外する必要がある[13]。クラミジア，淋菌のスクリーニングを行う際には，複数の部位を考慮することが重要である。サンフランシスコのクリニックで無症状の HIV 患者 586 人を対象にクラミジア，淋菌のスクリーニングを行った研究では，60例のうち尿道感染が 7 例(12 %)だけで，残りの 53 例(88 %)は咽頭または直腸の感染であった[14]。デリケートな話題ではあるが，HIV との共感染でリスクが高まることを考えると，患者には安全な性行為について慎重にカウンセリングを行うべきである。この難しい時期にカウンセリングを受けることで，診断過程や偏見を克服するのに役立つ[15]。性感染症のリスクを減らすためのテクニックを共有したり，"U ＝ U"(ウイルスが抑制されている患者は性行為でウイルスを感染させない)について話し合ったりすることも，新規診断時のカウンセリングでは重要である[16]。

患者は B 型肝炎ウイルス(hepatitis B virus：HBV)と C 型肝炎ウイルス(hepatitis C virus：HCV)の検査を受けるべきである[17]。B 型肝炎ウイルス(HBV)は，表面抗体(HBs 抗体)，表面抗原(HBs抗原)，コア抗体(HBc 抗体)でスクリーニングし，ワクチン接種の有無，過去の感染歴，現在の感染を把握する。HBV と HIV の共感染の場合，治療レジメンには，テノホビル，エムトリシタビンおよび / またはラミブジンなど，HBV にも活性のある抗ウイルス薬を少なくとも 2 種類含めることが推奨されている。HCV は，急性感染が臨床的に強く疑われる患者では，抗体検査(HCV 抗体)または

●6 ― Dr. 渋江のコメント●日本国内の抗 HIV 治療ガイドライン(2024 年3 月発行)では，初回治療として選択すべき抗 HIV 薬の組み合わせとして，2 剤治療(ドルテグラビル・ラミブジン)で開始するレジメンも選択肢に挙がっており，これを使用する際には，2 剤に対する耐性遺伝子がないことを確認する必要があります。

核酸検査(HCV-RNA)でスクリーニングする。

日和見感染症(OI)は，AIDS患者などの免疫不全者にみられる感染症である。そのいくつかは，AIDS指標疾患として重度の免疫不全患者にみられる。原因菌には，抗酸菌〔結核菌(*Mycobacterium tuberculosis*)，*Mycobacterium avium* complex〕，真菌(*Candida*, *Pneumocystis*, *Cryptococcus*, *Histoplasma*, *Coccidioides*)，ウイルス(特にサイトメガロウイルス)，寄生虫(*Toxoplasma*, *Cryptosporidium*, *Isospora*)が含まれる。近年，日和見感染症の発生率は低下しているが，北米のHIV感染者63,000人以上を対象とした後ろ向き研究によると，9%が少なくとも1回は日和見感染症を発症しており，ニューモシスチス肺炎が最も多かった[18]。

HIV感染者は，低蔓延地域であっても結核感染のリスクが高い[19]。現在，曝露歴に関係なく，HIV感染者全員を対象に結核のスクリーニングを行うことが推奨されている。残念ながら，ツベルクリン皮内反応とインターフェロンγ遊離試験(interferon-gamma release assay：IGRA)はともに宿主の免疫機能に依存しているため，特に，CD4数が少ない患者では偽陰性になりやすく，CD4数が200/mm^{3}以上に回復した後に，再度結核のスクリーニング検査を行うことが推奨されている[20]●7。潜在性結核感染と診断されたHIV感染者は，HIVに感染していない人と同様の治療レジメン(週1回のリファペンチンとイソニアジドの3か月投与など)で治療される[21]。

患者がHIV感染症と診断された場合には，*Toxoplasma gondii*の血清学的検査を実施すべきである[22]。患者の*T. gondii*免疫グロブリン(immunoglobulin：Ig)Gが陰性の場合は，生肉や加熱不十分な肉類，貝類を避けて感染を予防するよう助言すべきである。流行地域に住んでいる患者の場合，*Coccidioides*の血清学的検査を受けることも妥当である。なぜなら，活動性疾患の症状がなくとも，新規に血清学的検査が陽性となった場合，CD4数が回復するまでの間，抗真菌薬治療を開始する適応があるかもしれないからである[23]。

●7 ─ Dr. 渋江のコメント●CD4数が低いHIV合併の結核では，空洞形成などの典型像を伴わないケースも経験します。

世界的に，クリプトコッカス症は AIDS 関連死亡の 19％を占め，HIV 感染者で CD4 数が 200/mm^3 未満の成人の 4.4％が感染していると推定されている[24]。CD4 数が 100/mm^3 未満と診断された患者には，血清 *Cryptococcus* 抗原のスクリーニングが推奨される。これが陽性であれば，腰椎穿刺による脳脊髄液検査を行うべきである[22]。

網膜炎などのサイトメガロウイルス感染症は，ART 以前の時代には非常に一般的であり，以前は CD4 数が 50/mm^3 未満の患者は 3 か月ごとに眼底検査を受けることが推奨されていた[22]。しかし，効果的な ART により網膜炎の発生率は大幅に低下し，診断時に眼底検査を行うことを一律に推奨することはなくなった。日本の単施設における後ろ向き研究で，HIV 感染者に対して初診時にルーチンの眼科検査を行った[25]。1,515 人の患者のうち，2％がサイトメガロウイルス網膜炎，8％が HIV 網膜症，4 人（0.3％）が梅毒性ぶどう膜炎と診断された。サイトメガロウイルス網膜炎の患者はすべて CD4 数が 200/mm^3 未満であった。このようなデータに基づき，一部の臨床医は，HIV 感染者で CD4 数が 100/mm^3 未満の患者に対して，ベースラインの網膜検査を推奨しているが，これは正式なガイドラインによる推奨ではない[22]。

ワクチン接種の有無が不明な患者に対しては，麻疹の抗体検査〔および / または流行性耳下腺炎（ムンプス）や風疹の抗体検査〕を行う。ネブラスカ州の HIV 患者を対象としたある研究では，麻疹抗体の血清保有率は 70.3％にしかみられず，自己申告によるワクチン接種の有無は免疫と関連していなかったことから，スクリーニングの強化が必要であることが示唆された[26]。同様に，水痘の抗体検査が陰性に対する水痘ワクチンの一次接種（CD4 数が 200/mm^3 以上あれば）や，抗体検査が陽性で 60 歳以上の人であれば帯状疱疹ワクチン接種が有効である可能性がある[27]。

つまり，HIV 感染症と新規に診断された人は，他の性感染症，肝炎ウイルス，結核，トキソプラズマの血清学的検査によるスクリーニングを受けるべきである（表 7.1）。渡航歴や CD4 数にもよるが，コクシジオイデス症やクリプトコッカス症のスクリーニングも有用である。正式なガイドラインの推奨ではないが，CD4 数が低い場合には，無症状の患者の眼底検査を考慮する専門家もいる。麻

146　第 7 章　HIV 感染症

表 7.1　新規の HIV 患者でスクリーニングすべき疾患

HIV 患者のスクリーニング検査	備考
梅毒	トレポネーマ・非トレポネーマ検査
淋菌，クラミジア	性行為に基づき，複数の部位から検査を検討する
B 型肝炎ウイルス（HBV）	慢性感染者は HBe 抗原・抗体，HBV ウイルス量を検査する
C 型肝炎ウイルス（HCV）	急性感染症に罹患している可能性がある場合は，核酸検査を考慮する
結核	ツベルクリン皮内反応または IGRA
トキソプラズマ症（抗体）	IgG 抗体陰性の場合には，生 / 加熱不十分な肉類や貝類を避けるよう助言する
コクシジオイデス症（抗体）	流行地域の患者を対象とする
Cryptococcus（抗原）	CD4 数が 100/mm^3 未満の患者が対象
サイトメガロウイルス（網膜炎）	CD4 数が 100/mm^3 未満の場合は，眼底のスクリーニング検査を考慮する
麻疹・水痘（抗体）	ワクチン接種の状況が不明な場合は考慮する

疹に対する免疫が不明な患者は，CD4 数が 200/mm^3 以上に回復したら，ワクチン接種の計画を含めて血清学的検査を受けるべきである。これらは無症状の患者に対するスクリーニングの推奨であり，HIV 感染症と新規に診断された患者で症状がある場合は，精査のために画像診断，培養，患者の症状に応じたその他の検査の追加が必要である。

Q. 治療後の患者が免疫回復過程にある場合，その後の日和見感染を防ぐにはどうしたらよいでしょうか？

A. CD4 数や曝露歴にもよりますが，日和見感染のリスクを軽減するための予防的抗菌薬やワクチンがあります。

ことわざにもあるように，「1 オンスの予防は 1 ポンドの治療に値する（An ounce of prevention is worth a pound of cure）」。脆弱な患者の日和見感染を予防することは，強力な戦略である。免疫機能に応じて，予防的抗菌薬やワクチン接種の対象がいくつかある。

ニューモシスチス肺炎は，米国で HIV 感染者に最も多くみられる日和見感染症である[18]。現在の米国のガイドラインでは，CD4

数が200/mm³ 未満または CD4 細胞の割合が14％未満の HIV 感染者に対して，*Pneumocystis* に対する予防的抗菌薬を推奨している[22]。しかし，欧州で行われた多施設共同後ろ向き研究では，ウイルス量が抑制された CD4 数が100/mm³ 以上の患者で，予防薬は不要であることが示唆されている[28]●8。第１選択薬はスルファメトキサゾール・トリメトプリム(ST 合剤)で，ダプソン(ジアフェニルスルホン)やアトバコンなどの選択肢もある。

リスクのある患者には，他の真菌に対する予防的選択肢もある。HIV 感染者で CD4 数が150/mm³ 未満であり，職業上または地理的に *Histoplasma* への曝露が多い場合は，イトラコナゾールを予防薬として使用する[22]。同様に，コクシジオイデス症の流行地域に居住し，血清学的検査が陽性であれば，CD4 数が250/mm³ 以上に回復するまでフルコナゾールを連日投与することが有効である[23]。タラロミセス症は，東南アジアに生息する二形性真菌である *Talaromyces marneffei* によって引き起こされ，雨季に罹患率が上昇する[29]。流行地域の HIV 感染者で CD4 数が100/mm³ 未満であり，有効な ART を開始できない人には，イトラコナゾールによる予防が推奨される[22]。

トキソプラズマ症の予防は，IgG 陽性で CD4 数が100/mm³ 未満の HIV 感染者全員に行われるべきである[22]。幸いなことに，*Pneumocystis* に対する予防のための第１選択薬の多く〔ST 合剤，アトバコン，pyrimethamine とホリナートカルシウム(ロイコボリン®)を追加する場合のダプソン〕は，トキソプラズマ症の予防薬としても有効である。

Mycobacterium avium complex に対する一次予防は，CD4 数に関係なく，すぐに ART を開始する成人にはもはや推奨されていない。ART を受けていない患者やウイルス量が抑制されていない患者では，CD4 数が50/mm³ 未満の患者には予防薬(通常，マクロライド系薬)の投与が推奨される[22]。

ワクチン接種は感染を予防するもう１つの有力な戦略である。いくつかの生ワクチンは，感染を引き起こすリスクがあるため，免

●8 ― Dr. 渋江のコメント● この研究では，ウイルス量低値の群は＜400 コピー/mL としています。

疫不全者には禁忌である。CD4 数が 200/mm^3 未満の場合，以下の生ワクチン〔MMR(麻疹，流行性耳下腺炎，風疹)，水痘，弱毒腸チフス，黄熱〕は避けるべきである[27]。弱毒化インフルエンザ生ワクチンは HIV 感染者には禁忌である。米国で成人に推奨されている標準的なワクチン接種スケジュールに加え，HIV 感染者には，A 型肝炎ウイルス(hepatitis A virus：HAV)，HBV，髄膜炎菌，肺炎球菌のワクチン接種も推奨されている[27]。未治療の HIV 感染症または CD4 数が 200/mm^3 未満の患者は，COVID-19(新型コロナウイルス感染症)ワクチンの追加接種が必要な場合がある[8]●9。

Q. この入院患者は抗 HIV 薬を 2 種類しか服用していません。レジメンが不完全でしょうか？

A. そうともいえません。2 剤レジメンの安全性に関するエビデンスは増えてきています。

歴史的に，抗 HIV 薬の 3 剤併用療法は 1996 年に初めて開発された[30]。そのほとんどは，2 種類のヌクレオシド系逆転写酵素阻害薬をバックボーンとし，プロテアーゼ阻害薬または非ヌクレオシド系逆転写酵素阻害薬を含んでいた。これが 10 年ほどの間，標準的な治療法であった。2007 年にインテグラーゼ阻害薬が米国食品医薬品局(Food and Drug Administration：FDA)から承認され，インテグラーゼ阻害薬を含む 1 錠での 3 剤併用療法が普及した[31]。約 25 年間，3 剤併用療法は耐性に対するバリアを相乗的に高めるという考えのもと，標準的な治療法となっていた。しかし，薬剤の種類を増やすことは(特に生涯にわたって)，体重増加や代謝性疾患などの副作用を引き起こす可能性がある[32]。非常に有効な薬剤があるこの時代では，2 剤で十分ではないだろうか？

●9─Dr. 渋江のコメント●日本国内ガイドライン〔『HIV 感染者のためのガイドライン ver. 1』(2023 年 7 月)〕では，髄膜炎菌ワクチンに関しては，一般的な髄膜炎菌感染症のリスクがある海外渡航や，発症リスクが高くなる免疫不全者(無脾症，補体欠損症など)に投与が推奨されています。その他に，弱毒化生ワクチンである水痘ワクチン以外に遺伝子組み換えの帯状疱疹ワクチンや，ヒトパピローマウイルス(human papillomavirus：HPV)ワクチンもあります。

2018 年には，SWORD 1 と SWORD 2 と呼ばれる 2 つの無作為化比較試験(randomized controlled trial：RCT)が発表された[33]。3 剤または 4 剤レジメンで良好にコントロールされており(ウイルス量が 50 コピー/mL 未満)，有意な major mutation のない HIV 患者を，2 剤併用療法(ドルテグラビルとリルピビリン)に移行する群に無作為に割り付けた。主要評価項目は，48 週時点でのウイルス量抑制(50 コピー/mL 未満)であった。両群間に有意差はみられず，2 剤併用療法はコントロール良好な患者においてウイルス抑制を維持できることが示唆された。注目すべきは，2 剤併用療法群では前治療群(1％)に比べ，治療中止に至る有害事象が 3％と多かったことであり，ドルテグラビルとリルピビリン併用群で最も多くみられた有害事象は頭痛であった。耐性に対するバリアが比較的高いインテグラーゼ阻害薬であるドルテグラビルと非ヌクレオシド系逆転写酵素阻害薬であるリルピビリンとの 2 剤併用療法が有効であるならば，この効果は他のクラスの ART でも有効だろうか？

2020 年，ドルテグラビルとラミブジン(ヌクレオシド系逆転写酵素阻害薬)を 3 剤または 4 剤レジメン(テノホビル アラフェナミドを含む)と比較する第 3 相試験が TANGO 試験と呼ばれ発表された[34]。これは非盲検 RCT であり，ベースライン時に良好なコントロールが得られていた患者(ウイルス量が 50 コピー/mL 未満)を，1 日 1 回投与のドルテグラビルとラミブジン(n ＝ 370)へ切り替えした群と，従来どおりのテノホビル含有レジメン(n ＝ 370)の群に分けた。この研究は，48 週時点のウイルス抑制を主要評価項目とし，非劣性を目的としてデザインされた。登録された患者は，すでに 6 か月以上のウイルス量がコントロールされており，インテグラーゼ阻害薬またはヌクレオシド系逆転写酵素阻害薬に関連した変異や，HBV 感染，重篤な肝疾患がみられないことを前提にした。さらに，過去にレジメン変更を必要とするウイルス学的失敗があった患者も不適格とした。48 週までに 2 剤併用群で 1 例，標準治療群で 2 例にウイルス学的失敗があり，2 剤併用レジメンの非劣性が示された。SALSA と呼ばれる同様の RCT が 2023 年に実施され，ドルテグラビルとラミブジンを 2 剤併用療法として用いたが，元のレジメンにテノホビル アラフェナミドが入らなければならないという制限はなくなった[35]。2 剤併用療法群では 1 例，標準治療

群では 3 例がウイルス学的失敗の評価となり，3 剤または 4 剤併用療法で良好にコントロールされていた患者における 2 剤併用療法のウイルス抑制に対する非劣性が再び示された。

ART 未治療患者は，ウイルス抑制達成後に 3 剤併用療法から移行するのではなく，2 剤併用療法から開始することができるか？ GEMINI(RCT)では，ベースラインに有意な変異がなく，ウイルス量が 50 万コピー/mL 未満，HBs 抗原陰性の治療未経験患者を対象に，ドルテグラビルとラミブジンを 3 剤併用療法と比較した[36]。主要評価項目は，48 週時点のウイルス抑制(50 コピー/mL 未満)であった。この結果は，2 剤併用療法で 91%，3 剤併用療法で 93% の患者で達成され〔調整後治療差 −1.7%，信頼区間(confidence interval：CI) −4.4～1.1〕，非劣性が示された。2 剤併用療法群での治療失敗例を含め，耐性発現例はなかった。

つまり，ART の標準的治療は進化し続けている。インテグラーゼ阻害薬のような耐性バリアが高い薬では，重大な耐性がなく，ウイルス学的治療失敗の既往がなく，以前からコントロールが良好であった患者に対する 2 剤併用療法の有効性を支持する質の高いデータが増えつつある。GEMINI 試験によれば，ベースラインで変異がなく，活動性の HBV 感染症がない患者に対しては，2 剤併用療法を初回治療レジメンで用いることができるというエビデンスもある。しかし，できるだけ早く ART を開始することが患者のアウトカムを改善すること，遺伝子型のような耐性検査の実施には時間がかかることが多いことを考慮すると，多くの患者はウイルスが抑制されるまで 3 剤併用療法を開始し続けるであろう。

Q. 毎日錠剤を飲むのに苦労している患者に，何か選択肢はありますか？

A. 抗 HIV 薬の注射製剤は，HIV 患者にとって非常に関心のある新しい選択肢です。

毎日薬を飲むことを負担に感じる患者もいる。認知機能障害があるために薬の管理が難しい人もいる。また，住居の問題があり，薬を安全に保管することができないなど，社会経済的な問題を抱えている人もいる。HIV 感染者が治療を受けるためのもう 1 つの選択肢

として，ART の注射薬の選択はますます増えてきている。

ATLAS と呼ばれる国際的な多施設共同 RCT では，616 人の患者が，カボテグラビルとリルピビリンを毎日 4 週間経口治療するレジメンに移行し，その後，そのレジメンを経口治療で継続する群（$n = 308$）と，カボテグラビルとリルピビリンを毎月筋肉注射（筋注）する群（$n = 308$）に無作為に割り付けられた[37]。登録前に少なくとも 6 か月間 ART を受けて，投薬の変更またはウイルス学的失敗がない患者を登録した。また，患者に活動性 HBV 感染症またはインテグラーゼ阻害薬もしくは非ヌクレオシド系逆転写酵素阻害薬への耐性をもたらす変異がある場合は除外された。本試験の主要評価項目は，48 週目のウイルス量が 50 コピー/mL 以上への増加とされた。副次的な評価項目は，ウイルス学的失敗，耐性（遺伝子型または表現型のいずれか）の発現，CD4 数，有害事象，薬剤の血漿中濃度，調査による患者満足度などであった。主要評価項目では，注射療法は経口治療に対して非劣性であり，48 週時点でウイルス量が 50 コピー/mL 以上であった患者は 1.6％と 1％であった（調整後差 0.6％，CI 1.2〜2.5）。注射群でウイルス学的失敗を示した患者のうち，注射を 1 回も欠かさなかった患者はおらず，治療失敗の原因はリルピビリンに対する耐性をもつ新たな変異であった。注射群の 83％の患者に注射部位反応がみられたが，これらの注射部位反応の 99％は軽度または中等度の反応であり，そのうち 88％は 1 週間以内に消失した。患者報告によるアウトカムでは，注射群のほうが経口群よりもベースライン時点で満足度が高かった。

追跡調査である ATLAS-2M は，ATLAS と同様の適格基準と試験デザインで，主要評価項目は同じであった[38]。患者は，4 週ごとの筋注治療（$n = 522$）と 8 週ごとの筋注治療（$n = 523$）で治療された。8 週ごとの筋注治療は，4 週ごとの筋注治療に対して非劣性であり，ウイルス量が 50 コピー/mL を超えた患者は，それぞれ 2％と 1％であった（調整後差 0.8％，CI 0.6〜2.2）。8 週間投与群でウイルス学的失敗が生じたものの多くは，初期（最初の 24 週間以内）に生じていた。8 週間筋注治療は，4 週間筋注治療および経口治療に対して，より小規模な LATTE-2 試験で非劣性が示されていた[39]。

これらの RCT は，すでに ART レジメンで良好にコントロール

されている患者を治療するためにデザインされた。では，患者がそ
れほど良好にコントロールされていないような，より「リアル・
ワールド」なシナリオではどうだろうか？　サンフランシスコの単
施設で行われたケースシリーズでは，51人の患者が経口治療によ
る先行治療なしで筋注治療を受けるように登録された[40]。ATLAS
-2Mにおける初期の失敗の結果に基づき，患者は当初，4週間ご
との筋注治療を受け，その後，6か月間ウイルス抑制が持続すれば，
8週間ごとの筋注治療に移行した[38]。患者には，1か月分の経口カ
ボテグラビルとリルピビリンが手元に用意され，注射を7日以上
休んだ場合に開始するよう指示された。このケースシリーズの15
例は，初回筋注時にウイルス量が30コピー/mL以上であり，CD4
数の中央値は99/mm^{3}であった。これらのうち12人は，リルピビ
リンに対してベースライン時の耐性変異(N155H)を有する患者を
含め，ウイルス抑制を達成し，維持した。抑制が達成されなかった
3人の患者のうち，すべての患者でウイルス量は2log以上減少し
た。未治療患者を含むウイルス血症の患者に筋注治療を開始できる
かどうか判断するには，さらに多くのデータが必要であるが，多く
の献身的なスタッフとリソースを有する施設によって実施されたこ
のケースシリーズは，従来の経口ARTでは抑制を維持することが
困難な患者に対して，筋注治療の有用性を示している。HIV治療
に加えて，カボテグラビルの注射薬は，シスジェンダー男性とトラ
ンスジェンダー女性を対象とした大規模臨床試験において，HIV
曝露前予防のためのテノホビル-エムトリシタビンの連日経口治療
よりも優れていることが明らかになった[41]。筋注可能なARTは，
患者を救命する選択肢を増やす，興味を引く新たな展開である●10

Q. 最近ARTを中断したこの患者は，待期的手術がよさそうで
す。手術部位感染リスクを軽減するにはどうすればよいでしょ
うか？

A. CD4数は手術後の感染リスクと相関があるかもしれません。

●10―Dr. 渋江のコメント●内服時間を毎日気にする必要がなくなり，アド
ヒアランスの問題が解消されて喜ぶ方は多いです。

機序として，CD4 細胞は創傷治癒と感染に対する免疫反応に関与している[42]。一般的に，HIV 感染者は手術部位感染のリスクが高い[43]。たとえば，HIV 患者は人工関節再置換術を必要とする可能性が高い[44]。CD4 数は手術部位感染率と相関があるだろうか？これはアトランタの単施設で，整形外科の緊急外傷手術を必要とする患者を対象に後ろ向きに検討したものである[45]。HIV 感染者の感染率は 23％であったのに対し，HIV に感染していない患者の感染率は 3.9％であった。線形回帰モデルでの手術部位感染に関連する因子は，CD4 数が 300/mm^3 未満であり，統計学的に有意に高い感染リスクと関連していた。HIV 感染者 64 例中，CD4 数が 300/mm^3 以上で術後に感染症が発生したのは 3 例のみであり，HIV 非感染者のベースラインの感染率に近かった。中国の単施設で整形外科手術を受けた患者を対象とした別の後ろ向き研究では，CD4 数が低いことも HIV 患者における手術部位感染の独立したリスク因子であることが判明した[46]。著者らは，CD4 数 430/mm^3 が感染リスクの「分岐点」であると算出した。

CD4 数は必ずしも ART のアドヒアランスと相関しないことに注意が必要である。HIV の状態に関係なく，重篤な疾患は可逆的な CD4 数減少を引き起こすことがある[47,48]。一部のウイルス感染，特に SARS-CoV-2（新型コロナウイルス）は，リンパ球減少を引き起こす。たとえば，ニューヨーク市の 5 つの病院の HIV 患者 72 人の後ろ向き研究では，ベースラインの CD4 数と急性の COVID-19 肺炎時の CD4 数が比較された[49]。これらの患者では，COVID-19 肺炎前の平均 CD4 数は 554（T 細胞の 33％）であり，COVID-19 肺炎中は 220（T 細胞の 23％）に減少した。多変量解析では，CD4 数（ベースラインと COVID-19 肺炎罹患中の変化）は有意な死亡率の予測因子とはならなかった。

全体として，CD4 数が低い HIV 感染者の多くは，他の生理的・社会経済的障害を抱えている可能性があり，CD4 数のみが手術部位感染の因果関係か相関関係かは明らかではないため，これらの後ろ向き研究の解釈は難しい。しかし，手術を安全かつ合理的に遅らせることができれば，ウイルス抑制と CD4 数の回復のために ART を再開することで，手術部位感染のリスクが低下し，栄養状態などアウトカムの改善に関連する他の因子を改善しうる。

154 第7章 HIV感染症

Q. AIDS とクリプトスポリジウム症の患者がいます。どのように治療すべきでしょうか?

A. 支持療法と ART を行います。

Cryptosporidium は下痢の原因となる原虫で，便中のオーシストの観察か，核酸検査によって診断する[50]。クリプトスポリジウム症の最大の問題は，ART が容易に行えない国，地域にある。米国では，クリプトスポリジウム症はほとんど自然治癒する病気であるため，免疫正常者では確定診断されないことが多い。しかし，ART で十分にコントロールされている患者であっても，感染すると重症化する可能性がある。感染経路は，汚染された水や食物による糞口感染である。米国では，ウィスコンシン州で 403,000 人を感染させた不名誉なエピソードを含め，一般的に水系感染のアウトブレイクと関連している[51]。米国における抗体保有率は 89％と推定されている[52]。統計学的に有意な HIV 感染者のリスク因子は，CD4 数 200/mm^3 未満，若年，男性，白人，肛門性交，複数の性的パートナーの存在である。典型的な症状は，腹痛のない水様性の下痢である。免疫正常者では通常，1〜2 週間の症状持続だが，AIDS 患者では数週間〜数か月続くことがあり，体重減少，脱水，消耗が著しく，致命的となることもある。

nitazoxanide は非免疫不全者では有効な治療法かもしれないが，免疫不全患者に nitazoxanide を使用した 7 件の臨床試験のメタアナリシスでは，クリプトスポリジウム症に対する有効性は示されなかった[53]。CRYPTOFAZ と呼ばれる RCT では，HIV 感染者でクリプトスポリジウム症患者をクロファジミンまたはプラセボで治療し，主要評価項目として病原体排出量の減少をみた[54]。この試験では，主要評価項目や下痢の期間の短縮に関して，有意差は示されなかった。

現在推奨されているのは，ART の開始，水分と電解質の補給，および止瀉薬の検討である。興味深いことに，プロテアーゼ阻害薬に抗クリプトスポリジウム活性があるという *in vitro* および動物実験データがある[55]。

第 7 章　HIV 感染症　*155*

Q. CD4 数が低値で，胸水貯留している重篤な患者がいます。胸水培養は陰性です。何か他に鑑別すべきでしょうか？

A. Kaposi 肉腫が胸膜に関与することがあります。

Kaposi 肉腫(Kaposi sarcoma：KS)は，主に免疫不全者でヘルペスウイルス-8によって引き起こされる皮膚および粘膜がんである。KS は AIDS 指標疾患であり，その紫色の斑状病変は，ART 以前の米国における HIV 流行期には，HIV 感染症のスティグマであった[56]。典型的には皮膚または粘膜のある臓器に発症するが，胸膜・肺病変を伴う KS も珍しくない。AIDS と KS を合併した患者での初期の報告では，20％に胸膜病変がみられ，13％に胸水が貯留していた[57]。穿刺した胸水は，漿液性であった。KS の胸膜・肺病変を伴う AIDS 患者は，KS の胸膜・肺病変を伴わない AIDS 患者に比べ，生存期間が有意に短かった(この報告では 21 人全員が死亡した)。ただし，これは有効な ART が使用される前の研究である。胸膜・肺病変を伴う KS は，気管支鏡検査で紫色の粘膜斑を呈することがある[58]。KS の胸膜・肺病変は骨病変と関連している[59]。ある症例では，骨病変は ART のみで改善した[60]。一般的に，KS に対する AIDS 患者の治療は，ART が選択される。ART が開始された重症の KS および / または進行した患者では，リポソーマルドキソルビシンを追加する[56]。

参考文献

1. Centers for Disease Control and Prevention (U.S.), Bernard MB, Association of Public Health Laboratorie, Michele O, Laura GW, Berry B, Barbara GW, Kelly EW, Michael AP. Laboratory testing for the diagnosis of HIV infection : updated recommendations. Centers for Disease Control and Prevention; 2014.

2. Saz J, Dalmau-Bueno A, Meulbroek M, Pujol F, Coll J, Herraiz-Tomey Á, Pérez F, Marazzi G, Taboada H, Culqui DR, Caylà JA. Use of fourth-generation rapid combined antigen and antibody diagnostic tests for the detection of acute HIV infection in a community Centre for men who have sex with men, between 2016 and 2019. PLoS One. 2021;16:e0255065. https://doi.org/10.1371/journal.pone.0255065.

3. Tang Z, Gou Y, Zhang K, Zhao Z, Wei Y, Li D, Chen L, Tao C. The evaluation of low cut-off index values of Elecsys® HIV combi PT assay in predicting false-positive results. J Clin Lab Anal. 2020;34:e23503. https://doi.org/10.1002/jcla.23503.

4. Kim S, Lee J-H, Choi JY, Kim JM, Kim H-S. False-positive rate of a "fourth-generation" HIV antigen/antibody combination assay in an area of low HIV prevalence. Clin Vaccine Immunol.

2010;17:1642–4. https://doi.org/10.1128/CVI.00258-10.

5. Shima-Sano T, Yamada R, Sekita K, Hankins RW, Hori H, Seto H, Sudo K, Kondo M, Kawahara K, Tsukahara Y, Inaba N, Kato S, Imai M. A human immunodeficiency virus screening algorithm to address the high rate of false-positive results in pregnant women in Japan. PLoS One. 2010;5:e9382. https://doi.org/10.1371/journal.pone.0009382.

6. Bhattacharya R, Barton S, Catalan J. When good news is bad news: psychological impact of false positive diagnosis of HIV. AIDS Care. 2008;20:560–4. https://doi.org/10.1080/09540120701867206.

7. Cowan EA, McGowan JP, Fine SM, Vail RM, Merrick ST, Radix AE, Hoffmann CJ, Gonzalez CJ. Diagnosis and Management of Acute HIV. Johns Hopkins University; 2021.

8. Gandhi RT, Bedimo R, Hoy JF, Landovitz RJ, Smith DM, Eaton EF, Lehmann C, Springer SA, Sax PE, Thompson MA, Benson CA, Buchbinder SP, Del Rio C, Eron JJ, Günthard HF, Molina J-M, Jacobsen DM, Saag MS. Antiretroviral drugs for treatment and prevention of HIV infection in adults: 2022 recommendations of the International Antiviral Society-USA Panel. JAMA. 2023;329:63–84. https://doi.org/10.1001/jama.2022.22246.

9. Dhasmana DJ, Dheda K, Ravn P, Wilkinson RJ, Meintjes G. Immune reconstitution inflammatory syndrome in HIV-infected patients receiving antiretroviral therapy : pathogenesis, clinical manifestations and management. Drugs. 2008;68:191–208. https://doi.org/10.2165/00003495-200868020-00004.

10. Brienze VMS, André JC, Liso E, Louis IV-S. Cryptococcal immune reconstitution inflammatory syndrome: from blood and cerebrospinal fluid biomarkers to treatment approaches. Life (Basel). 2021;11:95. https://doi.org/10.3390/life11020095.

11. Burke RM, Rickman HM, Singh V, Corbett EL, Ayles H, Jahn A, Hosseinipour MC, Wilkinson RJ, MacPherson P. What is the optimum time to start antiretroviral therapy in people with HIV and tuberculosis coinfection? A systematic review and meta-analysis. J Int AIDS Soc. 2021;24:e25772. https://doi.org/10.1002/jia2.25772.

12. Hyle EP, Scott JA, Sax PE, Millham LRI, Dugdale CM, Weinstein MC, Freedberg KA, Walensky RP. Clinical impact and cost-effectiveness of genotype testing at human immunodeficiency virus diagnosis in the United States. Clin Infect Dis. 2020;70:1353–63. https://doi.org/10.1093/cid/ciz372.

13. Chu C, Selwyn PA. Diagnosis and initial management of acute HIV infection. Am Fam Physician. 2010;81:1239–44.

14. Phipps W, Stanley H, Kohn R, Stansell J, Klausner JD. Syphilis, chlamydia, and gonorrhea screening in HIV-infected patients in primary care, San Francisco, California, 2003. AIDS Patient Care STDs. 2005;19:495–8. https://doi.org/10.1089/apc.2005.19.495.

15. Kutnick AH, Gwadz MV, Cleland CM, Leonard NR, Freeman R, Ritchie AS, McCright-Gill T, Ha K, Martinez BY, BCAP Collaborative Research Team. It's a process: reactions to HIV diagnosis and engagement in HIV care among high-risk heterosexuals. Front Public Health. 2017;5:100. https://doi.org/10.3389/fpubh.2017.00100.

16. Calabrese SK, Mayer KH. Providers should discuss U=U with all patients living with HIV. Lancet HIV. 2019;6:e211–3. https://doi.org/10.1016/S2352-3018(19)30030-X.

17. Gibert CL. Treatment guidelines for the use of antiretroviral agents in HIV-infected adults and adolescents: an update. Fed Pract. 2016;33:31S–6S.

18. Buchacz K, Lau B, Jing Y, Bosch R, Abraham AG, Gill MJ, Silverberg MJ, Goedert JJ, Sterling TR, Althoff KN, Martin JN, Burkholder G, Gandhi N, Samji H, Patel P, Rachlis A, Thorne

JE, Napravnik S, Henry K, Mayor A, Gebo K, Gange SJ, Moore RD, Brooks JT, North American AIDS Cohort Collaboration on Research and Design (NA-ACCORD) of IeDEA. Incidence of AIDS-defining opportunistic infections in a multicohort analysis of HIV-infected persons in the United States and Canada, 2000-2010. J Infect Dis. 2016;214:862–72. https://doi.org/10.1093/infdis/jiw085.

19. Girardi E, Sabin CA, d'Arminio Monforte A, Hogg B, Phillips AN, Gill MJ, Dabis F, Reiss P, Kirk O, Bernasconi E, Grabar S, Justice A, Staszewski S, Fätkenheuer G, Sterne JAC, Antiretroviral Therapy Cohort Collaboration. Incidence of tuberculosis among HIV-infected patients receiving highly active antiretroviral therapy in Europe and North America. Clin Infect Dis. 2005;41:1772–82. https://doi.org/10.1086/498315.

20. Girardi E, Palmieri F, Zaccarelli M, Tozzi V, Trotta MP, Selva C, Narciso P, Petrosillo N, Antinori A, Ippolito G. High incidence of tuberculin skin test conversion among HIV-infected individuals who have a favourable immunological response to highly active antiretroviral therapy. AIDS. 2002;16:1976–9. https://doi.org/10.1097/00002030-200209270-00021.

21. Martinson NA, Barnes GL, Moulton LH, Msandiwa R, Hausler H, Ram M, McIntyre JA, Gray GE, Chaisson RE. New regimens to prevent tuberculosis in adults with HIV infection. N Engl J Med. 2011;365:11–20. https://doi.org/10.1056/NEJMoa1005136.

22. (2023) HIV clinical guidelines: adult and adolescent opportunistic infections—what's new in the guidelines | Clinicalinfo.HIV.gov. https://clinicalinfo.hiv.gov/en/guidelines/hiv-clinical-guidelines-adult-and-adolescent-opportunistic-infections/whats-new. Accessed 24 Apr 2023.

23. Blair JE, Ampel NM, Hoover SE. Coccidioidomycosis in selected immunosuppressed hosts. Med Mycol. 2019;57:S56–63. https://doi.org/10.1093/mmy/myy019.

24. Rajasingham R, Govender NP, Jordan A, Loyse A, Shroufi A, Denning DW, Meya DB, Chiller TM, Boulware DR. The global burden of HIV-associated cryptococcal infection in adults in 2020: a modelling analysis. Lancet Infect Dis. 2022;22:1748–55. https://doi.org/10.1016/S1473-3099(22)00499-6.

25. Nishijima T, Yashiro S, Teruya K, Kikuchi Y, Katai N, Oka S, Gatanaga H. Routine eye screening by an ophthalmologist is clinically useful for HIV-1-infected patients with CD4 count less than 200 /μL. PLoS One. 2015;10:e0136747. https://doi.org/10.1371/journal.pone.0136747.

26. Rearigh L, O'Neill J, Kubat M, Sayles H, Swindells S, Bares SH. Surprisingly low levels of measles immunity in persons with HIV: a Seroprevalence survey in a United States HIV clinic. Open Forum Infect Dis. 2020;7:ofaa428. https://doi.org/10.1093/ofid/ofaa428.

27. Crum-Cianflone NF, Wallace MR. Vaccination in HIV-infected adults. AIDS Patient Care STDs. 2014;28:397–410. https://doi.org/10.1089/apc.2014.0121.

28. Atkinson A, Miro JM, Mocroft A, Reiss P, Kirk O, Morlat P, Ghosn J, Stephan C, Mussini C, Antoniadou A, Doerholt K, Girardi E, De Wit S, Kraus D, Zwahlen M, Furrer H, Opportunistic Infections Working Group of the Collaboration of Observational HIV Epidemiological Research Europe (COHERE) study in EuroCOORD. No need for secondary pneumocystis jirovecii pneumonia prophylaxis in adult people living with HIV from Europe on ART with suppressed viraemia and a CD4 cell count greater than 100 cells/μL. J Int AIDS Soc. 2021;24:e25726. https://doi.org/10.1002/jia2.25726.

29. Le T, Wolbers M, Chi NH, Quang VM, Chinh NT, Huong Lan NP, Lam PS, Kozal MJ, Shikuma CM, Day JN, Farrar J. Epidemiology, seasonality, and predictors of outcome of AIDS-associated Penicillium marneffei infection in Ho Chi Minh City, Viet Nam. Clin Infect Dis.

2011;52:945–52. https://doi.org/10.1093/cid/cir028.

30. Collier AC, Coombs RW, Schoenfeld DA, Bassett RL, Timpone J, Baruch A, Jones M, Facey K, Whitacre C, McAuliffe VJ, Friedman HM, Merigan TC, Reichman RC, Hooper C, Corey L. Treatment of human immunodeficiency virus infection with saquinavir, zidovudine, and zalcitabine. AIDS Clinical Trials Group. N Engl J Med. 1996;334:1011–7. https://doi.org/10.1056/NEJM199604183341602.

31. Antiretroviral drug discovery and development | NIH: National Institute of Allergy and Infectious Diseases. https://www.niaid.nih.gov/diseases-conditions/antiretroviral-drug-development. Accessed 18 Apr 2023.

32. Sax PE, Erlandson KM, Lake JE, Mccomsey GA, Orkin C, Esser S, Brown TT, Rockstroh JK, Wei X, Carter CC, Zhong L, Brainard DM, Melbourne K, Das M, Stellbrink H-J, Post FA, Waters L, Koethe JR. Weight gain following initiation of antiretroviral therapy: risk factors in randomized comparative clinical trials. Clin Infect Dis. 2020;71:1379–89. https://doi.org/10.1093/cid/ciz999.

33. Llibre JM, Hung C-C, Brinson C, Castelli F, Girard P-M, Kahl LP, Blair EA, Angelis K, Wynne B, Vandermeulen K, Underwood M, Smith K, Gartland M, Aboud M. Efficacy, safety, and tolerability of dolutegravir-rilpivirine the maintenance of virological suppression in adults with HIV-1: phase 3, randomised, non-inferiority SWORD-1 and SWORD-2 studies. Lancet. 2018;391:839–49. https://doi.org/10.1016/S0140-6736(17)33095-7.

34. van Wyk J, Ajana F, Bisshop F, De Wit S, Osiyemi O, Portilla Sogorb J, Routy J-P, Wyen C, Ait-Khaled M, Nascimento MC, Pappa KA, Wang R, Wright J, Tenorio AR, Wynne B, Aboud M, Gartland MJ, Smith KY. Efficacy and safety of switching to dolutegravir/lamivudine fixed-dose 2-drug regimen vs continuing a tenofovir alafenamide-based 3- or 4-drug regimen for maintenance of virologic suppression in adults living with human immunodeficiency virus type 1: phase 3, randomized, noninferiority TANGO study. Clin Infect Dis. 2020;71:1920–9. https://doi.org/10.1093/cid/ciz1243.

35. Llibre JM, Brites C, Cheng C-Y, Osiyemi O, Galera C, Hocqueloux L, Maggiolo F, Degen O, Taylor S, Blair E, Man C, Wynne B, Oyee J, Underwood M, Curtis L, Bontempo G, van Wyk J. Efficacy and safety of switching to the 2-drug regimen dolutegravir/lamivudine versus continuing a 3- or 4-drug regimen for maintaining virologic suppression in adults living with human immunodeficiency virus 1 (HIV-1): week 48 results from the phase 3, noninferiority SALSA randomized trial. Clin Infect Dis. 2023;76:720–9. https://doi.org/10.1093/cid/ciac130.

36. Cahn P, Madero JS, Arribas JR, Antinori A, Ortiz R, Clarke AE, Hung C-C, Rockstroh JK, Girard P-M, Sievers J, Man C, Currie A, Underwood M, Tenorio AR, Pappa K, Wynne B, Fettiplace A, Gartland M, Aboud M, Smith K, GEMINI Study Team. Dolutegravir plus lamivudine versus dolutegravir plus tenofovir disoproxil fumarate and emtricitabine in antiretroviral-naive adults with HIV-1 infection (GEMINI-1 and GEMINI-2): week 48 results from two multicentre, double-blind, randomised, non-inferiority, phase 3 trials. Lancet. 2019;393:143–55. https://doi.org/10.1016/S0140-6736(18)32462-0.

37. Swindells S, Andrade-Villanueva J-F, Richmond GJ, Rizzardini G, Baumgarten A, Masiá M, Latiff G, Pokrovsky V, Bredeek F, Smith G, Cahn P, Kim Y-S, Ford SL, Talarico CL, Patel P, Chounta V, Crauwels H, Parys W, Vanveggel S, Mrus J, Huang J, Harrington CM, Hudson KJ, Margolis DA, Smith KY, Williams PE, Spreen WR. Long-acting Cabotegravir and Rilpivirine for maintenance of HIV-1 suppression. N Engl J Med. 2020;382:1112–23. https://doi.org/10.1056/NEJMoa1904398.

第 7 章　HIV 感染症　*159*

38. Overton ET, Richmond G, Rizzardini G, Jaeger H, Orrell C, Nagimova F, Bredeek F, García Deltoro M, Swindells S, Andrade-Villanueva JF, Wong A, Khuong-Josses M-A, Van Solingen-Ristea R, van Eygen V, Crauwels H, Ford S, Talarico C, Benn P, Wang Y, Hudson KJ, Chounta V, Cutrell A, Patel P, Shaefer M, Margolis DA, Smith KY, Vanveggel S, Spreen W. Long-acting cabotegravir and rilpivirine dosed every 2 months in adults with HIV-1 infection (AT-LAS-2M), 48-week results: a randomised, multicentre, open-label, phase 3b, non-inferiority study. Lancet. 2021;396:1994–2005. https://doi.org/10.1016/S0140-6736(20)32666-0.

39. Margolis DA, Gonzalez-Garcia J, Stellbrink H-J, Eron JJ, Yazdanpanah Y, Podzamczer D, Lutz T, Angel JB, Richmond GJ, Clotet B, Gutierrez F, Sloan L, Clair MS, Murray M, Ford SL, Mrus J, Patel P, Crauwels H, Griffith SK, Sutton KC, Dorey D, Smith KY, Williams PE, Spreen WR. Long-acting intramuscular cabotegravir and rilpivirine in adults with HIV-1 infection (LATTE-2): 96-week results of a randomised, open-label, phase 2b, non-inferiority trial. Lancet. 2017;390:1499–510. https://doi.org/10.1016/S0140-6736(17)31917-7.

40. Christopoulos KA, Grochowski J, Mayorga-Munoz F, Hickey MD, Imbert E, Szumowski JD, Dilworth S, Oskarsson J, Shiels M, Havlir D, Gandhi M. First demonstration project of long-acting injectable antiretroviral therapy for persons with and without detectable human immunodeficiency virus (HIV) viremia in an urban HIV clinic. Clin Infect Dis. 2023;76:e645–51. https://doi.org/10.1093/cid/ciac631.

41. Landovitz RJ, Donnell D, Clement ME, Hanscom B, Cottle L, Coelho L, Cabello R, Chariyalertsak S, Dunne EF, Frank I, Gallardo-Cartagena JA, Gaur AH, Gonzales P, Tran HV, Hinojosa JC, Kallas EG, Kelley CF, Losso MH, Madruga JV, Middelkoop K, Phanuphak N, Santos B, Sued O, Huamaní JV, Overton ET, Swaminathan S, del Rio C, Gulick RM, Richardson P, Sullivan P, Piwowar-Manning E, Marzinke M, Hendrix C, Li M, Wang Z, Marrazzo J, Daar E, Asmelash A, Brown TT, Anderson P, Eshleman SH, Bryan M, Blanchette C, Lucas J, Psaros C, Safren S, Sugarman J, Scott H, Eron JJ, Fields SD, Sista ND, Gomez-Feliciano K, Jennings A, Kofron RM, Holtz TH, Shin K, Rooney JF, Smith KY, Spreen W, Margolis D, Rinehart A, Adeyeye A, Cohen MS, McCauley M, Grinsztejn B. Cabotegravir for HIV prevention in cisgender men and transgender women. N Engl J Med. 2021;385:595–608. https://doi.org/10.1056/NEJMoa2101016.

42. Tatara AM, Kontoyiannis DP, Mikos AG. Drug delivery and tissue engineering to promote wound healing in the immunocompromised host: current challenges and future directions. Adv Drug Deliv Rev. 2018;129:319. https://doi.org/10.1016/j.addr.2017.12.001.

43. Zhang L, Liu B-C, Zhang X-Y, Li L, Xia X-J, Guo R-Z. Prevention and treatment of surgical site infection in HIV-infected patients. BMC Infect Dis. 2012;12:115. https://doi.org/10.1186/1471-2334-12-115.

44. Pruzansky JS, Bronson MJ, Grelsamer RP, Strauss E, Moucha CS. Prevalence of modifiable surgical site infection risk factors in hip and knee joint arthroplasty patients at an urban academic hospital. J Arthroplast. 2014;29:272–6. https://doi.org/10.1016/j.arth.2013.06.019.

45. Guild GN, Moore TJ, Barnes W, Hermann C. CD4 count is associated with postoperative infection in patients with orthopaedic trauma who are HIV positive. Clin Orthop Relat Res. 2012;470:1507–12. https://doi.org/10.1007/s11999-011-2223-1.

46. Ma R, He J, Xu B, Zhao C, Zhang Y, Li X, Sun S, Zhang Q. Nomogram prediction of surgical site infection of HIV-infected patients following orthopedic surgery: a retrospective study. BMC Infect Dis. 2020;20:896. https://doi.org/10.1186/s12879-020-05613-3.

47. Hohlstein P, Gussen H, Bartneck M, Warzecha KT, Roderburg C, Buendgens L, Trautwein C,

Koch A, Tacke F. Prognostic relevance of altered lymphocyte subpopulations in critical illness and sepsis. J Clin Med. 2019;8:353. https://doi.org/10.3390/jcm8030353.

48. Aldrich J, Gross R, Adler M, King K, MacGregor RR, Gluckman SJ. The effect of acute severe illness on CD4+ lymphocyte counts in nonimmunocompromised patients. Arch Intern Med. 2000;160:715–6. https://doi.org/10.1001/archinte.160.5.715.

49. Ho H, Peluso MJ, Margus C, Matias Lopes JP, He C, Gaisa MM, Osorio G, Aberg JA, Mullen MP. Clinical outcomes and immunologic characteristics of coronavirus disease 2019 in people with human immunodeficiency virus. J Infect Dis. 2020;223:403–8. https://doi.org/10.1093/infdis/jiaa380.

50. Thompson RCA, Koh WH, Clode PL. Cryptosporidium—what is it? Food Waterborne Parasitol. 2016;4:54–61. https://doi.org/10.1016/j.fawpar.2016.08.004.

51. Hoxie NJ, Davis JP, Vergeront JM, Nashold RD, Blair KA. Cryptosporidiosis-associated mortality following a massive waterborne outbreak in Milwaukee, Wisconsin. Am J Public Health. 1997;87:2032–5. https://doi.org/10.2105/ajph.87.12.2032.

52. O'connor RM, Shaffie R, Kang G, Ward HD. Cryptosporidiosis in patients with HIV/AIDS. AIDS. 2011;25:549–60. https://doi.org/10.1097/QAD.0b013e3283437e88.

53. Abubakar I, Aliyu SH, Arumugam C, Hunter PR, Usman NK. Prevention and treatment of cryptosporidiosis in immunocompromised patients. Cochrane Database Syst Rev. 2007:CD004932. https://doi.org/10.1002/14651858.CD004932.pub2.

54. Iroh Tam P, Arnold SLM, Barrett LK, Chen CR, Conrad TM, Douglas E, Gordon MA, Hebert D, Henrion M, Hermann D, Hollingsworth B, Houpt E, Jere KC, Lindblad R, Love MS, Makhaza L, McNamara CW, Nedi W, Nyirenda J, Operario DJ, Phulusa J, Quinnan GV, Sawyer LA, Thole H, Toto N, Winter A, Van Voorhis WC. Clofazimine for treatment of cryptosporidiosis in human immunodeficiency virus infected adults: an experimental medicine, randomized, double-blind, placebo-controlled phase 2a trial. Clin Infect Dis. 2021;73:183–91. https://doi.org/10.1093/cid/ciaa421.

55. Hommer V, Eichholz J, Petry F. Effect of antiretroviral protease inhibitors alone, and in combination with paromomycin, on the excystation, invasion and in vitro development of Cryptosporidium parvum. J Antimicrob Chemother. 2003;52:359–64. https://doi.org/10.1093/jac/dkg357.

56. Cesarman E, Damania B, Krown SE, Martin J, Bower M, Whitby D. Kaposi sarcoma. Nat Rev Dis Primers. 2019;5:9. https://doi.org/10.1038/s41572-019-0060-9.

57. O'Brien RF, Cohn DL. Serosanguineous pleural effusions in AIDS-associated Kaposi's sarcoma. Chest. 1989;96:460–6. https://doi.org/10.1378/chest.96.3.460.

58. Zibrak JD, Silvestri RC, Costello P, Marlink R, Jensen WA, Robins A, Rose RM. Bronchoscopic and radiologic features of Kaposi's sarcoma involving the respiratory system. Chest. 1986;90:476–9. https://doi.org/10.1378/chest.90.4.476.

59. Krishna G, Chitkara RK. Osseous Kaposi sarcoma. JAMA. 2003;289:1106. https://doi.org/10.1001/jama.289.9.1106.

60. Dirweesh A, Khan MY, Hamiz SF, Karabulut N. Pulmonary Kaposi sarcoma with osseous metastases in an human immunodeficiency virus (HIV) patient: a remarkable response to highly active antiretroviral therapy. Am J Case Rep. 2017;18:181–5. https://doi.org/10.12659/AJCR.902355.

第8章 ウイルス感染症

■ 要旨

ウイルスは，宿主細胞内での複製が可能な病原体であり，多くの場合，感染者に不利益が生じる。ウイルス感染の影響は，風邪のような比較的軽いものから，ハンタウイルスのような重篤で致死的なものまでさまざまである。細菌や真菌の微生物とは異なり，ウイルス感染症に対する治療薬はあまり多くはない。診断法は改良され続けているが，核酸検査に基づくことが多いため，一般的な測定法でプライマーを含まないウイルスに感染した場合，診断に迷うことがある。

今世紀に入り，SARS-CoV-2（新型コロナウイルス），その原因疾患であるCOVID-19（新型コロナウイルス感染症）は，世界的に高い罹患率と死亡率をきたす大流行を引き起こした。自身のフェローシップ期間中，SARS-CoV-2の診断と治療についてノートにまとめていると，まるでタイタニック号に乗りながら造船について説明しているような気分になった。臨床ウイルス学分野はパンデミックに対応して大きな進歩を遂げたが，まだやるべきことはたくさんある。本章では，一般的な肝炎ウイルスについて述べ，ヘルペスウイルス，サイトメガロウイルス（cytomegalovirus：CMV），アデノウイルスに関するいくつかの話題に触れ，COVID-19のマネジメントについて総括する。

162 第8章 ウイルス感染症

Q. この HBV 表面(HBs)抗原陽性の患者は B 型肝炎ウイルス (HBV)に感染していますか?

A. B 型肝炎ウイルス検査の解釈について説明しましょう。

現在のガイドラインでは,18 歳以上のすべての米国成人は,生涯に少なくとも 1 回は B 型肝炎ウイルス(hepatitis B virus:HBV)スクリーニングを受けるよう推奨されており,妊娠時にスクリーニングを受け,リスクの高い人の場合には,追加で定期的に検査を受けることが推奨されている[1]。スクリーニングは,血清学的検査の「トリプルパネル」〔HBV 表面(HBs)抗原,HBV 表面(HBs)抗体,HBV コア(HBc)抗体〕で行われる。大まかに 5 つのパターン(**表8.1**)として,(1)未感染・非曝露,(2)ワクチン接種後,(3)急性感染,(4)慢性感染,(5)感染既往がある[2]。HBs 抗原はウイルスによって活発に産生されるマーカーであるため,HBs 抗原陽性の患者はすべて感染(急性または慢性)している。ほとんどの HBV ワクチンは,HBs 抗原の組み換え型を使用して HBs 抗体を産生し,免疫反応を促進する[3]。ワクチン接種者は,他のマーカーは陽転化せずに HBs 抗体が陽性となる。HBc 抗体はウイルスのコア蛋白に対する抗体で,感染した患者では陽性になるが,ワクチン接種だけでは陽性にならない。HBc 抗体は,急性感染の患者では免疫グロブリン(immunoglobulin:Ig)M 抗体が,慢性感染の患者では IgG 抗体が陽性となる。慢性 HBV 感染のもう 1 つの定義は,6 か月以上 HBs 抗原が存在することである[4]。感染を除去できた患者は,HBs 抗原陰性で,HBs 抗体は陽性,陰性どちらもありえるが,HBc 抗体は陽性のままである。HBV DNA の存在は活動性感染を示すため,このような症例では,慢性感染と感染の既往を区別するために HBV ウイルス量を測定する必要があるだろう。

どんな規則にも例外はある。その 1 例が,免疫グロブリン静注療法(intravenous immunoglobulin:IVIG)を受けた患者における血清学的検査である。IVIG 療法前に HBV スクリーニングを受けた悪性腫瘍患者 870 人の後ろ向き研究では,このうち 15%が (IVIG 療法後)HBc 抗体陽性となったが,HBs 抗原陽性や HBV ウイルス量陽性となった患者はおらず,これは活動性の感染よりもコア抗体の受動免疫を示している[5]。

第 8 章 ウイルス感染症 163

表8.1 B型肝炎ウイルス検査の 5 つのパターン

	HBs 抗原	HBs 抗体	HBc 抗体[※1]
未感染	−	−	−
ワクチン接種後	−	+	−
急性感染	+	−	+ IgM / IgG
慢性感染	+	−	+ IgG
感染既往	−	±	+

Q. 慢性 B 型肝炎ウイルス感染の患者は治療すべきでしょうか？

A. 肝臓と HBV のマーカーによっては，積極的な治療を行わずに経過観察が可能な患者もいます。

HBV 感染症を治療せずに放置しておくと，肝炎の連鎖を引き起こし，最終的には肝臓がんになる可能性がある。慢性 HBV 感染症の患者を治療すべきかどうかは，何によって判断されるだろうか？肝酵素上昇，肝線維化の所見がなく，HBV DNA 量が持続的に低いか検出されない患者では，治療よりも経過観察がよい。現在のガイドラインでは，HBe 抗原の測定によって慢性感染患者を区別することを推奨している[4]。HBe 抗原陽性で ALT(alanine transaminase)が上昇している患者では，HBV ウイルス量が 20,000 コピー/mm^3 以上の場合に治療開始することが推奨される。HBV ウイルス量が低値ながら ALT が上昇している場合は，1〜3 か月ごとにウイルス量をモニターすることが推奨される。同様に，慢性 HBV 感染症で HBe 抗原陽性，ALT 正常の場合は，ALT と HBV ウイルス量を 3〜6 か月ごとに，HBe 抗原を 6〜12 か月ごとに経過観察することが推奨される。慢性 HBV 感染症で HBe 抗原陰性の患者では，ALT が上昇している場合，HBV ウイルス量が低いレベル(2,000 コピー/mm^3 以上)での治療が推奨される[4]。ウイルス量とHBe 抗原にかかわらず，侵襲的または非侵襲的検査で肝臓に線維化の所見がみられる慢性 HBV 感染症患者は治療を受けるべきである。

◉1 ─ Dr. 渋江のコメント◉原文ではコア抗原と記載されていますが，コア抗体(HBc 抗体)と解釈しました。

164 第8章 ウイルス感染症

治療効果が期待できる患者を区別するために ALT を用いるべき
だろうか？　TORCH-B と呼ばれる多施設共同無作為化試験(ran-
domized controlled trial：RCT)では，ウイルス量が 2,000 コピー/
mm^3 以上で ALT 上昇が少なく無治療の慢性 HBV 患者を，プラセ
ボ投与群とテノホビル投与群に無作為に割り付けた[6]。各群 80 例
程度であり，主要アウトカムは，生検で確認された線維化への変化
と壊死性炎症の重症度であった。テノホビル投与群では線維化の進
行が有意に少なかったが，壊死性炎症には有意差はなかった。ま
た，テノホビル投与群では，ALT が正常化し，HBV ウイルス量が
寛解する可能性が高かった。主要アウトカムではないが，プラセボ
群では急性肝炎の再燃が有意に多く(2 例 vs 13 例)，エンテカビル
の投与が必要であった。これらのデータは，ALT などのマーカー
が上昇する前であっても，慢性 HBV 患者に抗ウイルス薬による治
療が有益であることを示唆しているが，より大規模な試験でエビデ
ンスが得られることが期待される。

Q. C 型肝炎ウイルスの治療は誰に行うべきでしょうか？

A. 陽性者全員が治療を受けるべきであり，治療を遅らせてはいけません。

米国では，C 型肝炎ウイルス(hepatitis C virus：HCV)は主に静注
薬物使用や汚染された注射針を通じて感染する。オピオイドの流行
に伴い，HCV の罹患率は過去 10 年間で約 4 倍に上昇している[7,8]。
ガイドラインでは，18〜79 歳の米国成人全員に少なくとも 1 回は
HCV のスクリーニングを受けさせ，静注薬物使用者には毎年スク
リーニングを受けるよう推奨している[8,9]。スクリーニング(抗
HCV 抗体)が陽性の場合，HCV ウイルス量を測定すべきである。
感染が自然軽快する(HCV ウイルス量が陰性)患者もおり，再感染
の可能性があることを説明する必要がある。ガイドラインでは，活
動性感染の患者に対して，できれば，肝血清酵素，血清線維化マー
カー，画像検査，エラストグラフィーなどの非侵襲的診断検査に
よって肝疾患の重症度を評価することが推奨されている[10]。また，
患者は HBV とヒト免疫不全ウイルス(human immunodeficiency
virus：HIV)のスクリーニングを受けるべきである。急性または慢

性の HCV 感染のすべての成人は，HCV 治療で回復が期待できない場合を除き，治療を受けることが推奨される。患者は，ウイルス血症の自然治癒を待たずに，診断と同時に治療を受けるべきである[10]。

複雑化する因子(肝硬変，HCV 治療歴，末期腎疾患，HIV や HBV の共感染，肝細胞がんの疑い，肝移植歴)のない患者には，8 週間のグレカプレビル・ピブレンタスビルまたは 12 週間のソホスブビル・ベルパタスビルで治療を開始する。12 週間後にウイルス量と肝酵素を測定し，ウイルス学的治癒とトランスアミナーゼの正常化を確認する必要がある[10]。HCV 遺伝子型 3 型で肝硬変の患者にはソホスブビル・ベルパタスビルの投与が推奨されないため，代償性肝硬変患者に対して，HCV 遺伝子型検査が推奨される。ウイルス学的治癒後も，再感染しうることを患者に説明する必要がある。HCV 治療の多くは外来で開始される。しかし，適切なカウンセリングを受けたうえで入院治療を開始したほうが，患者が治療に専念し，治療を完遂する可能性が高くなりやすく，情報を統合するコミュニティセンターを利用するのは，ウイルスを抑制し続ける 1 つの方法かもしれない[11,12]。

Q. 痛みを伴う帯状疱疹の患者をどのようにマネジメントすべきでしょうか？

A. 抗ウイルス薬の経口治療は，病初期であれば有効でしょう。

帯状疱疹は，水痘帯状疱疹ウイルス(varicella-zoster virus：VZV)の初感染(水痘)後に脊髄後根神経節に潜伏しているウイルスの再活性化によって引き起こされる感染症である。再活性化は感覚神経節に沿って起こり，個々の皮膚分節に有痛性の病変を伴う。通常，患者が疼痛を訴える数日間の前駆期を経て，小水疱性病変が出現する[13]。小水疱は潰瘍を形成し，1～2 週間で痂皮化し，3～4 週間で消失する。新規の病変が 1 週間以上出現し続けることは典型的ではなく，その場合は免疫不全の関与が懸念される[13]。

身体所見による臨床診断で十分なことが多いが，皮膚病変の分布から診断が明らかでない場合には，病変部のスワブから核酸検査を行うこともある。軽症で安定した患者には，第 1 選択として 7～

166 第8章 ウイルス感染症

10日間の抗ウイルス薬で経口治療する。バラシクロビルとファム
シクロビルは投与回数が少なく，アシクロビルよりも好まれること
が多い。病変発生から72時間以上経過し，新規病変が発生してい
ない場合は，自然軽快することが多いため，抗ウイルス薬の追加投
与は有効ではない。病変が痂皮化するまで，飛沫予防策を遵守すべ
きである●2。

　播種性帯状疱疹は，原発となる皮膚分節と隣接した皮膚分節以外
で20個以上の小水疱があるものと定義される[14]。播種性疾患は免
疫不全者に多くみられ，臓器に影響が及ぶと致死的となる。VZV
は皮疹を伴わずに無菌性髄膜炎を引き起こすこともある[13]。免疫
不全者や重症患者には，アシクロビルの静脈内投与(静注)治療が推
奨され，病状がコントロールされれば経口治療に移行する[13]。幸
いなことに，アシクロビル耐性はまれである。耐性の割合は，免疫
正常者では0.1〜0.7％，抗ウイルス薬使用歴のある免疫不全者な
どは3.5〜14％と推定されている[15]。アシクロビルの投与量を増
やすことで克服できる耐性もあるが，ホスカルネットやcidofovir
への薬剤変更が必要となる場合もある[15]。

　帯状疱疹には他に合併症がある。眼部帯状疱疹は，三叉神経節の
眼神経に沿った再活性化で発生し，眼窩周囲の皮疹をきたす[16]。
鼻の先端または側面の皮疹は，Hutchinson徴候として知られてい
る●3。眼病変が疑われる場合は，眼科医への相談が推奨される。特
に播種性病変がなければ，眼部帯状疱疹は内服治療で十分であ
る[17]。帯状疱疹後神経痛は帯状疱疹の最も一般的な合併症であり，
慢性の神経障害性疼痛を引き起こす。ヒューストンでの単群の非
RCTでは，ガバペンチンを急性期に投与した場合，過去の対照群
と比較して帯状疱疹後疼痛の軽減に有効であることが示唆され
た[18]。しかし，スペインで行われた多施設共同RCTでは，皮疹出
現から72時間以内に来院した患者を対象に，バラシクロビルを7
日間投与し，ガバペンチン群($n = 33$)またはプラセボ群($n = 42$)

●2─Dr. 渋江のコメント●原文では，飛沫予防策となっていますが，日本
国内の指針として，皮膚の病変部には，状況によって接触予防策の追
加でみていくこともあります。

●3─Dr. 渋江のコメント●Hutchinson徴候を示す帯状疱疹では，眼病変
の合併が多くなります。

第8章　ウイルス感染症　　*167*

に無作為に割り付け，5 週間投与したところ，主要評価項目として，疼痛を訴えた患者は，ガバペンチン群で 18.2％，対照群で 9.5％であり，ガバペンチンの有効性は示されなかった[19]。

　最良の治療は予防である。帯状疱疹の予防には，免疫不全者および 50 歳以上の人へのワクチン接種が重要である。曝露後予防のための VZV の免疫グロブリンもあるが，どこでも入手可能なわけではなく，経口のアシクロビルも使用されている[20]。

Q. 免疫正常者においてサイトメガロウイルス（CMV）を心配する必要がありますか？

A. これらの感染症はあまり起こらず，ウイルス血症だけでは感染症を予測できません。

サイトメガロウイルス（CMV）により疾患をきたす患者のほとんどは免疫不全者である。CMV は免疫正常者に初感染を引き起こし，典型的には自然軽快する伝染性単核症様のウイルス性疾患をきたす[21]。しかし，重症化はまれにある。ケースレビューでは，免疫正常者における重症 CMV 疾患の最も一般的な部位は，発熱，腹痛，悪心 / 嘔吐，下痢，血便，下血などの症状を伴う消化管であった[21]。免疫正常者における CMV 大腸炎のメタアナリシスでは，32％の患者で自然治癒がみられ，55 歳未満の患者で多くみられた[22]。大腸炎における CMV ウイルス血症と感染の鑑別には，ポリメラーゼ連鎖反応（polymerase chain reaction：PCR）に基づく診断だけでなく，CMV による直接的な組織損傷の病理組織所見が有効である。患者は，まれに CMV 脳炎などの原発性中枢神経系疾患に罹患することもある[21,23,24]。

　大腸炎や脳炎のような局所感染に加えて，CMV の再活性化は重篤な疾患に罹った際に，免疫正常者でも起こりうる。シアトルの 2 施設で 120 人の CMV 血清陽性の重症患者を対象とした前向き観察研究では，33％がいずれかの時点で CMV ウイルス量が陽性となり，20％が 1,000 コピー/mm^3 以上のウイルス量であった[25]。この研究で明らかに再活性化と関連した唯一のリスク因子は，臨床的スコアリングシステムで定義された重症度であった。主要評価項目は，30 日後の入院継続または死亡であった。1,000 コピー/mm^3

以上の患者と同様で，どのような CMV ウイルス量の存在でも，死亡率の上昇および入院期間の延長と相関していた。免疫正常の重症患者における CMV 再活性化の所見は，他でも再現されている[26,27]。しかし，CMV の複製は必ずしも CMV 感染症と相関するわけではない。これは，重症患者における免疫機能の低下を示すバイオマーカーとして有用となる可能性がある。(無作為化されていない)前向き観察研究では，CMV ウイルスが陽性となった抗ウイルス薬の治療を受けた免疫正常の重症患者は，抗ウイルス薬による治療を受けなかった患者と比較して死亡率が改善しなかった[27]。

活発なウイルス複製によって疾患が引き起こされているのか，それともウイルス複製が重症患者における免疫不全の間接的なマーカーにすぎないのかは，必ずしも明らかではないため，免疫正常者における CMV 治療を決定することは簡単ではない。症状の原因が他に明らかなものはなく，CMV ウイルス量が陽性の患者では，症状と CMV マーカーの両方を注意深く観察しながら治療することが正当化されうる[28]。有効な抗ウイルス薬には，ガンシクロビル，バルガンシクロビル，ホスカルネットがあるが，免疫正常者におけるこれらの抗ウイルス薬の正式な研究は行われていない[29]。

Q. 肺の画像検査で局所的な consolidation がみられ，細菌培養は陰性の具合が悪い患者がいます。これはウイルス性肺炎を考慮しますか？

A. アデノウイルス肺炎はまれですが，非常に劇症になることがあります。

アデノウイルスは上気道感染症の一般的な原因であるが，肺炎を引き起こすことはまれである。あるシステマティックレビューでは，免疫正常者においてアデノウイルス肺炎が 15 例確認され，死亡率は少なくとも 53％であった[30]。アデノウイルスが無症候性に存在することは，健常者でも肺移植後の患者でもよくある。ある研究では，カナダの 2 施設で肺移植後 12 か月間に血清 PCR が陽性であった患者は 80 人中 18 人(22.5％)であったが，これらのうち 18 人中 4 人だけが症状をきたし，その多くはインフルエンザ様症状であった[31]。ピッツバーグで肺移植を受けた患者 308 人のケースシ

リーズでは，4人(1.3％)がアデノウイルス肺炎に罹患し，その全例が死亡し，剖検によって感染が死因とされた[32]。肺移植後にウイルス性肺炎に罹患した患者の大規模な前向きケースシリーズでは，アデノウイルスに罹患した患者は2例のみで，そのうちの1例は死亡した[33]。

画像では，アデノウイルス肺炎は非特異的な限局した consolidation をきたす[34]。診断は，深部組織由来の検体(気管支鏡検査など)でのシークエンスや，生検組織の直接染色によってなされる[32,33]。免疫正常の重症患者では，cidofovir が治療法として選択される。7人の患者を対象とした報告では，全員が生存し，中央値12日で症状が改善した[35]。しかし，重症アデノウイルス肺炎患者を対象とした別の後ろ向き研究では，cidofovir を投与した患者13人と投与しなかった患者9人を比較し，アウトカムに有意差はみられなかった[36]。重症アデノウイルス疾患の免疫正常者と免疫不全者の両者における cidofovir の有効性に関する研究がさらに進み，明らかになることが期待される。一般的に，アデノウイルスよりもインフルエンザは劇症で致死的な肺炎を引き起こす可能性があるが，現時点では，呼吸器症状を呈する患者はアデノウイルスよりもインフルエンザのスクリーニングを受けることが多い。

Q. COVID‒19 の cycle threshold(Ct 値)を含む診断の解釈はどのようにすればよいでしょうか？

A. 核酸増幅検査(NAAT)が最も正確で，半定量的な検査ができます。しかし，Ct 値などの臨床的判断は検証しきれていません。

SARS‒CoV‒2 は，COVID‒19 と名づけられたウイルス性症候群で，2019 年から大規模なパンデミックを引き起こした。ウイルスは空気中に拡散し，鼻腔，口腔咽頭，眼などの粘膜表面に侵入する。ヒトのアンジオテンシン変換酵素(angiotensin‒converting enzyme：ACE)2 受容体に結合して細胞内に侵入して複製され，多くの場合，下気道で重篤な病態を引き起こす[37]。COVID‒19 によって引き起こされる疾患と非特異的な症状のばらつきが大きいため，臨床診断は困難である。96 の異なる症状を検討した 90 の

COVID-19 研究のメタアナリシスでは，咳嗽だけが 50% 以上の感度を示した（特異度は 45.4%）[38]。発熱の感度は 37.6%，特異度は 75.2% であった。嗅覚異常は，感度 26.4%，特異度 94.2% とかなり特異的であった●4。COVID-19 のもう 1 つの特徴である息切れは，感度が 23.3%，特異度が 75.7% であった。COVID-19 の診断に臨床症状の感度があまり高くない場合，どの検査が役に立つだろうか？

ボストンでの COVID-19 パンデミックの初期には，当初，核酸検査に何時間もかかっていた。しかしながら，従来のいくつかの検査は COVID-19 の診断と予後に相関関係があった。C 反応性蛋白（C-reactive protein：CRP），赤血球沈降速度（erythrocyte sedimentation rate：ESR），LD（lactate dehydrogenase），フェリチン，D-ダイマーなどの炎症マーカーの上昇は一般的にみられ，疾患の重症度と相関する可能性がある[39]。インターロイキン 6（interleukin 6：IL-6）も炎症の非特異的マーカーであり，重症例では上昇し，アウトカムを改善するための免疫調節の標的にもなる[40,41]。第一波である初期の患者では，リンパ球減少も頻繁にみられた。フロリダ州の 4 施設での後ろ向き研究では，2020 年 3 月から 2021 年 1 月までに COVID-19 で入院した 4,485 人の入院患者におけるリンパ球減少（1×10^9/L 未満）は，集中治療室への入院，人工呼吸器使用，血液透析を必要とする腎不全，院内死亡率の有意な増加と相関していた[42]。COVID-19 診断のための画像所見も研究されており，胸部コンピュータ断層撮影（CT）の感度は 67〜100%，特異度は 25〜80% と低かった[43]。

結局，従来の検査値や画像所見は非特異的であるが，宿主の炎症反応の理解につながり，予後を推測するデータを提供し，異なる治療法（IL-6 阻害薬など）を要する患者の層別化に役立つかもしれない。核酸増幅検査（nucleic acid amplification test：NAAT）は SARS-CoV-2 に対してより特異的である。喀痰検体の場合，NAAT の感度は 65.2〜69.6%，特異度は 90.5〜100% である[44]。さらに，NAAT は Ct 値を測定して，ウイルス量の代用として使用

●4 ― Dr. 渋江のコメント●オミクロン株出現の前後で症状の報告は異なることに注意が必要と思います。

することができる。簡単にいえば，Ct値とは，検出するのに十分なウイルスRNAを生成するのに必要な増幅サイクル数である。したがって，Ct値が高いほど，サンプル中のもとのウイルスRNAは少なかったということになる。これはウイルス量と相関している可能性がある。たとえば，英国の有症状患者425人から3か月間に採取された754検体からは，Ct値は通常，症状発現時に最も低くなり（この時期がウイルス量が最も高いことを示唆），その後，2週間かけて徐々に低下することが示された[45]。同様の結果は，無症状の患者が最も高いCt値を示したという前向き研究でもみられた[46]。疾患の重症度マーカーとしてのCt値をめぐる研究の結果はまちまちであるが，これはウイルス複製だけではなく，宿主の炎症反応が病態に大きく影響していることを反映しているのかもしれない[47]。また，Ct値は個々の患者に対して，異なる治療による反応性をみるために経時的に使用されることもあるが，これに関しては適切な検証がなされていないということが重要な注意点である[48]。一般的に，Ct値は，患者検体の不均一性，NAATを行う環境の差異，および半定量的検査としての性質により，信頼できない可能性がある。米国感染症学会（Infectious Diseases Society of America：IDSA）と分子病理学会（Association for Molecular Pathology）は共同声明を発表し，臨床的意思決定のためにCt値を解釈する際には注意するよう勧告している[49]。

　最後に，ラテラルフローアッセイを用いた迅速抗原検査は，COVID-19のパンデミックの際に，家庭での検査に広く利用されるようになった。これらの検査は，SARS-CoV-2抗原の存在下で結合する比色標識を用いたイムノクロマトグラフィーを用いて行われる[50]。迅速抗原検査の感度と特異度は，患者の症状の有無に依存し，ある研究では，感度は63.5％，特異度は100％であったが，無症状患者では感度は35％にすぎなかった[51]。NAATと比較すると精度は劣るものの，迅速抗原検査は家庭で簡単に実施でき，陽性であれば隔離が可能であることから，地域社会での感染を断ち切るうえで重要な役割を担っている。

Q. どの免疫調節薬が COVID-19 の治療に有効でしょうか？

A. 副腎皮質ステロイドは中等症から重症の COVID-19 患者に有効です。

COVID-19 の重症度は，ウイルスによる直接的な損傷よりも，むしろ宿主の過剰な免疫反応によることが多い[52]。そのため，免疫反応を調節して炎症亢進を防止する戦略が積極的な研究対象となっている。RECOVERY 試験では，COVID-19 で入院した患者を，1日 6 mg のデキサメタゾンで最大 10 日間経口治療または静注治療する群($n = 2,104$)と，通常の標準治療を受ける群($n = 4,321$)に無作為に割り付けた[53]。主要評価項目は 28 日目の全死亡率であった。デキサメタゾン群にわずかな有益性が認められた〔死亡率 22.9％ vs 25.7％，リスク比 0.83，95％信頼区間(confidence interval：CI)0.75〜0.93〕。サブグループ解析では，気管挿管を行った患者における有効性はより大きく(29.3％ vs 41.4％，リスク比 0.64，95％ CI 0.51〜0.81)，登録時に人工呼吸器を行わずに酸素投与を要した患者においても(わずかではあるが)有効性が認められた。酸素投与を必要としない患者では，死亡率に有意差はなかったが，有害となる傾向は有意ではなかった(17.8％ vs 14.0％，リスク比 1.19，95％ CI 0.92〜1.55)。副腎皮質ステロイドは，COVID-19 による人工呼吸器を要するような重症化や死亡，低酸素血症を軽減するための標準治療となっている。しかし，低酸素血症のない患者における不適切な副腎皮質ステロイドの使用は，真菌症などの二次感染と関連している[54]。

IL-6 は炎症性サイトカインであり，COVID-19 の重症度と関連している。トシリズマブは IL-6 のモノクローナル抗体阻害薬である。初期の RCT では，トシリズマブの治療効果は一定しなかった。CORIMUNO-TOCI-1 試験では，フランスの 9 施設で，人工呼吸器は不要だが酸素投与(少なくとも 3L/分)を要する患者を，トシリズマブ投与群($n = 60$)と標準治療単独群($n = 67$)に無作為に割り付け，主要アウトカムは 4 日目と 14 日目までに人工呼吸器管理を要さない生存期間とした[55]。この試験では，4 日目の主要評価項目は達成されなかったが，14 日目にはトシリズマブを投与された患者で人工呼吸器の必要性が少なかった〔24％ vs 36％，ハザード

比(hazard ratio：HR)0.58，90% CI 0.33〜1.00〕。しかし，副次的アウトカムとして，28日時の死亡率に両群間に差はみられなかった。90日以上のアウトカムを検討した追跡調査では，トシリズマブが有効であった人と炎症マーカーが高値であった人に有意な相関がみられた[40]。デキサメタゾンを投与され，3L/分以上の酸素投与を行う COVID-19 患者におけるトシリズマブによる治療は，14日目までの死亡率や人工呼吸器への移行率を低下させなかった[56]。CRP や他の炎症マーカーが 7.5 mg/dL など一定の閾値より高い場合，病初期に酸素投与量が増加する患者に対してトシリズマブの投与を提唱する者もいる●5。他の免疫調整薬として JAK(ヤヌスキナーゼ：Janus kinase)阻害薬，特に，バリシチニブの使用も研究されており，中等度〜重度の COVID-19 患者を対象とした研究のメタアナリシスでは，28日目の全死亡率がわずかに低下することが示唆された[57]。ジョージアの病院で，標準治療(デキサメタゾンおよび / またはレムデシビルなど)に加えて，トシリズマブ(n = 291)またはバリシチニブ(n = 291)を投与された重症 COVID-19 患者を対象とした後ろ向き研究では，28日目の死亡率という主要アウトカムの点で，2つの免疫調節薬は同等であり，トシリズマブは二次感染の割合が高かった[58]。この結果は，ギリシャの単施設で行われた非盲検 RCT でも支持されており，バリシチニブは重症 COVID-19 において，28日目までの死亡および / または人工呼吸器管理となる重症化の予防に関してトシリズマブと比べて非劣性であった[59]。結局，どの患者が感染のどの段階でどのタイプの免疫調節薬が最も有効かを判断するのは，まだ時期尚早である。しかし，これらの結果は有望であり，感染時に特定のサイトカインを標的とする戦略は今後も精度が向上していくだろう。

これ自体は免疫調節薬ではないが，回復期血漿は免疫由来の治療法である。具体的には，COVID-19 感染から回復した人の血漿を保存したもので，おそらく抗 SARS-CoV-2 抗体を含んでいる。4件の RCT と 1,060 人の患者を対象とした初期のメタアナリシスで

●5 ─ Dr. 渋江のコメント●原文では 75 mg/dL と記載がありましたが，既報では CRP 7.5 mg/dL 以上が基準になっているものがあり，誤植と思われます。

174 第 8 章 ウイルス感染症

は，回復期血漿は死亡率，入院期間，人工呼吸器の使用[60]を改善しなかった[61]。しかし，入院中の免疫不全患者における回復期血漿の効果を研究したメタアナリシスでは，ワクチン接種および / または COVID-19 感染に対して従来の免疫反応を起こすことができない患者において，死亡率の改善がみられた[62]。専門家は，抗ウイルス薬などの他の治療薬との併用で最大限の効果を得るために，免疫不全患者に疾患の初期に使用することを提唱している[63]。

Q. COVID-19 の治療に有効な抗ウイルス薬はどれですか？
A. レムデシビルのデータが最も多いですが，静注治療に限られています。

抗ウイルス薬は，ウイルスの疾患の機序を直接標的とする治療薬である。COVID-19 パンデミックの初期には，SARS-CoV-2 に有効な抗ウイルス薬はなかった。この初期は暗黒の時代だった。私はボストンを襲った最初の大流行時に救急部に配属され，呼吸困難で運ばれてくる大勢の患者に対して有効な治療法がなかったため，無力感にさいなまれたことを覚えている。突然，自己免疫疾患の治療にも使われる抗マラリア薬であるヒドロキシクロロキンが，SARS-CoV-2 に対する抗ウイルス薬として有効であるという原稿が発表された。その後，患者を治療するために大量の適応外使用が行われ，また，本当に効果があるのかどうかを証明するための研究が次々と行われた[64]。そして，多くの RCT で効果がないことが証明された[65,66]。同様に，抗寄生虫薬のイベルメクチンには COVID-19 に対する抗ウイルス効果があると主張されたが，複数の RCT で有効性は証明されていない[67,68]。COVID-19 に対するさまざまな適応外治療や予防をめぐる疑似科学の業界全体が，質の低い研究によって煽られ，患者に害を及ぼし，米国の医療制度に対する信頼を低下させ，有効である可能性のある他の治療薬の試験から得られるリソースから目を背けさせた。ヒドロキシクロロキンやイベルメクチンが抗ウイルス薬として有効でなかった例とすれば，どの薬剤に有効性のエビデンスがあるだろうか？
　レムデシビルは，SARS-CoV-2 の RNA ポリメラーゼを阻害して複製を抑える抗ウイルス薬である。国際的な RCT では，重症患

者(人工呼吸器管理下，酸素投与を要する，または酸素飽和度が大気圧で 94％未満，または 1 分間に 24 回以上の頻呼吸)をレムデシビル投与群($n = 541$)とプラセボ投与群($n = 521$)に無作為に割り付け，主要アウトカムは退院または感染対策目的のみの入院と定義した[69]。レムデシビルを投与された患者の回復期間の中央値は 10 日であったのに対し，プラセボ群では 15 日であった($p < 0.001$)。副次的アウトカムでは，29 日目の死亡率に有意な低下はみられなかったが，その傾向はあった。9 件の RCT を含む 10,000 人以上の患者を対象としたその後のメタアナリシスでは，レムデシビルは人工呼吸器管理ではない COVID-19 の入院患者に対して有意な死亡率の改善を示したが，人工呼吸器管理下の患者について結論を出すには検出力不足であったと結論づけている[70]。レムデシビルは非入院患者および重症化予防に有効だろうか？　PINETREE の RCT では，症状発現から 7 日以内の COVID-19 の非入院患者が，レムデシビルを毎日投与する群($n = 246$)とプラセボを 3 日間投与する群($n = 252$)に無作為に割り付けられた[71]。主要評価項目は，28 日目における COVID-19 による入院または何らかの原因による死亡であり，レムデシビル投与群では 0.7％に発生したのに対し，プラセボ群では 5.3％に発生した(HR 0.13，95％ CI 0.03〜0.59，$p = 0.008$)。まとめると，レムデシビルは非重症および重症の COVID-19 のいずれにも有効であるが，ウイルス複製を阻害するという機序から，おそらく病初期に最も有効であろう。しかし，レムデシビルは静注投与しかできず，ニルマトレルビル・リトナビル(パキロビッド®)やモルヌピラビルなどの経口抗ウイルス薬が使用できるようになったのは，パンデミックの後期になってからであった。

　パキロビッド®は，抗ウイルス薬(SARS-CoV-2 プロテアーゼ阻害薬)と，宿主の P450-3A4 を阻害することで抗ウイルス濃度を高める「ブースター」を含む配合薬である。EPIC-HR の RCT では，症状のあるワクチン未接種および入院していない成人にパキロビッド®($n = 389$)またはプラセボ($n = 385$)が投与された。COVID-19 に関連した入院または死亡の発生率(主要アウトカム)は，パキロビッド®投与群で有意に低く(0.77％ vs 7.01％，$p < 0.001$)，中間解析ではパキロビッド®群で死亡例はなく，プラセボ

群で7例が死亡した[72]。この効果は最終解析でも有意であり，最終的にプラセボ群では13人が死亡し，パキロビッド®群では1人も死亡しなかった。重篤な合併症を有する入院中のCOVID-19患者を対象とした非盲検RCT(各群 $n = 132$)では，パキロビッド®群では，プラセボ群と比較して28日後の全死亡率は有意な低下がみられなかった(3.8% vs 6.1%, $p = 0.37$)[73]。パキロビッド®は，重症例における有効性に関する懸念に加えて，治療終了後の「ウイルスリバウンド」，すなわち，症状やウイルス量の再発とも関連している。これはEPIC-HR試験のpost hoc解析の一部として研究され，研究者はパキロビッド®で治療された患者の2.3%，プラセボで治療された患者の1.4%でリバウンドが起こったことを明らかにした[74]。リバウンドは中等度〜重度の症状の再発とは有意に関連していなかったため，臨床的な影響は不明である。パキロビッド®のもう1つの制約は，多くの薬剤との相互作用や併用禁忌薬である。ブースターとしてリトナビルが含まれているため，特定の抗不整脈薬，抗凝固薬，抗てんかん薬，免疫抑制薬を服用している人はパキロビッド®を使用してはならない。一部の降圧薬や抗うつ薬など，その他の一般的な薬剤は，パキロビッド®服用中に用量の変更を必要とする場合がある[75]。モルヌピラビルは経口RNAポリメラーゼ阻害薬であり，パキロビッド®よりも薬物相互作用が少ない。しかし，ワクチン未接種の非入院患者を対象にEPIC-HRと同様に実施されたRCT(MOVe-OUT試験)では，パキロビッド®ほどの効果は示されなかった[76]。レムデシビルと同様に，経口抗ウイルス薬は病初期に服用するとより効果的である可能性が高い。経口抗ウイルス薬には制約があるが，点滴なしで投与できるため，患者の病状を進行させることなく効果的に隔離できれば，ウイルス伝播が抑えられる可能性がある。現在，有効性を向上させた新しい抗ウイルス薬の開発研究が進行中である。

結局，COVID-19の最善の「治療法」は予防であることに変わりはない。当院でCOVID-19ワクチンの効果を目の当たりにしたことは奇跡だった。免疫不全者における重症化予防ほどの効果はないものの，ワクチンは一般集団において安全かつ有効であり，有害事象よりも予防効果のほうが大きく勝ることが実証されている[77,78]。モノクローナル抗体は，特に，ワクチン接種に対して十分な抗体産

生が起こらない免疫不全者において，以前は効果的な予防戦略であったが，新型ウイルス株の出現により，この予防効果は薄れてきている[79]。

Q. COVID-19 感染後，何週間も疲労と呼吸困難が続く患者がいます。どのようにマネジメントすべきでしょうか？

A. 現時点で，COVID-19 後遺症の最適なマネジメントは不明です。

"Long COVID" は比較的新しい病態であり，COVID-19 の活動的な感染時期を越えて持続する症状を含む。10〜30％の人が感染後に何らかの長期間の COVID-19 の症状を有し，その発生率は入院および / あるいは重症の初感染によって上昇すると推定されているが，疾患の定義は現在のところはっきりとは決まっていない[80]。世界保健機関(World Health Organization：WHO)は，COVID-19 感染後の状態を，少なくとも 2 か月間持続し，COVID-19 感染後 3 か月の時点で他の説明がつかない症状と定義している[81]。Long COVID の定義として他に提案されているのは，4 週間以上，2 か月以上，100 日以上，24 週間以上持続する症状である[82]。最も一般的な症状は，疲労，「ブレインフォグ」，自律神経失調症であるが，胸痛，呼吸困難，体の痛み，気分の変動など多岐にわたる[80,81]。現在，Long COVID を診断するための有効なバイオマーカーはないが，さまざまなサイトカイン，血管のバイオマーカー，その他の蛋白質が研究されている[83]。

　真に標準化された定義も決定的なバイオマーカーもまだないため，予防および / または治療を目的とした研究は困難である。幸いなことに，Long COVID の症状に悩まされる人の多くは改善がみられる。6 件の研究を解析した分析では，Long COVID の症状の平均持続期間は，急性感染時に入院しなかった人では 4 か月，入院した人では 9 か月であった[81]。メタアナリシスでは，ワクチン接種が Long COVID の罹患リスクを低下させることが示唆されているが，症状発現後に接種した場合の治療としてのワクチン接種が Long COVID の症状に与える影響については，さまざまなエビデンスがある[80]。2 つの疾患の症状が重複していることから，慢性

疲労症候群に対して検討されているいくつかの治療法が，Long COVID に対しても評価されている。自律神経失調症患者に対するβ遮断薬治療などの対症療法も有用である可能性がある[82]。患者が感染後の後遺症のケアを受けられるよう，特定の Long COVID 用のクリニックを開設している施設もあり，これも新たなリソースとなりうる。残念ながら，現時点では，Long COVID の診断とマネジメントに関する質の高いデータは限られているが，この分野では多くの取り組みが行われている。

参考文献

1. Conners EE, Panagiotakopoulos L, Hofmeister MG, Spradling PR, Hagan LM, Harris AM, Rogers-Brown JS, Wester C, Nelson NP, Rapposelli K, Sandul AL, Choi E, Coffin C, Marks K, Thomas DL, Wang SH. Screening and testing for hepatitis B virus infection: CDC recommendations—United States, 2023. MMWR Recomm Rep. 2023;72:1–25. https://doi.org/10.15585/mmwr.rr7201a1.

2. Davison SA, Strasser SI. Ordering and interpreting hepatitis B serology. BMJ. 2014;348:g2522. https://doi.org/10.1136/bmj.g2522.

3. Pattyn J, Hendrickx G, Vorsters A, Van Damme P. Hepatitis B vaccines. J Infect Dis. 2021;224:S343–51. https://doi.org/10.1093/infdis/jiaa668.

4. Terrault NA, Lok ASF, McMahon BJ, Chang K-M, Hwang JP, Jonas MM, Brown RS, Bzowej NH, Wong JB. Update on prevention, diagnosis, and treatment of chronic hepatitis B: AASLD 2018 hepatitis B guidance. Hepatology. 2018;67:1560–99. https://doi.org/10.1002/hep.29800.

5. Lu H, Lok AS, Warneke CL, Ahmed S, Torres HA, Martinez F, Suarez-Almazor ME, Foreman JT, Ferrajoli A, Hwang JP. Passive transfer of anti-HBc after intravenous immunoglobulin administration in patients with cancer: a retrospective chart review. Lancet Haematol. 2018;5:e474–8. https://doi.org/10.1016/S2352-3026(18)30152-2.

6. Hsu Y-C, Chen C-Y, Chang I-W, Chang C-Y, Wu C-Y, Lee T-Y, Wu M-S, Bair M-J, Chen J-J, Chen C-C, Tseng C-H, Tai C-M, Huang Y-T, Ku W-H, Mo L-R, Lin J-T. Once-daily tenofovir disoproxil fumarate in treatment-naive Taiwanese patients with chronic hepatitis B and minimally raised alanine aminotransferase (TORCH-B): a multicentre, double-blind, placebo-controlled, parallel-group, randomised trial. Lancet Infect Dis. 2021;21:823–33. https://doi.org/10.1016/S1473-3099(20)30692-7.

7. Holtzman D, Asher AK, Schillie S. The changing epidemiology of hepatitis C virus infection in the United States during the years 2010 to 2018. Am J Public Health. 2021;111:949–55. https://doi.org/10.2105/AJPH.2020.306149.

8. Chou R, Dana T, Fu R, Zakher B, Wagner J, Ramirez S, Grusing S, Jou JH. Screening for hepatitis C virus infection in adolescents and adults: updated evidence report and systematic review for the US preventive services task force. JAMA. 2020;323:976. https://doi.org/10.1001/jama.2019.20788.

9. Dieterich DT. A simplified algorithm for the management of hepatitis C infection. Gastroenterol Hepatol (N Y). 2019;15:1–12.

第 8 章 ウイルス感染症　179

10. Ghany MG, Morgan TR, AASLD-IDSA Hepatitis C Guidance Panel. Hepatitis C guidance 2019 update: American Association for the Study of Liver Diseases-Infectious Diseases Society of America recommendations for testing, managing, and treating hepatitis C virus infection. Hepatology. 2020;71:686–721. https://doi.org/10.1002/hep.31060.

11. Le E, Chee G, Kwan M, Cheung R. Treating the hardest to treat: reframing the hospital admission as an opportunity to initiate hepatitis C treatment. Dig Dis Sci. 2022;67:1244–51. https://doi.org/10.1007/s10620-021-06941-3.

12. Fadnes LT, Aas CF, Vold JH, Leiva RA, Ohldieck C, Chalabianloo F, Skurtveit S, Lygren OJ, Dalgård O, Vickerman P, Midgard H, Løberg E-M, Johansson KA, INTRO-HCV Study Group. Integrated treatment of hepatitis C virus infection among people who inject drugs: a multicenter randomized controlled trial (INTRO-HCV). PLoS Med. 2021;18:e1003653. https://doi.org/10.1371/journal.pmed.1003653.

13. Dworkin RH, Johnson RW, Breuer J, Gnann JW, Levin MJ, Backonja M, Betts RF, Gershon AA, Haanpaa ML, McKendrick MW, Nurmikko TJ, Oaklander AL, Oxman MN, Pavan-Langston D, Petersen KL, Rowbotham MC, Schmader KE, Stacey BR, Tyring SK, van Wijck AJM, Wallace MS, Wassilew SW, Whitley RJ. Recommendations for the management of herpes zoster. Clin Infect Dis. 2007;44(Suppl 1):S1–26. https://doi.org/10.1086/510206.

14. McCrary ML, Severson J, Tyring SK. Varicella zoster virus. J Am Acad Dermatol. 1999;41:1–14; quiz 15–16. https://doi.org/10.1016/s0190-9622(99)70398-1.

15. Piret J, Boivin G. Antiviral resistance in herpes simplex virus and varicella-zoster virus infections: diagnosis and management. Curr Opin Infect Dis. 2016;29:654–62. https://doi.org/10.1097/QCO.0000000000000288.

16. Vrcek I, Choudhury E, Durairaj V. Herpes zoster ophthalmicus: a review for the internist. Am J Med. 2017;130:21–6. https://doi.org/10.1016/j.amjmed.2016.08.039.

17. Shaikh S, Ta CN. Evaluation and management of herpes zoster ophthalmicus. Am Fam Physician. 2002;66:1723–30.

18. Lapolla W, Digiorgio C, Haitz K, Magel G, Mendoza N, Grady J, Lu W, Tyring S. Incidence of postherpetic neuralgia after combination treatment with gabapentin and valacyclovir in patients with acute herpes zoster: open-label study. Arch Dermatol. 2011;147:901–7. https://doi.org/10.1001/archdermatol.2011.81.

19. Bulilete O, Leiva A, Rullán M, Roca A, Llobera J, PHN Group. Efficacy of gabapentin for the prevention of postherpetic neuralgia in patients with acute herpes zoster: a double blind, randomized controlled trial. PLoS One. 2019;14:e0217335. https://doi.org/10.1371/journal.pone.0217335.

20. Lachiewicz AM, Srinivas ML. Varicella-zoster virus post-exposure management and prophylaxis: a review. Prev Med Rep. 2019;16:101016. https://doi.org/10.1016/j.pmedr.2019.101016.

21. Rafailidis PI, Mourtzoukou EG, Varbobitis IC, Falagas ME. Severe cytomegalovirus infection in apparently immunocompetent patients: a systematic review. Virol J. 2008;5:47. https://doi.org/10.1186/1743-422X-5-47.

22. Galiatsatos P, Shrier I, Lamoureux E, Szilagyi A. Meta-analysis of outcome of cytomegalovirus colitis in immunocompetent hosts. Dig Dis Sci. 2005;50:609–16. https://doi.org/10.1007/s10620-005-2544-6.

23. Tetsuka S, Suzuki T, Ogawa T, Hashimoto R, Kato H. Encephalopathy associated with severe cytomegalovirus infection in an immunocompetent young woman. Case Rep Infect Dis. 2021;2021:5589739. https://doi.org/10.1155/2021/5589739.

24. Studahl M, Lindquist L, Eriksson B-M, Günther G, Bengner M, Franzen-Röhl E, Fohlman J, Bergström T, Aurelius E. Acute viral infections of the central nervous system in immunocompetent adults: diagnosis and management. Drugs. 2013;73:131–58. https://doi.org/10.1007/s40265-013-0007-5.

25. Limaye AP, Kirby KA, Rubenfeld GD, Leisenring WM, Bulger EM, Neff MJ, Gibran NS, Huang M-L, Santo Hayes TK, Corey L, Boeckh M. Cytomegalovirus reactivation in critically ill immunocompetent patients. JAMA. 2008;300:413–22. https://doi.org/10.1001/jama.300.4.413.

26. Zhang Z, Liu X, Sang L, Chen S, Wu Z, Zhang J, Sun Y, Huang Y, Xu Y, He W, Li Y, Liu X. Cytomegalovirus reactivation in immunocompetent mechanical ventilation patients: a prospective observational study. BMC Infect Dis. 2021;21:1026. https://doi.org/10.1186/s12879-021-06698-0.

27. Chiche L, Forel J-M, Roch A, Guervilly C, Pauly V, Allardet-Servent J, Gainnier M, Zandotti C, Papazian L. Active cytomegalovirus infection is common in mechanically ventilated medical intensive care unit patients. Crit Care Med. 2009;37:1850–7. https://doi.org/10.1097/CCM.0b013e31819ffea6.

28. Nangle S, Mitra S, Roskos S, Havlichek D. Cytomegalovirus infection in immunocompetent adults: is observation still the best strategy? IDCases. 2018;14:e00442. https://doi.org/10.1016/j.idcr.2018.e00442.

29. Lancini D, Faddy HM, Flower R, Hogan C. Cytomegalovirus disease in immunocompetent adults. Med J Aust. 2014;201:578–80. https://doi.org/10.5694/mja14.00183.

30. Hakim FA, Tleyjeh IM. Severe adenovirus pneumonia in immunocompetent adults: a case report and review of the literature. Eur J Clin Microbiol Infect Dis. 2008;27:153–8. https://doi.org/10.1007/s10096-007-0416-z.

31. Humar A, Doucette K, Kumar D, Pang X-L, Lien D, Jackson K, Preiksaitis J. Assessment of adenovirus infection in adult lung transplant recipients using molecular surveillance. J Heart Lung Transplant. 2006;25:1441–6. https://doi.org/10.1016/j.healun.2006.09.015.

32. Ohori NP, Michaels MG, Jaffe R, Williams P, Yousem SA. Adenovirus pneumonia in lung transplant recipients. Hum Pathol. 1995;26:1073–9. https://doi.org/10.1016/0046-8177(95)90268-6.

33. Bridevaux P-O, Aubert J-D, Soccal PM, Mazza-Stalder J, Berutto C, Rochat T, Turin L, Van Belle S, Nicod L, Meylan P, Wagner G, Kaiser L. Incidence and outcomes of respiratory viral infections in lung transplant recipients: a prospective study. Thorax. 2014;69:32–8. https://doi.org/10.1136/thoraxjnl-2013-203581.

34. Chong S, Lee KS, Kim TS, Chung MJ, Chung MP, Han J. Adenovirus pneumonia in adults: radiographic and high-resolution CT findings in five patients. AJR Am J Roentgenol. 2006;186:1288–93. https://doi.org/10.2214/AJR.05.0128.

35. Kim SJ, Kim K, Park SB, Hong DJ, Jhun BW. Outcomes of early administration of cidofovir in non-immunocompromised patients with severe adenovirus pneumonia. PLoS One. 2015;10:e0122642. https://doi.org/10.1371/journal.pone.0122642.

36. Moon SM, Choe J, Na SJ, Chung CR, Suh GY, Jeon K. Comparative study on the effect of cidofovir treatment for severe adenovirus pneumonia. J Intensive Care Med. 2021;36:1436–42. https://doi.org/10.1177/0885066620960687.

37. Malone B, Urakova N, Snijder EJ, Campbell EA. Structures and functions of coronavirus replication-transcription complexes and their relevance for SARS-CoV-2 drug design. Nat Rev

Mol Cell Biol. 2022;23:21–39. https://doi.org/10.1038/s41580-021-00432-z.

38. Struyf T, Deeks JJ, Dinnes J, Takwoingi Y, Davenport C, Leeflang MM, Spijker R, Hooft L, Emperador D, Dittrich S, Domen J, SRA H, Van den Bruel A, Cochrane COVID-19 Diagnostic Test Accuracy Group. Signs and symptoms to determine if a patient presenting in primary care or hospital outpatient settings has COVID-19 disease. Cochrane Database Syst Rev. 2020;7:CD013665. https://doi.org/10.1002/14651858.CD013665.

39. Lippi G, Plebani M. Laboratory abnormalities in patients with COVID-2019 infection. Clin Chem Lab Med. 2020;58:1131–4. https://doi.org/10.1515/cclm-2020-0198.

40. Mariette X, Hermine O, Tharaux P-L, Resche-Rigon M, Steg PG, Porcher R, Ravaud P. Effectiveness of tocilizumab in patients hospitalized with COVID-19: a follow-up of the CORIMUNO-TOCI-1 randomized clinical trial. JAMA Intern Med. 2021;181:1241–3. https://doi.org/10.1001/jamainternmed.2021.2209.

41. Potere N, Batticciotto A, Vecchié A, Porreca E, Cappelli A, Abbate A, Dentali F, Bonaventura A. The role of IL-6 and IL-6 blockade in COVID-19. Expert Rev Clin Immunol. 2021;17:601–18. https://doi.org/10.1080/1744666X.2021.1919086.

42. Niu J, Sareli C, Mayer D, Visbal A, Sareli A. Lymphopenia as a predictor for adverse clinical outcomes in hospitalized patients with COVID-19: a single center retrospective study of 4485 cases. J Clin Med. 2022;11:700. https://doi.org/10.3390/jcm11030700.

43. Kovács A, Palásti P, Veréb D, Bozsik B, Palkó A, Kincses ZT. The sensitivity and specificity of chest CT in the diagnosis of COVID-19. Eur Radiol. 2021;31:2819–24. https://doi.org/10.1007/s00330-020-07347-x.

44. Lawrence Panchali MJ, Oh HJ, Lee YM, Kim C-M, Tariq M, Seo J-W, Kim DY, Yun NR, Kim D-M. Accuracy of real-time polymerase chain reaction in COVID-19 patients. Microbiol Spectr. 2022;10:e0059121. https://doi.org/10.1128/spectrum.00591-21.

45. Singanayagam A, Patel M, Charlett A, Lopez Bernal J, Saliba V, Ellis J, Ladhani S, Zambon M, Gopal R. Duration of infectiousness and correlation with RT-PCR cycle threshold values in cases of COVID-19, England, January to May 2020. Euro Surveill. 2020;25:2001483. https://doi.org/10.2807/1560-7917.ES.2020.25.32.2001483.

46. Salvatore PP, Dawson P, Wadhwa A, Rabold EM, Buono S, Dietrich EA, Reses HE, Vuong J, Pawloski L, Dasu T, Bhattacharyya S, Pevzner E, Hall AJ, Tate JE, Kirking HL. Epidemiological correlates of polymerase chain reaction cycle threshold values in the detection of severe acute respiratory syndrome coronavirus 2 (SARS-CoV-2). Clin Infect Dis. 2021;72:e761–7. https://doi.org/10.1093/cid/ciaa1469.

47. Dadras O, Afsahi AM, Pashaei Z, Mojdeganlou H, Karimi A, Habibi P, Barzegary A, Fakhfouri A, Mirzapour P, Janfaza N, Dehghani S, Afroughi F, Dashti M, Khodaei S, Mehraeen E, Voltarelli F, Sabatier J-M, SeyedAlinaghi S. The relationship between COVID-19 viral load and disease severity: a systematic review. Immun Inflamm Dis. 2022;10:e580. https://doi.org/10.1002/iid3.580.

48. Trottier CA, Wong B, Kohli R, Boomsma C, Magro F, Kher S, Anderlind C, Golan Y. Dual antiviral therapy for persistent coronavirus disease 2019 and associated organizing pneumonia in an immunocompromised host. Clin Infect Dis. 2023;76:923–5. https://doi.org/10.1093/cid/ciac847.

49. idsa-amp-statement.pdf.

50. Kevadiya BD, Machhi J, Herskovitz J, Oleynikov MD, Blomberg WR, Bajwa N, Soni D, Das S, Hasan M, Patel M, Senan AM, Gorantla S, McMillan J, Edagwa B, Eisenberg R, Gurumur-

thy CB, Reid SPM, Punyadeera C, Chang L, Gendelman HE. Diagnostics for SARS-CoV-2 infections. Nat Mater. 2021;20:593–605. https://doi.org/10.1038/s41563-020-00906-z.

51. Ferté T, Ramel V, Cazanave C, Lafon M-E, Bébéar C, Malvy D, Georges-Walryck A, Dehail P. Accuracy of COVID-19 rapid antigenic tests compared to RT-PCR in a student population: the StudyCov study. J Clin Virol. 2021;141:104878. https://doi.org/10.1016/j.jcv.2021.104878.

52. Hertanto DM, Sutanto H, Wiratama BS, Wungu CDK. Modulating the host immune response to fight against COVID-19: where are we in 2021? Virulence. 2021;12:1732–6. https://doi.org/10.1080/21505594.2021.1943275.

53. RECOVERY Collaborative Group, Horby P, Lim WS, Emberson JR, Mafham M, Bell JL, Linsell L, Staplin N, Brightling C, Ustianowski A, Elmahi E, Prudon B, Green C, Felton T, Chadwick D, Rege K, Fegan C, Chappell LC, Faust SN, Jaki T, Jeffery K, Montgomery A, Rowan K, Juszczak E, Baillie JK, Haynes R, Landray MJ. Dexamethasone in hospitalized patients with Covid-19. N Engl J Med. 2021;384:693–704. https://doi.org/10.1056/NEJMoa2021436.

54. Bhanuprasad K, Manesh A, Devasagayam E, Varghese L, Cherian LM, Kurien R, Karthik R, Deodhar D, Vanjare H, Peter J, Michael JS, Thomas M, Samuel P, Varghese GM. Risk factors associated with the mucormycosis epidemic during the COVID-19 pandemic. Int J Infect Dis. 2021;111:267–70. https://doi.org/10.1016/j.ijid.2021.08.037.

55. Hermine O, Mariette X, Tharaux P-L, Resche-Rigon M, Porcher R, Ravaud P, CORIMUNO-19 Collaborative Group. Effect of tocilizumab vs usual Care in adults hospitalized with COVID-19 and moderate or severe pneumonia: a randomized clinical trial. JAMA Intern Med. 2021;181:32–40. https://doi.org/10.1001/jamainternmed.2020.6820.

56. Hermine O, Mariette X, Porcher R, Djossou F, Nguyen Y, Arlet J-B, Savale L, Diehl JL, Georgin-Lavialle S, Cadranel J, Pialoux G, Lacombe K, Mekinian A, Gros H, Lescure X, Ghosn J, Coupez E, Grapin K, Rapp C, Michel M, Lecapitaine AL, Michot JM, Costedoat-Chalumeau N, Nguyen LBL, Semerano L, Raffi F, Aguillar C, Rouzaud C, Gottenberg JE, Hansmann Y, Bienvenu B, London J, Fantchou FS, Ackermann F, Gros A, Morel A, Gambier N, Sène D, Mégarbane B, Azoulay E, Bureau S, Dougados M, Emmerich J, Fartoukh M, Guidet B, Humbert M, Mahevas M, Pène F, Schlemmer F, Pourcher-Martinez V, Tibi A, Baron G, Perrodeau E, Baron S, Steg G, Yazdapanah Y, Simon T, Resche-Rigon M, Tharaux P-L, Ravaud P. Tocilizumab plus dexamethasone versus dexamethasone in patients with moderate-to-severe COVID-19 pneumonia: a randomised clinical trial from the CORIMUNO-19 study group. eClinicalMedicine. 2022;46 https://doi.org/10.1016/j.eclinm.2022.101362.

57. Kramer A, Prinz C, Fichtner F, Fischer A-L, Thieme V, Grundeis F, Spagl M, Seeber C, Piechotta V, Metzendorf M-I, Golinski M, Moerer O, Stephani C, Mikolajewska A, Kluge S, Stegemann M, Laudi S, Skoetz N. Janus kinase inhibitors for the treatment of COVID-19. Cochrane Database Syst Rev. 2022;6:CD015209. https://doi.org/10.1002/14651858.CD015209.

58. Peterson JH, Paranjape NS, Grundlingh N, Priestley JL. Outcomes and adverse effects of baricitinib versus tocilizumab in the management of severe COVID-19. Crit Care Med. 2023;51:337–46. https://doi.org/10.1097/CCM.0000000000005756.

59. Karampitsakos T, Papaioannou O, Tsiri P, Katsaras M, Katsimpris A, Kalogeropoulos AP, Malakounidou E, Zarkadi E, Tsirikos G, Georgiopoulou V, Sotiropoulou V, Koulousousa E, Chourpiliadi C, Matsioulas A, Lagadinou M, Sampsonas F, Akinosoglou K, Marangos M, Tzouvelekis A. Tocilizumab versus baricitinib in hospitalized patients with severe COVID-19: an open label, randomized controlled trial. Clin Microbiol Infect. 2023;29:372–8. https://doi.org/10.1016/j.cmi.2022.10.015.

第 8 章　ウイルス感染症　183

60. Janiaud P, Axfors C, Schmitt AM, Gloy V, Ebrahimi F, Hepprich M, Smith ER, Haber NA, Khanna N, Moher D, Goodman SN, Ioannidis JPA, Hemkens LG. Association of convalescent plasma treatment with clinical outcomes in patients with COVID-19: a systematic review and meta-analysis. JAMA. 2021;325:1185–95. https://doi.org/10.1001/jama.2021.2747.

61. Troxel AB, Petkova E, Goldfeld K, Liu M, Tarpey T, Wu Y, Wu D, Agarwal A, Avendaño-Solá C, Bainbridge E, Bar KJ, Devos T, Duarte RF, Gharbharan A, Hsue PY, Kumar G, Luetkemeyer AF, Meyfroidt G, Nicola AM, Mukherjee A, Ortigoza MB, Pirofski L-A, Rijnders BJA, Rokx C, Sancho-Lopez A, Shaw P, Tebas P, Yoon H-A, Grudzen C, Hochman J, Antman EM. Association of convalescent plasma treatment with clinical status in patients hospitalized with COVID-19: a meta-analysis. JAMA Netw Open. 2022;5:e2147331. https://doi.org/10.1001/jamanetworkopen.2021.47331.

62. Senefeld JW, Franchini M, Mengoli C, Cruciani M, Zani M, Gorman EK, Focosi D, Casadevall A, Joyner MJ. COVID-19 convalescent plasma for the treatment of immunocompromised patients: a systematic review and meta-analysis. JAMA Netw Open. 2023;6:e2250647. https://doi.org/10.1001/jamanetworkopen.2022.50647.

63. Bloch EM, Focosi D, Shoham S, Senefeld J, Tobian AAR, Baden LR, Tiberghien P, Sullivan D, Cohn C, Dioverti V, Henderson JP, So-Osman C, Juskewitch JE, Razonable RR, Franchini M, Goel R, Grossman BJ, Casadevall A, Joyner MJ, Avery RK, Pirofski L-A, Gebo K. Guidance on the use of convalescent plasma to treat immunocompromised patients with COVID-19. Clin Infect Dis. 2023:ciad066. https://doi.org/10.1093/cid/ciad066.

64. Schwartz IS, Boulware DR, Lee TC. Hydroxychloroquine for COVID19: the curtains close on a comedy of errors. Lancet Reg Health Am. 2022;11:100268. https://doi.org/10.1016/j.lana.2022.100268.

65. Omrani AS, Pathan SA, Thomas SA, Harris TRE, Coyle PV, Thomas CE, Qureshi I, Bhutta ZA, Mawlawi NA, Kahlout RA, Elmalik A, Azad AM, Daghfal J, Mustafa M, Jeremijenko A, Soub HA, Khattab MA, Maslamani MA, Thomas SH. Randomized double-blinded placebo-controlled trial of hydroxychloroquine with or without azithromycin for virologic cure of non-severe Covid-19. EClinicalMedicine. 2020;29:100645. https://doi.org/10.1016/j.eclinm.2020.100645.

66. Beltran Gonzalez JL, González Gámez M, Mendoza Enciso EA, Esparza Maldonado RJ, Hernández Palacios D, Dueñas Campos S, Robles IO, Macías Guzmán MJ, García Díaz AL, Gutiérrez Peña CM, Martinez Medina L, Monroy Colin VA, Arreola Guerra JM. Efficacy and safety of ivermectin and hydroxychloroquine in patients with severe COVID-19: a randomized controlled trial. Infect Dis Reports. 2022;14:160–8. https://doi.org/10.3390/idr14020020.

67. Bramante CT, Huling JD, Tignanelli CJ, Buse JB, Liebovitz DM, Nicklas JM, Cohen K, Puskarich MA, Belani HK, Proper JL, Siegel LK, Klatt NR, Odde DJ, Luke DG, Anderson B, Karger AB, Ingraham NE, Hartman KM, Rao V, Hagen AA, Patel B, Fenno SL, Avula N, Reddy NV, Erickson SM, Lindberg S, Fricton R, Lee S, Zaman A, Saveraid HG, Tordsen WJ, Pullen MF, Biros M, Sherwood NE, Thompson JL, Boulware DR, Murray TA, COVID-OUT Trial Team. Randomized trial of metformin, ivermectin, and fluvoxamine for covid-19. N Engl J Med. 2022;387:599–610. https://doi.org/10.1056/NEJMoa2201662.

68. Reis G, Silva EASM, Silva DCM, Thabane L, Milagres AC, Ferreira TS, Dos Santos CVQ, Campos VHS, Nogueira AMR, de Almeida APFG, Callegari ED, Neto ADF, Savassi LCM, Simplicio MIC, Ribeiro LB, Oliveira R, Harari O, Forrest JI, Ruton H, Sprague S, McKay P, Guo CM, Rowland-Yeo K, Guyatt GH, Boulware DR, Rayner CR, Mills EJ, TOGETHER In-

vestigators. Effect of early treatment with ivermectin among patients with Covid-19. N Engl J Med. 2022;386:1721–31. https://doi.org/10.1056/NEJMoa2115869.

69. Beigel JH, Tomashek KM, Dodd LE, Mehta AK, Zingman BS, Kalil AC, Hohmann E, Chu HY, Luetkemeyer A, Kline S, Lopez de Castilla D, Finberg RW, Dierberg K, Tapson V, Hsieh L, Patterson TF, Paredes R, Sweeney DA, Short WR, Touloumi G, Lye DC, Ohmagari N, Oh M-D, Ruiz-Palacios GM, Benfield T, Fätkenheuer G, Kortepeter MG, Atmar RL, Creech CB, Lundgren J, Babiker AG, Pett S, Neaton JD, Burgess TH, Bonnett T, Green M, Makowski M, Osinusı A, Nayak S, Lane HC, ACTT-1 Study Group Members. Remdesivir for the treatment of covid-19—final report. N Engl J Med. 2020;383:1813–26. https://doi.org/10.1056/NEJMoa2007764.

70. Amstutz A, Speich B, Mentré F, Rueegg CS, Belhadi D, Assoumou L, Burdet C, Murthy S, Dodd LE, Wang Y, Tikkinen KAO, Ader F, Hites M, Bouscambert M, Trabaud MA, Fralick M, Lee TC, Pinto R, Barratt-Due A, Lund-Johansen F, Müller F, Nevalainen OPO, Cao B, Bonnett T, Griessbach A, Taji Heravi A, Schönenberger C, Janiaud P, Werlen L, Aghlmandi S, Schandelmaier S, Yazdanpanah Y, Costagliola D, Olsen IC, Briel M. Effects of remdesivir in patients hospitalised with COVID-19: a systematic review and individual patient data meta-analysis of randomised controlled trials. Lancet Respir Med. 2023;11:453–64. https://doi.org/10.1016/S2213-2600(22)00528-8.

71. Gottlieb RL, Vaca CE, Paredes R, Mera J, Webb BJ, Perez G, Oguchi G, Ryan P, Nielsen BU, Brown M, Hidalgo A, Sachdeva Y, Mittal S, Osiyemi O, Skarbinski J, Juneja K, Hyland RH, Osinusi A, Chen S, Camus G, Abdelghany M, Davies S, Behenna-Renton N, Duff F, Marty FM, Katz MJ, Ginde AA, Brown SM, Schiffer JT, Hill JA, GS-US-540-9012 (PINETREE) Investigators. Early remdesivir to prevent progression to severe covid-19 in outpatients. N Engl J Med. 2022;386:305–15. https://doi.org/10.1056/NEJMoa2116846.

72. Hammond J, Leister-Tebbe H, Gardner A, Abreu P, Bao W, Wisemandle W, Baniecki M, Hendrick VM, Damle B, Simón-Campos A, Pypstra R, Rusnak JM, EPIC-HR Investigators. Oral nirmatrelvir for high-risk, nonhospitalized adults with covid-19. N Engl J Med. 2022;386:1397–408. https://doi.org/10.1056/NEJMoa2118542.

73. Liu J, Pan X, Zhang S, Li M, Ma K, Fan C, Lv Y, Guan X, Yang Y, Ye X, Deng X, Wang Y, Qin L, Xia Z, Ge Z, Zhou Q, Zhang X, Ling Y, Qi T, Wen Z, Huang S, Zhang L, Wang T, Liu Y, Huang Y, Li W, Du H, Chen Y, Xu Y, Zhao Q, Zhao R, Annane D, Qu J, Chen D. Efficacy and safety of paxlovid in severe adult patients with SARS-Cov-2 infection: a multicenter randomized controlled study. Lancet Reg Health West Pac. 2023;33:100694. https://doi.org/10.1016/j.lanwpc.2023.100694.

74. Anderson AS, Caubel P, Rusnak JM, EPIC-HR Trial Investigators. Nirmatrelvir-ritonavir and viral load rebound in Covid-19. N Engl J Med. 2022;387:1047–9. https://doi.org/10.1056/NEJMc2205944.

75. Marzolini C, Kuritzkes DR, Marra F, Boyle A, Gibbons S, Flexner C, Pozniak A, Boffito M, Waters L, Burger D, Back DJ, Khoo S. Recommendations for the management of drug-drug interactions between the COVID-19 antiviral nirmatrelvir/ritonavir (Paxlovid) and comedications. Clin Pharmacol Ther. 2022;112:1191–200. https://doi.org/10.1002/cpt.2646.

76. Jayk Bernal A, Gomes da Silva MM, Musungaie DB, Kovalchuk E, Gonzalez A, Delos Reyes V, Martín-Quirós A, Caraco Y, Williams-Diaz A, Brown ML, Du J, Pedley A, Assaid C, Strizki J, Grobler JA, Shamsuddin HH, Tipping R, Wan H, Paschke A, Butterton JR, Johnson MG, De Anda C, MOVe-OUT Study Group. Molnupiravir for Oral treatment of Covid-19 in nonhospi-

第 8 章　ウイルス感染症　185

talized patients. N Engl J Med. 2022;386:509–20. https://doi.org/10.1056/NEJMoa2116044.

77. Wang M, Wen W, Zhou M, Wang C, Feng Z. Meta-analysis of risk of myocarditis after messenger RNA COVID-19 vaccine. Am J Cardiol. 2022;167:155–7. https://doi.org/10.1016/j.amjcard.2021.12.007.

78. Prasad S, Kalafat E, Blakeway H, Townsend R, O'Brien P, Morris E, Draycott T, Thangaratinam S, Le Doare K, Ladhani S, von Dadelszen P, Magee LA, Heath P, Khalil A. Systematic review and meta-analysis of the effectiveness and perinatal outcomes of COVID-19 vaccination in pregnancy. Nat Commun. 2022;13:2414. https://doi.org/10.1038/s41467-022-30052-w.

79. Casadevall A, Focosi D. SARS-CoV-2 variants resistant to monoclonal antibodies in immunocompromised patients constitute a public health concern. J Clin Invest. 2023;133:e168603. https://doi.org/10.1172/JCI168603.

80. Davis HE, McCorkell L, Vogel JM, Topol EJ. Long COVID: major findings, mechanisms and recommendations. Nat Rev Microbiol. 2023;21:133–46. https://doi.org/10.1038/s41579-022-00846-2.

81. Global Burden of Disease Long COVID Collaborators, Wulf Hanson S, Abbafati C, Aerts JG, Al-Aly Z, Ashbaugh C, Ballouz T, Blyuss O, Bobkova P, Bonsel G, Borzakova S, Buonsenso D, Butnaru D, Carter A, Chu H, De Rose C, Diab MM, Ekbom E, El Tantawi M, Fomin V, Frithiof R, Gamirova A, Glybochko PV, Haagsma JA, Haghjooy Javanmard S, Hamilton EB, Harris G, Heijenbrok-Kal MH, Helbok R, Hellemons ME, Hillus D, Huijts SM, Hultström M, Jassat W, Kurth F, Larsson I-M, Lipcsey M, Liu C, Loflin CD, Malinovschi A, Mao W, Mazankova L, McCulloch D, Menges D, Mohammadifard N, Munblit D, Nekliudov NA, Ogbuoji O, Osmanov IM, Peñalvo JL, Petersen MS, Puhan MA, Rahman M, Rass V, Reinig N, Ribbers GM, Ricchiuto A, Rubertsson S, Samitova E, Sarrafzadegan N, Shikhaleva A, Simpson KE, Sinatti D, Soriano JB, Spiridonova E, Steinbeis F, Svistunov AA, Valentini P, van de Water BJ, van den Berg-Emons R, Wallin E, Witzenrath M, Wu Y, Xu H, Zoller T, Adolph C, Albright J, Amlag JO, Aravkin AY, Bang-Jensen BL, Bisignano C, Castellano R, Castro E, Chakrabarti S, Collins JK, Dai X, Daoud F, Dapper C, Deen A, Duncan BB, Erickson M, Ewald SB, Ferrari AJ, Flaxman AD, Fullman N, Gamkrelidze A, Giles JR, Guo G, Hay SI, He J, Helak M, Hulland EN, Kereselidze M, Krohn KJ, Lazzar-Atwood A, Lindstrom A, Lozano R, Malta DC, Månsson J, Mantilla Herrera AM, Mokdad AH, Monasta L, Nomura S, Pasovic M, Pigott DM, Reiner RC, Reinke G, ALP R, Santomauro DF, Sholokhov A, Spurlock EE, Walcott R, Walker A, Wiysonge CS, Zheng P, Bettger JP, Murray CJL, Vos T. Estimated global proportions of individuals with persistent fatigue, cognitive, and respiratory symptom clusters following symptomatic COVID-19 in 2020 and 2021. JAMA. 2022;328:1604–15. https://doi.org/10.1001/jama.2022.18931.

82. Stefanou M-I, Palaiodimou L, Bakola E, Smyrnis N, Papadopoulou M, Paraskevas GP, Rizos E, Boutati E, Grigoriadis N, Krogias C, Giannopoulos S, Tsiodras S, Gaga M, Tsivgoulis G. Neurological manifestations of long-COVID syndrome: a narrative review. Ther Adv Chronic Dis. 2022;13:20406223221076890. https://doi.org/10.1177/20406223221076890.

83. Lai Y-J, Liu S-H, Manachevakul S, Lee T-A, Kuo C-T, Bello D. Biomarkers in long COVID-19: a systematic review. Front Med (Lausanne). 2023;10:1085988. https://doi.org/10.3389/fmed.2023.1085988.

第9章 心血管系感染症

要旨

私たちは，心内膜炎，菌血症，血栓性静脈炎など，心臓や血管にかかわる感染症のマネジメントの相談をよく受ける。心血管系感染の後遺症として，弁穿孔，大動脈基部膿瘍，脳塞栓などが挙げられるが，これらはすべて致死的な可能性のある心内膜炎の合併症であり，私たちは常に心臓に注意しなければならない。ソースコントロールは時に難しく，循環器内科や心臓血管外科の同僚との密な連携が必要となる。これらは非常に多くの学びの機会となる。私には優秀なアテンディングたちから患者の心エコー結果の解釈に関して学んだかけがえのない思い出がある。

　本章では，血液培養の解釈，菌血症に対する治療期間，心内膜炎に対して，進歩し続けている診断法や治療の選択肢について説明する。

Q. 血液培養はいつ採取すべきでしょうか？

A. 発熱したときだけではありません。

不必要な血液培養は偽陽性で患者に害を与える可能性があり，病院のリソースを無駄にする。免疫正常と考えられる患者の血液培養から得られた大規模な後ろ向き研究データに基づき，アルゴリズムが開発された[1]。この結果に基づいて，敗血症，心内膜炎，血管カテーテル関連感染，化膿性脊椎炎/硬膜外膿瘍，髄膜炎，敗血症性関節炎が疑われる患者は，最初に血液培養を採取すべきである。菌血症の検査前確率が中程度の患者（腎盂腎炎，胆管炎，脊椎デバイス感染症，重症市中肺炎）は，血管内感染のリスクがある場合，主要部位の培養が不可能な場合，または血液培養の結果がマネジメントに影響を及ぼす可能性がある場合にのみ，血液培養を採取すべきである。菌血症の検査前確率が低い患者（1回の発熱および/または白血球増加，非重症蜂窩織炎，下部尿路感染症，非重症肺炎）は，血液培養を採取すべきではない●1。黄色ブドウ球菌（*Staphylococcus aureus*）または *Staphylococcus lugdunensis* による菌血症，血管内感染が疑われる患者または血管内感染のリスクのある患者での菌血症，カテーテル交換前の血管内カテーテル感染，人工物や血管内カテーテルが留置されている患者におけるコンタミネーションと考えられる結果のフォローアップ，または感染源不明で持続する菌血症が懸念される場合など，上記のいずれかに当てはまる場合は，血液培養の陰性化を確認するためにフォローアップの血液培養を行うべきである。正当な理由がないのに血液培養を依頼すると，偽陽性（コンタミネーション）率が高くなり，患者にとって不必要な抗菌薬治療につながるだけでなく，微生物検査室のリソースを有効に活用できなくなるので，"choose wisely（賢く選択する）"が重要である。

●1 ― Dr. 渋江のコメント● 血液培養の結果によってあまり予想していなかった菌血症の存在が明らかになって適切なマネジメントに結びついた自験例などはいくつかあり，結局，この検査前確率の見積もりが難しく，精度を高めていくことが重要と思う日々です。

第9章　心血管系感染症　189

Q. 血液培養陽性例で，コンタミネーションなどの偽陽性はどのくらいありますか？

A. 臨床的背景，陽性ボトル数，菌の病原性などの要因によります。

「この患者の血液培養結果をみてもらえますか？　これはコンタミネーションですか？」。血液培養の結果について，特に，菌種が珍しい場合や，それ以外に無症状である場合に，その解釈を求められることがよくある(検査前確率が低いときの血液培養採取の問題点については，前の質問を参照のこと)。培養システムの精度が変わっているため，血液培養の偽陽性が増加している可能性がある。血液培養陽性の最大50%はコンタミネーションによるものである[2]●2。

　ある後ろ向き研究において，著者らはノースカロライナ州の3施設で1年間に実施された2,700件程度の血液培養をレビューし，真の感染(51%)，コンタミネーション(41%)，臨床的意義不明(8%)に分類した[3]。主要アウトカムは，「真の」血流感染に起因する院内死亡であった。(1)最も頻度の高い「真の」感染症は黄色ブドウ球菌(23%)，次いで大腸菌(*Escherichia coli*)(12%)，腸球菌(9%)であった。(2)最も頻度の高いコンタミネーションはコアグラーゼ陰性ブドウ球菌(全血液培養の38%がコアグラーゼ陰性ブドウ球菌であったが，「真の」感染症は10%のみ)であった。(3)血管内カテーテルは，調査した血流感染症の29%に関与していた。(4)多変量解析において，年齢は菌血症による院内死亡と有意に関連していた。論文には，さまざまな菌種のコンタミネーション率と感染率を一覧にした参考表が掲載されている。

　一般に，陽性ボトルの数が増えるほど，特に，異なる時間で採取された場合には，培養結果がコンタミネーションである可能性は減少する。1つの部位から2本のボトル(好気性と嫌気性)を採取することがよくある。その部位が事前に消毒されていない場合，両方の

●2 ― Dr. 渋江のコメント●引用文献には，ベンチマークとなっているコンタミネーション 3% 未満を達成するために採血時の汚染リスクを減らす必要があり，ガイドラインの遵守や不必要な静脈穿刺を避ける戦略を立てるべきとあります。

190　第9章　心血管系感染症

ボトルでコンタミネーションが起こる可能性がある。通常，1本の
ボトルでもコンタミネーションとして扱わない菌種(黄色ブドウ球
菌，*S. lugdunensis*，*Candida albicans* など)はある。

　すべての宿主が同じリスク因子を有しているわけではない。たと
えば，肺炎を起こした免疫正常の患者の血液培養からグラム陽性桿
菌が検出された場合，コンタミネーションである可能性が高い。静
脈ポートが留置され，3日間の発熱性好中球減少症の免疫不全患者
の血液培養でグラム陽性桿菌が発育した場合は，原因菌である可能
性が高い。血液培養を繰り返すことは，特に，抗菌薬の投与開始前
に行えば有用である。また，ヘパリンリチウム管の使用など，コン
タミネーションを減少させる採血法も研究されている[4]●3。最終的
には，病歴，宿主因子，その他の微生物学的データから，コンタミ
ネーションの可能性を判断する。

Q. 菌血症の治療期間の目安はありますか？

A. ソースコントロールができていれば，より短期間の治療レジメ
　　ンの非劣性を示すエビデンスが増えてきています。

　肺炎や尿路感染症などの感染症の治療期間についてはある程度の指
針があるが，一般的な感染症に関する国のガイドラインには，併存
している菌血症の治療期間に関する推奨が必ずしも含まれていな
い[5]。感染巣にかかわらず，菌血症の治療期間の影響を解明する目
的で，デンバーの病院の菌血症患者408例を後ろ向き研究として，
短期(5〜9日)治療群と長期(10〜15日)治療群に分けた。主要ア
ウトカムは治療失敗とし，30日後の再入院，抗菌薬の再投与，全
死亡とした。黄色ブドウ球菌または *S. lugdunensis*，真菌血症，コ
ンタミネーションが疑われる患者は除外した。また，感染が胸腔に
及ぶもの，腎膿瘍または腎周囲膿瘍，5 cm を超えるドレナージを

●3─ Dr. 渋江のコメント●皮膚常在菌は皮膚表面だけではなく，皮下にも
　　存在しており，皮膚消毒だけでは穿刺した針についた常在菌によるコ
　　ンタミネーションが防げないため，血液培養を行う前に滅菌済みの生
　　化学用の試験管を用いて分注を行い，最初の常在菌を含む血液を廃棄
　　して血液培養ボトルに穿刺することで，コンタミネーションが60％減
　　少したとする報告があります。

していない皮膚膿瘍，血管内または転移性の感染巣，人工物の存在，壊死，熱傷，閉塞性病変，臓器移植，または「深部組織への浸潤」などの，「複雑性」の患者は除外された。主要アウトカムは短期治療群と長期治療群で有意差はなかった。後ろ向き研究であるため，複雑な病態の患者に，より多く抗菌薬が投与されたというバイアスがあるかもしれない。長期治療群では，糖尿病，悪性腫瘍，非ペニシリン系薬のアレルギーを有する患者が多かった。著者らは，短期治療群では，β-ラクタム系薬による治療が治療失敗と有意に関連していることを見いだした。全体として，菌血症に対する抗菌薬の投与期間の短縮を支持する無作為化比較試験のデータが増え続けているが，これらのデータのほとんどはグラム陰性桿菌感染症に関するものである[6]。

Q. 心内膜炎の診断に最も有用な画像診断法はどれですか？

A. 現在のガイドラインでは心エコーが重視されていますが，コンピュータ断層撮影（CT）の役割も出てくるかもしれません。

心内膜炎は，修正 Duke 基準[7]を満たすことで正式に診断される。心エコーは主要な基準の 1 つであり，ガイドラインでは，自然弁心内膜炎が疑われる患者には初回の経胸壁心エコー（transthoracic echocardiography：TTE）を，人工弁患者では初回の経食道心エコー（transesophageal echocardiography：TEE）を推奨している[8]。TTE が陰性で臨床的に疑いが強い場合は，TEE が推奨される。

　TTE と比較して，TEE は心内膜炎に対する感度と特異度が向上しているが[9]，いくつかの制限がある。たとえば，盲検化された状況下で心エコー検査医たちは，心血管植え込み型電子デバイス感染患者に実施された 25 の TEE と，エコー輝度を有する（しかし非感染性の）25 の TEE を提示された[10]。心エコー検査医たちは，エコー輝度の異常により感染性（非感染性）を判断し，それは 68％の確率で一致した。感染症と正しく診断されたのはわずか 24％で，感度は 31.5〜37.5％であった。要するに，TEE では他の臨床的情報がなければ，リードについた疣贅が感染か血栓かを区別できないことを示唆している。臨床的には，多くの患者では，感染性と非感

染性の両方の疣贅のリスク因子が併存している。

心内膜炎の画像診断を改良するために，心臓コンピュータ断層撮影(CT)の役割も検討されている。ポーランドの単施設で，外科的マネジメントが必要な感染性心内膜炎患者53人(罹患した弁は71個)が連続でTTE，TEE，心臓CTの検査を受けた[11]。心臓CTは膿瘍と仮性動脈瘤の感度が高かったのに対し，心エコーは弁尖穿孔と弁周囲漏出の感度が高かった。疣贅に対する感度はTEEのほうが高かったが(97％)，心臓CTもそれなりの感度であった(89％)。心臓CTは，特に，膿瘍や仮性動脈瘤を危惧する場合や，TEEが行えない患者の疣贅を評価する場合に有用であろう。心内膜炎でもう1つ検討されている画像診断法は，陽電子放出断層撮影(positron emission tomography：PET)–CTである。ブラジルの単施設で行われた150例以上の人工弁心内膜炎に対するPET–CTの後ろ向き研究では，PET–CTは90％以上の感度と特異度で人工弁心内膜炎を診断することができ，その確認のために摘出した弁の病理検査が行われた[12]。しかし，自然弁心内膜炎に対する感度はわずか22％であった。別の後ろ向き研究では，オランダの単施設で菌血症の88人の患者が心エコーとPET–CTの両方を受けた[13]。自然弁心内膜炎と「確定された」10例中，PET–CTの信号が増加したのは3例のみであったことから，この検査は自然弁心内膜炎の除外には適切ではないことが示唆された。その他のPET–CTの欠点としては，利便性の低さ／費用，検査前の患者の食事制限，炎症時のグルコース代謝の変化による偽陽性などがある[14]。また，弁修復後の治癒中にも偽陽性を示すことがあるため，PET–CTは弁手術から3か月以上経過した患者に使用することが推奨されている。他の研究では，自然弁心内膜炎に対するPET–CTの感度／特異度は，他の臨床データと関連させて実施することで向上することが示唆されている[15]。転移性感染症では，ソースコントロールの完遂とアウトカムの改善のためにPET–CTの役割が増す可能性がある[16]。まとめると，特に，弁輪部膿瘍の診断や人工弁心内膜炎において，CTをベースとした検査が心エコー検査を補完するエビデンスが増えつつある●4。

Q. なぜ，心内膜炎が疑われる患者に毎日の心電図検査を求めるのですか？

A. 大動脈基部の膿瘍は心内膜炎に伴って起こることがあり，心電図の変化は診断の助けになります。

フェローシップの最初の年に，私は人工大動脈弁の心内膜炎と大動脈弁輪部膿瘍の患者を何人か診た。あるケースシリーズでは，単施設で 27 人の大動脈弁輪部膿瘍患者が手術で治療された[17]。これらの患者のうち 6 人は，大動脈弁輪部膿瘍と診断される前から人工弁を有していた。死亡率は全体で 41％と非常に高く，11％が手術関連であった。最も多かった菌種はブドウ球菌(37％)で，次いでレンサ球菌(15％)であった。これらの患者の 6 人のうち 4 人が死亡しており，人工弁の手術歴は予後不良の指標であった。

大動脈弁輪部膿瘍が存在する位置によっては，これらが心臓の伝導路を阻害して，PR 間隔延長や新規の左脚ブロックを引き起こす可能性がある[18]。シカゴの患者を対象とし，外科的に大動脈弁輪部膿瘍が確認された患者 18 人，弁輪部膿瘍のない大動脈弁心内膜炎患者 19 人および心内膜炎のない患者 18 人を年齢および性別を一致させて後ろ向き研究を行った[19]。入院前のベースラインの心電図では，3 群の PR 間隔に差はなかった。しかし，大動脈弁輪部膿瘍患者の入院時(および手術前)の PR 間隔は，大動脈弁心内膜炎のみの患者や心内膜炎のない患者よりも有意に延長した。黄色ブドウ球菌による大動脈弁輪部膿瘍をきたした腎移植患者の症例では，この患者の PR 間隔は，抗菌薬治療を受けながらも 10 日間の経過で，入院時から 150 ms 程度から 300 ms 以上に延長し，最終的には死亡した[18]。事例報告として，私は大動脈弁輪部膿瘍の悪化と相関する PR 間隔の延長を観察したことがある。心エコーは依然として大動脈弁輪部膿瘍の診断のゴールドスタンダードであるが，心電図も有用であり，PR 間隔の変化は治療にもかかわらず病態が悪化していることを意味することがある。

◉4 ― Dr. 渋江のコメント◉2023 Duke-ISCVID(International Society for Cardiovascular Infectious Diseases)基準や 2023 年の ESC の感染性心内膜炎のガイドラインでもこれらの画像診断が取り上げられており，診断法として注目されています。

194　第9章　心血管系感染症

Q. 心内膜炎の患者も自己抗体が上昇していますが，未診断のリウマチ性疾患があると思いますか？

A. 自己抗体は感染性心内膜炎の際にみられることが知られています。

　私が診た大動脈弁輪部膿瘍を伴う腸球菌による人工弁心内膜炎患者では，リウマチ性疾患の既往がないのに，リウマトイド因子(rheumatoid factor：RF)，抗核抗体(antinuclear antibody：ANA)，抗好中球細胞質抗体(antineutrophil cytoplasmic antibody：ANCA)が有意に上昇していた。感染性心内膜炎とこれらの炎症マーカーにはどのような関連があるのか？　特にRFについては，亜急性心内膜炎でみられると報告されている現象であり，1978年までさかのぼると，抗菌薬治療によって血中のRF値が減少することが示されている[20]。実際，RFの存在は，感染性心内膜炎の診断のための修正Duke基準の「免疫現象」の一部である[7]。

　血中の免疫複合体は，急性心内膜炎よりもむしろ亜急性心内膜炎(腸球菌性疾患の患者のような)に多くみられる傾向がある[21]。単施設でのある後ろ向き研究では，感染性心内膜炎の疑い，または確定診断を受けた患者109人を対象に，リウマチ疾患のマーカー(RF，ANA，ANCA)陽性の有無を調べた[22]。109人の患者のうち，研究前に自己免疫疾患とわかっていたのは1人だけであった。著者は，患者の35％がRF陽性，16％がANA陽性，18％がANCA陽性であることを発見した。心内膜炎の原因菌は，3分の1が黄色ブドウ球菌，残り3分の1がレンサ球菌であり，腸球菌性心内膜炎は6％のみであった。著者らは，これは感染性心内膜炎という重篤な障害に対する非特異的な「過剰な液性免疫反応」によるものではないかと推測している。心エコーで疣贅がみられた患者は，疣贅がなく心内膜炎が疑われた患者と比較して，全体的に免疫グロブリン(immunoglobulin：Ig)G値が上昇しており，感染の程度と免疫反応の程度は相関していることが示唆された。確定診断された心内膜炎のみを対象とした別の後ろ向き研究では，RFとANAの陽性率はそれぞれ，68％と47％とさらに高かった[23]。心内膜炎を発症し，新たに自己免疫性マーカーが上昇した患者が，基礎疾患としてリウマチ性疾患を有している可能性はあるが，より一元的な説明と

しては，心内膜炎に対する免疫反応であろう。

Q. 心臓の弁に異常のある患者以外に，特に，心内膜炎に注意すべき人はいますか？

A. 静注薬物使用者は特に心内膜炎のリスクが高いです。この集団を治療するためにつくられた多職種チームはアウトカムを向上させます。

研究者らは，オピオイド流行の発祥と考えられるペンシルバニア州における心内膜炎の発生率を後ろ向き研究で検討した[24]。その結果，調査期間中の全入院(17,000件中1,900件)の11.1%が静注薬物関連の心内膜炎によるものであった。2013年1月～2017年3月の間に，薬物注射関連心内膜炎は238%増加していた。また，これらの患者は，薬物注射関連以外の心内膜炎の症例と比較して，患者が自主退院する可能性が高かった(15.7% vs 1.1%，$p < 0.001$)。このような患者を治療する際には，患者のニーズを満たし，目標を決定し，チームがどのように支援するのが最善かを学ぶために協力することが重要である。病院のソーシャルワーカー，依存症の専門家，心臓外科医，感染症医による支援を受けた多職種アプローチは，死亡率などのアウトカムを改善する[25,26]。

Q. 心内膜炎の手術適応には何がありますか？

A. 適応はいくつかの専門学会によって推奨されています。

米国感染症学会(Infectious Diseases Society of America)および米国心臓協会(American Heart Association)[8]によると，左心系自然弁心内膜炎における早期手術の適応は以下のとおりである。(1)心不全の徴候，(2)真菌または耐性菌，(3)房室ブロックまたは大動脈弁輪部膿瘍，(4)適切な治療にもかかわらず持続する菌血症や5～7日以上続く発熱，(5)適切な抗菌薬治療にもかかわらず再発する塞栓または増大する疣贅，(6)重度の弁逆流，および/または(7)1 cmを超える可動性の疣贅。右心系自然弁心内膜炎における早期手術の適応はあまり明確ではなく，弁置換ではなく弁形成が試みられる。人工弁心内膜炎や再発性心内膜炎では，左心系自然弁

心内膜炎と同様の適応で手術が行われる。

しかし，私たち外科医の同僚は独自のガイドラインを作成している[27]。その推奨は非常によく似ているが，推奨の強さを示す表現がいくつかの基準で異なっている。たとえば，早期手術を「行うべきである」と推奨する代わりに，外科ガイドラインでは塞栓現象のある患者に対して「考慮すべきである」と表現している。さらに，適切な抗菌薬治療にもかかわらず，塞栓現象を伴う可動性のある疣贅が1cm以上の場合には，緊急または準緊急手術を行うべきであると述べている。これらの違いについては，私たちの外科の同僚による有用な総説がある[28]。

Q. この人工弁心内膜炎の患者には手術の適応はありません。再発の確率はどのくらいですか？

A. 菌種によって異なるかもしれません。

フランスのいくつかの病院の患者を対象とした後ろ向き研究では，外科的治療を受けなかった人工弁心内膜炎患者129人を対象に，感染の再発について追跡調査を行った[29]。患者の43％がレンサ球菌，23％がブドウ球菌，うち3例だけがメチシリン耐性黄色ブドウ球菌（methicillin-resistant *S. aureus*：MRSA），18％が腸球菌であった。再発した患者は全体の5％のみで，その大部分は腸球菌感染症であった（MRSA，*Streptococcus gallolyticus*，*Stenotrophomonas* の再発が各1例）。腸球菌性人工弁心内膜炎患者のうち，23例中4例（17.4％）に再発がみられた。MRSA患者の数が少なく，3分の1（33％）が再発したとは解釈しがたい。また，MRSA患者のうち2％のみが静注薬物使用の患者であったため，この結果が広く適用されるとは限らない。後ろ向き研究の分析であることから，より侵襲的な弁膜症の患者が外科的介入を受けている可能性があり，偏りがある可能性がある。これらの制約を考慮すると，この研究は，レンサ球菌性人工弁心内膜炎の患者は，腸球菌やMRSAによる感染と比較して，手術をしなくても再発のリスクが低い可能性を示唆している。

この研究で，レンサ球菌やメチシリン感性ブドウ球菌に比べて腸球菌の再発率が高かった機序は明らかではない。1つの仮説は，宿

主の免疫回避である[30]。*Enterococcus faecalis* は，心臓の微小病変の形成に重要となる遺伝子(*DsbA*)をもっており，マウスモデルでは弁の感染に対する宿主の炎症反応を減少させる[31]。治療中および治療後に，残存する細菌を免疫系が効果的に排除できない場合，これらの菌種では再発がより一般的になる可能性があると推測される。

Q. 経口ステップダウンレジメンは左心系心内膜炎の治療に使えますか？

A. POET 試験では，静脈内投与(静注)治療に対する非劣性が証明されました。

欧州の多施設共同試験である Partial Oral versus Intravenous Antibiotic Treatment of Endocarditis(POET)試験では，グラム陽性菌による左心系心内膜炎の状態が安定した成人患者 400 人が，抗菌薬の静注治療期間を完遂する群と，少なくとも 10 日間の静注治療後に経口レジメンに移行する群に無作為に割り付けられた[32]。患者の平均年齢は 67 歳で，薬物を注射している人は 1～2％であった。症例の約 50％がレンサ球菌，25％が腸球菌，25％がブドウ球菌で，MRSA を含む症例はなかった。症例の約 4 分の 1 が人工弁心内膜炎で，ペースメーカーのリードが 3～4％関与していた。併用療法は経口レジメンで行われた(通常，ペニシリン系薬，フルオロキノロン系薬，リネゾリドに，菌の感受性に応じてリファンピシンまたは fusidic acid を加えたもの)。抗菌薬治療終了 6 か月後の主要アウトカム(全死亡，予定外の心臓手術，塞栓イベント，前回と同じ病原体による菌血症の再発)に群間差はなかった。実際，5 年後の追跡調査では，経口レジメン移行群の患者の死亡率は実際に低下していた〔23.4％ vs 35.2％，ハザード比(hazard ratio：HR) 0.61, 信頼区間(confidence interval：CI) 0.42～0.88〕[33]。

経口移行の非劣性を証明するための厳密なデザインにもかかわらず，POET の広範な適用性にはいくつかの懸念がある。たとえば，MRSA によるケースはなく，静注薬物のケースもあまり含まれていなかった。経口移行群の患者は週 2～3 回クリニックで経過観察されたが，これは多くの診療所では不可能である。fusidic acid は

コアグラーゼ陰性ブドウ球菌症例の 38％，黄色ブドウ球菌症例の 4％に使用されたが，米国では入手不可能である●5。

　これらの結果が一般化可能かどうか，理解を深めるため，ロサンゼルスの 3 つの公立病院は 2020 年に，グラム陽性心内膜炎患者が以下の基準を満たした場合に経口治療に移行することを支持する「期待される診療」ガイドラインを採択した。(1)臨床的に安定しており，心臓手術の緊急適応がない，(2)血液培養が陰性化した，(3)経口吸収／消化管の忍容性に関する懸念がない，(4)静注治療が好まれるような心理的・社会的懸念がない，(5)感受性があり，臨床データがある経口レジメンが利用できる，などである[34]。Duke 基準によって確定診断された感染性心内膜炎で，グラム陽性菌による感染の患者が，これらのガイドラインの開始前後の期間から登録された。主要アウトカムは，再発なし，90 日以内に感染性の合併症なし，死亡なしなどを治療成功とした。静注治療群には 211 例，経口治療移行群には 46 例が登録された。感染症の 50％以上は黄色ブドウ球菌が原因であり，経口治療移行群では MRSA の割合が高かった(34.8％ vs 20.4％，$p = 0.04$)。経口治療移行群では，静注薬物使用の患者も有意に多かった(37％ vs 18％，$p = 0.01$)。静注治療から経口治療への移行期間の中央値は 15.5 日であり，移行前の静注治療期間と治療成功率は相関しなかった。最も多く使用された経口レジメンはリネゾリドであった(リファンピシンなしで使用されることが最も多かった)。両群間で主要アウトカムに差はなかった。静注治療群では，急性腎障害やカテーテル関連の有害事象の発生率が有意に高かった(8.7％ vs 27.5％，$p = 0.004$)。後ろ向き研究で経口治療移行群の患者数は比較的少なかったが，この研究は，MRSA 感染症や薬物使用率が高い集団においても，経口治療移行が静注治療に劣らないというエビデンスの追加に役立った。

●5 ― Dr. 渋江のコメント● 前述のとおりで，翻訳時点(2024 年 11 月)で日本国内ではすぐに適応とならないレジメンと思います。

Q. この人工弁心内膜炎の患者にアミノグリコシド系薬を追加すべきでしょうか？

A. アミノグリコシド系薬には重大な毒性があり，すべての症例に適切とは限りません。

現在の心内膜炎のガイドラインでは，ブドウ球菌性人工弁心内膜炎患者に対して，2週間のゲンタマイシン投与に加えて，少なくとも6週間のバンコマイシンおよびリファンピシン投与を推奨している[8]。しかし，人工弁心内膜炎の患者は，慢性腎臓病，敗血症性ショック，感染性心内膜炎による糸球体腎炎の基礎疾患，心臓手術の合併症など，腎障害の他のリスク因子をもっている可能性がある[35]。アミノグリコシド系薬は，腎毒性だけでなく，耳毒性を起こす可能性もある。アミノグリコシド系薬とβ-ラクタム系薬の相乗効果を示唆するガイドラインは，臨床的なエビデンスがあまりない in vitro や動物モデルに基づいていると主張する専門家もいる[35,36]。

　スペインで行われたブドウ球菌性人工弁内膜炎患者94人の前向きのレジストリでは，ゲンタマイシンを含まないバンコマイシンまたはβ-ラクタム系薬＋リファンピシンによる治療($n = 17$)は，ゲンタマイシンを含む治療($n = 77$)と同様に有効であり，多変量解析による死亡率に差はなかった〔オッズ比(odds ratio：OR)1.001，CI 0.29〜3.38％〕[37]。一部の専門家は，ブドウ球菌性人工弁心内膜炎に対して，弁の手術が行われるか血液培養が陰性になるまでアミノグリコシド系薬を使用しておき，その後に副作用を考慮してリファンピシンに置き換えることを提案している[35]。しかし，心内膜炎に対するアミノグリコシド系薬のルーチン使用を完全にやめることを提唱する者や，リファンピシンは有害事象を増加させるため有用性が限定的であることを示唆する者もいる[36]。心内膜炎のマネジメントに関して世界的な専門家パネルの投票によると，人工弁心内膜炎のガイドラインは40〜50％の割合で遵守されていなかった[38]。人工弁心内膜炎に対してどのレジメンが最も適切かを決定する際には，患者とその毒性のリスク因子を考慮することが重要である。この難しい臨床経過で実践的に役立つ，より質の高い臨床研究が行われることを期待する。

参考文献

1. Fabre V, Sharara SL, Salinas AB, Carroll KC, Desai S, Cosgrove SE. Does this patient need blood cultures? A scoping review of indications for blood cultures in adult nonneutropenic inpatients. Clin Infect Dis. 2020;71:1339–47. https://doi.org/10.1093/cid/ciaa039.

2. Dargère S, Cormier H, Verdon R. Contaminants in blood cultures: importance, implications, interpretation and prevention. Clin Microbiol Infect. 2018;24:964–9. https://doi.org/10.1016/j.cmi.2018.03.030.

3. Pien BC, Sundaram P, Raoof N, Costa SF, Mirrett S, Woods CW, Reller LB, Weinstein MP. The clinical and prognostic importance of positive blood cultures in adults. Am J Med. 2010;123:819–28. https://doi.org/10.1016/j.amjmed.2010.03.021.

4. Zimmerman FS, Karameh H, Ben-Chetrit E, Zalut T, Assous M, Levin PD. Modification of blood test draw order to reduce blood culture contamination: a randomized clinical trial. Clin Infect Dis. 2020;71:1215–20. https://doi.org/10.1093/cid/ciz971.

5. Hojat LS, Bessesen MT, Huang M, Reid M, Knepper BC, Miller MA, Shihadeh KC, Fugit RV, Jenkins TC. Effectiveness of shorter versus longer durations of therapy for common inpatient infections associated with bacteremia: a multicenter, propensity-weighted cohort study. Clin Infect Dis. 2020;71:3071–8. https://doi.org/10.1093/cid/ciz1197.

6. Lee RA, Stripling JT, Spellberg B, Centor RM. Short-course antibiotics for common infections: what do we know and where do we go from here? Clin Microbiol Infect. 2023;29:150–9. https://doi.org/10.1016/j.cmi.2022.08.024.

7. Li JS, Sexton DJ, Mick N, Nettles R, Fowler VG, Ryan T, Bashore T, Corey GR. Proposed modifications to the Duke criteria for the diagnosis of infective endocarditis. Clin Infect Dis. 2000;30:633–8. https://doi.org/10.1086/313753.

8. Baddour LM, Wilson WR, Bayer AS, Fowler VG, Tleyjeh IM, Rybak MJ, Barsic B, Lockhart PB, Gewitz MH, Levison ME, Bolger AF, Steckelberg JM, Baltimore RS, Fink AM, O'Gara P, Taubert KA. Infective endocarditis in adults: diagnosis, antimicrobial therapy, and management of complications. Circulation. 2015;132:1435.

9. Bai AD, Steinberg M, Showler A, Burry L, Bhatia RS, Tomlinson GA, Bell CM, Morris AM. Diagnostic accuracy of transthoracic echocardiography for infective endocarditis findings using transesophageal echocardiography as the reference standard: a meta-analysis. J Am Soc Echocardiogr. 2017;30:639–646.e8. https://doi.org/10.1016/j.echo.2017.03.007.

10. George MP, Esquer Garrigos Z, Vijayvargiya P, Anavekar NS, Luis SA, Wilson WR, Baddour LM, Sohail MR. Discriminative ability and reliability of transesophageal echocardiography in characterizing cases of cardiac device lead vegetations versus noninfectious echodensities. Clin Infect Dis. 2021;72:1938. https://doi.org/10.1093/cid/ciaa472.

11. Hryniewiecki T, Zatorska K, Abramczuk E, Zakrzewski D, Szymański P, Kuśmierczyk M, Michałowska I. The usefulness of cardiac CT in the diagnosis of perivalvular complications in patients with infective endocarditis. Eur Radiol. 2019;29:4368–76. https://doi.org/10.1007/s00330-018-5965-2.

12. de Camargo RA, Sommer Bitencourt M, Meneghetti JC, Soares J, Gonçalves LFT, Buchpiguel CA, Paixão MR, Felicio MF, de Matos SA, Varejão Strabelli TM, Mansur AJ, Tarasoutchi F, Tavares de Oliveira M, Bianchi Castelli J, Menosi Gualandro D, Zoboli Pocebon L, Blankstein R, Alavi A, Moore JE, Millar BC, Focaccia Siciliano R. The role of 18F-fluorodeoxyglucose positron emission tomography/computed tomography in the diagnosis of left-sided endocardi-

tis: native vs prosthetic valves endocarditis. Clin Infect Dis. 2020;70:583–94. https://doi.org/10.1093/cid/ciz267.

13. Kouijzer IJE, Berrevoets MAH, Aarntzen EHJG, de Vries J, van Dijk APJ, Oyen WJG, de Geus-Oei L-F, Bleeker-Rovers CP. 18F-fluorodeoxyglucose positron-emission tomography combined with computed tomography as a diagnostic tool in native valve endocarditis. Nucl Med Commun. 2018;39:747–52. https://doi.org/10.1097/MNM.0000000000000864.

14. Scholtens AM, Swart LE, Verberne HJ, Tanis W, Lam MGEH, Budde RPJ. Confounders in FDG-PET/CT imaging of suspected prosthetic valve endocarditis. JACC Cardiovasc Imaging. 2016;9:1462–5. https://doi.org/10.1016/j.jcmg.2016.01.024.

15. Primus CP, Clay TA, McCue MS, Wong K, Uppal R, Ambekar S, Das S, Bhattacharyya S, Davies LC, Woldman S, Menezes LJ. 18F-FDG PET/CT improves diagnostic certainty in native and prosthetic valve infective endocarditis over the modified Duke criteria. J Nucl Cardiol. 2022;29:2119–28. https://doi.org/10.1007/s12350-021-02689-5.

16. Thottacherry E, Cortés-Penfield NW. Evidence of clinical impact supports a new petition for Medicare coverage of 2-[18F]Fluoro-2-deoxy-D-glucose positron emission tomography/computed tomography in the evaluation of Staphylococcus aureus bacteremia: a focused literature review and call to action. Clin Infect Dis. 2022;75:1457–61. https://doi.org/10.1093/cid/ciac363.

17. Kirali K, Sarikaya S, Ozen Y, Sacli H, Basaran E, Yerlikhan OA, Aydin E, Rabus MB. Surgery for aortic root abscess: a 15-year experience. Tex Heart Inst J. 2016;43:20–8. https://doi.org/10.14503/THIJ-14-4747.

18. Theetha Kariyanna P, Tadayoni A, Jayarangaiah A, Yadav V, Vulkanov V, Budzikowski A, Salifu M, McFarlane S. Significant PR prolongation and new onset left bundle branch block in aortic root abscess: a marker of disease progression and poor prognosis. AJMCR. 2020;8:315–20. https://doi.org/10.12691/ajmcr-8-9-15.

19. Kohli U, Obuobi S, Addetia K, Ota T, Nayak HM. PR interval prolongation is significantly associated with aortic root abscess: an age- and gender-matched study. Ann Noninvasive Electrocardiol. 2021;26:e12849. https://doi.org/10.1111/anec.12849.

20. Carson DA, Bayer AS, Eisenberg RA, Lawrance S, Theofilopoulos A. IgG rheumatoid factor in subacute bacterial endocarditis: relationship to IgM rheumatoid factor and circulating immune complexes. Clin Exp Immunol. 1978;31:100–3.

21. Cabane J, Godeau P, Herreman G, Acar J, Digeon M, Bach JF. Fate of circulating immune complexes in infective endocarditis. Am J Med. 1979;66:277–82. https://doi.org/10.1016/0002-9343(79)90545-x.

22. Mahr A, Batteux F, Tubiana S, Goulvestre C, Wolff M, Papo T, Vrtovsnik F, Klein I, Iung B, Duval X, IMAGE Study Group. Brief report: prevalence of antineutrophil cytoplasmic antibodies in infective endocarditis. Arthritis Rheumatol. 2014;66:1672–7. https://doi.org/10.1002/art.38389.

23. Bojalil R, Mazón-González B, Carrillo-Córdova JR, Springall R, Amezcua-Guerra LM. Frequency and clinical significance of a variety of autoantibodies in patients with definite infective endocarditis. J Clin Rheumatol. 2012;18:67–70. https://doi.org/10.1097/RHU.0b013e318247caf0.

24. Meisner JA, Anesi J, Chen X, Grande D. Changes in infective endocarditis admissions in Pennsylvania during the opioid epidemic. Clin Infect Dis. 2020;71:1664–70. https://doi.org/10.1093/cid/ciz1038.

202　第 9 章　心血管系感染症

25. Davierwala PM, Marin-Cuartas M, Misfeld M, Borger MA. The value of an "Endocarditis Team". Ann Cardiothorac Surg. 2019;8:621–9. https://doi.org/10.21037/acs.2019.09.03.

26. Paras ML, Wolfe SB, Bearnot B, Sundt TM, Marinacci L, Dudzinski DM, Vyas DA, Wakeman SE, Jassar AS. Multidisciplinary team approach to confront the challenge of drug use–associated infective endocarditis. J Thorac Cardiovasc Surg. 2021;166:457. https://doi.org/10.1016/j.jtcvs.2021.10.048.

27. AATS Surgical Treatment of Infective Endocarditis Consensus Guidelines Writing Committee Chairs, Pettersson GB, Coselli JS, Committee W, Pettersson GB, Coselli JS, Hussain ST, Griffin B, Blackstone EH, Gordon SM, LeMaire SA, Woc-Colburn LE. 2016 the American Association for Thoracic Surgery (AATS) consensus guidelines: Surgical treatment of infective endocarditis: executive summary. J Thorac Cardiovasc Surg. 2017;153:1241–1258.e29. https://doi.org/10.1016/j.jtcvs.2016.09.093.

28. Pettersson GB, Hussain ST. Current AATS guidelines on surgical treatment of infective endocarditis. Ann Cardiothorac Surg. 2019;8:630–44. https://doi.org/10.21037/acs.2019.10.05.

29. Lecomte R, Laine J-B, Issa N, Revest M, Gaborit B, Le Turnier P, Deschanvres C, Benezit F, Asseray N, Le Tourneau T, Pattier S, Al Habash O, Raffi F, Boutoille D, Camou F. Long-term outcome of patients with nonoperated prosthetic valve infective endocarditis: is relapse the main issue? Clin Infect Dis. 2020;71:1316–9. https://doi.org/10.1093/cid/ciz1177.

30. Kao PHN, Kline KA. Dr. Jekyll and Mr. Hide: how enterococcus faecalis subverts the host immune response to cause infection. J Mol Biol. 2019;431:2932–45. https://doi.org/10.1016/j.jmb.2019.05.030.

31. Brown AO, Singh KV, Cruz MR, Kaval KG, Francisco LE, Murray BE, Garsin DA. Cardiac microlesions form during severe bacteremic enterococcus faecalis infection. J Infect Dis. 2021;223:508–16. https://doi.org/10.1093/infdis/jiaa371.

32. Iversen K, Ihlemann N, Gill SU, Madsen T, Elming H, Jensen KT, Bruun NE, Høfsten DE, Fursted K, Christensen JJ, Schultz M, Klein CF, Fosbøll EL, Rosenvinge F, Schønheyder HC, Køber L, Torp-Pedersen C, Helweg-Larsen J, Tønder N, Moser C, Bundgaard H. Partial oral versus intravenous antibiotic treatment of endocarditis. N Engl J Med. 2019;380:415–24. https://doi.org/10.1056/NEJMoa1808312.

33. Pries-Heje MM, Wiingaard C, Ihlemann N, Gill SU, Bruun NE, Elming H, Povlsen JA, Madsen T, Jensen KT, Fursted K, Schultz M, Østergaard L, Christensen JJ, Christiansen U, Rosenvinge F, Helweg-Larsen J, Fosbøl EL, Køber L, Torp-Pedersen C, Tønder N, Moser C, Iversen K, Bundgaard H. Five-year outcomes of the partial oral treatment of endocarditis (POET) trial. N Engl J Med. 2022;386:601–2. https://doi.org/10.1056/NEJMc2114046.

34. Freling S, Wald-Dickler N, Banerjee J, Canamar CP, Tangpraphaphorn S, Bruce D, Davar K, Dominguez F, Norwitz D, Krishnamurthi G, Fung L, Guanzon A, Minejima E, Spellberg M, Spellberg C, Baden R, Holtom P, Spellberg B. Real-world application of oral therapy for infective endocarditis: a multicenter retrospective, cohort study. Clin Infect Dis. 2023:ciad119. https://doi.org/10.1093/cid/ciad119.

35. Lebeaux D, Fernández-Hidalgo N, Pilmis B, Tattevin P, Mainardi J-L. Aminoglycosides for infective endocarditis: time to say goodbye? Clin Microbiol Infect. 2020;26:723–8. https://doi.org/10.1016/j.cmi.2019.10.017.

36. Ryder JH, Tong SYC, Gallagher JC, McDonald EG, Thevarajan I, Lee TC, Cortés-Penfield NW. Deconstructing the dogma: systematic literature review and meta-analysis of adjunctive gentamicin and rifampin in staphylococcal prosthetic valve endocarditis. Open Forum Infect

Dis. 2022;9:ofac583. https://doi.org/10.1093/ofid/ofac583.

37. Ramos-Martínez A, Muñoz Serrano A, de Alarcón GA, Muñoz P, Fernández-Cruz A, Valerio M, Fariñas MC, Gutiérrez-Cuadra M, Miró JM, Ruiz-Morales J, Sousa-Regueiro D, Montejo JM, Gálvez-Acebal J, HidalgoTenorio C, Domínguez F, Spanish Collaboration on Endocarditis—Grupo de Apoyo al Manejo de la Endocarditis Infecciosa en España (GAMES). Gentamicin may have no effect on mortality of staphylococcal prosthetic valve endocarditis. J Infect Chemother. 2018;24:555–62. https://doi.org/10.1016/j.jiac.2018.03.003.

38. Tissot-Dupont H, Casalta JP, Gouriet F, Hubert S, Salaun E, Habib G, Fernandez-Gerlinger MP, Mainardi JL, Tattevin P, Revest M, Lucht F, Botelho-Nevers E, Gagneux-Brunon A, Snygg-Martin U, Chan KL, Bishara J, Vilacosta I, Olmos C, San Román JA, López J, Tornos P, Fernández-Hidalgo N, Durante-Mangoni E, Utili R, Paul M, Baddour LM, DeSimone DC, Sohail MR, Steckelberg JM, Wilson WR, Raoult D. International experts' practice in the antibiotic therapy of infective endocarditis is not following the guidelines. Clin Microbiol Infect. 2017;23:736–9. https://doi.org/10.1016/j.cmi.2017.03.007.

第10章 呼吸器感染症

要旨

感染症医はよくある市中肺炎で常に相談されるわけではないが，呼吸器感染症の診断とマネジメントに関して相談されることはよくある。呼吸器感染症は，肺炎のように肺のガス交換部分（実質）を侵すこともあれば，胸腔感染（膿胸）のように含気がない部分を侵すこともある。腫瘍のような他の病態によって，通常の呼吸器の機能を低下させ，嫌気性菌が発育しやすい場所ができることもある。感染源（市中肺炎，院内肺炎との違いなど）を理解することは，治療法の選択に役立つ。非定型肺炎の原因となる細胞内寄生菌のように，免疫防御機構を回避する微生物は，抗菌薬を選択する際に注意が必要である。さらに，肺構造変化をきたす疾患の患者は，下気道から微生物を排除しきれず，さまざまな菌種が常在し，感染をきたす。呼吸器感染症は決して軽視できない。

本章では，誤嚥性肺炎，喀痰に関する診断における注意点，非定型肺炎の特徴，呼吸器感染症に罹りやすい肺構造変化を伴う疾患の患者におけるマネジメントの注意点に焦点を当てる。

206 第10章 呼吸器感染症

Q. 患者の誤嚥を目撃しましたが，抗菌薬を開始すべきでしょうか？

A. 必ずしも必要ではありません。化学性肺臓炎（aspiration pneumonitis）は抗菌薬による治療を必要としません。

特に高齢化が進み，医療的に複雑な集団では，せん妄，認知症，プロトンポンプ阻害薬の使用，糖尿病，肺疾患，栄養不良など，誤嚥のリスクが多く存在する[1]。しかし，すべての誤嚥が肺炎に発展するわけではなく，誤嚥性（化学性）肺臓炎（肺に吸い込まれた胃内容物による炎症）と，肺胞感染を引き起こす吸入した微生物による真の肺炎との間には連続性がある。化学性肺臓炎は，発熱，新規の酸素必要量，白血球増加，レントゲン写真の変化など，誤嚥性肺炎（aspiration pneumonia）に似た症状を示すことが多い。しかし，誤嚥性肺炎とは異なり，化学性肺臓炎の症状は24～48時間以内に改善する[2]。化学性肺臓炎と誤嚥性肺炎の鑑別に役立つバイオマーカーが研究されている。誤嚥性肺炎と化学性肺臓炎の患者288人を対象としたある後ろ向き研究では，誤嚥発生から24時間以内に採血されたプロカルシトニンが正常であった割合は，誤嚥性肺炎の患者（38.8％）よりも化学性肺臓炎の患者（86.7％）で高かった[3]。

誤嚥による（化学性）肺臓炎と（細菌性）肺炎の区別が難しいことを考えると，誤嚥を目撃した後，すべての患者に予防的抗菌薬を投与すべきだろうか？　ある後ろ向き研究のレビューでは，誤嚥を目撃され，その後に胸部レントゲン写真で浸潤影を認めた患者200人について，抗菌薬を投与した患者（38％）と支持療法のみを行った患者（62％）のアウトカムを比較した[4]。主要アウトカム（30日間の入院死亡率）および集中治療室（ICU）への入室という副次的アウトカムに差はなかった。さらに，不必要な抗菌薬の投与は，罹患率や死亡率の上昇につながる可能性がある。誤嚥性（化学性）肺臓炎の後にピペラシリン・タゾバクタム投与を完遂された患者の教育的症例では，患者は *Clostridioides difficile* 感染を発症し，その後，死亡したことで共有された[2]。誤嚥後に患者が安定している場合は，48時間経過をよく観察し，症状が改善しない場合にのみ抗菌薬を開始するという方法もある。最後に，"less is more"であり，人工呼吸器関連肺炎のような重症の院内肺炎であっても，ガイドライン

では，ほとんどの症例で 7 日間の治療を推奨している[5]。ミシガン州を拠点とする 43 の病院における 6,000 例以上の肺炎の後ろ向き研究では，患者の 67.8％で抗菌薬の投与日数が超過していると判断され，超過日数 1 日ごとに有害事象の発生率が 5％上昇した[6]。

Q. この患者の誤嚥性肺炎にはメトロニダゾールを使うべきでしょうか？

A. 誤嚥性肺炎において嫌気性菌は主要な役割を果たさないことを示唆するエビデンスが増えており，メトロニダゾールはあまり有効でない可能性があります。

口腔内や消化管内の細菌叢には嫌気性菌が多く存在している。もし，誤嚥性肺炎がこれらの菌が肺実質へ移行して起こるのであれば，一般的に好気性の組織において，経験的治療として嫌気性菌を治療すべきなのだろうか？　セントルイスの単施設で，人工呼吸器関連肺炎の 185 例と誤嚥性肺炎の 25 例から，ブラインドでの擦過または "mini-BAL(bronchoalveolar lavage：気管支肺胞洗浄液)(気管支鏡を用いず，サンプリングチューブで行う気管支肺胞洗浄)" により下気道から検体を採取し，培養を行った前向き研究がある[7]。これらの検体のうち，誤嚥性肺炎の症例から分離された嫌気性菌は 1 例のみであった。異なる方法で検体を採取した他の研究では，嫌気性菌の割合が高いことが報告されている[8]。

　嫌気性菌が存在する場合，標的治療はどの程度重要だろうか？誤嚥性肺炎における嫌気性菌の重要性を検討したメタアナリシスでは，3 つの研究のみで，無作為化比較試験(randomized controlled trial：RCT)はそのうち 1 つだけではあったが抗嫌気性菌作用のある抗菌薬を治療に組み込んでも，肺炎の消失，入院期間，再発率は改善しなかった[9]。嫌気性菌用の抗菌薬による治療を選択する場合，クリンダマイシンまたは β-ラクタム / β-ラクタマーゼ阻害薬が，呼吸器感染に対してメトロニダゾールより優れている可能性がある。アトランタで行われた嫌気性菌による呼吸器感染症の患者 17 人を対象とした RCT では，メトロニダゾールを投与した患者のうち治癒したのはわずか 3 人(42％)であったのに対し，クリンダ

マイシンを投与した患者のうち治癒したのは9人(90%)であった[10]。クリンダマイシンは発熱期間も短縮した。日本で実施された誤嚥性肺炎100例のRCTでは，患者はクリンダマイシンの静脈内投与(静注)治療，アンピシリン・スルバクタム(2種類の投与量)，カルバペネムのいずれかに無作為に割り付けられた[11]。クリンダマイシン投与群は他の選択肢と同程度に有効であり，その後の培養でメチシリン耐性黄色ブドウ球菌(methicillin-resistant *Stapylococcus aureus*：MRSA)が有意に少なかった。現在の専門家の意見では，口腔衛生状態が不良な誤嚥性肺炎の患者には，ある程度の嫌気性活性をもつ抗菌薬(アンピシリン・スルバクタム，アモキシシリン・クラブラン酸，モキシフロキサシン，カルバペネム系薬)を含めることが推奨されているが[12]，データは不足している。誤嚥性肺炎のほとんどの症例では，経験的嫌気性菌治療は必要ないと思われるが，培養が得られるまでの膿胸，肺膿瘍，閉塞後肺炎の治療には推奨される[8]●1。

Q. 気管挿管されている患者の気管支肺胞洗浄液で *Candida* が陽性となりました。

A. まれな例外を除いて，呼吸器検体の培養の *Candida* はコンタミネーションです。

Candida は口腔内常在菌叢の一部であり，健常者にもしばしば存在する[13]。したがって，気管吸引や気管支肺胞洗浄(BAL)により気道の培養から酵母がしばしば分離されることは驚くことではない。これらは病原体ではなく，気道の常在または口腔分泌物のコン

●1―Dr. 渋江のコメント●上記の報告にもあるように，口腔衛生状態不良な誤嚥性肺炎，肺膿瘍や膿胸のケースには口腔内の嫌気性菌を意識した抗菌薬治療は妥当と考えますが，最終的に培養結果で菌の感受性結果がはっきりと得られないケースも多く経験するため，ある程度，状態が安定していて，その後，長期の治療を要して経口治療へ移行が予想される場合には，カルバペネムやピペラシリン・タゾバクタムのように同様のスペクトラムの経口薬が用意できないレジメンを避けることもありえます。

タミネーションである可能性が高い。ある前向き研究では，入院中に気管吸引またはBALの培養でCandidaが陽性となり，その後，死亡した77人の患者の剖検が行われた[14]。これらの患者のうち，肺組織の検査でカンジダ肺炎の病理組織学的所見がみられた患者はいなかった。さらに，気道の培養でCandidaが陽性ではなかった剖検で確定した肺炎患者58人を調査したところ，これらの患者にもカンジダ感染の病理組織学的所見はみられなかった。単施設のICUでの後ろ向き研究では，BALの培養で8%にCandidaが検出された[15]。これらの症例の92%は抗真菌薬による治療を受けていなかった。これらの患者でカンジダ血症を発症した者はいなかった。追跡調査のBALの74%はCandida陰性であった。

ICU患者の呼吸器由来の培養で検出されたCandidaが肺炎と関連しないなら，その意義はあるのだろうか？　Candidaが気道に常在すると，真菌による細菌の病原性の増強や細菌のクリアランスの阻害など，直接的・間接的な機序によって細菌性肺炎を促進する可能性が懸念されている[16]。この現象は，FUNGIBACT試験と呼ばれる前向き観察試験で研究された。多臓器不全で4日以上挿管された患者を対象に，試験組み入れ時に気管でのCandidaの保菌を評価し，その後，挿管中は4日ごとに評価した[17]。主要アウトカムは，人工呼吸器関連肺炎の発生とした。合計213人中146人（68.5%）の患者が気管にCandidaを保菌していた。Candidaを保菌している患者は，保菌していない患者と比べて，細菌性肺炎の発生率の上昇は有意ではなかった。同様に，気道にCandidaを保菌している挿管患者をアムホテリシンBのネブライザーで治療したコホート研究では，Candida保菌率が低下しても，肺炎の発生や死亡率への影響はみられなかった[18]。一方，後ろ向き研究と前向き研究のプールド・データを用いたメタアナリシスでは，人工呼吸器関連肺炎のICU患者におけるCandidaの保菌は死亡率の上昇と関連することが示唆されている[19]。保菌されたCandidaの治療がICU患者の臨床アウトカムを改善するというエビデンスはまだ少ない。

Candidaが肺炎の原因になりそうもないのであれば，どのような状況で肺のCandidaを懸念すべきなのだろうか？　特に，腹部疾患のある患者において，カンジダ性膿胸が起こることがあ

る[20]●2。肺移植後に定着した*Candida*は，保菌以外にも重大な懸念を引き起こす可能性がある。移植後早期には，吻合部は真菌感染に対して特に脆弱である[21]。このような患者は，カンジダ性縦隔炎や膿胸のリスクもある。*Aspergillus*もまた，吻合部位，縦隔，および胸腔に感染しうる病原真菌である。しかし，これらは例外であり，ほとんどの患者の呼吸器由来の培養で検出される*Candida*は肺炎を引き起こす主要な病原体となることはなさそうである。

Q. 鉄さび色の痰は肺炎球菌性肺炎に特異的ですか？
A. 喀痰の色は特定の微生物に特有なものはありません。

私は医学部で，「鉄さび色」の痰は肺炎球菌(*Streptococcus pneumoniae*)を疑うべきであり，「スグリ(オレンジがかった赤色)のゼリー状」の喀痰はクレブシエラによる肺炎を疑うべきであると教わった。患者は，時に指示されたわけでもないのに，ベッドサイドで痰をティッシュに取って見せ，それが診療の助けになることを期待する。実際，喀痰の変化は，慢性閉塞性肺疾患(chronic obstructive pulmonary disease：COPD)や肺炎などの呼吸器疾患の診断の重要な手がかりとなりうるが，現在のガイドラインでは，喀痰の変化は重症市中肺炎の診断のどの基準にも含まれていない[22]。しかし，喀痰の質は病状を反映するのだろうか？

　オランダの単施設の研究としてCOPD増悪患者22人が集められた[23]。入院後7日間にわたり，毎朝の喀痰を採取し，標準化された図表を用いて喀痰の色を評価した。喀痰の色と膿性痰，粘性痰の菌量との間に統計的に有意な相関はみられなかったが，抗菌薬の使用歴を考慮すると，弱く関連する可能性があった[23]。

　慢性気管支炎増悪患者の喀痰4,003検体を対象とした多施設共同前向き研究において，喀痰の色(黄色，緑色，鉄さび色，透明/白色)と菌種は相関していた[24]。患者の喀痰の内訳は，黄色

●2―Dr. 渋江のコメント●この報告では，原因として特に腹部手術の既往(12%)，消化管穿孔(10%)が多かった，とあります。自験例として特に自覚症状のなかった食道穿孔から*Candida*による膿胸を形成したケースがあり誘因のはっきりしないカンジダ性膿胸の場合には消化管の検索が有用かもしれません。

56.7%，緑色 29.8%，白色 8.6%，鉄さび色 2.8%であった。喀痰の色別で病原体が検出された割合は，黄色 45.5%，緑色 58.9%，白色 18.4%，鉄さび色 38.9%であった。この研究では，インフルエンザ菌(*Haemophilus influenzae*)が最も多く分離された病原菌であった。すべての菌としては，黄色の喀痰から最も多く分離され，次いで緑色の喀痰から分離された。鉄さびの喀痰からの分離率が最も高かった菌種は肺炎球菌で 4.5%であったが，肺炎球菌の 92.6%は黄色または緑色喀痰からの分離であった。一方，黄色ブドウ球菌の 3.8%，インフルエンザ菌の 2%は，鉄さび色の喀痰から検出された。肺炎球菌が鉄さび色の喀痰がある患者で割合が最も高かったのは事実であるが，他の菌種もこのような色調を示し，肺炎球菌は肺の構造異常を有する集団では，黄色または緑色の喀痰を産生することが最も多かった。

「スグリのゼリー状」の喀痰は肺炎桿菌(*Klebsiella pneumoniae*)肺炎を意味すると教えられるが，これはおそらく，組織壊死による血痰が原因であろう[25]。上記の研究では，肺炎桿菌は黄色または緑色の喀痰を産生する可能性が最も高かった[24]。喀痰の色に関する別の研究では，肺炎桿菌または肺炎球菌の患者では，スグリのゼリー状の喀痰も鉄さび色の喀痰もみられなかった[26]。共通する教えではあるが，これらの関連性が臨床的に重要であるかどうかは明らかではない。

Q. レジオネラ肺炎に望ましいレジメンは何ですか？

A. マクロライド系薬はフルオロキノロン系薬と同様に有効のようです。

レジオネラ症は，細胞内の *Legionella pneumophila* によって引き起こされる肺炎であり，多くの場合，下痢を伴う肺炎を呈する[27]。レジオネラ肺炎による死亡率は 4〜18%であるが，免疫不全患者では 40%に達することもある[28]。診断は培養および/または尿中抗原検査によってなされるが，尿中抗原検査は血清型 1 に対して最も感度が高いものの，症例の 10〜15%は他の血清型に起因する可能性がある[29]。細胞内寄生菌であることから，β−ラクタム系薬の効果は低い。フルオロキノロン系薬とマクロライド系薬を比較し

212　第 10 章　呼吸器感染症

て，フルオロキノロン系薬を使用する利点はあるだろうか？

　メタアナリシスで，研究者らはレジオネラ肺炎に関する 21 の研究からマクロライド系薬とフルオロキノロン系薬の治療を比較評価した[30]。患者の平均年齢は 61 歳で，大半が男性(67％)であった。死亡率は約 7％で，マクロライド系薬とフルオロキノロン系薬の間に有意差はなかった(p = 0.66)。副次的アウトカム(臨床的治癒，解熱までの期間，入院期間，合併症の発生)にも差はなかった。レボフロキサシンとモキシフロキサシンの比較，アジスロマイシンとクラリスロマイシンの比較でも差はなかった。全体として，もし，患者に高齢，動脈瘤，腱の疾患などの禁忌がなければ，私はレジオネラ肺炎にはフルオロキノロン系薬を使うかもしれないが，マクロライド系薬が同等の効果をもつことは心強い。

Q. 患者の粘膜炎と市中肺炎の両方をきたす感染症の診断の可能性はありますか？

A. *Mycoplasma* による皮疹や粘膜炎は，落屑性皮疹の原因にもなります。

抗菌薬で治療中の患者が，その後に落屑性皮疹，特に，粘膜に皮疹をきたした場合は，すぐに Stevens-Johnson 症候群(Stevens-Johnson syndrome：SJS)の可能性を評価する必要がある。しかし，マイコプラズマ感染の場合，*Mycoplasma*-induced rash and mucositis(MIRM) と呼ばれる病態があり，これは，より重篤な SJS に似た状態になりうる。SJS とは対照的に，MIRM は皮膚病変が少なく，粘膜病変が多い傾向がある。診断基準は以下のとおりである。(1)皮膚剥離が体表面積の 10％未満，(2)少なくとも 2 箇所の粘膜病変，(3)少数の小水疱性病変または atypical targets(扁平な非典型的標的病変)，(4)上気道症状などの臨床所見と免疫グロブリン(immunoglobulin：Ig)M 上昇または核酸検査陽性などの検査所見の両方による *Mycoplasma pneumoniae* 感染の証拠[31]。IgM 陽性および IgG 陰性の血清学的所見は，以前の曝露ではなく急性感染を意味することがある。MIRM のほとんどの症例は小児および若年成人に発症するが，MIRM は一部の高齢者でも報告されている[32]。一般に，上気道症状は皮疹の前に出現する(必ずしも

そうではないが)。95 の論文から集めた 202 人の患者において，MIRM の治療は，80％の症例で非定型肺炎を標的とした抗菌薬，35％の症例で全身副腎皮質ステロイド，8％の症例で免疫グロブリン静注治療であった[33]。

　MIRM は眼所見を伴うこともある。これらは一般に軽度であるが，結膜上皮欠損や偽膜形成にまで進行することがある。ある後ろ向きのケースシリーズでは，MIRM の小児患者 5 人中 5 人に眼病変がみられた[34]。一般に，MIRM は小児の疾患であるが，成人の症例もある。粘膜炎に加えて上気道炎症状がある場合には，MIRM を考慮すべきである。症状に応じて皮膚科や眼科の協力を得て，より危険な疾患を除外することが重要である。

Q. 心膜炎を起こす呼吸器感染症は何ですか？
A. 最も多いのは *Mycoplasma* と呼吸器系ウイルスです。

感染を伴わない心膜炎そのもので，白血球増加と発熱を呈する[35]。*Mycoplasma pneumoniae* と心膜炎との関連は古典的であるが，インフルエンザ，パラインフルエンザ，パルボウイルス，エンテロウイルスなど，多くの呼吸器系ウイルスが心膜炎と関連している[36]。SARS-CoV-2(新型コロナウイルス)もまた，他の呼吸器ウイルスと同様の心膜炎を引き起こすことがある[37]。COVID-19(新型コロナウイルス感染症)ワクチン接種もまれに心筋炎や心膜炎と関連しているが，その症状は軽度で自然軽快することが多い[38]。

　Mycoplasma pneumoniae は，再発性の臨床経過をたどる急性心膜炎の比較的一般的な感染の原因である[39]。ある症例報告では，*Mycoplasma* IgM が上昇し，検査で診断される数か月前から再発性の心膜炎症状を呈していた患者が，アジスロマイシン 10 日間の投与で症状が消失した[40]。*Mycoplasma pneumoniae* の重症例では，抗菌薬の投与期間を 7 日間以上に延長する必要があるかもしれないが，厳密なデータは不足している。

Q. ダプトマイシン投与中に新規の肺の浸潤影を認めた患者を懸念すべきでしょうか？

A. 好酸球性肺炎はダプトマイシン治療のまれな合併症です。

これまで感染性の肺炎について述べてきたが，薬剤性肺炎についてはどうか？　ダプトマイシンは肺以外のグラム陽性菌による感染症に有効な選択肢となるが，まれな有害事象として好酸球性肺炎がある。ダプトマイシンによる好酸球性肺炎(daptomycin-induced eosinophilic pneumonia：DIEP)はどのように起こるか？　ある分析では，著者らは文献を調査し，35例の説得力をもつ症例をまとめてDIEPについて検討した[41]。DIEPは，ダプトマイシン曝露後平均で約3週間後までに発症した。最も多く投与された疾患は，骨髄炎および／または糖尿病性足感染症であった。患者の94％が呼吸困難を呈し，57％に発熱がみられ，77％に末梢血の好酸球増加がみられた。ほとんどの患者はダプトマイシンの投与中止後1日から1週間以内に症状が改善した。しかし，患者の3分の2では副腎皮質ステロイドも投与されていたため，ステロイドの影響と自然軽快の経過は不明である。この報告では，35例すべてが回復したが，DIEPの包含基準の1つに，ダプトマイシン中止後の改善があった。その他の包含基準には，BALでの25％以上の好酸球増加，酸素投与を要する呼吸困難，画像での浸潤影が含まれた。

ダプトマイシン投与中の骨髄炎患者を対象とした別の後ろ向き研究のレビューでは，4.8％の患者がDIEPを発症していた[42]。統計的に有意なリスク因子は，年齢が70歳以上，治療期間が14日以上，ダプトマイシンの累積投与量が10g以上であった。しかし，この研究は比較的小規模なものであったため(DIEPを発症した患者は全部で11人だけであった)，本疾患の宿主のリスク因子を判断するには不十分かもしれない。まとめると，ダプトマイシン治療を2週間以上受けた高齢患者で好酸球増加を伴う場合には，DIEPの疑いが高くなるが，25％以上の症例では末梢血の好酸球増加がみられない。好酸球性肺炎は，BALの細胞数で25％以上の好酸球増加や肺生検での確認が最も確実である[43]。

第 10 章　呼吸器感染症　*215*

Q. 金を代謝して肺炎を起こす細菌ですか？　からかわないでください。

A. *Delftia acidovorans* はまれに肺炎などの感染症を引き起こします。

臨床の感染症コンサルトを行う喜びの 1 つは，あらゆる種類の興味深い性質をもつ特徴的な微生物に出合うことである。たとえば，私は自己免疫疾患のために強く免疫抑制をかけている患者の胸腔ドレーンの培養から *Delftia acidovorans* が検出されたと相談を受けた。*D. acidovorans* は好気性グラム陰性桿菌で，オランダのデルフトの土壌から初めて分離された。当初は *Pseudomonas acidovorans* であったが，その後，細菌学に多大な貢献をした同市の研究グループを記念して命名変更された[44]。金を代謝することで有名であり，電子廃棄物から金を回収するために使用されている[45]。まれに，免疫不全宿主で，肺の構造変化がある人，カテーテルなどのデバイス留置されている人に感染症を引き起こすことがある[46-48]。*D. acidovorans* はアミノグリコシド系薬には自然耐性であるが，セファロスポリン系薬やフルオロキノロン系薬などの他の抗菌薬には通常感受性がある(とはいえ，耐性は出現しうる)[48,49]。

Q. 特発性肺線維症患者に対する抗菌薬の予防投与は有用ですか？

A. 有意な利点はまだはっきりしていません。

特発性肺線維症(idiopathic pulmonary fibrosis：IPF)患者は，肺の構造異常があり，保菌している細菌によってさらなる炎症が起こる可能性がある。非盲検 RCT(CleanUP-IPF)では，IPF 患者をスルファメトキサゾール・トリメトプリム(ST 合剤)(ST 合剤が禁忌の場合はドキシサイクリン)による治療群と無治療群に無作為に割り付けた[50]。主要アウトカムは，呼吸器疾患による初回入院までの期間と全死亡率であった。各群に約 250 人の患者が組み入れられ，平均追跡期間は 13.1 か月であった。この試験は群間に差はなく，有益な結果が出なかったため早期に終了した(各群で 55 程度のイベント，有意差なし)。サブグループ解析では，ST 合剤投与群とドキシサイクリン投与群に差はみられなかった。ドキシサイクリ

216 第10章 呼吸器感染症

ンには追加の抗炎症作用が期待されたが，それは証明されなかった。抗菌薬治療を受けている患者は，呼吸器イベント(16.5%
vs 10%)，下痢(10% vs 3%)，皮疹(7% vs 0%)を起こしやすかった。このような「否定的」な結果を示す試験は，明らかな利点がない場合に，患者を有害な抗菌薬治療から救うために有用である。

Q. 囊胞性線維症(CF)患者の予防で吸入抗菌薬を使用しています。肺に保菌している他の患者集団にも利点はあるでしょうか？

A. この戦略が他の集団に有効かどうかは不明です。

緑膿菌(*Pseudomonas aeruginosa*)やその他の細菌の保菌は，肺の構造変化を伴う疾患の患者にとって難しい課題である。耐性菌は抗菌薬への頻繁な曝露により急速に発現するため，保菌と「再燃」や新規感染を区別することは重要である。囊胞性線維症(cystic fibrosis：CF)患者において，トブラマイシンの吸入は，緑膿菌の保菌量と肺炎の「再燃」を減らす。CF患者がプラセボまたは間欠的なトブラマイシンの吸入を受けたRCTがある[51]。断続的なトブラマイシンの吸入は，緑膿菌の菌量を減少させ，肺機能を改善し，入院のリスクを減少させた。

この戦略は，肺の構造異常を有する非CF患者に有効だろうか？多くの前向き試験があるが，いずれも患者数が少ない。ある試験[52]では，緑膿菌性肺炎患者35人を対象に，セフタジジムとトブラマイシンを2週間投与した後，トブラマイシンの1日2回吸入またはプラセボの3か月投与に移行した(トブラマイシン群 11人，プラセボ群 17人)。トブラマイシン吸入群では，再入院までの期間($p = 0.048$)および再入院回数($p = 0.037$)が短縮し，その後の呼吸器検体の培養で緑膿菌が検出される割合が低かった(55% vs 29%，統計学的有意差なし)。しかし，トブラマイシン投与群では気管支痙攣がより多くみられ，多くの患者で投与を中止せざるをえなかった。別の研究[53]では，二重盲検プラセボ対照クロスオーバー試験で，30人の患者にトブラマイシンまたはプラセボを6か月間吸入投与した。トブラマイシンで気管支痙攣を起こした患者は3人であった。QOL(quality of life：生活の質)，増悪回数，肺機能，抗菌薬の使用量で両群間に有意差はみられなかった。喀痰中の緑膿

菌の量はトブラマイシン群で有意に減少し，これらの患者では入院回数が減少した（$p = 0.038$）。第3の研究[54]として，気管支拡張症の患者37人（各群）がプラセボ群（31人が試験完了）とトブラマイシン吸入群（29人が試験完了）に無作為に割り付けられた。治療群の患者の11％がアミノグリコシド系薬の耐性を獲得した。6週間の治療後，緑膿菌はトブラマイシン群では35％で検出されなくなったが，プラセボ群では全例で検出された（$p < 0.01$）。トブラマイシンを吸入した患者では，呼吸困難，喘鳴，非心臓性胸痛が有意に増加したが，1秒量（forced expiratory volume in 1 s：FEV1）には差がなかった。トブラマイシンを吸入した患者では，入院を要した患者数が多かったが，入院の原因は明らかではなかった。まとめると，緑膿菌を保菌した非CF患者におけるトブラマイシンの吸入については，まだ結論が出ていない。このような患者は高齢で，苛性の（caustic）吸入抗菌薬に対する耐性が低い傾向がある。しかし，リスクとベネフィットを天秤にかけると，患者が肺炎を複数回発症している場合，有効性，至適投与期間，至適投与量などの疑問に答えるには検出力が不足した小規模研究結果であろうが，検討する価値があるかもしれない。

参考文献

1. van der Maarel-Wierink CD, Vanobbergen JNO, Bronkhorst EM, Schols JMGA, de Baat C. Risk factors for aspiration pneumonia in frail older people: a systematic literature review. J Am Med Dir Assoc. 2011;12:344–54. https://doi.org/10.1016/j.jamda.2010.12.099.

2. Joundi RA, Wong BM, Leis JA. Antibiotics "just-in-case" in a patient with aspiration pneumonitis. JAMA Intern Med. 2015;175:489–90. https://doi.org/10.1001/jamainternmed.2014.8030.

3. Binz J, Heft M, Robinson S, Jensen H, Newton J. Utilizing procalcitonin in a clinical setting to help differentiate between aspiration pneumonia and aspiration pneumonitis. Diagn Microbiol Infect Dis. 2023;105:115821. https://doi.org/10.1016/j.diagmicrobio.2022.115821.

4. Dragan V, Wei Y, Elligsen M, Kiss A, Walker SAN, Leis JA. Prophylactic antimicrobial therapy for acute aspiration pneumonitis. Clin Infect Dis. 2018;67:513–8. https://doi.org/10.1093/cid/ciy120.

5. Kalil AC, Metersky ML, Klompas M, Muscedere J, Sweeney DA, Palmer LB, Napolitano LM, O'Grady NP, Bartlett JG, Carratalà J, El Solh AA, Ewig S, Fey PD, File TM, Restrepo MI, Roberts JA, Waterer GW, Cruse P, Knight SL, Brozek JL. Management of adults with hospital-acquired and ventilator-associated pneumonia: 2016 clinical practice guidelines by the Infectious Diseases Society of America and the American Thoracic Society. Clin Infect Dis. 2016;63:e61–e111. https://doi.org/10.1093/cid/ciw353.

6. Vaughn VM, Flanders SA, Snyder A, Conlon A, Rogers MAM, Malani AN, McLaughlin E,

Bloemers S, Srinivasan A, Nagel J, Kaatz S, Osterholzer D, Thyagarajan R, Hsaiky L, Chopra V, Gandhi TN. Excess antibiotic treatment duration and adverse events in patients hospitalized with pneumonia: a multihospital cohort study. Ann Intern Med. 2019;171:153–63. https://doi.org/10.7326/M18-3640.

7. Marik PE, Careau P. The role of anaerobes in patients with ventilator-associated pneumonia and aspiration pneumonia: a prospective study. Chest. 1999;115:178–83. https://doi.org/10.1378/chest.115.1.178.

8. Bartlett JG. How important are anaerobic bacteria in aspiration pneumonia: when should they be treated and what is optimal therapy. Infect Dis Clin N Am. 2013;27:149–55. https://doi.org/10.1016/j.idc.2012.11.016.

9. Yoshimatsu Y, Aga M, Komiya K, Haranaga S, Numata Y, Miki M, Higa F, Senda K, Teramoto S. The clinical significance of anaerobic coverage in the antibiotic treatment of aspiration pneumonia: a systematic review and meta-analysis. J Clin Med. 2023;12:1992. https://doi.org/10.3390/jcm12051992.

10. Perlino CA. Metronidazole vs clindamycin treatment of anerobic pulmonary infection. Failure of metronidazole therapy. Arch Intern Med. 1981;141:1424–7.

11. Kadowaki M, Demura Y, Mizuno S, Uesaka D, Ameshima S, Miyamori I, Ishizaki T. Reappraisal of clindamycin IV monotherapy for treatment of mild-to-moderate aspiration pneumonia in elderly patients. Chest. 2005;127:1276–82. https://doi.org/10.1378/chest.127.4.1276.

12. Mandell LA, Niederman MS. Aspiration pneumonia. N Engl J Med. 2019;380:651–63. https://doi.org/10.1056/NEJMra1714562.

13. Darwazeh AM-G, Hammad MM, Al-Jamaei AA. The relationship between oral hygiene and oral colonization with Candida species in healthy adult subjects*. Int J Dent Hyg. 2010;8:128–33. https://doi.org/10.1111/j.1601-5037.2009.00407.x.

14. Meersseman W, Lagrou K, Spriet I, Maertens J, Verbeken E, Peetermans WE, Van Wijngaerden E. Significance of the isolation of Candida species from airway samples in critically ill patients: a prospective, autopsy study. Intensive Care Med. 2009;35:1526–31. https://doi.org/10.1007/s00134-009-1482-8.

15. Wood GC, Mueller EW, Croce MA, Boucher BA, Fabian TC. Candida sp. isolated from bronchoalveolar lavage: clinical significance in critically ill trauma patients. Intensive Care Med. 2006;32:599–603. https://doi.org/10.1007/s00134-005-0065-6.

16. Ricard J-D, Roux D. Candida colonization in ventilated ICU patients: no longer a bystander! Intensive Care Med. 2012;38:1243–5. https://doi.org/10.1007/s00134-012-2587-z.

17. Timsit J-F, Schwebel C, Styfalova L, Cornet M, Poirier P, Forrestier C, Ruckly S, Jacob M-C, Souweine B. Impact of bronchial colonization with Candida spp. on the risk of bacterial ventilator-associated pneumonia in the ICU: the FUNGIBACT prospective cohort study. Intensive Care Med. 2019;45:834–43. https://doi.org/10.1007/s00134-019-05622-0.

18. Ong DSY, Klein Klouwenberg PMC, Spitoni C, Bonten MJM, Cremer OL. Nebulised amphotericin B to eradicate Candida colonisation from the respiratory tract in critically ill patients receiving selective digestive decontamination: a cohort study. Crit Care. 2013;17:R233. https://doi.org/10.1186/cc13056.

19. Huang D, Qi M, Hu Y, Yu M, Liang Z. The impact of Candida spp airway colonization on clinical outcomes in patients with ventilator-associated pneumonia: a systematic review and meta-analysis. Am J Infect Control. 2020;48:695–701. https://doi.org/10.1016/j.ajic.2019.11.002.

第 10 章 呼吸器感染症 *219*

20. Ko SC, Chen KY, Hsueh PR, Luh KT, Yang PC. Fungal empyema thoracis: an emerging clinical entity. Chest. 2000;117:1672–8. https://doi.org/10.1378/chest.117.6.1672.

21. Kennedy CC, Razonable RR. Fungal infections after lung transplantation. Clin Chest Med. 2017;38:511–20. https://doi.org/10.1016/j.ccm.2017.04.011.

22. Metlay JP, Waterer GW, Long AC, Anzueto A, Brozek J, Crothers K, Cooley LA, Dean NC, Fine MJ, Flanders SA, Griffin MR, Metersky ML, Musher DM, Restrepo MI, Whitney CG. Diagnosis and treatment of adults with community-acquired pneumonia. An official clinical practice guideline of the American Thoracic Society and Infectious Diseases Society of America. Am J Respir Crit Care Med. 2019;200:e45–67. https://doi.org/10.1164/rccm.201908-1581ST.

23. Brusse-Keizer MGJ, Grotenhuis AJ, Kerstjens HM, Telgen MC, van der Palen J, MGR H, van der Valk PDLPM. Relation of sputum colour to bacterial load in acute exacerbations of COPD. Respir Med. 2009;103:601–6. https://doi.org/10.1016/j.rmed.2008.10.012.

24. Miravitlles M, Kruesmann F, Haverstock D, Perroncel R, Choudhri SH, Arvis P. Sputum colour and bacteria in chronic bronchitis exacerbations: a pooled analysis. Eur Respir J. 2012;39:1354–60. https://doi.org/10.1183/09031936.00042111.

25. Bartosh NS, Reddy S. A 47-year-old man with progressive shortness of breath and exercise intolerance. Am J Med Sci. 2012;344:407–12. https://doi.org/10.1097/MAJ.0b013e31825176ac.

26. Johnson AL, Hampson DF, Hampson NB. Sputum color: potential implications for clinical practice. Respir Care. 2008;53:450–4.

27. Sopena N, Sabrià-Leal M, Pedro-Botet ML, Padilla E, Dominguez J, Morera J, Tudela P. Comparative study of the clinical presentation of legionella pneumonia and other community-acquired pneumonias. Chest. 1998;113:1195–200. https://doi.org/10.1378/chest.113.5.1195.

28. Viasus D, Gaia V, Manzur-Barbur C, Carratalà J. Legionnaires' disease: update on diagnosis and treatment. Infect Dis Ther. 2022;11:973–86. https://doi.org/10.1007/s40121-022-00635-7.

29. Shimada T, Noguchi Y, Jackson JL, Miyashita J, Hayashino Y, Kamiya T, Yamazaki S, Matsumura T, Fukuhara S. Systematic review and metaanalysis: urinary antigen tests for Legionellosis. Chest. 2009;136:1576–85. https://doi.org/10.1378/chest.08-2602.

30. Jasper AS, Musuuza JS, Tischendorf JS, Stevens VW, Gamage SD, Osman F, Safdar N. Are fluoroquinolones or macrolides better for treating legionella pneumonia? A systematic review and meta-analysis. Clin Infect Dis. 2021;72:1979–89. https://doi.org/10.1093/cid/ciaa441.

31. Liu L, Wang Y, Sun J, Wang W, Hou J, Wang X. Case report: clinical and immunological features of a Chinese cohort with mycoplasma-induced rash and mucositis. Front Pediatr. 2020;8:402. https://doi.org/10.3389/fped.2020.00402.

32. Alcántara-Reifs CM, García-Nieto AV. Mycoplasma pneumoniae-associated mucositis. CMAJ. 2016;188:753. https://doi.org/10.1503/cmaj.151017.

33. Canavan TN, Mathes EF, Frieden I, Shinkai K. Mycoplasma pneumoniae-induced rash and mucositis as a syndrome distinct from Stevens-Johnson syndrome and erythema multiforme: a systematic review. J Am Acad Dermatol. 2015;72:239–45. https://doi.org/10.1016/j.jaad.2014.06.026.

34. Shah PR, Williams AM, Pihlblad MS, Nischal KK. Ophthalmic manifestations of mycoplasma-induced rash and mucositis. Cornea. 2019;38:1305–8. https://doi.org/10.1097/ICO.0000000000001985.

35. Khandaker MH, Espinosa RE, Nishimura RA, Sinak LJ, Hayes SN, Melduni RM, Oh JK. Pericardial disease: diagnosis and management. Mayo Clin Proc. 2010;85:572–93. https://

doi.org/10.4065/mcp.2010.0046.

36. Gouriet F, Levy P-Y, Casalta J-P, Zandotti C, Collart F, Lepidi H, Cautela J, Bonnet JL, Thuny F, Habib G, Raoult D. Etiology of pericarditis in a prospective cohort of 1162 cases. Am J Med. 2015;128:784.e1–8. https://doi.org/10.1016/j.amjmed.2015.01.040.

37. Theetha Kariyanna P, Sabih A, Sutarjono B, Shah K, Vargas Peláez A, Lewis J, Yu R, Grewal ES, Jayarangaiah A, Das S, Jayarangaiah A. A systematic review of COVID-19 and pericarditis. Cureus. 2022;14:e27948. https://doi.org/10.7759/cureus.27948.

38. Fatima M, Ahmad Cheema H, Ahmed Khan MH, Shahid H, Saad Ali M, Hassan U, Wahaj Murad M, Aemaz Ur Rehman M, Farooq H. Development of myocarditis and pericarditis after COVID-19 vaccination in adult population: a systematic review. Ann Med Surg (Lond). 2022;76:103486. https://doi.org/10.1016/j.amsu.2022.103486.

39. Vijay A, Stendahl JC, Rosenfeld LE. Mycoplasma pneumoniae pericarditis. Am J Cardiol. 2019;123:1383–4. https://doi.org/10.1016/j.amjcard.2019.01.014.

40. Farraj RS, McCully RB, Oh JK, Smith TF. Mycoplasma-associated pericarditis. Mayo Clin Proc. 1997;72:33–6. https://doi.org/10.4065/72.1.33.

41. Uppal P, LaPlante KL, Gaitanis MM, Jankowich MD, Ward KE. Daptomycin-induced eosinophilic pneumonia—a systematic review. Antimicrob Resist Infect Control. 2016;5:55. https://doi.org/10.1186/s13756-016-0158-8.

42. Soldevila-Boixader L, Villanueva B, Ulldemolins M, Benavent E, Padulles A, Ribera A, Borras I, Ariza J, Murillo O. Risk factors of daptomycin-induced eosinophilic pneumonia in a population with osteoarticular infection. Antibiotics (Basel). 2021;10:446. https://doi.org/10.3390/antibiotics10040446.

43. De Giacomi F, Vassallo R, Yi ES, Ryu JH. Acute eosinophilic pneumonia. causes, diagnosis, and management. Am J Respir Crit Care Med. 2018;197:728–36. https://doi.org/10.1164/rccm.201710-1967CI.

44. Wen A, Fegan M, Hayward C, Chakraborty S, Sly LI. Phylogenetic relationships among members of the Comamonadaceae, and description of Delftia acidovorans (den Dooren de Jong 1926 and Tamaoka et al. 1987) gen. Nov., comb. nov. Int J Syst Bacteriol. 1999;49(Pt 2):567–76. https://doi.org/10.1099/00207713-49-2-567.

45. Kwok R. How bacteria could help recycle electronic waste. Proc Natl Acad Sci. 2019;116:711–3. https://doi.org/10.1073/pnas.1820329116.

46. Bilgin H, Sarmis A, Tigen E, Soyletir G, Mulazimoglu L. Delftia acidovorans: a rare pathogen in immunocompetent and immunocompromised patients. Can J Infect Dis Med Microbiol. 2015;26:277–9.

47. Khan S, Sistla S, Dhodapkar R, Parija SC. Fatal Delftia acidovorans infection in an immunocompetent patient with empyema. Asian Pac J Trop Biomed. 2012;2:923–4. https://doi.org/10.1016/S2221-1691(12)60254-8.

48. Kawamura I, Yagi T, Hatakeyama K, Ohkura T, Ohkusu K, Takahashi Y, Kojima S, Hasegawa Y. Recurrent vascular catheter-related bacteremia caused by Delftia acidovorans with different antimicrobial susceptibility profiles. J Infect Chemother. 2011;17:111–3. https://doi.org/10.1007/s10156-010-0089-x.

49. Patel D, Iqbal AM, Mubarik A, Vassa N, Godil R, Saad M, Muddassir S. Delftia acidovorans: a rare cause of septic pulmonary embolism from catheter-related infection: case report and literature review. Respir Med Case Rep. 2019;27:100835. https://doi.org/10.1016/j.rmcr.2019.100835.

第10章 呼吸器感染症 *221*

50. Martinez FJ, Yow E, Flaherty KR, Snyder LD, Durheim MT, Wisniewski SR, Sciurba FC, Raghu G, Brooks MM, Kim D-Y, Dilling DF, Criner GJ, Kim H, Belloli EA, Nambiar AM, Scholand MB, Anstrom KJ, Noth I, CleanUP-IPF Investigators of the Pulmonary Trials Cooperative. Effect of antimicrobial therapy on respiratory hospitalization or death in adults with idiopathic pulmonary fibrosis: the CleanUP-IPF randomized clinical trial. JAMA. 2021;325:1841–51. https://doi.org/10.1001/jama.2021.4956.

51. Ramsey BW, Pepe MS, Quan JM, Otto KL, Montgomery AB, Williams-Warren J, Vasiljev-K M, Borowitz D, Bowman CM, Marshall BC, Marshall S, Smith AL. Intermittent administration of inhaled tobramycin in patients with cystic fibrosis. Cystic Fibrosis Inhaled Tobramycin Study Group. N Engl J Med. 1999;340:23–30. https://doi.org/10.1056/NEJM 199901073400104.

52. Orriols R, Hernando R, Ferrer A, Terradas S, Montoro B. Eradication therapy against Pseudomonas aeruginosa in non-cystic fibrosis bronchiectasis. Respiration. 2015;90:299–305. https://doi.org/10.1159/000438490.

53. Drobnic ME, Suñé P, Montoro JB, Ferrer A, Orriols R. Inhaled tobramycin in non-cystic fibrosis patients with bronchiectasis and chronic bronchial infection with Pseudomonas aeruginosa. Ann Pharmacother. 2005;39:39–44. https://doi.org/10.1345/aph.1E099.

54. Barker AF, Couch L, Fiel SB, Gotfried MH, Ilowite J, Meyer KC, O'Donnell A, Sahn SA, Smith LJ, Stewart JO, Abuan T, Tully H, Van Dalfsen J, Wells CD, Quan J. Tobramycin solution for inhalation reduces sputum Pseudomonas aeruginosa density in bronchiectasis. Am J Respir Crit Care Med. 2000;162:481–5. https://doi.org/10.1164/ajrccm.162.2.9910086.

第11章 腹腔内感染症

要旨

腹部には，腸管，肝臓，胆道，脾臓など，消化，代謝，解毒に重要な臓器が多数ある。腸管と肝・胆道には，腸内細菌叢として知られる細菌および真菌が多く存在している。これらの常在菌は，特定の栄養素の消化や調整などの補助をしているが，微生物叢が乱れると，病原性のある菌種が過剰に増殖する可能性がある。さらに，化学療法や自己免疫疾患などで，上皮バリアが傷害されると，腹部の細菌が全身に移行する可能性がある。

本章では，腹腔内感染症の治療期間，特定の臓器(虫垂，肝臓，脾臓など)に関与する疾患，*Clostridioides difficile* の診断とマネジメント，腹膜透析(peritoneal dialysis：PD)患者の真菌感染など，特殊な腹腔内感染症の病態の例について説明する。

224　第 11 章　腹腔内感染症

Q. 腹腔内感染症の治療はどのくらいの期間すべきですか？

A. 適切な治療がなされた患者なら，短期間で十分かもしれません。

　近隣の病院に入院していた患者が腸管穿孔のために夜間に転院してきた。穿孔は修復され，汚染された腹水がドレナージされた。事前に採取していた培養が生えており，グラム染色でグラム陰性桿菌とグラム陽性桿菌が検出された。グラム陰性桿菌，腸球菌，嫌気性菌の可能性があるため，経験的治療として，ピペラシリン・タゾバクタムを開始した。この患者は抗菌薬治療をどのくらいの期間受けるべきか？　STOP–IT という巧妙な名前の無作為化比較試験(randomized controlled trial：RCT)は，複雑性腹腔内感染症患者における抗菌薬の投与期間を調べたものである[1]。患者は，4〜5 日間の抗菌薬治療を受ける群と，解熱後 48 時間まで抗菌薬治療を継続する群(最長 10 日間)に前向き無作為に割り付けられた。登録された患者はすべて外科的治療を受けた。この研究では，長期間投与群の多くは 8 日間であった。主要評価項目は，手術部位感染，腹腔内感染症の再発，死亡率であった。著者らは，短期間の抗菌薬治療は長期間投与と比べて非劣性であることを報告した。しかし，いくつかの重要な注意点があり，この研究は検出力が不足しており，十分なソースコントロールがなされていない患者は除外されていた。フランスの施設で重症患者の腹腔内感染に対する短期間と長期間の抗菌薬治療を比較した別の DURAPOP 試験と呼ばれる RCT がある[2]。これらの患者も登録前に手術を受けており，ソースコントロールは十分になされていた。短期間投与群と長期投与群で死亡率に差はなかったが，全体的な投与期間は STOP–IT 試験よりも長かった(短期間群は 8 日間であったのに対し，長期間群は 15 日間であった)。

　全体として，その他の点では，免疫正常者と推定され，ソースコントロールが良好である患者に対しては，抗菌薬の投与期間を短くすることは，経過観察を確実に行えれば妥当と考えられる。

第 11 章　腹腔内感染症　　225

Q. 虫垂炎は外科的介入なしに治療できますか？

A. 合併症がない（非複雑性）虫垂炎は抗菌薬だけで治療できますが，現時点で外科的治療のほうがアウトカムは良好です。

急性虫垂炎を手術ではなく抗菌薬のみで治療することの妥当性については議論がある。あるRCT（APPAC）では，手術ではなくレボフロキサシンとメトロニダゾールを7日間投与した患者の61％が，5年間の追跡調査において再発を認めないなど良好なアウトカムを示した[3]。しかし，当初の試験では手術に対する非劣性を証明することはできなかった[4]。著者らは，最初に抗菌薬で治療され，のちに手術が必要となった患者には，腹腔内膿瘍などの，手術までの時間を遅らせることによる有害事象はないと考えている。非複雑性虫垂炎に対して，1,800人の患者を手術したのに対して，1,700人以上の患者を抗菌薬治療のみで治療したメタアナリシスでは，手術を受けた患者は，有意に合併症が起こらず（82％ vs 67％，$p <$ 0.00001），1年間の良好なアウトカム（93％ vs 73％, $p <$ 0.00001）をたどった[5]。

患者に抗菌薬治療のみを行わなければならない理由がある場合，経口治療で十分だろうか？　APPAC IIでは，非複雑性急性虫垂炎患者はすべて抗菌薬単独で治療された[6]。7日間の経口治療（モキシフロキサシン）群と2日間の静脈内投与（静注）治療（ertapenem）後に5日間の経口治療（レボフロキサシンとメトロニダゾール）群に無作為に割り付けられた。主要アウトカムは，手術の必要がなく退院し，1年以内に虫垂炎が再発しないことと定義した。各群の患者数は約300人であった。経口治療群では70％，静注治療から経口治療に変更した群では74％の患者で治療が成功した（$p =$ 0.26）。しかし，経口治療群は非劣性の判断基準を満たさなかった。

Q. 新規の肝膿瘍の患者をどのようにマネジメントすべきでしょうか？

A. 肝膿瘍の場合，ソースコントロールと腸内細菌叢に対する抗菌薬が必要になります。

化膿性肝膿瘍を伴う非穿孔性虫垂炎の患者についてコンサルトされ

た。どのようなマネジメントを推奨したらよいだろうか？　抗菌薬治療以前の時代には，虫垂炎の未治療例から生じる肝膿瘍はかなり一般的であった[7]。しかし，抗菌薬治療により，現在では急性虫垂炎で肝膿瘍を併存するのは 0.25％程度となった[8]。化膿性肝膿瘍は，消化管および肝胆道系の細菌叢と最もよく関連している。イタリアの病院での後ろ向き研究では，最も多い病原体は大腸菌（*Escherichia coli*）とレンサ球菌であり，*Candida* は化膿性肝膿瘍患者 109 例中 4％にしかみられなかった[9]。最も典型的な症状は発熱と右上腹部痛であった。患者の 7％は糖尿病を有していた。症例の 73％がドレナージを受け，抗菌薬の平均治療期間は 30 日で，標準偏差は 20 日であった。別の後ろ向き研究では，香港の単施設で 1,500 例以上の化膿性肝膿瘍患者を調べた[10]。患者の 38％が糖尿病を有し，症例の 78％が単発性膿瘍で，22％が多発性膿瘍であった。これらの膿瘍の培養のうち，複数菌が検出されたのはわずか 1.4％であった。原因菌として，*Klebsiella pneumoniae* が最も多かった（症例の 36.6％）。

　介入に関しては，それぞれ 80 人以上の患者を対象とした 6 件の後ろ向き研究の 1 つの解析で，抗菌薬単独，経皮的ドレナージ，手術のアウトカムが比較されている[11]。この解析では，有意な検出力がなく，後ろ向き研究で不均一性もあったが，抗菌薬単独療法を受けた患者の死亡率が高かった。著者らは，直径 5 cm 未満の膿瘍には抗菌薬単独療法が適切である可能性を示唆しているが，これらの患者は臨床的に経過観察し，場合によっては画像診断を繰り返す必要がある。個人的には，膿瘍が経皮的にドレナージ可能な大きさであれば，膿瘍のソースコントロールおよび標的抗菌薬治療のための培養検体採取を目的として，5 cm のカットオフにかかわらず，ドレナージを推奨している。著者らはさらに，破裂，経皮的に十分にドレナージできない多房性膿瘍，外科的マネジメントが有用となる胆道病変を合併している症例に対しては，経皮的ドレナージよりも外科的手術を考慮することを推奨している。

　真菌性，抗酸菌性，アメーバ性などの非典型的な肝膿瘍も考慮すべきである。特に免疫不全者では，*Candida albicans* が肝臓の感染症をきたすことがあるが，このような症例ではしばしば，多発性の微小膿瘍がみられる[12]。患者の曝露歴によっては，アメーバ性

膿瘍[13]や，まれに結核菌(*Mycobacterium tuberculosis*)も肝膿瘍をきたすことがある[14]。患者が肝膿瘍を呈した場合，画像診断に加えて病歴聴取が重要であり，内容物のドレナージが診断と治療の両方に有用である●1。

Q. クレブシエラ菌血症と肝膿瘍の患者がいます。これは珍しいですか？

A. 高病原性 *Klebsiella pneumoniae* は免疫正常者に侵襲性疾患を引き起こすことがあり，肝膿瘍形成と関連しています。

高病原性 *K. pneumoniae* は血清型 K1 および K2 の株で，遺伝子 *magA* および *rmpA* に関連した，きわめて粘性の高いバイオフィルムを産生する[15,16]。これらの強毒性の株は，免疫正常者に侵襲性疾患を引き起こすことがある。最も一般的な転移部位は肝臓で，クレブシエラ肝膿瘍(*Klebsiella* liver abscess：KLA)と呼ばれる[16]。この疾患の報告はシンガポール，香港，韓国，ベトナムからが多く，中国でも有病率が上昇している[16,17]。

疫学的なリスク因子に加えて，糖尿病も KLA に関連する宿主因子である[16]。この疾患による死亡率は，4 つの研究による 512 例の解析で 8% であった[16]。これらの膿瘍はたいてい単一菌であり，KLA 患者 182 人において他の菌を含む膿瘍はわずか 12% であった[18]。肝膿瘍は，*K. pneumoniae* が腸管バリアを通過し，転移して起こることが最も多いと考えられている[19]。KLA 患者のケースシリーズでは，33% 程度に他の転移部位があることが示されている[20]。肝臓以外の部位で最も多かったのは敗血症性肺塞栓(患者の 12%)で，次いで眼内炎(患者の 7.6%)であった。高病原性クレブシエラ症で報告された他の侵襲部位には，頭蓋内膿瘍，骨髄炎，壊死性筋膜炎などがある[16]。

治療には，膿瘍やその他の病巣のドレナージと，感受性結果に基づいた抗菌薬治療が必要である。治療期間は感染部位によって異な

●1 ─ Dr. 渋江のコメント●病歴として，免疫不全の関与(特に，免疫抑制剤などの使用)，性交渉歴，動物接触歴，摂食歴などが病原体の推定につながることがあります。

るが，十分なソースコントロールが達成されれば，2週間程度で済むこともある[16]。KLAで他の転移部位がない患者に対しては，ドレナージ後のステップダウン経口治療が注目されている。シンガポールで行われたRCTでは，KLA患者152人を対象に，経口ステップダウン治療(シプロフロキサシン) vs 静注治療(セフトリアキソン)を検討した[21]。多くの患者は無作為化前に中央値で5日間の静注治療を受けた。主要評価項目は，12週間後の臨床的治癒であり，発熱の消失，炎症マーカーの消失，膿瘍サイズの縮小と定義された。患者の治療期間は合計28日間であったが，一定の基準を満たさない場合は抗菌薬の投与期間をさらに延長することが可能であった。経口抗菌薬は非劣性であった。経口治療を受けた患者のほうが膿瘍の外科的ドレナージを受けた割合が高いこと(19% vs 12%)が，この試験の交絡因子となったという懸念もあったが，インターベンショナル・ラジオロジーを含むその他の方法による膿瘍ドレナージ数は群間で同程度であった(51% vs 53%)。4週目までに，経口ステップダウン治療群では90%の患者が奏効を示したのに対し，静注治療群での奏効は79%の患者のみであった。バイオアベイラビリティがよい経口薬は，ソースコントロールが可能な患者において，KLAに対する静注治療と同等の効果を示す可能性がある。

Q. 最近，脾臓摘出(脾摘)術を受け，新規に発熱をきたした患者はどのようにアプローチすべきでしょうか？

A. この患者は菌血症のリスク，特に，莢膜をもつ細菌によるリスクが高い。

脾摘後の患者は，肺炎球菌(*Streptococcus pneumoniae*)，インフルエンザ菌(*Haemophilus influenzae*)，髄膜炎菌(*Neisseria meningitidis*)などの莢膜をもつ微生物による感染のリスクが高くなる[22]。脾摘後重症感染(overwhelming post-splenectomy infection：OPSI)は，脾臓欠損または脾機能低下の患者に起こる劇症の疾患である。ほとんどの場合，莢膜をもつ微生物によって起こり，OPSIは死亡率50〜70%の重症敗血症をきたす可能性があり，死亡する例は発症初日が多い[23]。脾機能が低下した患者は，予防接

種を怠らず，発熱をきたす疾患に罹ったらできるだけ早く医師に知らせるなど，OPSIに関する注意深い教育が必要である。OPSIは危険であるため，無脾症患者には，緊急時に備えてアモキシシリンやレボフロキサシンを処方することがある[24]。

実際，患者は脾摘術を受ける前に，できるだけ多く，これらの微生物に対するワクチン接種を受けるべきである。米国疾病対策センター（Centers for Disease Control and Prevention：CDC）は，無脾症の患者のためのワクチンリストを挙げている。緊急の脾摘術が必要な場合，または脾破裂があり，事前にワクチン接種ができない場合は，脾摘術の14日後にワクチン接種することが推奨されるが，最適な時期についてはまだ議論の余地がある[25]。このような患者は，莢膜をもたない微生物のリスクも高いため，毎年のインフルエンザや最新のCOVID-19（新型コロナウイルス感染症）のワクチン接種の推奨など，他のワクチンについても情報をアップデートし続ける必要がある[26]。英国の2つのセンターで脾摘術を受けた100人の患者を対象とした後ろ向き研究では，91.5％の患者が肺炎球菌，髄膜炎菌，インフルエンザ菌b型の初回シリーズのワクチン接種を受けていたが，5年後の肺炎球菌ブースターワクチンを受けていたのは84％のみであった[27]。

脾摘後の患者に対する抗菌薬の予防投与（多くはペニシリン系薬）は，まだ確立されていない領域である。たとえば英国では，以前はガイドラインで全患者に生涯にわたる予防投与を推奨していたが，これらのガイドラインは2011年以降に変更され，高リスクと判断された患者にのみ生涯にわたる予防投与を推奨するようになった[28]。英国の施設での後ろ向き研究のレビューでは，ガイドラインの変更前も変更後も，実際には患者は抗菌薬の生涯にわたる予防投与を受けていなかったことが示されている[29]。対象集団が少ないため，前向き研究の実施は難しいかもしれないが，脾摘後の抗菌薬予防投与の有用な期間をさらに明確にするための今後の研究は重要である。現時点では，脾摘後1〜2年間は抗菌薬の予防投与を考慮し，脾摘後に敗血症をきたした患者では生涯にわたる予防投与を考慮することを提唱する専門家がいる[24]。

230　第 11 章　腹腔内感染症

Q. エクリズマブ治療で増加する感染症のリスクは何ですか？
A. 主に髄膜炎菌ですが，おそらく他の菌も同様でしょう。

これまで脾機能が低下した患者について述べてきたが，薬剤によって脾機能が障害された患者についてはどうだろうか？　入院患者の感染症コンサルタントとして，感染症の観点から特定の治療法のリスクとベネフィットを天秤にかけた相談をされることがある。たとえば，リツキシマブの投与開始には，結核や肝炎などの感染の再活性化／悪化を考慮する必要がある。終末の補体蛋白質 C5 に結合するモノクローナル抗体であるエクリズマブ[30]も，投与開始前に慎重な判断が求められる治療薬である。米国では，2007 年に発作性夜間ヘモグロビン尿症の治療薬として初めて承認された。その後，血栓性微小血管症や非典型的な溶血性尿毒症症候群など，他の疾患にも使用されている[31]。しかし，補体系は特に，莢膜をもつ微生物に対する免疫系として重要である。エクリズマブと感染症について何がわかっているのか？

エクリズマブは主に，髄膜炎菌と淋菌(Neisseria gonorrheae)の両方を含む播種性 Neisseria 感染のリスクと関連している。エクリズマブを投与する患者には，投与 2 週間前に 4 価(血清型 ACWY)髄膜炎菌ワクチンと血清型 B の髄膜炎菌ワクチン接種を受けることが推奨される●2。緊急の場合，患者はエクリズマブ投与の直前にワクチンを受けるべきである[32]。エクリズマブ開始前に有意な力価のワクチン接種を受けていない患者には，少なくとも 4 週間の抗菌薬の予防投与(ペニシリン系薬またはシプロフロキサシン)が推奨される。特に，性的活動性がある患者の場合では，エクリズマブ投与前に淋菌の検査を受けておくべきである[33]。Neisseria sicca, Neisseria cinerea, Neisseria mucosa, Neisseria flavescens など，珍しい Neisseria 種がエクリズマブを服用している患者でのみみつかっている[34]。

●2 ─ Dr. 渋江のコメント●日本国内では翻訳時点(2024 年 11 月)で，4 価髄膜炎菌(血清型 ACWY)結合型ワクチンであるメンクアッドフィ®が承認されていますが，血清型 B の髄膜炎ワクチンを接種する場合には輸入ワクチンとしての対応となります。

エクリズマブと他の感染症との関係性は明らかではない。エクリズマブによる治療を受けた患者で，単純ヘルペスと進行性多巣性白質脳症の症例報告がある[35,36]。*C. albicans* による腹膜炎や播種性クリプトコッカス症の症例報告など，エクリズマブが真菌感染に対する防御機構を阻害するという懸念もある[32,37,38]。補体阻害薬を使用している患者に対しては，*Neisseria* 属を最初に念頭におくべきであるが，幅広い感染症の鑑別が必要である。

Q. この下痢の患者は，*Clostridioides difficile* 抗原が陽性で，毒素（トキシン）検査が陰性です。どのように検査を解釈したらよいですか？

A. これらの検査値をどのような解釈がいちばんよいのか，さまざまな検査法がどのようなものかについて話をしましょう。

Clostridioides difficile（以前の *Clostridium difficile*）は，*C. difficile* 感染症（*Clostridioides difficile* infection：CDI）の原因となる芽胞形成性のグラム陽性桿菌である。臨床的には，抗菌薬治療後に，大量の水様性下痢（1 日に 3 回以上の泥状便），腹痛，白血球増加の「三徴（unholy trinity）」を呈することが多い。*C. difficile* はヒトの消化管に定着する可能性があり，診断が困難である。約 5％の人に常在しており，保菌率は入院中に上昇する[39,40]。特に，抗菌薬の使用により腸内細菌叢が乱れると，常在した *C. difficile* が増大し，CDI を引き起こす可能性がある。*C. difficile* が消化器系以外に侵入することはほとんどなく，CDI はほとんどが *C. difficile* の外毒素に関連している。CDI を引き起こすのは毒素産生株のみであるが，常在する *C. difficile* は活動的に毒素を産生せずに毒素関連遺伝子を有している。

CDI の便検体検査には 4 つのタイプがある。(1)抗原の ELISA（enzyme-linked immunosorbent assay：酵素結合免疫吸着測定法），(2)毒素産生遺伝子のポリメラーゼ連鎖反応(polymerase chain reaction：PCR)，(3)毒素（トキシン）の ELISA，および(4)細胞毒性試験である[41]。抗原に対する ELISA は，*C. difficile* のグルタミン酸デヒドロゲナーゼ（glutamate dehydrogenase：GDH）の存在を検査するもので，常在菌を含むすべての *C. difficile* によっ

232　第 1 1 章　腹腔内感染症

てつくられる酵素である。*C. difficile* の PCR は通常，２つの異な
る毒素関連遺伝子(*tcdB* と *tcdC*)を検査するが，毒素産生株と保菌
株を区別することはできない。下痢をしていない高齢の入院患者を
調べたドイツの病院の研究では，16.4％(262 人中 43 人)が PCR
陽性の毒素産生株の *C. difficile* を保菌していたが，このうち CDI
を発症したのは 7 人(43 人中 7 人すなわち 16.2％)だけであっ
た[42]。PCR はまた，CDI の治療が成功しても陽性が持続すること
があるため，再発性の下痢の原因であるかどうかを判断しようとす
る場合には，慎重に解釈する必要がある[41]。トキシンの ELISA は，
C. difficile の毒素産生の有無を直接検査する。先の２つの検査と
異なり，この検査法は保菌と毒素産生性の病態を区別する。CDI
に対する特異度は優れているが，感度は 29〜86％であるため，
CDI 診断の際には単独では用いられないことが多い[43]●3。CDI の
ゴールドスタンダード検査は細胞毒性試験であり，*in vitro* で増殖
させたヒト包皮細胞の単層に便検体の上清を接種して細胞毒性をモ
ニターするものである[41]。細胞毒性試験は特異度と感度に優れて
いるが，他の検査が検体採取と同じ日に完了するのに比べ，手間が
かかり，通常 48 時間以上かかる●4。

●3 ─ Dr. 渋江のコメント● 日本国内の *Clostridioides difficile* 感染症診療
ガイドライン(CDI 診療ガイドライン)(2022 年)の *C. difficile* 検査
のフローでは，下痢検体から① GDH(glutamate dehydrogenase：
グルタメートデヒドロゲナーゼ)抗原・トキシン検査を用いた判定，②
核酸増幅検査(nucleic acid amplification test：NAAT)(糞便中の
毒素の遺伝子を検出する方法)，③培養検査(toxigenic culture：糞便
中の *C. difficile* を分離培養した後に分離された菌株の毒素産生性を調
べる方法)の３つが主流となっています。

●4 ─ Dr. 渋江のコメント● 日本国内の臨床検査としては，あまり一般的な
方法ではなく，細胞毒素中和試験として，ヒト組織細胞に対する細胞
毒性効果を調べる検査とされています。前述の方法で検査を行い，細
胞の破壊が観察された場合には，*C. difficile* 抗毒素を患者検体ととも
に，2 回目の細胞培養に加え，細胞毒性がないことをモニターします。
細胞毒性，および *C. difficile* に特異的な抗毒素による毒性消失の組み
合わせで診断されます。この 2014 年に報告された文献では，より安
価な迅速検査が出ているため，細胞毒性試験は支持されなくなったも
のの，新しい検査法の検証のためにゴールドスタンダードとして使用
されるべき，とありました。

これらの異なる検査法をどのように実施すればよいのだろうか？下痢は入院患者によくみられるものであるので，保菌と真の CDI を区別するように努めるために，CDI 検査は一般的に他の明らかな原因（下剤の使用など）が除外された場合にのみ実施されるべきである。検査室は，有形便の患者では CDI の可能性が低いため，有形便の検体を拒否することがある[44]●5。CDI のガイドラインは，多段階のアルゴリズムアプローチを推奨しているが，どの検査をどの順序で行うのが優れているかについては，現在のところコンセンサスが得られていないとしている[44]。そのような順序の 1 つに，抗原とトキシンの ELISA 検査がある[41,44]。抗原とトキシンが両方陽性または両方陰性の場合，それぞれ，CDI 陽性または陰性と解釈される。抗原陽性でトキシン陰性の場合，これは判定不能と報告される（患者が CDI に罹患しているが，トキシンの ELISA の感度が低くて偽陰性となった，あるいは患者が CDI に罹患しておらず，保菌のみで毒素の結果が正しいか）。アルゴリズムアプローチでは，便検体は毒素産生遺伝子の PCR 検査に進む。これが陽性で，事前の抗原検査が判定不能であった場合，患者が毒素産生株の *C. difficile* に罹患していることが確認されるが，これらの細菌が活動性に毒素を産生しているのか，保菌しているのかは確定できない。細胞毒性試験をさらに行えば，理論的にはこの違いを明らかにすることができるが，多くの検査室ではこの手間のかかる検査を実施していない可能性が高いため，このアルゴリズムアプローチに加えて，臨床的判断を各症例に適用する必要がある。

Q. *Clostridioides difficile* 感染症（CDI）の患者をどのように治療すべきでしょうか？

A. 患者の病気の重症度によります。

CDI の診断は 3 つのカテゴリーに分けられる。白血球数が 15,000/

●5 ― Dr. 渋江のコメント●rejection criteria として日本国内で行っている施設は少数の印象ですが，微生物検査の検査前プロセスとして重要であるため，今後，さらなるエビデンスや検査の標準化の推奨が待たれる事項だと思います。

mm^3 未満，血清クレアチニンが 1.5 mg/dL 未満の CDI 患者は非重症と分類される。重症 CDI は，白血球数が 15,000/mm^3 以上，血清クレアチニンが 1.5 mg/dL 以上で，劇症型 CDI に分類されない患者である。劇症型 CDI は最も危険な病型であり，CDI による低血圧／ショック，イレウス(CDI は下痢と強く関連するため，診断が困難になることがある)，または巨大結腸がある場合に診断される[45]。劇症型 CDI は腸穿孔を引き起こし，死に至ることがある。

　ボストンの施設で行われた後ろ向き研究では，4,796 例の CDI 患者が検討され，199 例(4.1%)が劇症型 *C. difficile* 腸炎と考えられた[46]。このグループの院内死亡率は 34.7% であり，劇症型腸炎の独立したリスク因子は，70 歳以上，35,000/mm^3 以上の白血球増加または 4,000/mm^3 未満の白血球減少または bandemia(桿状核球増加)，および気管挿管または血管収縮薬を要する循環呼吸不全であった。著者は，劇症型 CDI 患者の生存率は，非外科的治療よりも外科的治療を受けたほうが高く(85.1% vs 11.2%，$p <$ 0.001)，これはより迅速な大腸切除率に起因するのではないかと推測しているが，大腸切除自体は生存率の改善とは統計的に関連していなかった〔オッズ比(odds ratio：OR) 0.49，信頼区間(confidence interval：CI) 0.21〜1.1，$p =$ 0.08〕。

　非重症および重症 CDI の治療は一般的に，バンコマイシンまたはフィダキソマイシンの経口治療で行われる●6。多施設共同 RCT では，600 人以上のトキシン陽性の CDI 患者が，10 日間のバンコマイシン経口治療またはフィダキソマイシン経口治療のいずれかに無作為に割り付けられ，主要アウトカムは治療終了時の症状消失による臨床的治癒であった[47]。フィダキソマイシンは，主要アウトカムでは，バンコマイシンに対して非劣性であり，副次的アウトカムでは，治療開始 4 週間以内の再発予防が優れていた(15.4% vs 25.3%，$p =$ 0.005)。現在のガイドラインでは，フィダキソマイシンを第 1 選択薬として推奨しているが，経口バンコマイシンの代替治療も認められている[45]。現在，フィダキソマイシンによる治療は，バンコマイシンによる治療の 150 倍以上高価であり，コ

●6─ Dr. 渋江のコメント●日本国内の非重症例の第 1 選択薬はメトロニダゾールになっています。

第 11 章　腹腔内感染症　　235

スト分析によると，再発のリスクが高まるとしても，一部の医療環境で経済的な面も考慮した選択肢とするには，フィダキソマイシンの価格を大幅に引き下げる必要があるとされている[48]。メトロニダゾール単剤療法は，以前は CDI の主な治療法であった。しかし，不成功の割合は時間の経過とともに増加し，これは，保菌と感染の鑑別が多くの検査法で困難であることから，過剰診断と過剰治療による耐性菌の発生が原因と推定されている[49]●7。

　劇症型 CDI に対しては，現在のガイドラインでは，非重症型および重症型 CDI と比較してバンコマイシンの増量が推奨されており，現時点ではフィダキソマイシンを支持するデータはない[45]。バンコマイシンの経口治療とともにメトロニダゾールの静注治療も推奨されているが，2 施設の後ろ向き研究(ボストンとニューヨークの病院)では，劇症型 CDI 患者に対するバンコマイシン単剤療法とバンコマイシンとメトロニダゾール静注の併用療法との間で生存率の改善は示されなかった[50]。患者がイレウスをきたしている場合には，バンコマイシンを直腸から慎重に投与すべきである。劇症型 CDI 患者はまた，迅速な外科的評価が必要であり，重症度，穿孔の懸念，内科的治療に対する反応によっては，大腸切除術が必要となる。

●7 ― Dr. 渋江のコメント●日本国内のガイドラインでは，メトロニダゾール単剤療法を再発リスクがなく，非重症の CDI の第 1 選択として弱く推奨しています。近年の各種 CDI 治療ガイドラインでは，非重症の初回 CDI 治療としてメトロニダゾールを代替薬として位置づける場合がみられるものの，日本国内と欧米諸国における流行株の特性が異なることなどを踏まえ，メトロニダゾールの有効性に関するエビデンスに関して結論づけることは困難としています。一方で，重症例や再発リスクや重症化リスクがある例では有効性が劣ることは明らかであるため，臨床評価を適切に行い使用することを推奨する，とあります。

Q. 患者が *C. difficile* 感染症（CDI）の再発を心配しています。このリスクを軽減する治療法はありますか？

A. 再発に関してはまだ課題がありますが，いくつか選択肢はあります。

治療後の *C. difficile* の再発は大きな問題であり，その割合は10〜40％と推定されている[51]。再発予防においてフィダキソマイシンはバンコマイシンより優れているが，レジメンは標準化されていないものの，初回10日間治療後のバンコマイシン漸減治療は有効であろう[45]。再発を減少させる可能性のあるもう1つの治療法は，*C. difficile* の外毒素に対して開発されたモノクローナル抗体である。CDIの初回エピソードで標準治療を受けた患者が，プラセボ群（*n* = 99）または2種類のモノクローナル抗体の注射を受けた治療群（*n* = 101）のRCTでは，その後の84日間の再発が治療群で有意に低かった（25％ vs 7％，*p* < 0.001）[52]。現在のガイドラインでは，2回目の再発後にモノクローナル抗体を検討することが推奨されている[45]●8。

　C. difficile 感染症が腸内細菌叢の不均衡によって引き起こされることを考えると，糞便移植（fecal microbiota transplantation：FMT）は，CDIを予防するための最適な組成と投与戦略をより明らかにするための臨床研究が活発に行われている分野である。再発予防に加えて，FMTによる活動性のCDIの治療を評価する試験もいくつか行われているが，治癒率はそれほど期待できるものではなかった[53]。重症CDIや劇症CDIでもFMTの役割はあるかもしれないが，メタアナリシスではFMTに関連する有害事象は11％程度あることが示唆された[54]。微生物の投与にリスクがないわけではない。ボストンの単施設では，同じドナーからFMTを受けた2人の患者が，その後，ともに耐性の大腸菌による菌血症を起こし，

●8―Dr. 渋江のコメント●日本国内のCDIガイドラインでは，CDI再発リスクの高い患者にのみ，抗トキシンB抗体の使用を弱く推奨しています。コストの面からも慎重に適応を判断する必要があり，65歳以上であること，または過去2回以下の既往歴があることのみでは，重症化または再発のリスクが高いとはいえない，とされています。

第 11 章　腹腔内感染症　　237

1 人が死亡した[55]。ドナーのスクリーニング，検体の処理，微生物叢の移植の方法がより洗練されれば，FMT は活動性疾患の治療と再発予防を目的としたより効果的な治療法になるかもしれない。結局のところ，不必要な抗菌薬への曝露を制限することが，CDIの再発を予防するための最良の手段の 1 つであることに変わりはない。

Q. *C. difficile* 感染症（CDI）のリスクが高い集団に対して予防的バンコマイシン経口治療を支持するエビデンスはありますか？
A. いくつかのプロトコールはありますが，これはまだ認められていません。

ノースカロライナ州で小規模の RCT が実施され，各群 50 人の患者が，抗菌薬治療中にバンコマイシンで経口治療する群と予防薬を投与しない群に無作為に割り付けられた[56]。患者は，60 歳以上の「高リスク」患者，過去 30 日以内に別の入院歴がある患者，および来院前に抗菌薬の全身投与を受けていた患者を対象とし，主要評価項目は CDI の発症であった。治療群の患者には抗菌薬治療期間中にバンコマイシンが投与され，さらに 5 日間追加投与された。対照群では 6 例の患者が CDI を発症したのに対し，治療群では 1 例も発症しなかった（$p = 0.03$）。CDI の既往のある患者は 1 例のみで，過去 1 年間に CDI の既往のある患者はいなかった。治療群の患者の経口バンコマイシンの平均費用は 26.04 米ドルであった。経口バンコマイシンを投与された患者のうち，新たにバンコマイシン耐性腸球菌感染症を発症した患者はいなかった（ベースライン時に保菌されていた患者の割合は 42％）。1 人の患者に軽度の消化器系の副作用がみられたが，それ以外の予防効果は良好であった。

これらの結果は期待できるものであるが，この研究は比較的少数の患者を対象に行われたものである。対照群（12％）における CDIの発生率が通常観察されるよりも高いことが懸念された[57]。さらに，この研究の CDI の定義には PCR 陽性は含まれていたが，トキシン陽性についてはコメントされていないため，特に，被験者が盲検化されていない状況では偽陽性が含まれていた可能性がある[58]。著者らは，異なる群間の PCR 検査値に統計学的な差はなく，CDI

の定義は現行のガイドラインに沿ったものであると反論した[45]。まとめると，CDI のリスクが高い患者に対する経口バンコマイシン予防投与は，まだ標準治療ではない。CDI の既往があり，再発のリスク因子を有する CDI に関連した抗菌薬による再治療が必要な患者では，バンコマイシンの予防投与は妥当な選択肢かもしれないが，より大規模な試験のほうが説得力があるだろう。専門家のなかには，初回エピソード後の再発を予防するためにモノクローナル抗体を推奨する者や，何度も再発を繰り返す患者には FMT を推奨する者もいる[59]。

Q. 複数菌による腹腔内感染症で嫌気性菌培養陽性の患者がいます。ピペラシリン・タゾバクタムはこの嫌気性菌を治療できるでしょうか？

A. それは菌によって異なります。

入院患者の感染症コンサルトでは，特に，複数菌感染の状況で腸内細菌叢に関連する嫌気性菌についてコメントを求められる。嫌気性菌に対して活性を示す可能性がある抗菌薬には，メトロニダゾール（経口または静注），アンピシリン・スルバクタム，ピペラシリン・タゾバクタム〔緑膿菌(*Pseudomonas aeruginosa*)に対しても活性を示す〕，モキシフロキサシン(抗緑膿菌活性を示すこともある)，クリンダマイシン，カルバペネム系薬(多くの耐性グラム陰性桿菌に有効)などがある。すべての検査室ですべての嫌気性菌に対する感受性検査を実施できるわけではないので，菌種を特定した後でも経験的治療が必要になることがある。どの抗菌薬が最も有効であるかは，嫌気性菌の種類によって微妙に異なる。すべての可能性にコメントすることは本書の範囲を超えるが，ここでは 1 例として *Bacteroides* 属について述べる。

1997～2004 年にかけて米国で行われた *Bacteroides* 属の全国サーベイランス調査では，10 の医療施設から 5,225 株が分離されたが，メトロニダゾールに耐性を示したのは 1 株だけであった[60]。ピペラシリン・タゾバクタム耐性はわずか 0.5％，クリンダマイシン耐性は 25％程度，モキシフロキサシン耐性は 34％程度であった。韓国の病院の *Bacteroides* 属の臨床分離された 180 株では，ピペ

ラシリン・タゾバクタムに耐性を示した *Bacteroides fragilis* はわずか2%であった[61]。しかし、*Bacteroides thetaiotaomicron*（同病院の感染症で2番目に多く分離された *Bacteroides* 属）の17%はピペラシリン・タゾバクタムに耐性であった。180株すべてがメトロニダゾールに感性であり、分離株の3分の1以上がクリンダマイシンに耐性であった。

耐性菌は抗菌薬の曝露と関連しているが、メトロニダゾールはこの影響を比較的受けにくいと考えられている。デンマークで行われた研究では、広域抗菌薬治療を受けている患者の便培養から *Bacteroides* 属を検査したところ、ピペラシリン・タゾバクタム耐性は11%と高く、メトロニダゾール耐性は1%未満であった[62]。以上のことから、メトロニダゾールは優れた選択肢であり、ピペラシリン・タゾバクタムも *B. fragilis* に対しては経験的に妥当な選択肢であると考えられるが、他の *Bacteroides* 属に対してはそうではないかもしれない。クリンダマイシンは耐性率が上昇しているため、経験的治療としては適切ではないかもしれない。嫌気性菌の感受性は常に確認できるとは限らないが、このような文献に基づいたアプローチ（*B. fragilis* で強調）は他の菌種にも適用でき、嫌気性菌に対して、より知識に基づいた経験的抗菌薬選択を行うことができる。

Q. 発熱した腹膜透析（PD）患者がいます。腹膜透析液の培養から酵母菌が検出されました。どのようにマネジメントすべきでしょうか？

A. 細菌性腹膜炎ほど一般的ではありませんが、真菌性腹膜炎は死亡率やその他の合併症が高くなります。

この質問は、腹膜透析（PD）を受けている患者が *Candida parapsilosis* による腹膜炎で入院した際に、私たちの診療科に寄せられたものである。米国では他の国に比べて PD を行う頻度が低いため、PD 患者の真菌性腹膜炎に関する研究の多くは他の施設からのものである。香港のケースシリーズでは、PD を使用している896人中70例の真菌性腹膜炎が認められ、その発生率は年間約6%であった[63]。このシリーズでは、すべての菌種のなかで *C. parapsilosis* が最も多い真菌病原体であった。真菌性腹膜炎による死亡率は

240 第11章 腹腔内感染症

44%で, PDカテーテル留置は死亡率の上昇と有意に関連していた。158例の真菌性腹膜炎を対象としたオーストラリアでの別の後ろ向き研究でも, 高い死亡率(25%)が報告され, 細菌性腹膜炎の治療歴がその後の真菌性腹膜炎を発症する重大なリスク因子であることが示唆された[64]。死亡率を最も改善したのは, PDカテーテルの抜去と抗真菌薬治療であった。抗真菌薬の平均治療期間は15日間であった。

C. parapsilosis の割合が増加している理由ははっきりしていない[65]。真菌性腹膜炎は比較的まれであるため, 最適な治療期間を決めるためのエビデンスは限られている。PDカテーテルの留置は複数の研究で死亡率と関連しており, カテーテル抜去が推奨されている。国際腹膜透析学会(International Society for Peritoneal Dialysis)は, 2010年のガイドラインで, カテーテル抜去後10日間, フルコナゾールとフルシトシンによる併用療法を推奨している[66]。他の専門家は3週間の治療を提唱している[65]。

参考文献

1. Sawyer RG, Claridge JA, Nathens AB, Rotstein OD, Duane TM, Evans HL, Cook CH, O'Neill PJ, Mazuski JE, Askari R, Wilson MA, Napolitano LM, Namias N, Miller PR, Dellinger EP, Watson CM, Coimbra R, Dent DL, Lowry SF, Cocanour CS, West MA, Banton KL, Cheadle WG, Lipsett PA, Guidry CA, Popovsky K. Trial of short-course antimicrobial therapy for intraabdominal infection. N Engl J Med. 2015;372:1996–2005. https://doi.org/10.1056/NEJMoa1411162.

2. Montravers P, Tubach F, Lescot T, Veber B, Esposito-Farèse M, Seguin P, Paugam C, Lepape A, Meistelman C, Cousson J, Tesniere A, Plantefeve G, Blasco G, Asehnoune K, Jaber S, Lasocki S, Dupont H, DURAPOP Trial Group. Short-course antibiotic therapy for critically ill patients treated for postoperative intra-abdominal infection: the DURAPOP randomised clinical trial. Intensive Care Med. 2018;44:300–10. https://doi.org/10.1007/s00134-018-5088-x.

3. Salminen P, Tuominen R, Paajanen H, Rautio T, Nordström P, Aarnio M, Rantanen T, Hurme S, Mecklin J-P, Sand J, Virtanen J, Jartti A, Grönroos JM. Five-year follow-up of antibiotic therapy for uncomplicated acute appendicitis in the APPAC randomized clinical trial. JAMA. 2018;320:1259–65. https://doi.org/10.1001/jama.2018.13201.

4. Salminen P, Paajanen H, Rautio T, Nordström P, Aarnio M, Rantanen T, Tuominen R, Hurme S, Virtanen J, Mecklin J-P, Sand J, Jartti A, Rinta-Kiikka I, Grönroos JM. Antibiotic therapy vs appendectomy for treatment of uncomplicated acute appendicitis: the APPAC randomized clinical trial. JAMA. 2015;313:2340–8. https://doi.org/10.1001/jama.2015.6154.

5. Podda M, Gerardi C, Cillara N, Fearnhead N, Gomes CA, Birindelli A, Mulliri A, Davies RJ, Di Saverio S. Antibiotic treatment and appendectomy for uncomplicated acute appendicitis in adults and children: a systematic review and meta-analysis. Ann Surg. 2019;270:1028–40.

第 11 章　腹腔内感染症　*241*

https://doi.org/10.1097/SLA.0000000000003225.

6. Sippola S, Haijanen J, Grönroos J, Rautio T, Nordström P, Rantanen T, Pinta T, Ilves I, Mattila A, Rintala J, Löyttyniemi E, Hurme S, Tammilehto V, Marttila H, Meriläinen S, Laukkarinen J, Sävelä E-L, Savolainen H, Sippola T, Aarnio M, Paajanen H, Salminen P. Effect of oral moxifloxacin vs intravenous ertapenem plus Oral levofloxacin for treatment of uncomplicated acute appendicitis: the APPAC II randomized clinical trial. JAMA. 2021;325:353–62. https://doi.org/10.1001/jama.2020.23525.

7. Johannsen EC, Sifri CD, Madoff LC. Pyogenic liver abscesses. Infect Dis Clin N Am. 2000;14:547–63, vii. https://doi.org/10.1016/s0891-5520(05)70120-3.

8. Wichmann D, Königsrainer A, Schweizer U, Archid R, Nadalin S, Manncke S. Pyogenic liver abscesses caused by acute appendicitis: frequency and diagnostic and therapeutic recommendations. Surg Infect. 2021;22:253–7. https://doi.org/10.1089/sur.2019.366.

9. Serraino C, Elia C, Bracco C, Rinaldi G, Pomero F, Silvestri A, Melchio R, Fenoglio LM. Characteristics and management of pyogenic liver abscess: a European experience. Medicine (Baltimore). 2018;97:e0628. https://doi.org/10.1097/MD.0000000000010628.

10. Yin D, Ji C, Zhang S, Wang J, Lu Z, Song X, Jiang H, Lau WY, Liu L. Clinical characteristics and management of 1572 patients with pyogenic liver abscess: a 12-year retrospective study. Liver Int. 2021;41:810–8. https://doi.org/10.1111/liv.14760.

11. Chung YFA, Tan YM, Lui HF, Tay KH, Lo RHG, Kurup A, Tan BH. Management of pyogenic liver abscesses—percutaneous or open drainage. Singap Med J. 2007;48:1158–65. quiz 1165.

12. Lewis JH, Patel HR, Zimmerman HJ. The spectrum of hepatic candidiasis. Hepatology. 1982;2:479S–87S. https://doi.org/10.1002/hep.1840020415.

13. Sharma S, Ahuja V. Liver abscess: complications and treatment. Clin Liver Dis (Hoboken). 2021;18:122–6. https://doi.org/10.1002/cld.1128.

14. Hassani KIM, Ousadden A, Ankouz A, Mazaz K, Taleb KA. Isolated liver tuberculosis abscess in a patient without immunodeficiency: a case report. World J Hepatol. 2010;2:354–7. https://doi.org/10.4254/wjh.v2.i9.354.

15. Nadasy KA, Domiati-Saad R, Tribble MA. Invasive Klebsiella pneumoniae syndrome in North America. Clin Infect Dis. 2007;45:e25–8. https://doi.org/10.1086/519424.

16. Siu LK, Yeh K-M, Lin J-C, Fung C-P, Chang F-Y. Klebsiella pneumoniae liver abscess: a new invasive syndrome. Lancet Infect Dis. 2012;12:881–7. https://doi.org/10.1016/S1473-3099(12)70205-0.

17. Zhang Y, Zhao C, Wang Q, Wang X, Chen H, Li H, Zhang F, Li S, Wang R, Wang H. High prevalence of Hypervirulent Klebsiella pneumoniae infection in China: geographic distribution, clinical characteristics, and antimicrobial resistance. Antimicrob Agents Chemother. 2016;60:6115–20. https://doi.org/10.1128/AAC.01127-16.

18. Wang JH, Liu YC, Lee SS, Yen MY, Chen YS, Wang JH, Wann SR, Lin HH. Primary liver abscess due to Klebsiella pneumoniae in Taiwan. Clin Infect Dis. 1998;26:1434–8. https://doi.org/10.1086/516369.

19. Tu Y-C, Lu M-C, Chiang M-K, Huang S-P, Peng H-L, Chang H-Y, Jan M-S, Lai Y-C. Genetic requirements for Klebsiella pneumoniae-induced liver abscess in an oral infection model. Infect Immun. 2009;77:2657–71. https://doi.org/10.1128/IAI.01523-08.

20. Chang Z, Zheng J, Ma Y, Liu Z. Analysis of clinical and CT characteristics of patients with Klebsiella pneumoniae liver abscesses: an insight into risk factors of metastatic infection. Int J Infect Dis. 2015;33:50–4. https://doi.org/10.1016/j.ijid.2014.12.041.

242　第 11 章　腹腔内感染症

21. Molton JS, Chan M, Kalimuddin S, Oon J, Young BE, Low JG, Salada BMA, Lee TH, Wijaya L, Fisher DA, Izharuddin E, Koh TH, Teo JWP, Krishnan PU, Tan BP, Woon WWL, Ding Y, Wei Y, Phillips R, Moorakonda R, Yuen KH, Cher BP, Yoong J, Lye DC, Archuleta S. Oral vs intravenous antibiotics for patients with Klebsiella pneumoniae liver abscess: a randomized, controlled noninferiority study. Clin Infect Dis. 2020;71:952–9. https://doi.org/10.1093/cid/ciz881.

22. Luu S, Spelman D, Woolley IJ. Post-splenectomy sepsis: preventative strategies, challenges, and solutions. Infect Drug Resist. 2019;12:2839–51. https://doi.org/10.2147/IDR.S179902.

23. Di Sabatino A, Carsetti R, Corazza GR. Post-splenectomy and hyposplenic states. Lancet. 2011;378:86–97. https://doi.org/10.1016/S0140-6736(10)61493-6.

24. Rubin LG, Schaffner W. Clinical practice. Care of the asplenic patient. N Engl J Med. 2014;371:349–56. https://doi.org/10.1056/NEJMcp1314291.

25. Casciani F, Trudeau MT, Vollmer CM. Perioperative immunization for splenectomy and the surgeon's responsibility: a review. JAMA Surg. 2020;155:1068–77. https://doi.org/10.1001/jamasurg.2020.1463.

26. Lenti MV, Corazza GR, Di Sabatino A. COVID-19 and asplenia: a Janus-faced issue. Intern Emerg Med. 2021;16:2341–2. https://doi.org/10.1007/s11739-021-02761-5.

27. Boam T, Sellars P, Isherwood J, Hollobone C, Pollard C, Lloyd DM, Dennison AR, Garcea G. Adherence to vaccination guidelines post splenectomy: a five year follow up study. J Infect Public Health. 2017;10:803–8. https://doi.org/10.1016/j.jiph.2017.01.006.

28. Davies JM, Lewis MPN, Wimperis J, Rafi I, Ladhani S, Bolton-Maggs PHB, British Committee for Standards in Haematology. Review of guidelines for the prevention and treatment of infection in patients with an absent or dysfunctional spleen: prepared on behalf of the British Committee for Standards in Haematology by a working party of the Haemato-oncology task force. Br J Haematol. 2011;155:308–17. https://doi.org/10.1111/j.1365-2141.2011.08843.x.

29. Jones AD, Khan M, Cheshire J, Bowley D. Postsplenectomy prophylaxis: a persistent failure to meet standard? Open Forum Infect Dis. 2016;3:ofw197. https://doi.org/10.1093/ofid/ofw197.

30. Parker CJ, Kar S, Kirkpatrick P. Eculizumab. Nat Rev Drug Discov. 2007;6:515–6. https://doi.org/10.1038/nrd2369.

31. Legendre CM, Licht C, Muus P, Greenbaum LA, Babu S, Bedrosian C, Bingham C, Cohen DJ, Delmas Y, Douglas K, Eitner F, Feldkamp T, Fouque D, Furman RR, Gaber O, Herthelius M, Hourmant M, Karpman D, Lebranchu Y, Mariat C, Menne J, Moulin B, Nürnberger J, Ogawa M, Remuzzi G, Richard T, Sberro-Soussan R, Severino B, Sheerin NS, Trivelli A, Zimmerhackl LB, Goodship T, Loirat C. Terminal complement inhibitor eculizumab in atypical hemolytic-uremic syndrome. N Engl J Med. 2013;368:2169–81. https://doi.org/10.1056/NEJMoa1208981.

32. Benamu E, Montoya JG. Infections associated with the use of eculizumab: recommendations for prevention and prophylaxis. Curr Opin Infect Dis. 2016;29:319–29. https://doi.org/10.1097/QCO.0000000000000279.

33. Gleesing J, Chiwane S, Rongkavilit C. Gonococcal septic shock associated with eculizumab treatment. Pediatr Infect Dis J. 2012;31:543. https://doi.org/10.1097/INF.0b013e3182503849.

34. Crew PE, McNamara L, Waldron PE, McCulley L, Jones SC, Bersoff-Matcha SJ. Unusual Neisseria species as a cause of infection in patients taking eculizumab. J Infect. 2019;78:113–8. https://doi.org/10.1016/j.jinf.2018.10.015.

第 11 章　腹腔内感染症　*243*

35. Borhan WM, Dababo MA, Thompson LDR, Saleem M, Pashley N. Acute necrotizing herpetic tonsillitis: a report of two cases. Head Neck Pathol. 2013;9:119–22. https://doi.org/10.1007/s12105-013-0516-2.

36. Gómez-Cibeira E, Ivanovic-Barbeito Y, Gutiérrez-Martínez E, Morales E, Abradelo M, Hilario A, Ramos A, Ruiz-Morales J, Villarejo-Galende A. Eculizumab-related progressive multifocal leukoencephalopathy. Neurology. 2016;86:399–400. https://doi.org/10.1212/WNL.0000000000002312.

37. Han H, Alagusundaramoorthy S, Swanson K, Gardezi AI, Chan MR. Acute Candida albicans peritonitis in a patient with atypical hemolytic uremic syndrome treated with eculizumab. Perit Dial Int. 2019;39:575–6. https://doi.org/10.3747/pdi.2019.00094.

38. Clancy M, McGhan R, Gitomer J, Inocencio AM, Aldrich C, Iaderosa R, Stevens R. Disseminated cryptococcosis associated with administration of eculizumab. Am J Health Syst Pharm. 2018;75:1018–22. https://doi.org/10.2146/ajhp170708.

39. Czepiel J, Dróżdż M, Pituch H, Kuijper EJ, Perucki W, Mielimonka A, Goldman S, Wultańska D, Garlicki A, Biesiada G. Clostridium difficile infection: review. Eur J Clin Microbiol Infect Dis. 2019;38:1211–21. https://doi.org/10.1007/s10096-019-03539-6.

40. Hung Y-P, Lee J-C, Lin H-J, Liu H-C, Wu Y-H, Tsai P-J, Ko W-C. Clinical impact of Clostridium difficile colonization. J Microbiol Immunol Infect. 2015;48:241–8. https://doi.org/10.1016/j.jmii.2014.04.011.

41. Solomon DA, Milner DA. ID learning unit: understanding and interpreting testing for Clostridium difficile. Open Forum Infect Dis. 2014;1:ofu007. https://doi.org/10.1093/ofid/ofu007.

42. Nissle K, Kopf D, Rösler A. Asymptomatic and yet C. difficile-toxin positive? Prevalence and risk factors of carriers of toxigenic Clostridium difficile among geriatric in-patients. BMC Geriatr. 2016;16:185. https://doi.org/10.1186/s12877-016-0358-3.

43. Gateau C, Couturier J, Coia J, Barbut F. How to: diagnose infection caused by Clostridium difficile. Clin Microbiol Infect. 2018;24:463–8. https://doi.org/10.1016/j.cmi.2017.12.005.

44. McDonald LC, Gerding DN, Johnson S, Bakken JS, Carroll KC, Coffin SE, Dubberke ER, Garey KW, Gould CV, Kelly C, Loo V, Shaklee Sammons J, Sandora TJ, Wilcox MH. Clinical practice guidelines for Clostridium difficile infection in adults and children: 2017 update by the Infectious Diseases Society of America (IDSA) and Society for Healthcare Epidemiology of America (SHEA). Clin Infect Dis. 2018;66:e1–e48. https://doi.org/10.1093/cid/cix1085.

45. Johnson S, Lavergne V, Skinner AM, Gonzales-Luna AJ, Garey KW, Kelly CP, Wilcox MH. Clinical practice guideline by the Infectious Diseases Society of America (IDSA) and Society for Healthcare Epidemiology of America (SHEA): 2021 focused update guidelines on management of Clostridioides difficile infection in adults. Clin Infect Dis. 2021;73:e1029–44. https://doi.org/10.1093/cid/ciab549.

46. Sailhamer EA, Carson K, Chang Y, Zacharias N, Spaniolas K, Tabbara M, Alam HB, DeMoya MA, Velmahos GC. Fulminant Clostridium difficile colitis: patterns of care and predictors of mortality. Arch Surg. 2009;144:433–9; discussion 439–440. https://doi.org/10.1001/archsurg.2009.51.

47. Louie TJ, Miller MA, Mullane KM, Weiss K, Lentnek A, Golan Y, Gorbach S, Sears P, Shue Y-K, OPT-80-003 Clinical Study Group. Fidaxomicin versus vancomycin for Clostridium difficile infection. N Engl J Med. 2011;364:422–31. https://doi.org/10.1056/NEJMoa0910812.

48. Patel D, Senecal J, Spellberg B, Morris AM, Saxinger L, Footer BW, McDonald EG, Lee TC. Fidaxomicin to prevent recurrent Clostridioides difficile: what will it cost in the USA and

Canada? JAC Antimicrob Resist. 2023;5:dlac138. https://doi.org/10.1093/jacamr/dlac138.

49. Lee HS, Plechot K, Gohil S, Le J. Clostridium difficile: diagnosis and the consequence of over diagnosis. Infect Dis Ther. 2021;10:687–97. https://doi.org/10.1007/s40121-021-00417-7.

50. Wang Y, Schluger A, Li J, Gomez-Simmonds A, Salmasian H, Freedberg DE. Does addition of intravenous metronidazole to Oral vancomycin improve outcomes in Clostridioides difficile infection? Clin Infect Dis. 2020;71:2414–20. https://doi.org/10.1093/cid/ciz1115.

51. Garey KW, Sethi S, Yadav Y, DuPont HL. Meta-analysis to assess risk factors for recurrent Clostridium difficile infection. J Hosp Infect. 2008;70:298–304. https://doi.org/10.1016/j.jhin.2008.08.012.

52. Lowy I, Molrine DC, Leav BA, Blair BM, Baxter R, Gerding DN, Nichol G, Thomas WD, Leney M, Sloan S, Hay CA, Ambrosino DM. Treatment with monoclonal antibodies against Clostridium difficile toxins. N Engl J Med. 2010;362:197–205. https://doi.org/10.1056/NEJMoa0907635.

53. Tariq R, Pardi DS, Bartlett MG, Khanna S. Low cure rates in controlled trials of fecal microbiota transplantation for recurrent Clostridium difficile infection: a systematic review and meta-analysis. Clin Infect Dis. 2019;68:1351–8. https://doi.org/10.1093/cid/ciy721.

54. Tixier EN, Verheyen E, Luo Y, Grinspan LT, Du CH, Ungaro RC, Walsh S, Grinspan AM. Systematic review with meta-analysis: fecal microbiota transplantation for severe or fulminant Clostridioides difficile. Dig Dis Sci. 2022;67:978–88. https://doi.org/10.1007/s10620-021-06908-4.

55. DeFilipp Z, Bloom PP, Torres Soto M, Mansour MK, Sater MRA, Huntley MH, Turbett S, Chung RT, Chen Y-B, Hohmann EL. Drug-resistant E. coli bacteremia transmitted by fecal microbiota transplant. N Engl J Med. 2019;381:2043–50. https://doi.org/10.1056/NEJMoa1910437.

56. Johnson SW, Brown SV, Priest DH. Effectiveness of oral vancomycin for prevention of healthcare facility-onset Clostridioides difficile infection in targeted patients during systemic antibiotic exposure. Clin Infect Dis. 2020;71:1133–9. https://doi.org/10.1093/cid/ciz966.

57. Garey KW. Perils, pitfalls, and promise of primary prophylaxis for Clostridioides difficile infection. Clin Infect Dis. 2020;71:1140–1. https://doi.org/10.1093/cid/ciz970.

58. McCreery R, Cawcutt K, Cortes-Penfield N, Van Schooneveld T. Oral vancomycin prophylaxis for Clostridioides difficile in high-risk patients receiving systemic antibiotics: what exactly are we preventing? Clin Infect Dis. 2020;71:1798. https://doi.org/10.1093/cid/ciz1216.

59. Khanna S. My treatment approach to Clostridioides difficile infection. Mayo Clin Proc. 2021;96:2192–204. https://doi.org/10.1016/j.mayocp.2021.03.033.

60. Snydman DR, Jacobus NV, McDermott LA, Ruthazer R, Golan Y, Goldstein EJC, Finegold SM, Harrell LJ, Hecht DW, Jenkins SG, Pierson C, Venezia R, Yu V, Rihs J, Gorbach SL. National survey on the susceptibility of Bacteroides fragilis group: report and analysis of trends in the United States from 1997 to 2004. Antimicrob Agents Chemother. 2007;51:1649–55. https://doi.org/10.1128/AAC.01435-06.

61. Yim J, Lee Y, Kim M, Seo YH, Kim WH, Yong D, Jeong SH, Lee K, Chong Y. Antimicrobial susceptibility of clinical isolates of Bacteroides fragilis group organisms recovered from 2009 to 2012 in a Korean hospital. Ann Lab Med. 2015;35:94–8. https://doi.org/10.3343/alm.2015.35.1.94.

62. Hansen KCM, Schwensen SAF, Henriksen DP, Justesen US, Sydenham TV. Antimicrobial resistance in the Bacteroides fragilis group in faecal samples from patients receiving broad-

spectrum antibiotics. Anaerobe. 2017;47:79–85. https://doi.org/10.1016/j.anaerobe.2017.04.013.

63. Wang AY, Yu AW, Li PK, Lam PK, Leung CB, Lai KN, Lui SF. Factors predicting outcome of fungal peritonitis in peritoneal dialysis: analysis of a 9-year experience of fungal peritonitis in a single center. Am J Kidney Dis. 2000;36:1183–92. https://doi.org/10.1053/ajkd.2000.19833.

64. Miles R, Hawley CM, McDonald SP, Brown FG, Rosman JB, Wiggins KJ, Bannister KM, Johnson DW. Predictors and outcomes of fungal peritonitis in peritoneal dialysis patients. Kidney Int. 2009;76:622–8. https://doi.org/10.1038/ki.2009.202.

65. Akoh JA. Peritoneal dialysis associated infections: an update on diagnosis and management. World J Nephrol. 2012;1:106–22. https://doi.org/10.5527/wjn.v1.i4.106.

66. Li PK-T, Szeto CC, Piraino B, Bernardini J, Figueiredo AE, Gupta A, Johnson DW, Kuijper EJ, Lye W-C, Salzer W, Schaefer F, Struijk DG, International Society for Peritoneal Dialysis. Peritoneal dialysis-related infections recommendations: 2010 update. Perit Dial Int. 2010;30:393–423. https://doi.org/10.3747/pdi.2010.00049.

第 12 章　頭頸部感染症

要旨

中枢神経系の感染症は特に恐ろしい。感染症医が行ってきた病歴聴取や身体所見などの従来の診療が，意識障害により行えないことがある。神経内科医，脳神経外科医，脊椎外科医，耳鼻咽喉科医との連携は，頭頸部感染症の診断とマネジメントの両面で鍵となる。実際，神経感染症の分野には，脳神経内科学と感染症学の両方の訓練を受けた専門医もいる。本章では，頭頸部感染症という幅広い分野において，コンサルタントによくある質問をいくつか取り上げる。

　まず，髄膜炎の診断とマネジメントについて，脳脊髄液(以下，髄液)を採取するタイミングを含めて説明する。それから，脳膿瘍のマネジメントについて検討する。その後，頭蓋底骨髄炎，耳鼻咽喉科領域における感染症，脊髄疾患など，頭頸部解剖学全般にわたる感染症について概説する。

248 第12章 頭頸部感染症

Q. この患者に腰椎穿刺は必要ですか？

A. 髄膜炎が考えられ，患者に禁忌がなければ，腰椎穿刺を行うべきです。

髄膜炎とは，硬膜，くも膜，軟膜などの中枢神経系を覆う膜の炎症（多くの場合，感染によって引き起こされる）である。成人の細菌性髄膜炎は，治療を受けても死亡率が14〜18％である[1,2]。ウイルス性髄膜炎はより一般的で（典型的なものはエンテロウイルスで，季節的変動がある），重症度はかなり低く，アルボウイルスを除いた死亡率は0.4％と報告されている[3]。歴史的には，細菌性髄膜炎は肺炎球菌(*Streptococcus pneumoniae*)，髄膜炎菌(*Neisseria meningitidis*)，インフルエンザ菌(*Haemophilus influenzae*)b型などの莢膜に包まれた菌によって引き起こされることが多かったが，ワクチン接種によってその割合は減少している[4]。

髄膜炎の臨床診断は難しい。オランダの696症例を対象とした後ろ向き研究では，古典的な三徴（意識障害，発熱，項部硬直）は患者の44％にしかみられなかったが，95％には頭痛，発熱，項部硬直，意識障害のうち少なくとも2つがみられた[5]。発熱や頭痛などの症状は特異的なものではなく，急性に変化した場合，患者は自分の症状を正確に説明できないことがある[6]。身体所見はどうだろうか？　髄膜炎患者の約半数が典型的な髄膜刺激徴候を示さないことがメタアナリシスで示唆されているように，検査所見に頼ることも難しいかもしれない[7]。病歴聴取と身体診察を組み合わせた分析によると，低リスクの患者では，髄膜炎を除外するためにこれらを併用することが効果的であるが，はっきりしない徴候がある高リスク患者では，腰椎穿刺(lumbar puncture：LP)が必要であることが示唆されている[6]。

髄膜炎診断のゴールドスタンダードはLPである。この手技は，脊髄靭帯を通してくも膜下腔に針を刺し，髄液を採取して分析する。髄液糖，蛋白，白血球（分画も）の割合から炎症や感染症を推定する。髄液の初圧を測定することで，クリプトコッカス症などの感染性髄膜炎の診断に役立つことがある[8]。髄液のグラム染色と培養で，細菌が同定され，抗菌薬の標的治療のための感受性結果につながる。髄液の血清学的検査は，一部の中枢神経系感染症に対して高

い感度と特異度で実施できる。髄液のポリメラーゼ連鎖反応(poly-merase chain reaction：PCR)や他のDNAシークエンスも，ウイルスと細菌の両方の病原体を迅速に診断することができる。

LPには禁忌がある。頭蓋内占拠性病変は，理論上，脳ヘルニアを引き起こす可能性がある。Arnold-Chiari奇形の患者もリスクがある[9]。その他の禁忌として，血小板減少症(ガイドラインによっては血小板数が$40×10^9$/L未満)，抗凝固薬治療，穿刺部位周囲の蜂窩織炎やその他の皮膚感染症がある。特に，免疫不全患者などの高リスク患者では，血小板減少症がLPの禁忌とされることが多い。ロチェスター(ニューヨーク州)の病院で，血小板数が$150×10^9$/L未満の患者($n = 78$)と，血小板数が正常な患者($n = 184$)がベッドサイドでLPを受けた後ろ向き研究では，traumatic tapの発生率は同程度であった(14%，$p > 0.99$)[10]。重度の血小板減少症(血小板数$50×10^9$/L未満)の患者では，traumatic tapの発生率が有意に高かった(31.6% vs 12.8%，$p = 0.04$)。しかし，研修医の手技を除くと，このサブグループに有意差はみられなかった(16.7% vs 10.8%，$p = 0.63$)ことから，専門的な手技処置が，重度の血小板減少症患者においてもLP有害事象のリスクを減少させる可能性を示唆している。この後ろ向き研究では，78例の血小板減少症患者においても出血性イベントの報告はなかった。

Q. 腰椎穿刺(LP)の前に画像検査が必要ですか？
A. 処置の前に画像検査が推奨される状況もあります。

髄膜炎のマネジメントとしてLPのタイミングは重要である。英国で行われた後ろ向き研究では，抗菌薬治療後4時間以内にLPを行った患者の73%で髄液培養が陽性であったが，抗菌薬治療開始後4時間以降にLPを行った患者ではわずか11%で陽性であった[11]。投与が遅れたことの最も多い理由は，画像検査の撮影であった。

細菌性髄膜炎患者におけるLPの最も重大なリスクの1つは脳ヘルニアである。画像診断，特にコンピュータ断層撮影(CT)検査は，LPによる合併症のリスクが最も高い患者の予測に役立つと考えられている。市中髄膜炎のガイドラインでは，免疫不全者，中枢神経

系疾患の既往歴のある者，新規に発症した痙攣，うっ血乳頭，意識障害，局所の神経学的異常のある者には，LPに先立って頭部CT検査を行うことが推奨されている[12]。ただちにLPを行える患者では，培養結果を最大限に活かすために，LP施行後まで抗菌薬治療を待つことが推奨される●1。先に画像検査が推奨される患者では，画像検査を待つ間，経験的抗菌薬を前もって投与することが推奨される●2。

ヒューストンの8病院で髄膜炎患者614人を対象とした後ろ向き研究では，LP前の画像検査の基準を満たした患者は33.7％にすぎなかったが，89％の患者はLP施行前にCT検査を受けていた[13]。LP前にCT検査が指示された患者のうち，CT検査を受けなかった患者はわずか0.6％であった。画像にLPの判断に影響するような主な所見がみられた患者は2.7％であり，これらの患者はすべて，LP前の画像検査の基準を満たしていた。

細菌性髄膜炎において，LPが脳ヘルニアの一因となることはどの程度あるか？　そして，画像検査でこれを事前に防ぐことはできるだろうか？　オランダで行われた1,500件以上の細菌性髄膜炎の後ろ向き研究では，47人(3.1％)の患者がLP後に悪化しており，これは脳ヘルニアによる可能性があった[14]。これらの事象のすべてがLPと関連していたかは明らかではない。これらの患者のうち43人はLP前に画像検査を受けていた。その後，22人の患者に再

◉1 ― Dr. 渋江のコメント◉細菌性髄膜炎患者に対するプラクティスとしては，血液培養を採取して抗菌薬治療を開始（これよりも前か同時にデキサメタゾン投与開始）してから画像検査，LPを行うことが標準的と考えています。かなり迅速にLPが完了できるなら，抗菌薬を施行後まで待つことも容認されるかもしれませんが，LPを開始して穿刺困難と気づく例もあるため，LP前には抗菌薬などの投与は指示が終了し，うまくいけば抗菌薬治療開始前にLP，というくらいの気持ちのほうがよいと個人的には思っています。

◉2 ― Dr. 渋江のコメント◉画像検査に関しては，日本国内と海外の運用事情も違うと思いますので，それぞれの施設で画像検査にかかる時間など踏まえてある程度決めておく必要がありそうです。少なくとも，画像検査の前には血液培養採取は終了していることが望ましいです。

度 CT 検査が行われ，10 人に脳ヘルニアがみられた。著者らは，LP 後のヘルニア発生率は 0.1〜3％であると推定した。4 人の神経放射線科医と神経内科医がそれぞれ盲検化して検討したところ，放射線科医全員が画像上で LP の禁忌と判断した患者は 6 人だけであった。対照的に，LP 後に有害事象を起こさなかった細菌性髄膜炎患者 43 人の CT 検査を最初のコホートと照合したところ，すべてのレビューアーによって，これらの患者のうち 5 人が LP の禁忌と判断された。したがって，LP 前の画像検査が必ずしも有用なガイダンスとなるとは限らない。ほとんどのガイドラインでは，画像検査が適応の場合，画像検査の前に抗菌薬を投与すべきであるとされているにもかかわらず，本研究で LP 前に画像検査を行った患者のうち，事前に抗菌薬を投与されたのはわずか 32％であった。

スウェーデンでは，画像検査がマネジメントを遅らせていると認識され，2009 年にガイドラインが改訂され，意識障害がある患者の LP 前の画像検査の必要性が削除された。スウェーデン人患者のレジストリにおけるガイドライン改訂前後の髄膜炎患者のアウトカムをみた後ろ向き研究では，迅速な LP により治療までの時間が改善し，死亡率が有意に低下し（11.7％ vs 6.9％，$p < 0.05$），追跡調査時の後遺症が有意に減少した（49％ vs 38％，$p < 0.05$）ことが示された[15]。

これらの解析はすべて後ろ向き研究であるが，患者は LP 前に不必要に CT 画像が撮影されることが多く，アウトカムに影響を及ぼす可能性がある。細菌性髄膜炎が鑑別に挙がる場合，どの集団に CT 検査が有効かを理解し，迅速に抗菌薬を開始することが重要である。

Q. 髄液検査で結論が出ず，培養陰性の場合，細菌性髄膜炎と無菌性髄膜炎をどのように区別すればよいでしょうか？

A. （DNA）シークエンスに基づく検査やその他のバイオマーカーがヒントになるかもしれません。

LP はさまざまな理由で遅れる可能性があるため，患者は髄液採取前に抗菌薬を投与される可能性があり，診断率が低下する。さらに，最近の脳外科手術歴のように，細菌感染以外にも髄液周囲の炎

症を増加させる病態がある。感染症の診断に役立つ検査項目は他に
あるか？

　典型的な髄液検査マーカー以外にも有用な生化学検査がある。乳
酸は，敗血症やショック患者の血清から末梢臓器灌流のサロゲート
マーカーとして一般的に測定されるが，髄液でも測定できる。細菌
性髄膜炎は髄液の乳酸を増加させる。33 の研究のメタアナリシス
では，細菌性髄膜炎と無菌性髄膜炎の鑑別に対する髄液の乳酸値の
感度と特異度は，それぞれ 93％と 96％であったが，患者が抗菌薬
を前投与されていた場合には，感度は 49％に低下した[16]。髄液の
LD（lactate dehydrogenase）も細菌性髄膜炎と無菌性髄膜炎を鑑別
できる可能性はあるが[17,18]，乳酸と比較してその使用を支持する
根拠のあるデータはない。これらの検査はいずれも菌種に特異的な
データをもたらしてはくれないので，シークエンスの進歩が中枢神
経系感染症領域で役立っている。

　シークエンスの技術により，細菌やウイルスの遺伝産物を検出す
ることが可能になった。結果は培養にかかる 24〜48 時間ではな
く，数時間以内に得られる。髄液用に検証された市販の PCR ベー
スの検査の 1 つに，BioFire® 髄膜炎・脳炎パネルがある。このパ
ネルは，6 種類の細菌〔リステリア菌（*Listeria*）など〕，7 種類のウ
イルス（エンテロウイルスなど），*Cryptococcus* を検査する。3,000
人以上の患者を対象としたメタアナリシスでは，検査の感度は
90％，特異度は 97％であった[19]●3。メタゲノムシークエンスも髄
膜炎の有力な診断法である。ある多施設共同前向き研究において，
髄膜炎または脳炎を伴う中枢神経系感染症 58 例（成人，小児）の髄
液が，メタゲノム次世代シークエンサーによって解析された[20]。

●3 ― Dr. 渋江のコメント●翻訳時点（2024 年 11 月）で，FilmArray® 髄膜
　炎・脳炎パネルとして日本国内でも使用されており，6 種類の細菌〔肺
　炎球菌，インフルエンザ菌，髄膜炎菌，リステリア菌，大腸菌（*Esch-
　erichia coli*），B 群溶血性レンサ球菌〕，7 種類のウイルス（単純ヘル
　ペスウイルス 1 型，単純ヘルペスウイルス 2 型，水痘帯状疱疹ウイル
　ス，サイトメガロウイルス，エンテロウイルス，ヒトヘルペスウイル
　ス 6 型，ヒトパレコウイルス），*Cryptococcus* の計 14 種類の病原
　体が 1 時間程度の検査で判明します。

第 12 章 頭頸部感染症　　253

13 症例(22％)では，従来の髄液培養では陰性であった原因菌を
シークエンスで同定することができた。他の 45 症例のうち 19 症
例では，メタゲノムシークエンスにより従来の方法と同時に診断が
可能であった。26 例(45％)はシークエンスでは診断されなかった
が，他の方法で診断された。

Q. 髄膜炎にはどの経験的抗菌薬を使用すべきでしょうか？
A. 髄膜炎に関連する最も頻度が高く，リスクのある細菌を治療し，中枢神経系への移行性が適切である抗菌薬を選択すべきです。

50 歳未満の成人に対しては，市中の細菌性髄膜炎の経験的治療と
して，バンコマイシンと第 3 世代セファロスポリン(多くの場合，
中枢神経系に対して増量したセフトリアキソン)の併用が推奨され
ている[12]。Listeria monocytogenes がセファロスポリン系薬に耐
性であるため，50 歳以上の患者にはアンピシリンの追加が推奨さ
れる。グラム染色とウイルスの PCR の結果が戻ってくる前に，患
者によってはアシクロビルを使用することもある。院内感染の髄膜
炎に対しては，バンコマイシンと抗緑膿菌薬(セフタジジム，セ
フェピム，メロペネム)の併用が推奨される[21]。
　細菌性髄膜炎に対する経験的な副腎皮質ステロイド併用療法の役
割については議論がある。髄膜の炎症を抑えることで，難聴などの
神経学的後遺症を軽減するという説がある。現在のガイドライン
(2004 年以降更新されていない)では，患者にデキサメタゾンを経
験的に投与し，グラム染色で双球菌[訳注：ここでは肺炎球菌を指す]
がみられなければステロイド治療を中止することが推奨されてい
る[12]。成人の急性細菌性髄膜炎患者を対象とした 6 件の無作為化
比較試験(randomized controlled trial：RCT)のメタアナリシスで
は，細菌性髄膜炎に対するステロイドの追加は難聴を減少させる
が，統計学的に死亡率を改善しないことが示された[22]。小児も対
象としたメタアナリシスでも，同様の結果が報告されている(難聴
の減少，その他の神経学的後遺症の減少はあるが，死亡率の有意な
改善はみられなかった)[23]。しかし，質の高い研究のみを含めると，
難聴に対するステロイドの影響はもはや有意ではなかった。また，
低所得国の研究では有益な効果はみられなかった。副腎皮質ステロ

254 **第12章 頭頸部感染症**

イドの併用は，発熱の再発とも関連していた[*4]。

Q. セフェピムは意識障害に関与しますか？

A. セフェピムは，特に，腎不全の患者において神経毒性を引き起こす可能性があります。

セフェピムの神経毒性のメカニズムは，γ-アミノ酪酸(γ-aminobutyric acid：GABA)受容体の阻害によるものと考えられている[24]。動物モデルでは，ペニシリン系薬は非競合的にGABA受容体を阻害するが，セファロスポリン系薬は競合的に阻害する[25]。個人的には，セフェピムを投与されている患者の多くは，せん妄/脳症を起こす他の理由が多数あるため，セフェピムの神経毒性を診断するのは難しいと感じる。

ある後ろ向き研究の臨床レビューにおいて，著者らは患者の疫学と臨床像を解明するために，セフェピムの神経毒性をきたした198症例を検討した[26]。罹患者の平均年齢は67歳であった。患者の87％が腎疾患を有しており(29％が末期腎疾患)，患者の約半数がクレアチニンクリアランス低下で補正しない用量のセフェピムを投与されていた。腎疾患は，セフェピムの85％が腎臓で排出されるため，薬物濃度の著しい蓄積を引き起こす可能性がある。平均的な症状の発現は投与5日目であったが，その幅は4日間と広かった。セフェピムの神経毒性のある患者の80％に意識レベルの低下がみられ，47％に失見当識/焦燥感，40％にミオクローヌスがみられた。脳波検査は81％の症例で行われ，三相性脳波(中毒性代謝性脳症と一致)とてんかん様放電の2つのパターンが主であった。これらの脳波所見が，セフェピムの神経毒性と一般的なせん妄とで，どの程度の感度，特異度であるかは不明である。セフェピムの神経毒性に対する特異的治療として，11％の症例で透析が行われたが，

●4─ Dr. 渋江のコメント●上記の文献の制限として，異なる研究で使用された薬剤の用量やレジメンは多種多様であり，治療法の比較は困難である点や，RCTが少ないために研究に組み込める数が限られていた点などは挙げられており，現時点で肺炎球菌による髄膜炎を意識したデキサメタゾン投与に関して強く否定できるものではないように思います。

その有効性は明らかではない。

著者らは，セフェピム投与480コースのうち1コースに神経毒性が起こる，と推定している。セフェピムの神経毒性を効果的に診断するツールはまだ不足している。せん妄やミオクローヌスを呈する患者は，これらの記述的研究に基づくと，セフェピムによる神経毒性の可能性が高いかもしれない。腎機能が低下しており，セフェピム投与から数日が経過し，他に明確な意識障害の原因がない患者では，せん妄の鑑別に加えることは妥当であるが，除外診断にとどまる。場合によっては，セフェピムをセフタジジムに変更して，その後の意識障害の改善を確認することができる。セフタジジムはセフェピムと比べて，GABA受容体と相互作用をきたすためには高い中枢神経系濃度を必要とする[27]。変更するのであれば（一般に，第3世代および第4世代セファロスポリン系薬を選択する場合），セフタジジムはセフェピムよりもグラム陽性菌に対する活性が低いが，どちらも一般的に，*Pseudomonas*やその他のグラム陰性菌を治療することを考慮することが重要である[28]。

Q. 脳膿瘍の患者がいますが，培養でセレウス菌（*Bacillus cereus*）が増殖しています。これはコンタミネーションだと思いますか？

A. *B. cereus* は，特に，脳外科手術後や免疫不全の患者に中枢神経系感染症を引き起こすことがあります。

芽胞形成性のグラム陽性桿菌である*B. cereus*は，おそらく，機器に付着した芽胞を滅菌するのが難しいために，脳外科手術後の中枢神経系感染症に時折関連する環境中の汚染菌である[29,30]。中枢神経系感染症は免疫不全患者でも起こりうる。たとえば，ボストンのがんセンターで，急性骨髄性白血病患者5人が中枢神経浸潤性に*B. cereus*が感染し，4人が死亡したというアウトブレイクが報告された[31]。患者のうち2人には剖検時に大腸潰瘍があった。その後の疫学調査で，5人の患者全員が病院から供給されたバナナを食べていたことが判明し，バナナの皮やバナナが保管されていた棚から*B. cereus*が培養された。しかし，シークエンスの結果，各患者の分離株は遺伝的に異なることが示唆されたため，バナナが感染源

256 第 12 章 頭頸部感染症

であると断定することはできなかった。いずれにせよ，化学療法と
悪性腫瘍は，脳外科手術による直接の接種に加えて，中枢神経系の
B. cereus 感染のリスク因子である。

　バンコマイシンは治療の選択肢の 1 つである。また，バンコマ
イシンの静脈内投与(静注)による初期治療後に，リネゾリドの経口
治療を行って中枢神経系の *B. cereus* による膿瘍の治療に成功した
他の事例報告もある[32]。2 つの異なるシリーズで分離された *B. ce-
reus* の 100 ％がリネゾリドに感性であり[33,34]，リネゾリドは中枢
神経系へのバイオアベイラビリティに優れている。ほとんどの臨床
分離株はメロペネムに感受性があると報告されているが，白血病患
者におけるカルバペネム耐性の *B. cereus* の症例報告もある[35,36]。
フルオロキノロン系薬も経口治療の選択肢の 1 つであるが，ある
ケースシリーズでは分離株の 10 ％がレボフロキサシンに耐性で
あった[34]。

Q. 頭蓋底骨髄炎(SBO)の画像所見がある患者がいます。一般的に，どのような菌がこの感染症を引き起こすのでしょうか？

A. 緑膿菌(*Pseudomonas aeruginosa*)が最も一般的です。

　頭蓋底骨髄炎(skull base osteomyelitis：SBO)は，外耳道から周
囲の骨構造に及ぶ重度の壊死性感染症である。紛らわしいことに，
悪性外耳道炎や壊死性外耳道炎とも呼ばれている。頭蓋底が重要な
脳神経および中枢神経系に近接していることから，SBO は症例の
20 ％で重大な神経障害を引き起こし，疾患関連死亡率は 8 ％と高
い[37]。

　SBO の最も一般的なリスク因子は糖尿病であり[38]，SBO の発生
率は上昇傾向にあるが，これは人口の高齢化を反映している可能性
がある[39]。SBO は典型的には，緑膿菌と関連しているが，他の菌
種も珍しくない。284 人の患者を含む 10 件の研究のメタアナリシ
スでは，感染は主に *Pseudomonas* 属(65.2 ％)，黄色ブドウ球菌
(*Staphylococcus aureus*)(7.3 ％)，および真菌(7.8 ％)によって
引き起こされ，症例の 12.6 ％で培養陰性であった[38]。真菌性 SBO
は細菌性 SBO よりも死亡率が高い[40]。*Candida*，*Aspergillus*，
Mucor 属が報告されている[41]。

SBO はまた，耳由来の感染を伴わずに起こることもある。これらの症例では，蝶形骨または斜台が関与していることが最も多く，これは，より一般的な耳由来の SBO と区別するために，中枢性 SBO または非定型 SBO と呼ばれている。オハイオ州の単施設における中心性 SBO 患者 7 人の後ろ向きレビューでは，リスク因子は他の SBO 患者と同様であり（たとえば，7 人中 5 人は糖尿病を患っていた），頭痛が最も多い症状であった[42]。緑膿菌に感染した患者は 2 例のみであった。7 例中 6 例は複数菌感染であった。この小規模のケースシリーズでは，全例が生存したが，2 例は神経学的障害が持続した。

SBO の最適なマネジメントについてはコンセンサスが得られていない。現在の専門家は，抗菌薬による治療を少なくとも 6～8 週間行うことを推奨しているが，場合によっては数か月に及ぶこともある。英国で診療している 221 人の耳鼻咽喉科医を対象とした調査では，39％が 6 週間，24％が 3 か月間治療を行っていた[43]。壊死した骨は抗菌薬の移行性が不良であるため，これらの専門家は静注治療が望ましいとしているが[39]，RCT により経口抗菌薬と効果が同等であることが証明されている他の骨感染症と，頭蓋底が異なるかどうかは明らかではない[44]。頭蓋底ではソースコントロールが難しいかもしれない。上記の調査では，大半の臨床医がマネジメントの一環として外科手術を行っていた（43％）[43]。

Q. *Fusobacterium* 以外の菌血症を伴い，咽頭炎をきたした若年の患者がいます。*Fusobacterium* 以外の菌種も Lemierre 症候群を起こしますか？ 抗凝固療法も行うべきでしょうか？

A. 主に *Fusobacterium necrophorum* が原因となりますが，他の菌種も関与しています。抗凝固療法の役割については議論があります。

Lemierre 症候群（内頸静脈の敗血症性血栓性静脈炎）は，Andre-Alfred Lemierre によって 1936 年に 20 人の患者のうち 18 人が死亡したケースシリーズが発表され，彼にちなんで命名された[45]。これらの感染症は主に，*Fusobacterium necrophorum* によって引き起こされる。394 人の患者を含む文献のメタアナリシスでは，内

258 第12章 頭頸部感染症

頸静脈の敗血症性血栓性静脈炎は，33.2%の症例で *F. necrophorum*，5.1%の症例で他の *Fusobacterium* 属，3.3%の症例では *Fusobacterium* 属にその他の菌が関与して引き起こされた[46]。培養は7.4%の症例で陰性であり，次に多かった菌種はメチシリン耐性黄色ブドウ球菌(methicillin-resistant *S. aureus*：MRSA)の4.1%であった。どの菌種による咽頭炎であっても，*F. necrophorum* がより移行しやすい可能性があり，このことがいくつかの複数菌感染症例の要因となりうるかもしれない。経験的抗菌薬治療は口腔内常在菌を対象とし，感性が判明した場合にはメトロニダゾールに絞られる。英国における *F. necrophorum* の臨床分離株に関する研究では，100株すべてがメトロニダゾールに感性であった[47]。

Lemierre症候群に対する抗凝固療法については議論がある。専門家のなかには，抗凝固療法は理論的に感染の播種を促進する可能性があると考える者もいる[48]。スウェーデンの全国規模のレジストリにおけるフソバクテリウム菌血症の全症例(2010〜2017年)を対象に，患者が抗凝固療法を受けたかどうかに基づくアウトカムを後ろ向き研究で調査した[49]。アウトカムには，診断後の増悪や新たな血栓症の出現，退院後の敗血症による合併症，30日死亡率，6か月後の慢性後遺症，大出血が含まれた。侵襲性フソバクテリウム感染症82例のうち，51例は内頸静脈血栓症を合併していた。患者は，来院時に血小板減少症や敗血症性肺塞栓があり，解熱までに時間がかかった場合，血栓症を起こす可能性が統計学的に高かった。これらの患者は一般的に23〜26歳で，来院前に6日間程度までの症状があった。20例が抗凝固療法を受けず，14例が予防的な抗凝固療法を受け，17例が治療量の抗凝固療法を受けた。解熱までの期間は抗凝固療法を受けなかった患者では平均6日，抗凝固療法を受けた患者では平均14〜16日であった(統計学的に有意)。抗凝固療法を受けた患者では，入院日数(10日間 vs 20日間)，集中治療室(ICU)入院の必要性(25% vs 75%)が有意に長く，膿胸をきたしやすかった。治療量の抗凝固療法を受けた患者で出血を来したのは1例のみであった。これは後ろ向き研究であるため，抗凝固療法とアウトカムに関する結論を出すことは困難であるが，病状の重い患者ほど治療的な抗凝固療法を受ける可能性が高く，来院時に病状の重い患者ほどアウトカムが悪化するリスクが高いようで

ある。

Lemierre 症候群患者 652 人を対象とした大規模な後ろ向き研究では，患者の 56％が抗凝固療法を受けていた[50]。抗凝固療法を受けた患者は，新たな血栓症や敗血症性塞栓を発症する可能性が有意に低かったが，抗凝固療法は死亡率の改善とは有意に関連していなかった。全体として患者の 4％が死亡した。診断時の頭蓋内病変は死亡率の上昇と有意に関連していた。この研究は文献の症例を含んでいるため，不均一なものであった。まれな疾患であることを考えると，前向き研究のデザインは困難であり，抗凝固療法を行うかどうかは，出血リスクと将来の血栓症や塞栓症を予防する可能性を比較して，ケースバイケースで決定されるであろう。

Q. 鼻中隔穿孔の患者がいます。これは感染性によるものでしょうか？

A. 可能性は低いですが，ありえなくはないです。

コンサルタントの喜びの 1 つは，医学的に原因を究明して患者を救うことである。たとえば，私はある患者さんの新たな鼻中隔穿孔の背景に原因となる感染症の可能性について意見を求められた。この場合の多くは，感染症は頻度の高い病因ではなさそうである。ある後ろ向き研究レビューによると，症例の 3％（74 例中 2 例）が感染によるものであった[51]。古典的には，梅毒と Hansen 病が鼻中隔穿孔の原因であった。しかし，梅毒の治療に抗菌薬が使用されるようになり，Hansen 病の有病率が低下したため，これらの原因はもはや一般的ではなくなった。海外の流行地域では，結核が鼻中隔穿孔を引き起こす[52]。*Klebsiella rhinoscleromatis* と *Klebsiella ozaenae* は，その名前が示唆するように，鼻腔穿孔と副鼻腔疾患を引き起こすことがある[53]。侵襲性真菌感染が鼻中隔穿孔と関連することはまれである[54]。症例が報告されているが，少し意外なことに，*Aspergillus* が接合菌よりも一般的な原因となるようである[55]。最後に，ヒト免疫不全ウイルス（human immunodeficiency virus：HIV）は，鼻中隔穿孔につながる炎症経過を引き起こすことが報告されており，原因不明の新たな穿孔がある患者では評価すべきである[56]。一見突拍子もないような質問が，魅力的な文献

260 第12章 頭頸部感染症

の底なし沼にはまることもあり，その結果，幅広い鑑別が必要となる。

Q. 真菌性喉頭炎と診断されました。どの菌が原因でしょうか？
A. カンジダ性が典型的ですが，他の菌種も報告されています。

耳鼻咽喉科の同僚と議論したところ，真菌性喉頭炎は喉頭鏡で見ると特殊な外観を呈するとのことである。カンジダ性喉頭炎は，免疫正常者でも発生し，嗄声が最も一般的な症状である[57]。118例の後ろ向き研究レビューでは，胃食道逆流症が47.5％の症例に関連していた[58]。治療にはフルコナゾールが55.2％で使用された。平均治療期間は16日間で，92％の患者が完全に治癒し，再発はわずか1.8％であった。55人の患者を対象とした別の後ろ向き研究シリーズでは，3週間のフルコナゾールの投与が66％の患者に有効であったが，27％はさらに6週間の投与が必要であった[57]。フルコナゾールで治療が失敗した後，治療のために手術を必要とした患者はごく一部(7％)であった。免疫正常者におけるアスペルギルス性喉頭炎は非常にまれであり，イトラコナゾールで感染症治療が成功したという症例報告が1つある[59]。

Q. 硬膜外膿瘍はどのように治療するのですか？
A. このような患者には外科的マネジメントが必要であり，特に，神経学的に正常といえない場合はなおさらである。

脊髄硬膜外膿瘍は，硬膜と椎体の間にある脊髄に隣接した硬膜外腔の感染症である。膿瘍が増大すると神経を圧迫し，最終的には神経障害をきたす。硬膜外膿瘍は，おそらく免疫不全患者，静注薬物使用者，脊椎手術症例の増加によって発生率が上昇している[60]。典型的な三徴は，発熱，背部痛，神経障害であるが，このような症状を呈する症例は全体の10〜15％にすぎず，誤診やリスクがある不可逆的な病状の進行につながる可能性がある[61]。

　1,000例以上の硬膜外膿瘍患者を対象とした研究(いずれも質の高いRCTではない)のメタアナリシスでは，黄色ブドウ球菌が最も多く(症例の63.6％)，グラム陰性菌は8.1％にすぎなかった[62]。

第 12 章　頭頸部感染症　　*261*

背部痛が最も多く（66.8％），発熱は予想より多くなかった（43.7％）。運動機能低下は 52％，便失禁・尿失禁は 27.1％であった。

　専門家は，抗 MRSA 薬（バンコマイシンなど）および第 3 世代または第 4 世代のセファロスポリン系薬による経験的治療を推奨している[63]。手術を行わない内科的マネジメントは，6〜49％の症例で失敗する（病変のサイズ，宿主因子，神経学的症状により一定しない可能性が高い）ため，神経学的障害を呈する患者には，できるだけ早く手術を考慮することが推奨される[60-62]。手術をすることで脊髄の除圧以外に，血液培養が陰性であった場合に標的抗菌薬治療のための培養検体を採取することができる。

Q. 脊髄刺激装置の感染にはどのように対処すべきでしょうか？

A. マネジメントは，表在性感染か深在性感染か，硬膜外膿瘍の有無によって異なる。

脊髄刺激装置は，硬膜外腔に信号を送るリード線を皮下に埋め込む装置である。これらのデバイスの感染症はどの程度の頻度で，一般的な診断と治療のフレームワークがあるのか？　米国を拠点とする 11 の施設から集められた症例を対象とした大規模な後ろ向き研究のシリーズでは，2,737 例の手技のうち 2.5％が感染を合併していた[64]。これらの患者の 76％が培養陽性であり，黄色ブドウ球菌が最も一般的な菌であった（診断された症例の 83％）。意外なことに，35 例の黄色ブドウ球菌のうち MRSA は 2 例のみであった。菌血症は 2 例のみ（4.8％）であり，リード先端部の培養陽性は 5 例のみ（11.9％）であり，ほとんどの症例がポケット感染であった（86％）。硬膜外膿瘍は 67 例中 3 例（4.5％）にみられたが，磁気共鳴画像法（MRI）がルーチンに行われることはまれであったため，膿瘍が見逃された可能性もある。症例の 23％はデバイスの抜去は行われずに抗菌薬で治療された。著者らによれば，これらの患者の経過はすべて良好であった。

　脊髄刺激装置感染に対して推奨されるマネジメントが示されている[65]。感染症は，表在性（手術切開部の疼痛と紅斑）と深在性（剝離，びらん，または膿疱）に分類される。背部痛と深部感染がある患者には MRI が，髄膜刺激症状がある患者には LP が推奨される。表

在性感染に対しては，蜂窩織炎や手術部位感染と同様に，7〜10日間の抗菌薬の経口治療が推奨され，深在性感染に対しては，抗菌薬の静注治療，正式な感染症コンサルトとデバイスの抜去が推奨される。「軽症の」深在性ポケット感染では，7〜10日の外用の抗菌薬治療で済むかもしれないが，ポケット感染と硬膜外膿瘍，骨髄炎/椎間板炎，髄膜炎を併発するような複雑性感染症では，追加治療が必要である。

　まとめると，これらの感染症に関連する最も一般的な病原体は黄色ブドウ球菌である。感染の重症度を判断し，デバイス自体が関与しているかどうかを見極めることが重要である。深部感染に対しては，症状に応じて神経系画像検査の追加(±LP)だけでなく，デバイスの抜去が推奨される。抗菌薬治療の期間は，別の転移性感染(硬膜外膿瘍，化膿性脊椎炎，髄膜炎)の有無によって異なる。

参考文献

1. Hussein AS, Shafran SD. Acute bacterial meningitis in adults. A 12-year review. Medicine (Madr). 2000;79:360–8. https://doi.org/10.1097/00005792-200011000-00002.

2. Miner JR, Heegaard W, Mapes A, Biros M. Presentation, time to antibiotics, and mortality of patients with bacterial meningitis at an urban county medical center. J Emerg Med. 2001;21:387–92. https://doi.org/10.1016/s0736-4679(01)00407-3.

3. Hasbun R, Rosenthal N, Balada-Llasat JM, Chung J, Duff S, Bozzette S, Zimmer L, Ginocchio CC. Epidemiology of meningitis and encephalitis in the United States, 2011-2014. Clin Infect Dis. 2017;65:359–63. https://doi.org/10.1093/cid/cix319.

4. Hsu HE, Shutt KA, Moore MR, Beall BW, Bennett NM, Craig AS, Farley MM, Jorgensen JH, Lexau CA, Petit S, Reingold A, Schaffner W, Thomas A, Whitney CG, Harrison LH. Effect of pneumococcal conjugate vaccine on pneumococcal meningitis. N Engl J Med. 2009;360:244–56. https://doi.org/10.1056/NEJMoa0800836.

5. van de Beek D, de Gans J, Spanjaard L, Weisfelt M, Reitsma JB, Vermeulen M. Clinical features and prognostic factors in adults with bacterial meningitis. N Engl J Med. 2004;351:1849–59. https://doi.org/10.1056/NEJMoa040845.

6. Attia J, Hatala R, Cook DJ, Wong JG. The rational clinical examination. Does this adult patient have acute meningitis? JAMA. 1999;282:175–81. https://doi.org/10.1001/jama.282.2.175.

7. Akaishi T, Kobayashi J, Abe M, Ishizawa K, Nakashima I, Aoki M, Ishii T. Sensitivity and specificity of meningeal signs in patients with meningitis. J Gen Fam Med. 2019;20:193–8. https://doi.org/10.1002/jgf2.268.

8. Bicanic T, Brouwer AE, Meintjes G, Rebe K, Limmathurotsakul D, Chierakul W, Teparrakkul P, Loyse A, White NJ, Wood R, Jaffar S, Harrison T. Relationship of cerebrospinal fluid pressure, fungal burden and outcome in patients with cryptococcal meningitis undergoing serial lumbar punctures. AIDS. 2009;23:701–6. https://doi.org/10.1097/QAD.0b013e32832605fe.

9. Engelborghs S, Niemantsverdriet E, Struyfs H, Blennow K, Brouns R, Comabella M, Dujmovic I, van der Flier W, Frölich L, Galimberti D, Gnanapavan S, Hemmer B, Hoff E, Hort J, Iacobaeus E, Ingelsson M, Jan de Jong F, Jonsson M, Khalil M, Kuhle J, Lleó A, de Mendonça A, Molinuevo JL, Nagels G, Paquet C, Parnetti L, Roks G, Rosa-Neto P, Scheltens P, Skårsgard C, Stomrud E, Tumani H, Visser PJ, Wallin A, Winblad B, Zetterberg H, Duits F, Teunissen CE. Consensus guidelines for lumbar puncture in patients with neurological diseases. Alzheimer's Dementia Diagn Assessment Dis Monit. 2017;8:111–26. https://doi.org/10.1016/j.dadm.2017.04.007.

10. Portuguese AJ, Rothberg A, Gorgone M, Strawderman M, Jacob C. Safety of bedside lumbar puncture in adult patients with thrombocytopenia. Ann Hematol. 2020;99:1755–62. https://doi.org/10.1007/s00277-020-04148-6.

11. Michael B, Menezes BF, Cunniffe J, Miller A, Kneen R, Francis G, Beeching NJ, Solomon T. Effect of delayed lumbar punctures on the diagnosis of acute bacterial meningitis in adults. Emerg Med J. 2010;27:433–8. https://doi.org/10.1136/emj.2009.075598.

12. Tunkel AR, Hartman BJ, Kaplan SL, Kaufman BA, Roos KL, Scheld WM, Whitley RJ. Practice guidelines for the management of bacterial meningitis. Clin Infect Dis. 2004;39:1267–84. https://doi.org/10.1086/425368.

13. Salazar L, Hasbun R. Cranial imaging before lumbar puncture in adults with community-acquired meningitis: clinical utility and adherence to the Infectious Diseases Society of America guidelines. Clin Infect Dis. 2017;64:1657–62. https://doi.org/10.1093/cid/cix240.

14. Costerus JM, Brouwer MC, Sprengers MES, Roosendaal SD, van der Ende A, van de Beek D. Cranial computed tomography, lumbar puncture, and clinical deterioration in bacterial meningitis: a nationwide cohort study. Clin Infect Dis. 2018;67:920–6. https://doi.org/10.1093/cid/ciy200.

15. Glimåker M, Johansson B, Grindborg Ö, Bottai M, Lindquist L, Sjölin J. Adult bacterial meningitis: earlier treatment and improved outcome following guideline revision promoting prompt lumbar puncture. Clin Infect Dis. 2015;60:1162–9. https://doi.org/10.1093/cid/civ011.

16. Sakushima K, Hayashino Y, Kawaguchi T, Jackson JL, Fukuhara S. Diagnostic accuracy of cerebrospinal fluid lactate for differentiating bacterial meningitis from aseptic meningitis: a meta-analysis. Centre Reviews Dissemination (UK). 2011;62:255.

17. Banik A, Chatterjee S, Chakraborty M. Role of cerebrospinal fluid lactate dehydrogenase and creatine phosphokinase in the differential diagnosis of bacterial, viral, and tubercular meningitis. Int J Med Sci Public Health. 2018;7:864. https://doi.org/10.5455/ijmsph.2018.0721124072018.

18. Nayak BS, Bhat R. Cerebrospinal fluid lactate dehydrogenase and glutamine in meningitis. Indian J Physiol Pharmacol. 2005;49:108–10.

19. Tansarli GS, Chapin KC. Diagnostic test accuracy of the BioFire® FilmArray® meningitis/encephalitis panel: a systematic review and meta-analysis. Clin Microbiol Infect. 2020;26:281–90. https://doi.org/10.1016/j.cmi.2019.11.016.

20. Wilson MR, Sample HA, Zorn KC, Arevalo S, Yu G, Neuhaus J, Federman S, Stryke D, Briggs B, Langelier C, Berger A, Douglas V, Josephson SA, Chow FC, Fulton BD, DeRisi JL, Gelfand JM, Naccache SN, Bender J, Dien Bard J, Murkey J, Carlson M, Vespa PM, Vijayan T, Allyn PR, Campeau S, Humphries RM, Klausner JD, Ganzon CD, Memar F, Ocampo NA, Zimmermann LL, Cohen SH, Polage CR, DeBiasi RL, Haller B, Dallas R, Maron G, Hayden R, Messacar K, Dominguez SR, Miller S, Chiu CY. Clinical metagenomic sequencing for di-

agnosis of meningitis and encephalitis. N Engl J Med. 2019;380:2327–40. https://doi.
org/10.1056/NEJMoa1803396.

21. Tunkel AR, Hasbun R, Bhimraj A, Byers K, Kaplan SL, Scheld WM, van de Beek D, Bleck TP, Garton HJL, Zunt JR. 2017 Infectious Diseases Society of America's clinical practice guidelines for healthcare-associated ventriculitis and meningitis*. Clin Infect Dis. 2017;64:e34–65. https://doi.org/10.1093/cid/ciw861.

22. Rayanakorn A, Ser H-L, Pusparajah P, Chan K-G, Goh BH, Khan TM, Saokaew S, Lee SWH, Lee L-H. Comparative efficacy of antibiotic(s) alone or in combination of corticosteroids in adults with acute bacterial meningitis: a systematic review and network meta-analysis. PLoS One. 2020;15:e0232947. https://doi.org/10.1371/journal.pone.0232947.

23. Brouwer MC, McIntyre P, Prasad K, van de Beek D. Corticosteroids for acute bacterial meningitis. Cochrane Database Syst Rev. 2015;2015:CD004405. https://doi.org/10.1002/14651858. CD004405.pub5.

24. Grill MF, Maganti R. Cephalosporin-induced neurotoxicity: clinical manifestations, potential pathogenic mechanisms, and the role of electroencephalographic monitoring. Ann Pharmacother. 2008;42:1843–50. https://doi.org/10.1345/aph.1L307.

25. Sugimoto M, Fukami S, Kayakiri H, Yamazaki S, Matsuoka N, Uchida I, Mashimo T. The beta-lactam antibiotics, penicillin-G and cefoselis have different mechanisms and sites of action at GABA(A) receptors. Br J Pharmacol. 2002;135:427–32. https://doi.org/10.1038/sj. bjp.0704496.

26. Appa AA, Jain R, Rakita RM, Hakimian S, Pottinger PS. Characterizing cefepime neurotoxicity: a systematic review. Open Forum Infect Dis. 2017;4:ofx170. https://doi.org/10.1093/ofid/ ofx170.

27. Sugimoto M, Uchida I, Mashimo T, Yamazaki S, Hatano K, Ikeda F, Mochizuki Y, Terai T, Matsuoka N. Evidence for the involvement of GABA(A) receptor blockade in convulsions induced by cephalosporins. Neuropharmacology. 2003;45:304–14 https://doi.org/10.1016/ s0028-3908(03)00188-6.

28. Roberts JA, Webb SAR, Lipman J. Cefepime versus ceftazidime: considerations for empirical use in critically ill patients. Int J Antimicrob Agents. 2007;29:117–28. https://doi.org/10.1016/ j.ijantimicag.2006.08.031.

29. Barrie D, Wilson JA, Hoffman PN, Kramer JM. Bacillus cereus meningitis in two neurosurgical patients: an investigation into the source of the organism. J Infect. 1992;25:291–7. https:// doi.org/10.1016/0163-4453(92)91579-z.

30. Young RF, Yoshimori RN, Murray DL, Chou PJ. Postoperative neurosurgical infections due to bacillus species. Surg Neurol. 1982;18:271–3. https://doi.org/10.1016/0090-3019(82)90343-3.

31. Rhee C, Klompas M, Tamburini FB, Fremin BJ, Chea N, Epstein L, Halpin AL, Guh A, Gallen R, Coulliette A, Gee J, Hsieh C, Desjardins CA, Pedamullu CS, DeAngelo DJ, Manzo VE, Folkerth RD, Milner DA Jr, Pecora N, Osborne M, Chalifoux-Judge D, Bhatt AS, Yokoe DS. Epidemiologic investigation of a cluster of neuroinvasive Bacillus cereus infections in 5 patients with acute myelogenous leukemia. Open Forum Infect Dis. 2015;2:ofv096. https://doi. org/10.1093/ofid/ofv096.

32. Koizumi Y, Okuno T, Minamiguchi H, Hodohara K, Mikamo H, Andoh A. Survival of a case of Bacillus cereus meningitis with brain abscess presenting as immune reconstitution syndrome after febrile neutropenia—a case report and literature review. BMC Infect Dis. 2020;20:15. https://doi.org/10.1186/s12879-019-4753-1.

33. Luna VA, King DS, Gulledge J, Cannons AC, Amuso PT, Cattani J. Susceptibility of Bacillus anthracis, Bacillus cereus, Bacillus mycoides, Bacillus pseudomycoides and Bacillus thuringiensis to 24 antimicrobials using Sensititre automated microbroth dilution and Etest agar gradient diffusion methods. J Antimicrob Chemother. 2007;60:555–67. https://doi.org/10.1093/jac/dkm213.

34. Ikeda M, Yagihara Y, Tatsuno K, Okazaki M, Okugawa S, Moriya K. Clinical characteristics and antimicrobial susceptibility of Bacillus cereus blood stream infections. Ann Clin Microbiol Antimicrob. 2015;14:43. https://doi.org/10.1186/s12941-015-0104-2.

35. Kiyomizu K, Yagi T, Yoshida H, Minami R, Tanimura A, Karasuno T, Hiraoka A. Fulminant septicemia of Bacillus cereus resistant to carbapenem in a patient with biphenotypic acute leukemia. J Infect Chemother. 2008;14:361–7. https://doi.org/10.1007/s10156-008-0627-y.

36. Katsuya H, Takata T, Ishikawa T, Sasaki H, Ishitsuka K, Takamatsu Y, Tamura K. A patient with acute myeloid leukemia who developed fatal pneumonia caused by carbapenem-resistant Bacillus cereus. J Infect Chemother. 2009;15:39–41. https://doi.org/10.1007/s10156-008-0654-8.

37. Glikson E, Sagiv D, Wolf M, Shapira Y. Necrotizing otitis externa: diagnosis, treatment, and outcome in a case series. Diagn Microbiol Infect Dis. 2017;87:74–8. https://doi.org/10.1016/j.diagmicrobio.2016.10.017.

38. Byun YJ, Patel J, Nguyen SA, Lambert PR. Necrotizing otitis externa: a systematic review and analysis of changing trends. Otol Neurotol. 2020;41:1004–11. https://doi.org/10.1097/MAO.0000000000002723.

39. Auinger AB, Arnoldner C. Current management of skull base osteomyelitis. Curr Opin Otolaryngol Head Neck Surg. 2021;29:342–8. https://doi.org/10.1097/MOO.0000000000000745.

40. Blyth CC, Gomes L, Sorrell TC, da Cruz M, Sud A, Chen SC-A. Skull-base osteomyelitis: fungal vs. bacterial infection. Clin Microbiol Infect. 2011;17:306–11. https://doi.org/10.1111/j.1469-0691.2010.03231.x.

41. Chan LL, Singh S, Jones D, Diaz EM, Ginsberg LE. Imaging of mucormycosis skull base osteomyelitis. AJNR Am J Neuroradiol. 2000;21:828–31.

42. Fenberg RB, Sylvester MJ, Davidson S, McKean EL, VanKoevering KK. Central Skull base osteomyelitis: a case series from a tertiary care center over 5 years. Ann Otol Rhinol Laryngol. 2023:34894221147806. https://doi.org/10.1177/00034894221147806.

43. Chawdhary G, Pankhania M, Douglas S, Bottrill I. Current management of necrotising otitis externa in the UK: survey of 221 UK otolaryngologists. Acta Otolaryngol. 2017;137:818–22. https://doi.org/10.1080/00016489.2017.1295468.

44. Li H-K, Rombach I, Zambellas R, Walker AS, McNally MA, Atkins BL, Lipsky BA, Hughes HC, Bose D, Kümin M, Scarborough C, Matthews PC, Brent AJ, Lomas J, Gundle R, Rogers M, Taylor A, Angus B, Byren I, Berendt AR, Warren S, Fitzgerald FE, Mack DJF, Hopkins S, Folb J, Reynolds HE, Moore E, Marshall J, Jenkins N, Moran CE, Woodhouse AF, Stafford S, Seaton RA, Vallance C, Hemsley CJ, Bisnauthsing K, Sandoe JAT, Aggarwal I, Ellis SC, Bunn DJ, Sutherland RK, Barlow G, Cooper C, Geue C, McMeekin N, Briggs AH, Sendi P, Khatamzas E, Wangrangsimakul T, Wong THN, Barrett LK, Alvand A, Old CF, Bostock J, Paul J, Cooke G, Thwaites GE, Bejon P, Scarborough M, Trial Collaborators OVIVA. Oral versus intravenous antibiotics for bone and joint infection. N Engl J Med. 2019;380:425–36. https://doi.org/10.1056/NEJMoa1710926.

45. Lemierre A. On certain septicaemias due to anaerobic organisms. Lancet. 1936;227:701–3.

https://doi.org/10.1016/S0140-6736(00)57035-4.

46. Gore MR. Lemierre syndrome: a meta-analysis. Int Arch Otorhinolaryngol. 2020;24:e379–85. https://doi.org/10.1055/s-0039-3402433.

47. Brazier JS, Hall V, Yusuf E, Duerden BI. Fusobacterium necrophorum infections in England and Wales 1990-2000. J Med Microbiol. 2002;51:269–72. https://doi.org/10.1099/0022-1317-51-3-269.

48. Karkos PD, Asrani S, Karkos CD, Leong SC, Theochari EG, Alexopoulou TD, Assimakopoulos AD. Lemierre's syndrome: a systematic review. Laryngoscope. 2009;119:1552–9. https://doi.org/10.1002/lary.20542.

49. Nygren D, Elf J, Torisson G, Holm K. Jugular vein thrombosis and anticoagulation therapy in Lemierre's syndrome-a post hoc observational and population-based study of 82 patients. Open Forum Infect Dis. 2021;8:ofaa585. https://doi.org/10.1093/ofid/ofaa585.

50. Valerio L, Zane F, Sacco C, Granziera S, Nicoletti T, Russo M, Corsi G, Holm K, Hotz M-A, Righini C, Karkos PD, Mahmoudpour SH, Kucher N, Verhamme P, Di Nisio M, Centor RM, Konstantinides SV, Pecci A, Barco S. Patients with Lemierre syndrome have a high risk of new thromboembolic complications, clinical sequelae and death: an analysis of 712 cases. J Intern Med. 2021;289:325–39. https://doi.org/10.1111/joim.13114.

51. Diamantopoulos II, Jones NS. The investigation of nasal septal perforations and ulcers. J Laryngol Otol. 2001;115:541–4. https://doi.org/10.1258/0022215011908441.

52. Kim YM, Kim AY, Park YH, Kim DH, Rha K-S. Eight cases of nasal tuberculosis. Otolaryngol Head Neck Surg. 2007;137:500–4. https://doi.org/10.1016/j.otohns.2007.04.009.

53. Botelho-Nevers E, Gouriet F, Lepidi H, Couvret A, Amphoux B, Dessi P, Raoult D. Chronic nasal infection caused by Klebsiella rhinoscleromatis or Klebsiella ozaenae: two forgotten infectious diseases. Int J Infect Dis. 2007;11:423–9. https://doi.org/10.1016/j.ijid.2006.10.005.

54. Lee JH, Jeong HM. Fungal sinusitis with a nasal septal perforation. Ear Nose Throat J. 2013;92:E24–5. https://doi.org/10.1177/014556131309200124.

55. Gupta KL, Radotra BD, Sakhuja V, Banerjee AK, Chugh KS. Mucormycosis in patients with renal failure. Ren Fail. 1989;11:195–9. https://doi.org/10.3109/08860228909054931.

56. Rejali SD, Simo R, Saeed AM, de Carpentier J. Acquired immune deficiency syndrome (AIDS) presenting as a nasal septal perforation. Rhinology. 1999;37:93–5.

57. Nerurkar NK, Agrawal D, Krishnan R. A four year retrospective study of the pattern of fungal laryngitis in a tertiary voice care Centre. Indian J Otolaryngol Head Neck Surg. 2022;74:463–8. https://doi.org/10.1007/s12070-021-02832-1.

58. Valente P, Ferreira J, Pinto I, Medeiros N, Oliveira P, Castro E, Condé A. Management of laryngeal candidiasis: an evidence-based approach for the otorhinolaryngologist. Eur Arch Otorhinolaryngol. 2020;277:1267–72. https://doi.org/10.1007/s00405-020-05865-4.

59. Subramanya SH, Jillwin J, Rudramurthy SM, Rijal KC, Nayak N, Chakrabarti A, Ghosh A. Primary invasive laryngeal mycosis in an immunocompetent patient: a case report and clinico-epidemiological update. BMC Infect Dis. 2018;18:323. https://doi.org/10.1186/s12879-018-3219-1.

60. Schwab JH, Shah AA. Spinal epidural abscess: diagnosis, management, and outcomes. J Am Acad Orthop Surg. 2020;28:e929–38. https://doi.org/10.5435/JAAOS-D-19-00685.

61. Alerhand S, Wood S, Long B, Koyfman A. The time-sensitive challenge of diagnosing spinal epidural abscess in the emergency department. Intern Emerg Med. 2017;12:1179–83. https://doi.org/10.1007/s11739-017-1718-5.

62. Arko L, Quach E, Nguyen V, Chang D, Sukul V, Kim B-S. Medical and surgical management of spinal epidural abscess: a systematic review. Neurosurg Focus. 2014;37:E4. https://doi.org/10.3171/2014.6.FOCUS14127.

63. Darouiche RO. Spinal epidural abscess. N Engl J Med. 2006;355:2012–20. https://doi.org/10.1056/NEJMra055111.

64. Hoelzer BC, Bendel MA, Deer TR, Eldrige JS, Walega DR, Wang Z, Costandi S, Azer G, Qu W, Falowski SM, Neuman SA, Moeschler SM, Wassef C, Kim C, Niazi T, Saifullah T, Yee B, Kim C, Oryhan CL, Rosenow JM, Warren DT, Lerman I, Mora R, Hayek SM, Hanes M, Simopoulos T, Sharma S, Gilligan C, Grace W, Ade T, Mekhail NA, Hunter JP, Choi D, Choi DY. Spinal cord stimulator implant infection rates and risk factors: a multicenter retrospective study. Neuromodulation. 2017;20:558–62. https://doi.org/10.1111/ner.12609.

65. Esquer Garrigos Z, Farid S, Bendel MA, Sohail MR. Spinal cord stimulator infection: approach to diagnosis, management, and prevention. Clin Infect Dis. 2020;70:2727–35. https://doi.org/10.1093/cid/ciz994.

第13章 筋骨格系感染症

要旨

骨や関節の感染症の診断とマネジメントは，感染症コンサルトでよく聞かれる質問である。整形外科に特化した感染症診療を提供する部署が増えつつあり，フェローシップ・プログラムのなかには，この分野の研修を1年追加するものさえある。骨の感染が進行すると，壊死部分が形成され，マネジメントやソースコントロールが困難となる。感染したデバイスは，筋骨格系の感染症医にとってさらなる課題である。微生物は急速に異物上にバイオフィルムを形成し，宿主の免疫や抗菌薬治療からも身を守るようになる。デバイスを除去すること自体が患者に深刻なリスクをもたらす可能性があるため，意思決定は非常に難しいものである。感染症医の多くの側面と同様に，筋骨格系感染症患者には，感染症科，外科，筋骨格系に関する放射線科，病理診断科の集学的アプローチが有効であることが多い。

本章ではまず，経口抗菌薬が治療に使用できる時期，整形外科手術ではどのような抗菌薬の予防投与を行うべきか，整形外科感染症におけるリファンピシンの役割など，整形外科感染症に広く当てはまる疑問について検討する。続いて，腱から人工関節周囲感染まで，特定のタイプの筋骨格系感染症について説明する。

270 第 13 章 筋骨格系感染症

Q. 骨髄炎は抗菌薬の内服で治療できますか？
A. はい。骨髄炎の内服治療を支持するデータがあります。

何十年もの間，骨髄炎患者には少なくとも 6 週間の抗菌薬静脈内
投与(静注)治療を行うのがドグマであった。OVIVA は英国で実施
された無作為化比較試験(randomized controlled trial：RCT)で，
骨・関節感染症患者 1,000 人が登録された[1]。患者は手術後，6 週
間の抗菌薬静注治療群と，7 日以内に静注治療から経口治療に移行
し，合計 6 週間のコースを完了する群に無作為に割り付けられた。
主要評価項目は，1 年以内の治療失敗とし，排膿がある瘻孔形成，
以前と同じ細菌による再感染，またはその後の手術や生検で組織学
的に炎症がみられた場合と定義した。患者の年齢中央値は 60〜61
歳で，患者の約 4 分の 1 が整形外科的デバイスを装着していた。
黄色ブドウ球菌(*Stapylococcus aureus*)が 38 ％を占め，次いで，
コアグラーゼ陰性ブドウ球菌が 27 ％であった。グラム陰性桿菌で
は緑膿菌(*Pseudomonas aeruginosa*)が 5 ％と最も多かった。治療
失敗は静注治療群で 15 ％，経口治療群で 13 ％にみられた(有意差
なし)。重篤な有害事象(28 ％ vs 26 ％，有意差なし)，*Clostridioi-
des difficile* 感染(静注治療群 1.7 ％，経口治療群 1.0 ％，有意差な
し)も同程度であった。この研究の補足資料には，メチシリン耐性
黄色ブドウ球菌(methicillin-resistant *Staphylococcus aureus*：
MRSA)の比率など，有用な情報が多数含まれている。黄色ブドウ
球菌の 10 ％のみが MRSA であった(1,000 人の患者を対象とした
この研究では n = 19)。静注治療は主にグリコペプチド系薬(41 ％)，
次いで，セファロスポリン系薬(33 ％)であった。経口治療はより
多様であったが，主にキノロン系薬(37 ％)，次いでペニシリン系
薬(16 ％)であり，リファンピシンを含む治療レジメンが多かった。
リファンピシンの使用頻度は，経口治療では 55.7 ％ vs 40.9 ％で
あった●1。

OVIVA が発表されて以来，RCT の設定以外でこれらの原則がど
のように適用されるかを評価する「リアル・ワールド」の研究がいく
つか行われている。ロンドンの単施設を対象とした研究では，骨・
関節感染症患者を可能な限り経口治療に移行させることを支援する
ための診療変更が実施された[2]。この変更の 12 か月前(n = 145)

と12か月後($n = 183$)の患者のアウトカムが調査された。実施後の群では，入院期間と費用が有意に短縮され，1年後の治療失敗の数が多かったが，これは統計学的に有意ではなかった（18.6% vs 13.6%，$p = 0.154$）。ミネソタ州の単施設で行われた化膿性脊椎炎患者の後ろ向き研究では，139例中2例が早期に（2週間以内に）経口治療に切り替わった[3]。これらの患者はいずれもアウトカムは良好であった。従来の静注治療を受けた他の137例では，再発が5例（3.6%），失敗が8例（5.8%）であった。著者らは次に，（デバイスなしの）化膿性脊椎炎に対する経口治療と静注治療を比較するために文献のメタアナリシスを行ったが，早期から経口治療に移行した群と静注治療群の間に有意差はみられなかった。ただし，研究の多くはバイアスのリスクが高く，強力な推奨にはより質の高いデータが必要であることが指摘されている。

ソースコントロールが良好で，消化管吸収に問題がなく，手術後の創傷治癒が確認された患者では，経口治療への移行はよい選択肢となる。

Q. 患者がペニシリンアレルギーの場合，整形外科手術の際にどの予防的抗菌薬を投与すべきでしょうか？

A. セファゾリンは使用できる可能性が高く，より良好な手術成績と関連しています。

抗菌薬アレルギーの報告は一般的であり，感染症の予防と治療の両方のマネジメントを変える可能性がある。サンディエゴの40万人の患者を対象とした後ろ向き研究のデータベースレビューでは，

●1 ― Dr. 渋江のコメント● 来院時または過去1か月以内の感染性心内膜炎や黄色ブドウ球菌による菌血症，敗血症性ショックなどの患者は除外されています。経口抗菌薬は，感受性，耐性出現のリスク，バイオアベイラビリティ，組織浸透性，副作用，併存疾患，薬物相互作用などの因子を考慮した感染症専門医の経験に基づいて選択されており，キノロン系薬はシプロフロキサシンが多く，ペニシリン系薬の詳細は不明であった点などは注意が必要と思います。また，この研究のフォローアップ期間は1年間であり，その後の再燃の可能性に関しては考慮されるという指摘はあります。

11％が抗菌薬アレルギーを報告している[4]。自己申告によるアレルギーの発生率ではあるが、これらが真の禁忌であるかどうかは明らかではない。たとえば、ペニシリンアレルギーを自己申告した患者を対象に、抗菌薬使用支援を向上させるためにさまざまなツールでスクリーニングを行った研究では、その後に皮膚テストを受けた患者($n = 43$)でペニシリンに対するアレルギーがあった患者はいなかった[5]。

整形外科手術の予防的抗菌薬として、切開の30〜60分前にセファゾリンまたはその他の第1／第2世代セファロスポリン系薬を投与することが推奨されている[6]。患者にアレルギーの報告がある場合は、バンコマイシンまたはクリンダマイシンを代替薬とする。大規模な後ろ向き研究のデータベースによると、第2選択の抗菌薬による予防は感染による合併症のリスク増加と関連していることが示唆されている[7,8]。したがって、他の選択肢よりもセファゾリンを優先したいところである。

ある研究グループは、β-ラクタムアレルギーの報告がある場合に患者がセファゾリンを投与できるかどうかを決定するために、術前のセッティングで麻酔科医と薬剤師が使用する調査スクリーニングツールを開発した[9]。これには、患者がβ-ラクタム系薬に対する反応を報告した場合、その反応が重度でなく、セファゾリンによるものでない場合には、他のβ-ラクタム系薬と比較して比較的特異な側鎖をもつセファゾリンの投与を許可するというアルゴリズムが含まれていた●2。これは分割時系列解析研究であり、主要アウトカム(β-ラクタムアレルギーが報告された患者におけるセファゾリンの使用)は介入前と介入後に測定された(合計745例)。副次的アウトカムには、治療を要するアレルギー反応が含まれた。介入前、β-ラクタムアレルギーを報告した患者の40％がセファゾリンを投与され、介入後、β-ラクタムアレルギーを報告した患者の80％以上がセファゾリンを投与された(統計学的に有意差あり)。介入後に

●2 ― Dr. 渋江のコメント● セファゾリンは他のβ-ラクタム系薬と同一のR1側鎖をもたない特異的な構造のため、他のβ-ラクタム系薬との交差アレルギーが少ないと考えられています。一方、セフォタキシム、セフトリアキソン、セフェピムなど、同一のR1側鎖構造を有するものは、交差アレルギーの可能性が高くなります。

2件のアレルギー反応が報告されたが，介入前にはなかった。これらはいずれもセファゾリンではなく，手術中に使用された造影剤に起因するものであったが，どのように判断されたかは不明である。

同様に，意思決定のアルゴリズムを用いることで，β-ラクタムアレルギーを有する患者におけるセファロスポリンの安全な使用が増加することを実証したものもある[5]。アレルギーが報告されている患者において，最適な抗菌薬予防投与を行うことで手術部位感染を減少させる他の選択肢として，術前のアレルギー専門医による外来での評価がある。さまざまな薬剤の安全性を判断するために，皮膚テストなどの処置を行うこともある。時に，感染症医ができる最も効果的な介入は，感染症が発生する前に予防するように手助けすることである。もし，医療システム上，自己申告によるアレルギー報告の状況下で，周術期予防のセファロスポリン系薬投与の可否を明確にするシステムがないのであれば，これは患者の健康に重大な影響を及ぼす介入すべき領域となりうる。

Q. 骨・関節感染症にリファンピシンを使用するのはどのような場合ですか？

A. リファンピシンは，ブドウ球菌によるデバイス感染症の治療に役立つかもしれません。

1980年代のウサギの研究から始まり，リファンピシンは骨髄炎におけるバイオフィルムに対する戦略として他の抗菌薬と併用されてきた[10]。in vitro および動物実験では，リファンピシンがブドウ球菌のバイオフィルムに対して有効であることが示唆され，これは，他の抗菌薬治療を制限する要因となりうる[11]。しかし，耐性が急速に発現するため，単剤療法としては使用しづらい。リファンピシンはまた，一般的な薬剤との重大な薬物相互作用がある[12]。このような制限があるにもかかわらず，リファンピシンは他の抗菌薬と併用することで，特に，デバイスに関連した整形外科感染症に効果を上げている。

スイスの2施設で行われた RCT では，ブドウ球菌によるインプラント感染症患者が，シプロフロキサシンとプラセボ($n = 12$)またはシプロフロキサシンとリファンピシン($n = 12$)のいずれかを

投与する群に無作為に割り付けられた。当初の33人の患者のうち9人が試験から脱落した[13]。3〜6か月のリファンピシン治療を受けた12人の患者はすべて，2年後の追跡調査で治癒していたのに対し，リファンピシンを投与しなかった群では7人しか治癒していなかった($p = 0.02$)。整形外科感染症への抗菌薬選択に関するメタアナリシスでは，シプロフロキサシンとリファンピシンの併用療法を支持する傾向がみられたが，これは統計学的に有意ではなかった[14]。デバイス感染に特化したものではないが，OVIVA試験の患者の27％以上が少なくとも6週間リファンピシンを投与されており，経口移行群でより多く使用されていた[1]。リファンピシンを投与した人工関節周囲感染症(periprosthetic joint infection：PJI)患者407人と，リファンピシンを投与しなかった患者262人を比較した大規模多施設後ろ向き研究では，リファンピシンを投与した患者では失敗が有意に少なかった(32.2％ vs 54.2％，$p < 0.001$)[15]。リファンピシンで治療した患者は，手術後5日以内にリファンピシンを開始した場合に失敗する可能性が高く，これは，菌量が多い場合に耐性が発現する可能性が高くなるためと考えられる。

　現在のガイドラインでは，ブドウ球菌によるPJIに対するリファンピシンの併用療法は推奨されており，特に，デバイス温存や一期的再置換術に対しては推奨されている[16]。(慢性期の)再発抑制目的にリファンピシン併用療法を行うことは推奨されていない。

Q. リファンピシンに多くの薬物相互作用があるのなら，同じような有効性をもちながら，より安全な性質の代替薬はあるのでしょうか？

A. まさに活発に研究されている分野です。

リファンピシンの併用療法がブドウ球菌によるデバイス感染症に有用という妥当なデータはある。しかし，リファンピシンには多くの薬物相互作用があり，その使用を難しくしている。リファブチンやリファペンチンなど，薬物相互作用の少ない他のリファマイシン系薬の使用に関するデータはそれほど多くない。非臨床研究では，脛骨デバイスのMRSA感染症モデルとして，ラットにバンコマイシ

ンとリファマイシン系薬(リファンピシン，リファブチン，リファペンチンのいずれか)を投与した[17]。その他の対照には，無治療とバンコマイシン単剤療法があった。併用群は，無治療およびバンコマイシン単剤療法よりも優れていた。興味深いことに，リファブチンが *Acinetobacter baumannii* に対して，異なる *in vitro* 条件下およびマウス感染モデルで非常に有効であることを示唆するデータもある[18]。

　臨床データに関しては，ボルチモアの病院において，バイオフィルム関連のブドウ球菌感染症患者 10 人を対象に，主たる抗菌薬と併用してリファブチンを投与したケースシリーズが報告されている[19]。全例が手術を受けたが，ほとんどの症例はデバイス温存か一期的再置換術であった。全例が，薬物相互作用(最も一般的なのは抗凝固療法)によるリファンピシン治療の主要な禁忌を有していた。6 か月〜2 年の経過観察で，感染再発や再燃がみられた患者はいなかったが，1 例は患肢の切断が必要であった。リファブチンで治療された患者に副作用はみられなかった，と報告されている。

　言い訳をしておくと，これは私が臨床において関心のある分野であるため，研究の解釈に偏りがあるかもしれない。私たちは，デバイス関連のブドウ球菌感染症に罹患し，リファブチンの併用療法を受けた 7 人の患者を後ろ向き研究で検討した[12]。精神科治療薬との薬物相互作用の可能性を考慮して，リファブチンがリファンピシンよりも多く選択された。2 人の患者で臨床的に感染の再発がみられたが，再手術時に培養が陽性となったのは 1 人だけであった。2 人の患者は副作用(1 人は白血球減少とクレアチニン上昇，もう 1 人は嘔気)のためリファブチンの一時中断を要したが，2 人ともリファブチンを再開することができ，その後，忍容性は良好であった。私たちは，デバイス関連感染症でリファンピシンを温存し，その代わりとなるリファマイシンを用いた前向きデータを待ち望んでいる。

276　**第13章　筋骨格系感染症**

Q. 発熱と胸鎖関節の圧痛がある患者がいますが，敗血症性関節炎でしょうか？

A. はい。化膿性胸鎖関節炎は，特に，静注薬物使用者に起こることがあります。

　　化膿性胸鎖関節炎(sternoclavicular septic arthritis：SCSA)は，一般の集団では化膿性関節炎の1％を占めるが，静注薬物使用者では17％を占める[20]。170例の後ろ向き研究レビューでは，SCSA患者の62％に菌血症，56％に骨髄炎，5％に両側胸鎖関節病変がみられ，死亡率は4％であった[20]。同じシリーズでは，黄色ブドウ球菌と緑膿菌がそれぞれ，49％，10％と最も多く，*Brucella* も7％と意外に多かった。静注薬物の使用に加えて，SCSAのリスク因子には，糖尿病，関節リウマチ，鎖骨下中心静脈ラインなどがある[21]。治療には，手術の有無にかかわらず，培養結果に基づいた抗菌薬を4〜6週間投与する[22]。外科的治療の遅れがアウトカムを悪化させるという，小規模なケースシリーズにおける限定的な後ろ向き研究のエビデンスがある[23]。

Q. 最近胸部の手術をした後に発熱した患者がいます。どのような人に胸骨炎のリスクがありますか？

A. リスク因子には，再手術，糖尿病，喫煙などがあります。

　　胸骨炎は，冠動脈バイパス術(coronary artery bypass graft surgery：CABG)後の患者に起こりうる恐ろしい合併症である。単施設で2年間にわたって1,368人のCABG患者を対象とした大規模な後ろ向き研究では，胸骨炎は患者の1.7％に発生した[24]。死亡率は高く，3分の1弱が死亡した。CABG後に胸骨炎を発症するリスク因子としては，出血による再手術，術後3日以上の人工呼吸管理，糖尿病，能動喫煙などが挙げられた。CABGに使用された血管の数は胸骨炎の発症リスクとは相関しなかった。興味深いことに，特定のレジデントによる手術は，多変量モデルにおいても胸骨炎と高い相関を示した。後ろ向き研究の解析が終了した後に検査を行うことはできなかったが，問題となったレジデントが特に病原性の強い黄色ブドウ球菌の保菌者であった可能性が推測された。

第13章　筋骨格系感染症　*277*

　スウェーデンの単施設で行われた別の後ろ向き研究では，CABG
または弁手術後に深部胸骨創感染を起こした患者についても，リス
ク因子の調査が行われた[25]。深部胸骨創感染は患者の0.33％に発
生し，CABG術後の患者と弁手術後の患者で発生率に差はなかっ
た。先行研究と同様に，再手術は感染率の上昇と関連していた。コ
アグラーゼ陰性ブドウ球菌が最も多い病原体であり（症例の64％），
次いで黄色ブドウ球菌（12％）であった。このシリーズではグラム
陰性菌はまれであった（6％）。ついでにいうと，私は緑膿菌性胸骨
炎の患者を何人か診たことがあり，これらは難しい症例であった。
ブドウ球菌が最も一般的な原因菌であることは確かだが，特に，胸
骨炎に関連する死亡率を考えると，質の高い培養検体の採取は依然
として重要である。

Q. アキレス腱の感染症の患者では，どの微生物を考慮すべきでしょうか？

A. 腱の深部感染では，ブドウ球菌が最も一般的ですが，緑膿菌や嫌気性菌もまれではありません。

　腱は血管の乏しい組織である。ほとんどのアキレス腱感染症は足か
らの直達性感染によるものであるが，腱修復術後に感染が起こるこ
ともある[26]。手術が必要なアキレス腱完全断裂患者409人を対象
としたケースシリーズでは，修復後の深部感染は患者の約2％にみ
られ，感染は臨床アウトカムの悪化と関連していた[27]。培養結果
が報告された患者は6例のみで，そのうち5例はブドウ球菌属で
あった。6例目の培養結果では，*Cutibacterium acnes*とジフテロ
イド菌群の別の嫌気性菌との共感染であった。別のシリーズでは，
アキレス腱の感染症に対して外科的治療を受けた20人の患者が，
デブリドーマン時に培養を採取された。培養陰性の患者は1人の
みであり，8人の患者から複数菌が培養された。半数の症例にブド
ウ球菌が含まれており，20例中6例が黄色ブドウ球菌，20例中4
例がコアグラーゼ陰性ブドウ球菌であった。緑膿菌は20例中5例，
レンサ球菌は20例中2例であった。嫌気性菌は*Peptostreptococ-
cus*（20例中2例），*Corynebacterium amycolatum*（20例中2例），
Dermabacter hominis（20例中2例），*Finegoldia magna*（20例中

278 第13章 筋骨格系感染症

1例), *Actinomyces neuii*(20例中1例)などが多く分離された。このシリーズの患者の25%は, 感染前にアキレス腱にステロイド注射を受けていた。

　手術が必要なアキレス腱断裂患者423人を対象に, 感染症発症に関連するリスク因子を検討した別のケースシリーズでは, 手術症例の約3%が感染症を発症していた[28]。喫煙のみが感染の増加と有意な相関を示した。年齢, 性別, 人種, BMI(body mass index), アルコール使用, 糖尿病, ステロイド注射, 損傷の機序との統計的有意差はみられなかった。アキレス腱再建術後に疼痛と手術部位からの排液がある患者では, 深部感染を考慮する。ブドウ球菌が感染に関連する最も一般的な病原体であるが, *Pseudomonas* や嫌気性菌などの他の菌が原因となることもあるため, 抗菌薬レジメンを決定するうえで, 培養は変わらず重要である。

Q. 仙骨部潰瘍の場合, 骨髄炎治療を受けるべきでしょうか?

A. 多くの仙骨部潰瘍の患者では, 抗菌薬の長期投与は効果がありません。

仙骨の創傷は, 感染症コンサルトにおいて頻繁に目にする問題である。このような患者は一般的にもともとの創傷治癒力が低く, 潰瘍は便で汚染されていることが多い。仙骨部褥瘡による骨髄炎に関する分析では, これらの患者に長期間の抗菌薬治療が有効かどうかに焦点が当てられた[29]。他の創傷と異なり, 褥瘡で骨が露出していても, 必ずしも骨髄炎を示すとは限らない。褥瘡患者28人の剖検標本(骨が露出しているものなど)において, 骨髄炎の組織学的所見がみられたのは半数以下であった[30]。これらの症例では, 深部の骨構造ではなく, 皮質のみが侵されていることが多かった。他の2つの研究でも, ステージIVの仙骨部潰瘍患者において組織学的に確認された骨髄炎の割合は50%未満であった[31,32]。ある研究では, 仙骨部潰瘍性骨髄炎を検出するための臨床検査の感度と特異度はそれぞれ, わずか33%と60%であった[31]。これらの組織学的研究では, 患者の多くに, 骨髄炎を伴わない圧迫による反応性骨形成が認められた。この反応性骨形成によって, 磁気共鳴画像法(MRI)や他のモダリティの解釈が困難となる。ある前向き研究では, MRI

の特異度は，ゴールドスタンダードである病理検査と比較して22%と低かった[33]。

　骨が露出していても仙骨部潰瘍性骨髄炎はまれであり，非侵襲的診断が不十分であるならば，経験的治療の役割は何であろうか？ある後ろ向き研究では，カリフォルニア州の施設で骨生検によって仙骨骨髄炎と診断された患者に対して，病理学的に急性骨髄炎と判断された場合は6週間，慢性骨髄炎と判断された場合は5～7日の抗菌薬治療が行われ，生検で骨髄炎を認めなかった仙骨部潰瘍患者と比較された[34]。また，患者はデブリードマン後に軟部組織の皮弁を行った。短期間の抗菌薬治療を受けた慢性骨髄炎患者は，長期間の抗菌薬治療を受けた患者と比較して，追跡調査時の皮弁の生着率が統計学的に有意に高く，潰瘍再発率が低下していた。これは，異なる集団を比較した後ろ向き研究であるが，適切な外科的マネジメントを行えば，より短い抗菌薬治療期間で十分な場合もあることを示唆している。

　仙骨部創床の持続的な汚染につながる要因(皮弁による創閉鎖や人工肛門造設による迂回など)を修正する外科的介入を受けなければ，抗菌薬の長期投与では感染が治癒する可能性は低い。多くの抗菌薬の長期投与は耐性菌の増加をまねき，薬物有害事象を引き起こす可能性がある。この分野には質の高いRCTがないため，現在のエビデンスをまとめるのは難しい。しかし，専門家は，生検によって診断をつけ，抗菌薬の投与期間を，骨髄炎が表層の骨皮質のみに起きている場合は2週間，骨髄に及んでいる場合は4～6週間に制限することを提唱している[29]。しかし，創傷被覆の予定がない場合は，潰瘍に伴う急性軟部組織感染を治療するために1週間の抗菌薬治療のほうが適切であり，組織被覆がなければ骨癒合は望めない。

Q. DAIR? 一期的? 二期的? 整形外科の同僚はいったい何の話をしていますか?

A. 人工関節周囲感染症(PJI)の外科的マネジメントにはいくつかの異なるアプローチがあり,それぞれに異なるリスクとベネフィットがあります。

人工関節周囲感染症(PJI)は,ブドウ球菌によって引き起こされることが最も多い,バイオフィルム関連疾患である(図13.1)。発生率は人工関節の1～2%であり,高齢化に伴う人工関節置換術の必要性から,全体数は増加している[35]。PJIは,金属やプラスチックの人工関節部品に付着したバイオフィルムのため,抗菌薬治療だけでは治癒しない。PJIに対処するための外科的戦略には,大きく分けて3つのタイプがある。(1)デブリードマン・抗菌薬治療・インプラント温存(debridement, antibiotic therapy, and implant retention:DAIR),(2)一期的再置換術として,関節のデブリードマン後に人工関節を除去し,新しい器具と交換する,(3)二期的再置換

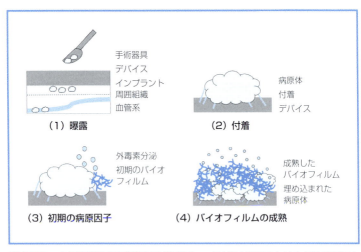

図13.1 人工関節周囲感染症の模式図 (1)術中接種または血行性播種により,手術器具およびインプラント周囲組織が病原体にさらされる。(2)病原体はアドヘシンを介してデバイスに付着する。(3)付着した病原体は,外毒素や初期バイオフィルムなどの病原因子を分泌する。(4)成熟したバイオフィルムが形成され,そこに埋め込まれた病原体は病原因子を分泌し続け,保護膜を形成する。

術として，デバイスを除去し，多くの場合には抗菌薬含有(溶出)の
スペーサーに交換した後に，抗菌薬の追加治療を行い，別の手術で
新しいデバイス(二期目)による最終的な再置換を行う。

　従来は，二期的再置換術が微生物学的治癒の確率が最も高いと考
えられてきたが，これは，異物を完全に除去し，さらに抗菌薬治療
を行い，新しいデバイスを埋め込む前に組織の治癒を促進する時間
を確保するためである。DAIR は，患者のデバイスの一部分を，隣
接する骨を温存しながら定位置にとどめることができるため，魅力
的な戦略である。しかし，DAIR は，特に黄色ブドウ球菌による
PJI では，高い失敗率と関連している[36]。どの患者が DAIR の候補
となるかをより的確に判断するために，316 例の多施設共同後ろ向
き研究による決定解析が行われた[37]。感染抑制率は，非ブドウ球
菌性症例では 57％であったのに対し，ブドウ球菌性 PJI 患者の
DAIR ではわずか 50％であった($p = 0.03$)。DAIR は，症状発現
から 48 時間以内に実施したほうが成功率が高い傾向がみられた。

　主に後ろ向き研究から得られた 4,897 例の PJI を DAIR で治療し
たメタアナリシスでは，60.7％の症例で感染がコントロールされ
た[38]。成功率は，急性血行性感染(52.7％)および後期慢性感染
(31.9％)に比べ，術後急性 PJI(67.7％)で最も高かった($p = 0.012$)。専門家は，急性 PJI(初回人工関節置換術から 30 日以内，
または症状発現から 3 週間以内)で，瘻孔が存在せず，デバイスの
緩みがなく，創傷閉鎖に問題がない場合に DAIR を考慮すること
を推奨している[16,35]。DAIR は，黄色ブドウ球菌と真菌による PJI の
患者には慎重に使用すべきである[39]。DAIR に関しては，集中的
に 6 週間治療した後に治療を延長するための忍容性のある経口抗
菌薬の選択肢も考慮すべきだろう。DAIR で治療された 108 人の患
者を対象とした多施設共同後ろ向き研究では，抗菌薬治療を延長し
た(初回治療の 6 週間を超えて)51 人の患者は，1 年後の失敗率が
有意に低かった(68.5％ vs 39.4％，$p = 0.009$)が，1 年以上抗菌
薬を延長して治療した患者では，それ以上の有効性はみられなかっ
た[40]。

　以前から，米国では治癒率が高いために，一期的よりも二期的再
置換術が好まれていた[16]。たとえば，特に，慢性股関節 PJI のア
ウトカムを比較したメタアナリシスでは，全例で二期的再置換術で

はなく一期的再置換術を行った場合，100人の患者につき3人が再感染を起こす可能性があることが示されている[41]。他のメタアナリシスでは，アウトカムに有意差は認められていない[42]。

フランスの28施設で実施されたDATIPO RCTでは，股関節または膝関節のPJIを治療した患者が，6週間($n = 193$)または12週間($n = 191$)の抗菌薬治療を受ける群に無作為に割り付けられた[43]。患者の約41％がDAIRを受け，37％が一期的再置換術，21％が二期的再置換術を受けた。黄色ブドウ球菌が原因であった症例は全体の約34％であった。両群とも大半の症例でリファンピシンが使用された。両群とも抗菌薬治療の忍容性は良好であったが，重篤ではない有害事象は12週群でより多く発生した(47.3％ vs 59.7％，$p = 0.01$)。*Clostridioides difficile*感染症は3例で，両群間に差はなかった。2年後の追跡調査時点における持続感染の予防については，6週間の治療が12週間の治療よりも劣っていた(16.8％ vs 8％，リスク差 8.9，95％信頼区間 2.2〜15.6)。サブグループ解析では，このアウトカムの差はDAIRで治療された患者で最も大きかった。

まとめると，PJIの治療戦略は，難治性の疾患に対する複雑な選択である。個々の解剖学的特徴や追加となる外科的処置の忍容性など，さまざまな要因を秤にかける必要があり，簡単に数値化することはできない。感染症医は，ガイダンスを提供し，宿主，病原体，手技的要因に基づいて治癒の確率を推定することはできるが，最終的な決定権は外科医と患者にある。

Q. 難治性の人工関節周囲感染症の患者がいて，Girdlestone手術が考慮されています。それは何ですか?

A. 大腿骨頭を完全に切除する手術です。

残存骨の質や量が乏しい，あるいは他の方法では対処できない感染症などの理由で，人工関節の再置換術の適応とならないPJI患者には，Girdlestone手術が選択肢となりうる。この手術では，大腿骨頭を切除(および/または感染した人工関節のデバイスを除去)し，残った大腿骨と寛骨臼の間の関節部は「疎」となる[44]●3。股関節を切除するため，患者の可動性は低下するが，疼痛や感染症の軽減に

第13章 筋骨格系感染症 *283*

は有効である。これは，PJIの「最終段階」の手段として考慮される
場合がある。クリーブランドでGirdlestone手術を受けた36人の
患者を対象としたケースシリーズでは，68％がPJIによるもので
あった[44]。Girdlestone手術を受けたPJI患者のうち，術後90日
後に感染の所見がみられたのはわずか15％であった。

英国でGirdlestoneを受けた22人の患者を対象としたケースシ
リーズでは，骨髄炎・PJIを起こした9人の患者すべてにおいて，
患者満足度が80％程度あり，感染も消失していた[45]。死亡率は
68％で，手術から死亡までの平均期間は25.6か月であった。多く
の後ろ向き研究のケースシリーズは，Girdlestone手術を受けた患
者の死亡率が比較的高いと報告している。人工関節置換術の再手術
に耐えられない患者の性質上，この手技を受けた患者にはある程度
の選択バイアスがあると思われる。米国で行われた35人の患者を
対象とした多施設共同の前向き調査に基づく研究では，患者は股関
節切除術によって可動性が低下したと自己申告したが，全体的には
社会的活動の支障はなかった[46]。

Q. 抗菌薬の長期抑制治療が有効な整形外科領域の感染症はどれですか？

A. 参考になる前向き研究のデータは限られていますが，治癒が望めない場合，感染したデバイスが残存している患者には抗菌薬による抑制治療（SAT）が有効な可能性があります。

感染症によっては，抗菌薬を投与しても治癒する可能性が低いもの
がある。これは特に，感染したデバイスを取り外すことができず，
バイオフィルムに関連する微生物によって感染をきたしている場合
に当てはまる。このようなケースでは，抗菌薬による抑制治療（an-
tibiotic suppressive therapy：SAT）が考慮される。私の臨床経験
では，このような症例は，人工関節周囲感染症や脊椎デバイスの植
え込み後の患者で，時には骨固定具が外せない患者で頻繁に起こ

●3 ― Dr. 渋江のコメント●感染した人工骨頭を除去して再置換術を行わない手術で，関節部分がないために，周囲の筋肉や軟部組織で支える形となります。

る。外科的要因(たとえば，デバイス抜去後に信頼できる再建術の選択肢がない，またはデバイス抜去後に脊椎が不安定になる可能性がある)や患者要因(追加の手術に耐えられない内科的合併症が多い患者など)により，根治的なソースコントロールを追求するよりも，SATを考慮することがある。PJIの専門家パネルでは，(1)患者が手術の候補でない，(2)手術による機能的アウトカムの改善が期待できない，または(3)患者が手術を拒否する場合，PJIには長期的なSATが推奨されるという意見に出席者の95％が同意した[47]。このような因子がどのように作用するかを示す「リアル・ワールド」の例として，フランスを拠点とする多施設共同後ろ向き研究で，SATを行ったPJIの高齢患者136例が評価された[48]。SATを実施した理由は，40％は手術が禁忌，33％は患者や患者家族による手術の拒否，19％は医療チームによる否定的なリスクとベネフィット評価，10％は患者の過去の手術失敗歴であった。

SATの至適期間は不明である。ある前向き観察研究では，ピッツバーグでSATを受けたPJI患者36人を対象に，アウトカムをさらに解明するための研究が行われた[49]。SATの実施期間は再発までの期間と相関しており，SATが2年以上(8％)であった場合は2年未満(25％)であった場合に比べて，再発した患者の割合が少なかったが，これは治療失敗によりSATを中止した患者と混同しそうである。ボルチモアで，感染した整形外科用デバイスの一期的再置換術治療または温存した患者89人を対象とした後ろ向き研究では，手術後少なくとも3か月間SATを使用した場合，1年後の追跡調査で治療が成功する確率が2倍以上であった[50]。しかし，SATの期間に基づいてSAT群を異なるサブグループに分けた場合，手術後3か月以上SATを行っても統計的に有意な有効性はみられなかった。英国の施設でDAIRによる治療を受けた112例のPJIを対象とした別の後ろ向き研究では，平均治療期間は1年半であった[36]。患者は，SAT中止後の期間でインプラントの不具合(再感染または再置換術)を起こす可能性が有意に高かった。SATを中止する前の抗菌薬の投与期間は，インプラントが不良となる可能性に影響を与えなかったため，著者らは，SATは再発を予防するのではなく，むしろ先延ばしにする可能性があると推測している。状況によっては，SATを終生行うこともあるが，この場合，耐性菌が増

加し，有害事象が増加する可能性がある[51]。

　感染したデバイスに対して SAT が効果的な選択肢となるためには，(1)生理活性が高く，(2)標的菌に対する有効性があり，(3)長期間にわたって最小限の副作用で患者にとって忍容性のある経口抗菌薬でなければならない。長期の抑制治療中は，患者の定期的な経過観察が必要であり，そのためには，治療を継続することのリスクとベネフィットについて継続的に話し合う必要がある。SAT を成功させるためには，患者，感染症医，外科チームのなかでの意思決定の共有(shared decision making：SDM)が重要である●4。

参考文献

1. Li H-K, Rombach I, Zambellas R, Walker AS, McNally MA, Atkins BL, Lipsky BA, Hughes HC, Bose D, Kümin M, Scarborough C, Matthews PC, Brent AJ, Lomas J, Gundle R, Rogers M, Taylor A, Angus B, Byren I, Berendt AR, Warren S, Fitzgerald FE, Mack DJF, Hopkins S, Folb J, Reynolds HE, Moore E, Marshall J, Jenkins N, Moran CE, Woodhouse AF, Stafford S, Seaton RA, Vallance C, Hemsley CJ, Bisnauthsing K, Sandoe JAT, Aggarwal I, Ellis SC, Bunn DJ, Sutherland RK, Barlow G, Cooper C, Geue C, McMeekin N, Briggs AH, Sendi P, Khatamzas E, Wangrangsimakul T, Wong THN, Barrett LK, Alvand A, Old CF, Bostock J, Paul J, Cooke G, Thwaites GE, Bejon P, Scarborough M, Trial Collaborators OVIVA. Oral versus intravenous antibiotics for bone and joint infection. N Engl J Med. 2019;380:425–36. https://doi.org/10.1056/NEJMoa1710926.

2. Azamgarhi T, Shah A, Warren S. Clinical experience of implementing Oral versus intravenous antibiotics (OVIVA) in a specialist orthopedic hospital. Clin Infect Dis. 2021;73:e2582–8. https://doi.org/10.1093/cid/ciaa985.

3. Passerini M, Maamari J, Nayfeh T, Hassett LC, Tande AJ, Murad MH, Temesgen Z, Berbari EF. Early switch to oral antibiotic therapy for the treatment of patients with bacterial native vertebral osteomyelitis: a quaternary center experience, systematic review, and meta-analysis. J Bone Jt Infect. 2022;7:249–57. https://doi.org/10.5194/jbji-7-249-2022.

4. Macy E, Poon K-YT. Self-reported antibiotic allergy incidence and prevalence: age and sex effects. Am J Med. 2009;122:778.e1–7. https://doi.org/10.1016/j.amjmed.2009.01.034.

5. Blumenthal KG, Wickner PG, Hurwitz S, Pricco N, Nee AE, Laskowski K, Shenoy ES, Walensky RP. Tackling inpatient penicillin allergies: assessing tools for antimicrobial stewardship. J Allergy Clin Immunol. 2017;140:154–161.e6. https://doi.org/10.1016/j.jaci.2017.02.005.

6. Tatara AM, Nelson SB. Antibiotic prophylaxis for total joint arthroplasty. Instr Course Lect. 2022;71:107–16.

7. Zastrow RK, Huang H-H, Galatz LM, Saunders-Hao P, Poeran J, Moucha CS. Characteristics

---

●4 ─ Dr. 渋江のコメント● エビデンスはもちろん重要ですが，それがすべてではなく，やはり互いの価値観を理解するコミュニケーションが重要と感じます。

of antibiotic prophylaxis and risk of surgical site infections in primary total hip and knee arthroplast. J Arthroplast. 2020;35:2581–9. https://doi.org/10.1016/j.arth.2020.04.025.

8. Blumenthal KG, Ryan EE, Li Y, Lee H, Kuhlen JL, Shenoy ES. The impact of a reported penicillin allergy on surgical site infection risk. Clin Infect Dis. 2018;66:329–36. https://doi.org/10.1093/cid/cix794.

9. Lam PW, Tarighi P, Elligsen M, Nathens AB, Riegert D, Tarshis J, Leis JA. Impact of the allergy clarification for cefazolin evidence-based prescribing tool on receipt of preferred perioperative prophylaxis: an interrupted time series study. Clin Infect Dis. 2020;71:2955–7. https://doi.org/10.1093/cid/ciaa516.

10. Cortés-Penfield NW, Kulkarni PA. The history of antibiotic treatment of osteomyelitis. Open Forum Infect Dis. 2019;6:ofz181. https://doi.org/10.1093/ofid/ofz181.

11. Zimmerli W, Sendi P. Role of rifampin against staphylococcal biofilm infections in vitro, in animal models, and in orthopedic-device-related infections. Antimicrob Agents Chemother. 2019;63 https://doi.org/10.1128/AAC.01746-18.

12. Monk M, Elshaboury R, Tatara A, Nelson S, Bidell MR. A case series of rifabutin use in staphylococcal prosthetic infections. Microbiol Spectr. 2022;10:e0038422. https://doi.org/10.1128/spectrum.00384-22.

13. Zimmerli W, Widmer AF, Blatter M, Frei R, Ochsner PE. Role of rifampin for treatment of orthopedic implant-related staphylococcal infections: a randomized controlled trial. Foreign-body infection (FBI) study group. JAMA. 1998;279:1537–41. https://doi.org/10.1001/jama.279.19.1537.

14. Stengel D, Bauwens K, Sehouli J, Ekkernkamp A, Porzsolt F. Systematic review and meta-analysis of antibiotic therapy for bone and joint infections. Lancet Infect Dis. 2001;1:175–88. https://doi.org/10.1016/S1473-3099(01)00094-9.

15. Beldman M, Löwik C, Soriano A, Albiach L, Zijlstra WP, Knobben BAS, Jutte P, Sousa R, Carvalho A, Goswami K, Parvizi J, Belden KA, Wouthuyzen-Bakker M. If, when, and how to use rifampin in acute staphylococcal periprosthetic joint infections, a multicentre observational study. Clin Infect Dis. 2021;73:1634–41. https://doi.org/10.1093/cid/ciab426.

16. Osmon DR, Berbari EF, Berendt AR, Lew D, Zimmerli W, Steckelberg JM, Rao N, Hanssen A, Wilson WR. Diagnosis and management of prosthetic joint infection: clinical practice guidelines by the Infectious Diseases Society of America. Clin Infect Dis. 2013;56:e1–e25. https://doi.org/10.1093/cid/cis803.

17. Karau MJ, Schmidt-Malan SM, Albano M, Mandrekar JN, Rivera CG, Osmon DR, Oravec CP, Berry DJ, Abdel MP, Patel R. Novel use of rifabutin and rifapentine to treat methicillin-resistant Staphylococcus aureus in a rat model of foreign body osteomyelitis. J Infect Dis. 2020;222:1498. https://doi.org/10.1093/infdis/jiaa401.

18. Luna B, Trebosc V, Lee B, Bakowski M, Ulhaq A, Yan J, Lu P, Cheng J, Nielsen T, Lim J, Ketphan W, Eoh H, McNamara C, Skandalis N, She R, Kemmer C, Lociuro S, Dale GE, Spellberg B. A nutrient-limited screen unmasks rifabutin hyperactivity for extensively drug-resistant Acinetobacter baumannii. Nat Microbiol. 2020;5:1134–43. https://doi.org/10.1038/s41564-020-0737-6.

19. Doub JB, Heil EL, Ntem-Mensah A, Neeley R, Ching PR. Rifabutin use in staphylococcus biofilm infections: a case series. Antibiotics. 2020;9 https://doi.org/10.3390/antibiotics9060326.

20. Ross JJ, Shamsuddin H. Sternoclavicular septic arthritis: review of 180 cases. Medicine (Balti-

more). 2004;83:139–48. https://doi.org/10.1097/01.md.0000126761.83417.29.

21. Womack J. Septic arthritis of the sternoclavicular joint. J Am Board Fam Med. 2012;25:908–12. https://doi.org/10.3122/jabfm.2012.06.110196.

22. Jang Y-R, Kim T, Kim M-C, Sup Sung H, Kim M-N, Kim MJ, Kim SH, Lee S-O, Choi S-H, Woo JH, Kim YS, Chong YP. Sternoclavicular septic arthritis caused by Staphylococcus aureus: excellent results from medical treatment and limited surgery. Infect Dis (Lond). 2019;51:694–700. https://doi.org/10.1080/23744235.2019.1639810.

23. von Glinski A, Yilmaz E, Rausch V, Koenigshausen M, Schildhauer TA, Seybold D, Geßmann J. Surgical management of sternoclavicular joint septic arthritis. J Clin Orthop Trauma. 2019;10:406–13. https://doi.org/10.1016/j.jcot.2018.05.001.

24. Wouters R, Wellens F, Vanermen H, De Geest R, Degrieck I, De Meerleer F. Sternitis and mediastinitis after coronary artery bypass grafting. Analysis of risk factors. Tex Heart Inst J. 1994;21:183–8.

25. Tegnell A, Arén C, Ohman L. Coagulase-negative staphylococci and sternal infections after cardiac operation. Ann Thorac Surg. 2000;69:1104–9. https://doi.org/10.1016/s0003-4975(99)01563-5.

26. Ledermann HP, Morrison WB, Schweitzer ME, Raikin SM. Tendon involvement in pedal infection: MR analysis of frequency, distribution, and spread of infection. AJR Am J Roentgenol. 2002;179:939–47. https://doi.org/10.2214/ajr.179.4.1790939.

27. Pajala A, Kangas J, Ohtonen P, Leppilahti J. Rerupture and deep infection following treatment of total Achilles tendon rupture. J Bone Joint Surg Am. 2002;84:2016–21. https://doi.org/10.2106/00004623-200211000-00017.

28. Jildeh TR, Okoroha KR, Marshall NE, Abdul-Hak A, Zeni F, Moutzouros V. Infection and rerupture after surgical repair of achilles tendons. Orthop J Sports Med. 2018;6:2325967118774302. https://doi.org/10.1177/2325967118774302.

29. Wong D, Holtom P, Spellberg B. Osteomyelitis complicating sacral pressure ulcers: whether or not to treat with antibiotic therapy. Clin Infect Dis. 2019;68:338–42. https://doi.org/10.1093/cid/ciy559.

30. Türk EE, Tsokos M, Delling G. Autopsy-based assessment of extent and type of osteomyelitis in advanced-grade sacral decubitus ulcers: a histopathologic study. Arch Pathol Lab Med. 2003;127:1599–602. https://doi.org/10.5858/2003-127-1599-AAOEAT.

31. Darouiche RO, Landon GC, Klima M, Musher DM, Markowski J. Osteomyelitis associated with pressure sores. Arch Intern Med. 1994;154:753–8.

32. Sugarman B, Hawes S, Musher DM, Klima M, Young EJ, Pircher F. Osteomyelitis beneath pressure sores. Arch Intern Med. 1983;143:683–8.

33. Brunel A-S, Lamy B, Cyteval C, Perrochia H, Téot L, Masson R, Bertet H, Bourdon A, Morquin D, Reynes J, Le Moing V, OSTEAR Study Group. Diagnosing pelvic osteomyelitis beneath pressure ulcers in spinal cord injured patients: a prospective study. Clin Microbiol Infect. 2016;22:267.e1–8. https://doi.org/10.1016/j.cmi.2015.11.005.

34. Marriott R, Rubayi S. Successful truncated osteomyelitis treatment for chronic osteomyelitis secondary to pressure ulcers in spinal cord injury patients. Ann Plast Surg. 2008;61:425–9. https://doi.org/10.1097/SAP.0b013e318162f257.

35. Patel R. Periprosthetic joint infection. N Engl J Med. 2023;388:251–62. https://doi.org/10.1056/NEJMra2203477.

36. Byren I, Bejon P, Atkins BL, Angus B, Masters S, McLardy-Smith P, Gundle R, Berendt A. One

288 第13章 筋骨格系感染症

hundred and twelve infected arthroplasties treated with 'DAIR' (debridement, antibiotics and implant retention): antibiotic duration and outcome. J Antimicrob Chemother. 2009;63:1264–71. https://doi.org/10.1093/jac/dkp107.

37. Bedair HS, Katakam A, Bedeir YH, Yeroushalmi D, Schwarzkopf R. A decision analysis of treatment strategies for acute periprosthetic joint infection: early irrigation and debridement versus delayed treatment based on organism. J Orthop. 2020;22:246–50. https://doi.org/10.1016/j.jor.2020.04.003.

38. Kunutsor SK, Beswick AD, Whitehouse MR, Wylde V, Blom AW. Debridement, antibiotics and implant retention for periprosthetic joint infections: a systematic review and meta-analysis of treatment outcomes. J Infect. 2018;77:479–88. https://doi.org/10.1016/j.jinf.2018.08.017.

39. Belden K, Cao L, Chen J, Deng T, Fu J, Guan H, Jia C, Kong X, Kuo F-C, Li R, Repetto I, Riccio G, Tarabichi M. Hip and knee section, fungal periprosthetic joint infection, diagnosis and treatment: proceedings of international consensus on orthopedic infections. J Arthroplast. 2019;34:S387–91. https://doi.org/10.1016/j.arth.2018.09.023.

40. Shah NB, Hersh BL, Kreger A, Sayeed A, Bullock AG, Rothenberger SD, Klatt B, Hamlin B, Urish KL. Benefits and adverse events associated with extended antibiotic use in total knee arthroplasty periprosthetic joint infection. Clin Infect Dis. 2020;70:559–65. https://doi.org/10.1093/cid/ciz261.

41. Lange J, Troelsen A, Thomsen RW, Søballe K. Chronic infections in hip arthroplasties: comparing risk of reinfection following one-stage and two-stage revision: a systematic review and meta-analysis. Clin Epidemiol. 2012;4:57–73. https://doi.org/10.2147/CLEP.S29025.

42. Kunutsor SK, Whitehouse MR, Blom AW, Beswick AD, INFORM Team. Re-infection outcomes following one- and two-stage surgical revision of infected hip prosthesis: a systematic review and meta-analysis. PLoS One. 2015;10:e0139166. https://doi.org/10.1371/journal.pone.0139166.

43. Bernard L, Arvieux C, Brunschweiler B, Touchais S, Ansart S, Bru J-P, Oziol E, Boeri C, Gras G, Druon J, Rosset P, Senneville E, Bentayeb H, Bouhour D, Le Moal G, Michon J, Aumaître H, Forestier E, Laffosse J-M, Begué T, Chirouze C, Dauchy F-A, Devaud E, Martha B, Burgot D, Boutoille D, Stindel E, Dinh A, Bemer P, Giraudeau B, Issartel B, Caille A. Antibiotic therapy for 6 or 12 weeks for prosthetic joint infection. N Engl J Med. 2021;384:1991–2001. https://doi.org/10.1056/NEJMoa2020198.

44. Malcolm TL, Gad BV, Elsharkawy KA, Higuera CA. Complication, survival, and reoperation rates following Girdlestone resection arthroplasty. J Arthroplast. 2015;30:1183–6. https://doi.org/10.1016/j.arth.2015.02.011.

45. Sharma H, Kakar R. Outcome of Girdlestone's resection arthroplasty following complications of proximal femoral fractures. Acta Orthop Belg. 2006;72:555–9.

46. Wixted CM, Polascik BA, Cochrane NH, Antonelli B, Muthusamy N, Ryan SP, Chen AF, Schwarzkopf R, Seyler TM. A multicenter prospective investigation on patient physical and mental health after girdlestone resection arthroplasty. J Arthroplast. 2022;S0883-5403(22):01091–9. https://doi.org/10.1016/j.arth.2022.12.016.

47. Calabrò F, Coen M, Franceschini M, Franco-Cendejas R, Hewlett A, Segreti J, Senneville E. Hip and knee section, treatment, antimicrobial suppression: proceedings of international consensus on orthopedic infections. J Arthroplast. 2019;34:S483–5. https://doi.org/10.1016/j.arth.2018.09.034.

48. Prendki V, Ferry T, Sergent P, Oziol E, Forestier E, Fraisse T, Tounes S, Ansart S, Gaillat J,

Bayle S, Ruyer O, Borlot F, Le Falher G, Simorre B, Dauchy F-A, Greffe S, Bauer T, Bell EN, Martha B, Martinot M, Froidure M, Buisson M, Waldner A, Lemaire X, Bosseray A, Maillet M, Charvet V, Barrelet A, Wyplosz B, Noaillon M, Denes E, Beretti E, Berlioz-Thibal M, Meyssonnier V, Fourniols E, Tliba L, Eden A, Jean M, Arvieux C, Guignery-Kadri K, Ronde-Oustau C, Hansmann Y, Belkacem A, Bouchand F, Gavazzi G, Herrmann F, Stirnemann J, Dinh A. Prolonged suppressive antibiotic therapy for prosthetic joint infection in the elderly: a national multicentre cohort study. Eur J Clin Microbiol Infect Dis. 2017;36:1577–85. https://doi.org/10.1007/s10096-017-2971-2.

49. Rao N, Crossett LS, Sinha RK, Le Frock JL. Long-term suppression of infection in total joint arthroplasty. Clin Orthop Relat Res. 2003;55–60:55. https://doi.org/10.1097/01.blo.0000087321.60612.cf.

50. Keller SC, Cosgrove SE, Higgins Y, Piggott DA, Osgood G, Auwaerter PG. Role of suppressive oral antibiotics in orthopedic hardware infections for those not undergoing two-stage replacement surgery. Open Forum Infect Dis. 2016;3:ofw176. https://doi.org/10.1093/ofid/ofw176.

51. Lau JSY, Bhatt S, Streitberg R, Bryant M, Korman TM, Woolley I. Surveillance of life-long antibiotics-a cross-sectional cohort study assessing patient attitudes and understanding of long-term antibiotic consumption. Infect Dis Health. 2019;24:179–86. https://doi.org/10.1016/j.idh.2019.05.002.

第14章 皮膚軟部組織感染症

要旨

多くの点で，皮膚は感染に対する最初のバリアである。真皮の微生物叢が形成されているにもかかわらず，皮膚は深部組織への細菌の侵入を防いでいる。外傷，化学療法，その他の過程でこのバリアが破壊されると，感染症を引き起こす可能性がある。免疫正常者であっても，蜂窩織炎や膿瘍のような皮膚や皮下組織の感染は一般的である。皮膚軟部組織感染症は，適切にマネジメントしなければ危険な状態となる。また，比較的よく起こることであるため，感染症業務に従事している間，皮膚軟部組織感染症について頻繁に相談されることは間違いない。

本章では，蜂窩織炎の診断とマネジメント，皮膚膿瘍に対するさまざまな治療法，人工軟部組織のデバイス感染症，動物咬傷の治療法について説明する。

Q. 蜂窩織炎と偽蜂窩織炎（pseudocellulitis）の鑑別に役立つバイオマーカーはありますか？

A. 臨床所見や検査所見のなかには，他の所見よりも診断に重要なものがあります。

蜂窩織炎，皮下組織の炎症／感染はしばしば，リンパ浮腫，うっ滞性皮膚炎，深部静脈血栓症，接触性皮膚炎などの疑似疾患と誤診されることが多い。最も一般的な原因はグラム陽性菌である。古典的には，皮膚細菌叢の中のβ溶血性レンサ球菌が蜂窩織炎の主な原因と考えられている[1]。しかし，近年のさまざまな患者集団〔糖尿病患者やヒト免疫不全ウイルス（human immunodeficiency virus：HIV）患者など〕を対象とした大規模な後ろ向き研究では，黄色ブドウ球菌（*Staphylococcus aureus*）が最も多く検出されているが，これは膿瘍の存在や，黄色ブドウ球菌のほうが培養されやすいことなどが影響している可能性がある[2,3]。

　米国の4つの大学病院で行われた多施設共同後ろ向き研究では，1年間に蜂窩織炎でコンサルトされたすべての入院患者を評価したところ，74％の割合で診断は蜂窩織炎以外（偽蜂窩織炎）であった[4]。蜂窩織炎の誤診は深刻な影響を及ぼす。ボストンの病院で下肢蜂窩織炎と診断されて入院した259人の患者を対象とした後ろ向き横断研究では，30.5％が誤診されていた[5]。20％が誤診されて蜂窩織炎の治療を主たる目的として入院したことから，誤診が不必要な入院につながった可能性が示唆され，18.5％の患者が不必要な抗菌薬を投与されていた。著者らは，米国では年間5万〜13万件の不必要な入院と1億9,500万〜5億1,500万米ドルの医療費が蜂窩織炎の誤ったマネジメントに起因している可能性がある，と推定した。

　蜂窩織炎の診断に関する現行のガイドラインでは，血液培養や皮膚生検はルーチンには行わないことが推奨されているが，免疫不全患者では考慮してもよい[1]。蜂窩織炎とそのミミッカーを区別するために，どのような臨床・検査のバイオマーカーが有用なのだろうか•1？　ボストンの病院で真の蜂窩織炎と偽蜂窩織炎患者のデータセットを用いて，あるグループは下肢蜂窩織炎の可能性を予測するモデルを構築した[6]。この簡便なスコアリングシステムは"ALT-

70”と呼ばれ，重みづけの異なる4つの変数で構成されている。下肢所見が非対称であれば3点〔“A（asymmetric）”〕，白血球数が10,000/mm^{3}以上であれば1点〔“L（leukocytosis）”〕，頻脈が90回/分以上であれば1点〔“T（tachycardia）”〕，年齢が70歳以上であれば2点（“70”）である。スコア2点以下の患者は偽蜂窩織炎の可能性が83％以上，スコア5点以上の患者は蜂窩織炎の可能性が82％以上と予測される。スコア0〜2点の患者への経験的抗菌薬治療は行うべきではなく，5点以上の患者には経験的治療を行うべきである。著者らは，スコアが3または4点の患者には，皮膚科医または感染症医へ公式にコンサルトすることを勧めている。このスコアリングシステムはどの程度機能しているだろうか？　ある前向き研究では，ALT-70は，皮膚科医による診断をゴールドスタンダードとして，蜂窩織炎の診断ツールとしてのサーモグラフィーを上回った[7]●2。オハイオ州の単施設で行われた無作為化比較試験（randomized controlled trial：RCT）では，非化膿性蜂窩織炎で入院し，培養検査を含めた組織生検を受けた患者56人を対象に，ALT-70が真の蜂窩織炎の予測に有効かどうかを検討した[8]。下肢の皮膚軟部組織感染症では，AUC（area under the curve：曲線下面積）は0.738にすぎなかったが，患者のスコアが低い場合には，この検査は依然として高い感度を有しているようである。全体として，ALT-70は患者の層別化に役立つ可能性のあるツールであるが，多くの患者ではさらなる評価が必要である。

　蜂窩織炎の治療については，現在のガイドラインでは5日間の治療が推奨されているが，感染症が改善していない場合は延長することができる[1]。この期間内に改善がみられない場合は，別の診断

●1 ― Dr. 渋江のコメント● ミミッカー（mimicker）とは，コモンな疾患に似た病態，経過を示す，診断や治療の判断を惑わせる疾患群を指し，蜂窩織炎に限らず，鑑別診断の際には意識すべきものです。

●2 ― Dr. 渋江のコメント● サーモグラフィーは，リアルタイムの赤外線画像であり，これを用いて蜂窩織炎患者の患部と非患部の皮膚温度差を測定した研究では，0.478℃以上の温度差が蜂窩織炎の診断に有用であったことが示唆され，これと有用性を比較していますが，サーモグラフィーを用いた蜂窩織炎の診療は少なくとも日本国内では一般的ではありません。

294 第14章 皮膚軟部組織感染症

(偽蜂窩織炎)や耐性，抗菌薬不応性の理由を再評価する必要がある。化膿性蜂窩織炎に対しては，メチシリン耐性黄色ブドウ球菌(methicillin-resistant *S. aureus*：MRSA)に有効な経験的治療薬が推奨される。非化膿性蜂窩織炎に対しては，レンサ球菌に有効な抗菌薬が推奨される[1]●3。

Q. 蜂窩織炎を再発した患者に対する予防法はありますか？

A. 圧迫ストッキングおよび / またはペニシリン系薬は再発を減少させます。

あるRCTでは，オーストラリアの単施設で，過去2年以内に同側の下腿に蜂窩織炎を2回以上発症した既往があり，3か月以上の浮腫を有する患者84人が，圧迫ストッキングを日常的に着用する実験群と圧迫ストッキングを着用しない対照群の2群に無作為に割り付けられた[9]。圧迫ストッキングが関与していることから，試験は非盲検であった。主要アウトカムは蜂窩織炎の再発で，副次的アウトカムは蜂窩織炎関連の入院，下腿の容積の変化，および以前に確立されたリンパ浮腫のサーベイで用いたQOL(quality of life：生活の質)測定であった。この患者の集団では，うっ血性心不全は20％，慢性静脈不全は27％のみであった。中間解析(治療期間中央値 186日)では，実験群よりも対照群で有意に蜂窩織炎の再発が多かったため(40％ vs 15％, *p* = 0.002)，試験は早期に終了した。蜂窩織炎による入院は対照群で14％，実験群で7％であった。著者らは，圧迫ストッキングは浮腫を減少させ，皮膚の健常性を改善し，皮膚を物理的に保護することで蜂窩織炎の再発を予防できると推測している。主要アウトカムの相対リスクは0.37であり，圧迫ストッキングは低コストで非薬物的な蜂窩織炎の再発予防戦略となる。

●3 ─ Dr. 渋江のコメント●日本国内では，市中感染型のMRSAはしばしばみられるものの，黄色ブドウ球菌の多くはメチシリン感受性(methicillin-susceptible *S. aureus*：MSSA)であり，化膿性蜂窩織炎であっても重症度が高くなければ，セファゾリンやセファレキシンなどでMSSAをターゲットに治療を開始してよいと思います。

PATCH I では，英国とアイルランドの多施設共同試験で，蜂窩織炎を再発した274人の患者が，ペニシリン系薬またはプラセボを1年間投与する群に無作為に割り付けられた[10]。主要アウトカムは蜂窩織炎再発までの期間であり，患者は3年間(ペニシリン投与後さらに2年間)経過観察された。ベースライン時，25%に静脈不全，約50%に非対称性浮腫，10%に下腿潰瘍がみられた。1年間の予防投与期間中，予防投与群では再発が有意に少なかった(22% vs 37%，$p = 0.01$)。1年間の予防期間終了後の初回再発率は両群とも同じであり，ペニシリン系薬の効果は予防の域を超えないことが示された。初発までの平均日数はペニシリン系薬群で626日，プラセボ群で532日であった。蜂窩織炎に対する薬物的予防と非薬物的予防の2つの臨床試験を比較すると，両群とも再発率は約40%(37% vs 40%)であった。圧迫ストッキング群の再発率は15%，ペニシリン系薬投与群の再発率は22%であった。複合的なアプローチにより，さらなる相乗効果が期待できるかもしれない。再発性蜂窩織炎とリンパ浮腫を有する患者に対しては，外科的処置などのマネジメントを支援する集学的診療があるが，追加の介入が有効かどうかは時間が経てばわかる[11]。足白癬の治療は，レンサ球菌が足の指の間の浸軟部に感染して起こる蜂窩織炎の再発を予防する可能性もある[1]。

Q. すべての皮膚膿瘍のマネジメントに抗菌薬治療は必要ですか？
A. 抗菌薬の投与は，おそらく治療失敗率を減らします。

現在のガイドラインでは，膿瘍に対しては切開排膿が推奨されている[1]。1件の小規模RCTでは，表在性膿瘍患者を切開排膿($n = 49$)または超音波ガイド下針吸引($n = 43$)に無作為に割り付けた[12]。膿瘍ドレナージまたは吸引後の抗菌薬処方は担当医の裁量に委ねられたが，本研究では膿瘍周囲に蜂窩織炎がある場合は全患者にセファレキシンに追加してスルファメトキサゾール・トリメトプリム(ST合剤)を推奨した。主要アウトカムは治療失敗であり，0，2，7日目に判定された。これらの膿瘍の70%は黄色ブドウ球菌が，特に36%はMRSAが原因であり，A群溶血性レンサ球菌は2例のみであった。菌の7%はクリンダマイシンに耐性であり，2%

は ST 合剤に耐性であった。切開排膿で治療失敗した割合は 20％であったが，針吸引で治療失敗した割合は 74％であり，膿瘍の除去には切開排膿を行うべきであることを示唆している。

切開排膿だけで膿瘍は治療できるのか？　ある多施設共同 RCT では，切開排膿後の 5 cm 以下の膿瘍を有する成人（64％）および小児（36％）786 人を，プラセボ，クリンダマイシン，ST 合剤のいずれかを 10 日間投与する群に無作為に割り付けられた[13]。主要アウトカムは，治療終了後 10 日目までの臨床的治癒であった。クリンダマイシンと ST 合剤の治癒率は同等であり（83％ vs 82％，$p =$ 0.73），両者ともプラセボの治癒率（69％，両抗菌薬とも $p <$ 0.001）よりも優れていた。分離された菌の 67％は黄色ブドウ球菌であった。二次解析では，黄色ブドウ球菌による感染症を除いた場合，治癒率はプラセボを含む全群で同程度であった（$p = 0.99$）。このことは，黄色ブドウ球菌に起因しない小さな膿瘍は切開排膿だけで十分であることを示唆している。もちろん，培養結果が出るまでは，その原因は明らかではないかもしれない●4。2,400 人以上の患者を対象としたメタアナリシス（上記の研究も含まれる）では，膿瘍切開・排膿後の治療失敗は，抗菌薬治療群では 7.7％，プラセボ投与群では 16.1％であった（計算上のリスク差は抗菌薬治療群で 7.4％，$p = 0.002$）[14]。失敗を防ぐ抗菌薬の治療必要数（number needed to treat：NNT）は 14 であった●5。有害事象は両群間で同程度であった（24.8％，22.2％，リスク差 4.4％，$p = 0.01$）。抗菌薬による有害事象は計算上で 23 であった●6。しかし，有害事象

●4 ─ Dr. 渋江のコメント● 膿性検体が採取できるのであれば，グラム染色で黄色ブドウ球菌がいるかどうかを迅速に判定できるケースもあります。

●5 ─ Dr. 渋江のコメント● NNT は，ある介入を行った場合，1 人に効果が現れるまでに何人に介入する必要があるのかを表す数字です。

●6 ─ Dr. 渋江のコメント● 原文では number to harm ですが，文脈から害必要数（number needed to harm：NNH）の意味で，何人に治療介入したら有害事象が起こるかを示しているものと思います。つまり，前述の NNT と合わせると，14 人治療すると 1 人の治療失敗を防ぎましたが，23 人に 1 人は有害事象がみられたことになります。

は軽度であった(最も多かったのは消化器症状と軽度の皮疹)。対象となった臨床試験の抗菌薬の投与期間は7〜10日であった。膿瘍治療として抗菌薬の至適投与期間は不明である。ESTABLISH-2 RCTは国際的な多施設共同試験であり、急性細菌性皮膚軟部組織感染症患者(20%で膿瘍を有する)にリネゾリドを10日間投与(n = 334)またはテジゾリドを6日間投与(n = 332)し、治療期間が短いほうが主要アウトカム(早期の治療反応)の達成において非劣性であることが明らかとなり、副次的アウトカムである治療終了時の成功率や追跡調査終了時の成功率においても非劣性であったことから[15]、より短期間の治療が適切である可能性が示唆された。同じ抗菌薬を異なる期間で使用する、さらなる直接比較試験により、投与期間がさらに明確になる可能性がある。

まとめると、皮膚膿瘍の治療は切開排膿が望ましい。ドレナージ後の抗菌薬治療は治療失敗のオッズを低下させ、ST合剤の忍容性も良好である。膿瘍が黄色ブドウ球菌によるものでなければ抗菌薬は必要ないこともあるが、ドレナージ時には菌種はわからないことが多い。

Q. ST合剤は皮膚軟部組織感染症に適切ですか？

A. 一般的にはそうです。以前の *in vitro* でのレンサ球菌耐性はおそらく、試験のアーチファクトによるものでしたが、化膿性レンサ球菌(*Streptococcus pyogenes*)に対する有効性を具体的に検討するためにさらなる研究が必要です。

S. pyogenes が皮膚軟部組織感染症に関与する一般的な病原体と考えられているのであれば、なぜ、多くの臨床試験でST合剤が使用され、治療が成功をしているのだろうか？ ST合剤は黄色ブドウ球菌(MRSAなど)には有効であることが多いが、皮膚軟部組織感染症の主な原因であるA群溶血性レンサ球菌に対しては、以前から有効な選択ではないと考えられてきた。ガイドラインでは、MRSAと溶連菌の両方を考慮する場合、経験的治療として2剤併用療法(ST合剤とβ-ラクタム薬)を推奨している[1]。

ST合剤は、作用機序として細菌の葉酸代謝に拮抗する。従来の最小発育阻止濃度試験では、ST合剤に対する *S. pyogenes* の高い

298 第14章 皮膚軟部組織感染症

耐性が示され，*S. pyogenes* を選択的に増殖させるために使用される血液寒天培地プレートには，他の口腔内細菌叢の増殖を抑制する方法として，実際に ST 合剤が含まれていた[16]。しかし，1 つの仮説として，ほとんどの寒天培地には比較的高濃度のチミジンが含まれており，*S. pyogenes* が葉酸の外因性供給源として利用することで，ST 合剤の機序を回避し，*in vitro* でのアーチファクトで耐性を示した可能性がある[17]。この現象をさらに理解するため，オーストラリアで皮膚および咽頭の検体から 100 の *S. pyogenes* 分離株を，低チミジン含量の寒天培地，ウマ血液を添加した寒天培地，および溶血したウマ血液を添加した寒天培地で ST 合剤に対する試験を行った[17]。他の哺乳類の血液源とは異なり，溶血したウマ血液には環境中のチミジンを中和する酵素であるチミジンホスホリラーゼが存在する。この研究では，寒天培地で培養した場合，分離株の 99％が ST 合剤に感性を示し，ウマ血液と溶血したウマ血液を添加した寒天培地で培養した場合，分離株の 100％が感性を示した。

　しかし，感染時の局所組織の損傷によってチミジンの利用可能性が高まり，ST 合剤が無効となる可能性を疑う者もいる[18]。皮膚軟部組織感染症における ST 合剤の臨床的有効性をさらに理解するために，皮膚軟部組織感染症の治療において，15 件の臨床試験（5 件の観察研究および 10 件の RCT）を用いて，ST 合剤とクリンダマイシンおよびセファレキシンを比較した[19]。ST 合剤は非劣性であったが，これらの試験は *S. pyogenes* に特異的ではなかった。著者らは，ST 合剤は非複雑性化膿性皮膚軟部組織感染症には妥当な薬剤であるが，非複雑性非化膿性の症例には *β*-ラクタム系薬が依然として望ましい，と結論づけた。

Q. なぜ，この患者は腋窩膿瘍を繰り返すのですか？
A. 化膿性汗腺炎の可能性があります。

化膿性汗腺炎（hidradenitis suppurativa：HS）は，鼠径部や腋窩のようなアポクリン腺のある皮膚の部位に起こる慢性かつ再発性の炎症性疾患である。周期的な再燃は，深在性の有痛性病変を伴い，膿瘍や瘻孔に進展することがある。リスク因子としては，女性（3：

男性 1），喫煙（頻度および重症度に関連），肥満が挙げられる[20]。利用可能な RCT はあまりないため，一般的に専門家の意見や観察研究が治療の手引きとなった。2019 年，著者らは，局所性や全身性抗菌薬，生物学的製剤，ホルモン治療，その他の免疫調節薬など，HS におけるさまざまな治療法のエビデンスレベルを検討した[21]。彼らは，局所治療，経口テトラサイクリン系薬，全身性副腎皮質ステロイド，スピロノラクトンやメトホルミンなどのホルモン治療のエビデンスは限られていることを明らかにした。メトトレキサートとアザチオプリンの使用は推奨されなかった。クリンダマイシンとリファンピシンについては，一貫性のない，あるいは質の限られたエビデンスを挙げている。ガイドラインに記載された最も優れたエビデンスがあるものは生物学的製剤，特にアダリムマブであった。

　アダリムマブ〔腫瘍壊死因子（tumor necrotizing factor：TNF）-α 抗体〕は，米国食品医薬品局（Food and Drug Administration：FDA）が承認した唯一の HS 治療薬である。アダリムマブに関する 2 つの第 3 相臨床試験（PIONEER I および PIONEER II）では，奏効率は 50％程度であったが，プラセボ群と比較して治療群では 12 週時点で有意に高い臨床効果が示された[22]。全体的に専門家は，局所的なアプローチとしてクリンダマイシンの局所投与は耐性菌を増加させると考え，クロルヘキシジン，ジンクピリチオン，または他の抗菌薬による洗浄を推奨した。軽症〜中等症の HS の再燃に対しては，テトラサイクリン系薬またはクリンダマイシン＋リファンピシンが第 2 選択薬として推奨され，重症の再燃に対してはクリンダマイシン / リファンピシンが第 1 選択薬として推奨された。ertapenem は，重症のレスキュー治療として，または他の治療へのつなぎとして使用できる。膿瘍や瘻孔を伴う重症の場合は手術の適応となる。私はフェローとして，再発性膿瘍の患者を何例か紹介されたが，HS が疑われたため，その患者を皮膚科の同僚に紹介し，長期的なマネジメントにつなげることができた。この難病に注目しよう。

Q. 人工乳房感染症はどのようにマネジメントするのですか？

A. サルベージを支持する文献もありますが，通常はデバイスの抜去です。

デバイス感染のリスク因子は，以前の放射線治療，化学療法，異物の存在など，人工乳房インプラントを受ける患者にしばしば内在している。乳房インプラント感染症の分野は，関節や心臓弁などの他の人工物感染症に比べてデータが少ない。

人工乳房の全感染率は約2.5％であり[23]，関節感染と同等である。インプラントの抜去が必要な症例は，再建症例の少なくとも14.5％であるのに対し，豊胸術でインプラント留置された人工乳房では9.2％であり，これは再建を必要とする患者の宿主要因によるものと考えられる。コアグラーゼ陰性ブドウ球菌に加えて，黄色ブドウ球菌，*Cutibacterium*，レンサ球菌が一般的な病原菌である。これには地域差もあり，フランスの単施設では，グラム陰性桿菌〔特に，緑膿菌（*Pseudomonas aeruginosa*）〕が2番目に多い菌として報告されている[24]。非結核性抗酸菌症もある程度の頻度で報告されている[25]。感染症は一般的にバイオフィルム関連であり，インプラント留置後6週間以内に発症するか（「早期発症」），血行性播種によりかなり遅れて発症するか（「晩期発症」）の二峰性に起こる。抗酸菌や*Cutibacterium*のような微生物は，インプラント留置後数か月以内に亜急性感染を引き起こすことがある。推奨される経験的治療は，バンコマイシンとピペラシリン・タゾバクタムである。改善が早ければ，経口レジメン（クリンダマイシン，ST合剤，リネゾリド，および/またはフルオロキノロン系薬）に切り替えるというのが専門家の意見である[23]。再度インプラント留置の時期については議論がある。抗菌薬治療後に再度インプラント留置することを提唱するグループもあれば，治療後4〜6か月後に再度インプラント留置することを推奨するグループもある。「単回置換術」（感染したデバイスを除去し，洗浄する手術で同時に，清潔なデバイスを挿入すること）は推奨されないが，症例報告では成功例が報告されている[26]。将来の人工乳房感染を予防するために，人工乳房移植の際にルーチンの術後予防的抗菌薬投与を支持するデータはない[27]。

第 14 章　皮膚軟部組織感染症　　*301*

　　後ろ向き研究として，感染によるアウトカムをさらに理解するために，人工乳房インプラントの約 1,300 症例がレビューされた[28]。患者の 8％に感染がみられ，そのサブグループの 59％でサルベージが試みられた。人工乳房の場合(1 回目の手術での組織拡張器の感染と比較)，インプラントのサルベージ率は 33％であった。抗菌薬の選択はアウトカムと有意な相関はみられず，最も多かった菌はコアグラーゼ陰性ブドウ球菌であった。

Q. 動物に咬まれた患者がいます。どのようにマネジメントすべきでしょうか？

A. 局所的な創傷処置，外科医による追加評価の考慮，破傷風や狂犬病予防，抗菌薬予防投与の検討などがあります。

　　動物咬傷は急性経過をたどることが多い原因である。たとえば，イヌ咬傷は，2018 年の米国における非致死的な救急外来受診の 13 番目に多い原因であった[29]。イリノイ州の単施設における後ろ向き研究のレビューでは，イヌまたはネコに咬まれた患者の 111 人中 34 人(30.6％)が，治療中に少なくとも 1 回の外科的な処置を要した[30]。ネコと比較して，イヌは首より上を咬むことが多い[31]。ネコは手や腕を咬むことが多い。イヌは大きく強力な顎をもつことが多いため，組織損傷が大きくなることがあるが，ネコは長く鋭い歯をもつため，より深い組織まで貫通し，骨髄炎や化膿性関節炎を引き起こすことがある。イヌ咬傷による感染(5～25％)に比べ，ネコ咬傷によって感染をきたす可能性は高く(30～50％)，咬傷が手に及ぶと感染症が全体的に多くなる[32]。

　　咬傷による感染症は，ペットの口腔内細菌叢や，皮膚バリアが破綻した際に入り込みやすい自分自身の細菌叢によるものである。感染症の多くは複数菌性で，嫌気性菌も含まれる[32]。ネコおよびイヌによる咬傷患者 110 人(著者らはトラに咬まれた症例を除外したことに注目している)を対象とした米国拠点の多施設共同前向き研究では，患者からは平均 5 種類の分離株が培養された[31]。ネコ(咬傷の 75％)，イヌ(咬傷の 50％)ともに *Pasteurella* 属が優勢であったが，ネコでは *Pasteurella multocida* が，イヌでは *Pasteurella canis* が多かった。

病院に受診した後，動物咬傷はどのようにマネジメントすればよいか？　傷の処置には，大量の灌流などがある。特に，顔面や手などの重要な部分が咬まれている場合は，外科的処置を行い，デブリードマンが必要かどうかを判断する。特に，ネコによる穿通の場合は，深部感染を除外するための画像検査が有用である。身体所見に見合わない痛みは特に気にすべきである。過去10年間に破傷風の予防接種を受けていない患者は，Tdapを接種すべきである[1]●7。動物がペットのネコまたはイヌであり，咬傷後10日間，狂犬病の徴候がないか経過観察できる場合は，狂犬病の曝露後予防は一般に適応されない[33]●8。

咬傷後の予防的抗菌薬の必要性については議論がある。イヌ咬傷に関するメタアナリシスでは，患者の18％に感染がみられ，1人の患者の感染を予防するための抗菌薬が必要な患者数は14人（NNT 14）であった[34]。その後のメタアナリシスでは，イヌ咬傷後の予防的抗菌薬の使用は感染率を有意に低下させなかった[35]。哺乳類（イヌ，ネコ，ヒトを含む）に咬まれた患者の臨床試験をグループ化すると，手指咬傷後の感染率は予防的抗菌薬投与によって低下した。現在のガイドラインでは，免疫不全の患者，脾臓が機能していない患者，肝疾患が進行している患者，咬まれた部位に著しい浮腫がある患者，骨膜や関節包を貫通していると思われる損傷がある患者には，抗菌薬の予防投与（3〜5日間）を推奨している[1]。アモキシシリン・クラブラン酸が第1選択薬であるが，その他にクリンダマイシンのような好気性菌と嫌気性菌の両方に効果がある抗菌薬も妥当である[1,33]。

◉7─Dr. 渋江のコメント◉Tdapは破傷風（T：tetanus），ジフテリア（D：diphtheria），百日咳（P：pertussis）の3つの病原体を予防するワクチンで，DTaPワクチンと成分は同じですが，成人用として副反応を軽減するためにジフテリア，百日咳の抗原量を減らしたものです。日本国内では未承認であり，輸入ワクチン（Boostrix®）として使用することになりますが，DTaP（トリビック®）は日本国内で承認されており，こちらを接種することもあります。ただし，日本国内での外傷後は破傷風トキソイドの接種が多いように思います。

◉8─Dr. 渋江のコメント◉日本国内での動物咬傷では，一般的に狂犬病ワクチンによる曝露後予防は行いません。

第14章 皮膚軟部組織感染症　　*303*

Q. 最近イヌに咬まれた患者が入院していますが，皮疹が増悪しています。どのようにマネジメントすべきでしょうか？

A. *Capnocytophaga canimorsus* は致死率の高い電撃性紫斑病の原因となります。

Capnocytophaga canimorsus は選好性のグラム陰性桿菌で，培養が難しく，高 CO_2 環境下でのチョコレート寒天培地で最もよく増殖する。イヌの約25%，ネコの約21%が *C. canimorsus* を保菌している[36]。動物咬傷後に感染した場合，潜伏期は通常3日であるが，1〜10日の幅がある[37]。カリフォルニア州の56症例の後ろ向き研究のレビューでは，*C. canimorsus* 感染患者の78%で，イヌまたはネコによる咬傷歴，最近の濃厚接触歴があった。死亡率は33%と高い[37]。

C. canimorsus に感染すると，播種性紫斑病変を伴う敗血症や髄膜炎を引き起こすことがある[38]。これは，この菌が ADAMTS13 欠損を誘発するためと考えられる[39]。肝疾患，無脾症，ステロイド使用者は，重症感染のリスクが最も高い[37,38]。*C. canimorsus* は検査室での発育が非常に遅いため，初期の診断はしばしば臨床的に疑うしかなく，死亡率が高いことを考えると，治療は積極的に行うべきである。重症感染症に対する経験的治療の第1選択は，β-ラクタム系薬 / β-ラクタマーゼ阻害薬の静脈内投与（静注）治療か，カルバペネム系薬であり，感受性結果に応じて抗菌薬を選択する。非重症感染に対する経験的治療は，経口 β-ラクタム系薬 / β-ラクタマーゼ阻害薬またはクリンダマイシンである[40,41]。リスクの高い宿主の咬傷後予防には，アモキシシリン・クラブラン酸が5日間使用される。

Q. ペットのアライグマに咬まれた患者がいます。狂犬病以外に考慮すべき病気はありますか？

A. アライグマは *Baylisascaris* を排出しますが，通常咬まれて感染することはありません。

アライグマに関連する典型的な感染症は *Baylisascaris procyonis*（アライグマ回虫と呼ばれる）で，アライグマ回虫症の原因となる，

よくいる寄生虫である。まめなアライグマは自分でトイレをつくり，そこで排泄する[●9]。B. procyonis に感染すると，糞便中に数千個の虫卵を排出する。森林保護区に隣接するシカゴ郊外のアライグマのトイレを調査したところ，51％の庭にアライグマのトイレがあり，29％のトイレから寄生虫卵が検出された[42]。これらの虫卵が誤って摂取され，アライグマ回虫症になる可能性がある。ある後ろ向き研究では，統計的に有意な罹患のリスク因子として，アライグマのトイレとの接触，4歳未満，男性が挙げられている[43]。アライグマ回虫症の典型的な症状は神経幼虫移行症で，好酸球増加と深部白質病変を伴う脳炎であり，アライグマ回虫による好酸球性髄膜脳炎と呼ばれる。診断は血清学的検査で行う。第1選択治療はアルベンダゾールであるが，治療成績は不良である[43]。人獣共通感染症として，パンダは同様の寄生虫 Baylisascaris schroederi をもっているようである[44]。

　アライグマ回虫に加えて，アメリカアライグマは狂犬病を媒介することがある。感染したアライグマは古典的には攻撃的であると考えられているが，行動の変化なしにウイルスを媒介することもある[45]。アライグマに咬まれた人は，曝露後予防処置を受ける必要がある。しかし，アライグマの感染経路は咬傷だけとは限らない。ある不幸な例では，腎臓移植を受けた患者が狂犬病脳炎のために死亡した。臓器提供者はアライグマを飼育しており，提供前に何度か咬まれていたようであった[46]。他のレシピエントは曝露後予防による治療を受け，無症状のままであった。感染症科研修中に，アライグマについてこれほど学ぶことになるとは誰が予想しただろうか？

●9 ― Dr. 渋江のコメント●アライグマは決まった場所で排泄をする習性があるようです。

参考文献

1. Stevens DL, Bisno AL, Chambers HF, Dellinger EP, EJC G, Gorbach SL, Hirschmann JV, Kaplan SL, Montoya JG, Wade JC, Infectious Diseases Society of America. Practice guidelines for the diagnosis and management of skin and soft tissue infections: 2014 update by the Infectious Diseases Society of America. Clin Infect Dis. 2014;59:e10–52. https://doi.org/10.1093/cid/ciu444.

2. Jenkins TC, Knepper BC, Jason Moore S, Saveli CC, Pawlowski SW, Perlman DM, McCollister BD, Burman WJ. Comparison of the microbiology and antibiotic treatment among diabetic and nondiabetic patients hospitalized for cellulitis or cutaneous abscess. J Hosp Med. 2014;9:788–94. https://doi.org/10.1002/jhm.2267.

3. Manfredi R, Calza L, Chiodo F. Epidemiology and microbiology of cellulitis and bacterial soft tissue infection during HIV disease: a 10-year survey. J Cutan Pathol. 2002;29:168–72. https://doi.org/10.1034/j.1600-0560.2002.290307.x.

4. Strazzula L, Cotliar J, Fox LP, Hughey L, Shinkai K, Gee SN, Kroshinsky D. Inpatient dermatology consultation aids diagnosis of cellulitis among hospitalized patients: a multi-institutional analysis. J Am Acad Dermatol. 2015;73:70–5. https://doi.org/10.1016/j.jaad.2014.11.012.

5. Weng QY, Raff AB, Cohen JM, Gunasekera N, Okhovat J-P, Vedak P, Joyce C, Kroshinsky D, Mostaghimi A. Costs and consequences associated with misdiagnosed lower extremity cellulitis. JAMA Dermatol. 2017;153:141–6. https://doi.org/10.1001/jamadermatol.2016.3816.

6. Raff AB, Weng QY, Cohen JM, Gunasekera N, Okhovat J-P, Vedak P, Joyce C, Kroshinsky D, Mostaghimi A. A predictive model for diagnosis of lower extremity cellulitis: a cross-sectional study. J Am Acad Dermatol. 2017;76:618–625.e2. https://doi.org/10.1016/j.jaad.2016.12.044.

7. Li DG, Dewan AK, Xia FD, Khosravi H, Joyce C, Mostaghimi A. The ALT-70 predictive model outperforms thermal imaging for the diagnosis of lower extremity cellulitis: a prospective evaluation. J Am Acad Dermatol. 2018;79:1076–1080.e1. https://doi.org/10.1016/j.jaad.2018.06.062.

8. Walker TD, Gilkey TW, Trinidad JC, Chung CG, Wang H, Mostaghimi A, Kaffenberger BH. Evaluation of Dundee and ALT-70 predictive models for cellulitis in 56 patients who underwent tissue culture. Arch Dermatol Res. 2023;315:665–8. https://doi.org/10.1007/s00403-022-02409-0.

9. Webb E, Neeman T, Bowden FJ, Gaida J, Mumford V, Bissett B. Compression therapy to prevent recurrent cellulitis of the leg. N Engl J Med. 2020;383:630–9. https://doi.org/10.1056/NEJMoa1917197.

10. Thomas KS, Crook AM, Nunn AJ, Foster KA, Mason JM, Chalmers JR, Nasr IS, Brindle RJ, English J, Meredith SK, Reynolds NJ, de Berker D, Mortimer PS, Williams HC, U.K. Dermatology Clinical Trials Network's PATCH I Trial Team. Penicillin to prevent recurrent leg cellulitis. N Engl J Med. 2013;368:1695–703. https://doi.org/10.1056/NEJMoa1206300.

11. Schaverien MV, Baumann DP, Selber JC, Chang EI, Hanasono MM, Chu C, Hanson SE, Butler CE. Building a multidisciplinary comprehensive academic lymphedema program. Plast Reconstr Surg Glob Open. 2020;8:e2670. https://doi.org/10.1097/GOX.0000000000002670.

12. Gaspari RJ, Resop D, Mendoza M, Kang T, Blehar D. A randomized controlled trial of incision and drainage versus ultrasonographically guided needle aspiration for skin abscesses and the effect of methicillin-resistant Staphylococcus aureus. Ann Emerg Med. 2011;57:483–491.e1.

306 第14章 皮膚軟部組織感染症

https://doi.org/10.1016/j.annemergmed.2010.11.021.

13. Daum RS, Miller LG, Immergluck L, Fritz S, Creech CB, Young D, Kumar N, Downing M, Pettibone S, Hoagland R, Eells SJ, Boyle MG, Parker TC, Chambers HF, DMID 07-0051 Team. A placebo-controlled trial of antibiotics for smaller skin abscesses. N Engl J Med. 2017;376:2545–55. https://doi.org/10.1056/NEJMoa1607033.

14. Gottlieb M, DeMott JM, Hallock M, Peksa GD. Systemic antibiotics for the treatment of skin and soft tissue abscesses: a systematic review and meta-analysis. Ann Emerg Med. 2019;73:8–16. https://doi.org/10.1016/j.annemergmed.2018.02.011.

15. Moran GJ, Fang E, Corey GR, Das AF, De Anda C, Prokocimer P. Tedizolid for 6 days versus linezolid for 10 days for acute bacterial skin and skin-structure infections (ESTABLISH-2): a randomised, double-blind, phase 3, non-inferiority trial. Lancet Infect Dis. 2014;14:696–705. https://doi.org/10.1016/S1473-3099(14)70737-6.

16. Campos JM, Charilaou CC. Evaluation of detect-A-strep and the culturette ten-minute strep ID kits for detection of group a streptococcal antigen in oropharyngeal swabs from children. J Clin Microbiol. 1985;22:145–8. https://doi.org/10.1128/jcm.22.2.145-148.1985.

17. Bowen AC, Lilliebridge RA, Tong SYC, Baird RW, Ward P, McDonald MI, Currie BJ, Carapetis JR. Is streptococcus pyogenes resistant or susceptible to trimethoprim-sulfamethoxazole? J Clin Microbiol. 2012;50:4067–72. https://doi.org/10.1128/JCM.02195-12.

18. Gelfand MS, Cleveland KO, Ketterer DC. Susceptibility of streptococcus pyogenes to trimethoprim-sulfamethoxazole. J Clin Microbiol. 2013;51:1350. https://doi.org/10.1128/JCM.03329-12.

19. Bowen AC, Carapetis JR, Currie BJ, Fowler V, Chambers HF, Tong SYC. Sulfamethoxazole-trimethoprim (Cotrimoxazole) for skin and soft tissue infections including impetigo, cellulitis, and abscess. Open Forum Infect Dis. 2017;4:ofx232. https://doi.org/10.1093/ofid/ofx232.

20. Jemec GBE. Clinical practice. Hidradenitis suppurativa. N Engl J Med. 2012;366:158–64. https://doi.org/10.1056/NEJMcp1014163.

21. Alikhan A, Sayed C, Alavi A, Alhusayen R, Brassard A, Burkhart C, Crowell K, Eisen DB, Gottlieb AB, Hamzavi I, Hazen PG, Jaleel T, Kimball AB, Kirby J, Lowes MA, Micheletti R, Miller A, Naik HB, Orgill D, Poulin Y. North American clinical management guidelines for hidradenitis suppurativa: a publication from the United States and Canadian Hidradenitis Suppurativa Foundations: part II: topical, intralesional, and systemic medical management. J Am Acad Dermatol. 2019;81:91–101. https://doi.org/10.1016/j.jaad.2019.02.068.

22. Kimball AB, Okun MM, Williams DA, Gottlieb AB, Papp KA, Zouboulis CC, Armstrong AW, Kerdel F, Gold MH, Forman SB, Korman NJ, Giamarellos-Bourboulis EJ, Crowley JJ, Lynde C, Reguiai Z, Prens E-P, Alwawi E, Mostafa NM, Pinsky B, Sundaram M, Gu Y, Carlson DM, Jemec GBE. Two phase 3 trials of adalimumab for hidradenitis suppurativa. N Engl J Med. 2016;375:422–34. https://doi.org/10.1056/NEJMoa1504370.

23. Lalani T. Breast implant infections: an update. Infect Dis Clin N Am. 2018;32:877–84. https://doi.org/10.1016/j.idc.2018.06.007.

24. Seng P, Bayle S, Alliez A, Romain F, Casanova D, Stein A. The microbial epidemiology of breast implant infections in a regional referral Centre for plastic and reconstructive surgery in the south of France. Int J Infect Dis. 2015;35:62–6. https://doi.org/10.1016/j.ijid.2015.04.010.

25. Jhaveri VV, Singhal D, Riedel S, Rowley CF, Nathavitharana RR. Surgical cure of clarithromycin resistant mycobacterium chelonae breast implant infection: a case report and review of the literature. J Clin Tuberc Other Mycobact Dis. 2020;21:100183. https://doi.org/10.1016/

第 14 章　皮膚軟部組織感染症　*307*

j.jctube.2020.100183.

26. Bramhall RJ, Hernan I, Harris PA. A single-Centre, retrospective proof-of-concept review of salvage of infected or exposed implant breast reconstructions with explantation and one-stage free flap replacement. J Plast Reconstr Aesthet Surg. 2018;71:194–200. https://doi. org/10.1016/j.bjps.2017.10.009.

27. Mirzabeigi MN, Mericli AF, Ortlip T, Tuma GA, Copit SE, Fox JW, Moore JH. Evaluating the role of postoperative prophylactic antibiotics in primary and secondary breast augmentation: a retrospective review. Aesthet Surg J. 2012;32:61–8. https://doi.org/10.1177/1090820X11430830.

28. Franchelli S, Pesce M, Baldelli I, Marchese A, Santi P, De Maria A. Analysis of clinical management of infected breast implants and of factors associated to successful breast pocket salvage in infections occurring after breast reconstruction. Int J Infect Dis. 2018;71:67–72. https://doi.org/10.1016/j.ijid.2018.03.019.

29. Tuckel PS, Milczarski W. The changing epidemiology of dog bite injuries in the United States, 2005-2018. Inj Epidemiol. 2020;7:57. https://doi.org/10.1186/s40621-020-00281-y.

30. Benson LS, Edwards SL, Schiff AP, Williams CS, Visotsky JL. Dog and cat bites to the hand: treatment and cost assessment. J Hand Surg Am. 2006;31:468–73. https://doi.org/10.1016/j.jhsa.2005.12.011.

31. Talan DA, Citron DM, Abrahamian FM, Moran GJ, Goldstein EJC. Bacteriologic analysis of infected dog and cat bites. N Engl J Med. 1999;340:85–92. https://doi.org/10.1056/NEJM199901143400202.

32. Rothe K, Tsokos M, Handrick W. Animal and human bite wounds. Dtsch Arztebl Int. 2015;112:433–43. https://doi.org/10.3238/arztebl.2015.0433.

33. Ellis R, Ellis C. Dog and cat bites. Am Fam Physician. 2014;90:239–43.

34. Cummings P. Antibiotics to prevent infection in patients with dog bite wounds: a meta-analysis of randomized trials. Ann Emerg Med. 1994;23:535–40. https://doi.org/10.1016/s0196-0644(94)70073-7.

35. Medeiros I, Saconato H. Antibiotic prophylaxis for mammalian bites. Cochrane Database Syst Rev. 2001:CD001738. https://doi.org/10.1002/14651858.CD001738.

36. Blanche P, Bloch E, Sicard D. Capnocytophaga canimorsus in the oral flora of dogs and cats. J Infect. 1998;36:134. https://doi.org/10.1016/s0163-4453(98)93918-4.

37. Janda JM, Graves MH, Lindquist D, Probert WS. Diagnosing Capnocytophaga canimorsus infections. Emerg Infect Dis. 2006;12:340–2. https://doi.org/10.3201/eid1202.050783.

38. Popiel KY, Vinh DC. "Bobo-Newton syndrome": an unwanted gift from man's best friend. Can J Infect Dis Med Microbiol. 2013;24:209–14. https://doi.org/10.1155/2013/930158.

39. Smeets NJL, Fijnheer R, Sebastian S, De Mast Q. Secondary thrombotic microangiopathy with severely reduced ADAMTS13 activity in a patient with Capnocytophaga canimorsus sepsis: a case report. Transfusion. 2018;58:2426–9. https://doi.org/10.1111/trf.14829.

40. Jolivet-Gougeon A, Sixou J-L, Tamanai-Shacoori Z, Bonnaure-Mallet M. Antimicrobial treatment of Capnocytophaga infections. Int J Antimicrob Agents. 2007;29:367–73. https://doi. org/10.1016/j.ijantimicag.2006.10.005.

41. Bertin N, Brosolo G, Pistola F, Pelizzo F, Marini C, Pertoldi F, Vriz O. Capnocytophaga canimorsus: an emerging pathogen in immunocompetent patients—experience from an emergency department. J Emerg Med. 2018;54:871–5. https://doi.org/10.1016/j.jemermed.2018.01.042.

42. Page LK, Anchor C, Luy E, Kron S, Larson G, Madsen L, Kellner K, Smyser TJ. Backyard raccoon latrines and risk for Baylisascaris procyonis transmission to humans. Emerg Infect

Dis. 2009;15:1530–1. https://doi.org/10.3201/eid1509.090128.

43. Strausbaugh LJ, Murray WJ, Kazacos KR. Raccoon roundworm encephalitis. Clin Infect Dis. 2004;39:1484–92. https://doi.org/10.1086/425364.

44. Zhou X, Xie Y, Zhang Z, Wang C, Sun Y, Gu X, Wang S, Peng X, Yang G. Analysis of the genetic diversity of the nematode parasite Baylisascaris schroederi from wild giant pandas in different mountain ranges in China. Parasit Vectors. 2013;6:233. https://doi.org/10.1186/1756-3305-6-233.

45. Jenkins SR, Perry BD, Winkler WG. Ecology and epidemiology of raccoon rabies. Rev Infect Dis. 1988;10(Suppl 4):S620–5. https://doi.org/10.1093/clinids/10.supplement_4.s620.

46. Vora NM, Basavaraju SV, Feldman KA, Paddock CD, Orciari L, Gitterman S, Griese S, Wallace RM, Said M, Blau DM, Selvaggi G, Velasco-Villa A, Ritter J, Yager P, Kresch A, Niezgoda M, Blanton J, Stosor V, Falta EM, Lyon GM, Zembower T, Kuzmina N, Rohatgi PK, Recuenco S, Zaki S, Damon I, Franka R, Kuehnert MJ. Raccoon rabies virus variant transmission through solid organ transplantation. JAMA. 2013;310:398–407. https://doi.org/10.1001/jama.2013.7986.

第15章

泌尿生殖器感染症

要旨

下部尿路から上部尿路を含む泌尿生殖器系は，内界と外界のもう1つの接点である。尿路と腟のマイクロバイオームは，健康と疾病のどちらにおいても重要な役割を果たしている。泌尿生殖器感染症の診断は，感染症と無症候性細菌の存在を区別することが重要であり，患者に不必要で有害な可能性のある抗菌薬の投与を避けることができるため，挑戦し甲斐がある。

泌尿生殖器系に影響を及ぼす性感染症は公衆衛生上の懸念事項である。これらの細菌の耐性率は上昇傾向にあり，流行パターンも変化している。性感染症は，感染症学の一分野であり，この分野を専門とする医師は，性感染症患者の診断と治療を主な業務とする施設で働いている。性感染症は多岐にわたるため，このトピックを詳しく取り上げることは本書の範囲外であるが，関連する入院患者の診察に関する質問の例をいくつか紹介する。

本章では，尿路感染症（urinary tract infection：UTI）の診断，治療期間，再発のマネジメント，腎盂腎炎の珍しい症例，そして性感染症に関連するコンサルトの例をいくつか取り上げる。

310 **第 15 章 泌尿生殖器感染症**

Q. 臨床症状のない患者の尿中の細菌を治療するには，どの抗菌薬を使用すべきでしょうか？

A. いえ，無症候性細菌尿は治療しないでください。

無症候性細菌尿(asymptomatic bacteriuria：ASB)とは，UTI の症状がない人の尿中に細菌が存在することである。泌尿生殖器に異常のある男女だけでなく，健康な女性にもよくみられる所見である。専門家のなかには，ASB を数日間隔の連続した 2 検体で 10^5 CFU (colony–forming units：コロニー形成単位)/mL 以上と定義する者もいる[1]。間欠的なカテーテル留置では，この定義は 10^2 CFU/mL まで低くなるかもしれない。長期に尿道カテーテル留置している患者では，しばしば，バイオフィルムを形成する菌が常在するが，菌量は 10^5 CFU/mL がより適切なカットオフ値かもしれない[2]。

　18〜40 歳の性的活動性のある非妊娠女性 796 人を 6 か月間にわたって調査した前向き研究では，ASB の有病率は 5〜6％であった[3]。ASB 発生後 1 週間以内に UTI を発症した割合は 8％であった。それ以外で ASB が持続することはまれであった。ASB の発生率は年齢とともに上昇する。800 人以上の高齢女性を対象とした研究では，ASB の発生頻度は 11〜25％であり，生活環境にもより，介護施設で生活している人の発生率が最も高かった[4]。238 人の高齢男性を対象とした前向き研究では，ASB の頻度は 12％であった[5]。

　無症候性細菌尿はよくみられることであり，無害である。カナダのウィニペグで実施された無作為化比較試験(randomized controlled trial：RCT)では，糖尿病を有し，連続した 2 回の尿検体で 10^5 CFU/mL を超え，症状のない女性を，プラセボ($n = 50$)またはスルファメトキサゾール・トリメトプリム(ST 合剤)（アレルギーのある場合はシプロフロキサシン）による抗菌薬治療を 2 週間受ける群($n = 55$)に無作為に割り付けた[6]。患者は登録後 12 か月間経過観察され，主要アウトカムは，初回症候性 UTI までの期間と症候性 UTI の頻度であった。この研究のためにスクリーニングを受けた糖尿病の女性 1,900 人のうち，14％が ASB の状態であった。プラセボ群では，最初の 2 週間の研究期間中に，グラム陰性

菌による ASB の女性の 11％，グラム陽性菌による ASB の女性の 46％が自然寛解した。全体として，症候性 UTI はプラセボ群で 44 回，治療群で 43 回であった（$p = 0.42$）。最初の症候性イベントまでの期間に差はなく（$p = 0.67$），治療関連有害事象は治療群で多い傾向がみられた（6％ vs 18％，$p = 0.05$）。7,000 人以上の患者を対象とした 50 の研究を含むメタアナリシスでは，糖尿病患者，閉経後の女性，高齢の施設入所中の患者，腎移植患者，人工関節置換術前の患者では，ASB の治療に利点はない，と結論づけられている[7]。ある RCT では，抗菌薬治療を受けた女性では再発頻度が高いことが示されているため，UTI を再発した患者では，ASB 治療は実際にかなり有害である可能性がある[8]。ASB 治療に関連するその他のリスクとしては，耐性菌の発現，*Clostridioides difficile* 感染，その他の抗菌薬関連有害事象のリスク増加がある。

ASB の治療がほとんどの患者にとって利点はなく有害なリスクを高めるのであれば，どのような集団に対して ASB のスクリーニングを行うべきだろうか？ 現在のガイドラインでは，妊婦はスクリーニングを受け，培養陽性であれば 4〜7 日間の抗菌薬治療を受けることを推奨している[9]。ガイドラインはまた，粘膜損傷をきたしてバクテリアルトランスロケーションをきたす可能性のある泌尿器科的処置の前に患者をスクリーニングし，治療することを推奨している。培養が陽性であった患者には，いくつかの外科手術の周術期予防と同様に，手術前に短期間（1〜2 回）の標的抗菌薬治療を開始することが推奨される。

312 第 15 章 泌尿生殖器感染症

Q. 腎盂腎炎の治療期間はどのくらいですか？

A. ほとんどの患者において，より短期間の治療は長期間の治療に劣っていません。

以前より，腎盂腎炎患者は少なくとも 2 週間は治療されていた。女性の腎盂腎炎に関する現在のガイドラインでは，フルオロキノロン系薬の場合は 7 日間，ST 合剤の場合は 14 日間の治療が推奨されている。ガイドラインでは，避けられる場合は β-ラクタム系薬を推奨していない[10]●1。

短期間の投与が非劣性であるかを判定するために，米国を中心とした，非複雑性腎盂腎炎の女性を対象とした多施設共同試験があり，患者は 1 週間のシプロフロキサシン投与（n = 128）または 2 週間の ST 合剤投与（n = 127）のいずれかに無作為に割り付けられた[11]。重症敗血症，免疫不全，糖尿病，泌尿器系異常，慢性腎臓病，フルオロキノロン系薬 / ペニシリン系薬 / スルホンアミド系薬に対するアレルギー，妊娠中または授乳中，持続的な嘔吐，入院が必要な患者は除外された。シプロフロキサシンを 1 週間投与された女性の 96％，ST 合剤を 2 週間投与された女性の 83％が，治療後 4〜11 日の経過観察で臨床的および細菌学的治癒という主要アウトカムを達成した〔95％信頼区間（confidence interval：CI）0.06 〜0.22，p = 0.002〕。副次的アウトカムでは，シプロフロキサシン群の患者は，長期投与群の患者と比較して，より長い追跡調査期間でも再発しない割合が有意に高かった。これらの差の一部は，ST 合剤耐性大腸菌（*Escherichia coli*）の割合によるものであったかもしれない。いずれにせよ，1 週間のフルオロキノロン系薬の治療を受けた非複雑性腎盂腎炎の女性における治癒率は印象的であった。

急性腎盂腎炎および / または UTI による敗血症患者を対象とし

●1 — Dr. 渋江のコメント●ガイドラインでは，経口の β-ラクタム系薬は他の系統と比べて効果が劣るとされていますが，β-ラクタム系薬を選択するなら，最初はセフトリアキソンなどの静注治療を推奨しており，個人的にも静注治療なら β-ラクタム系薬の選択は問題ないことが多いです。重症度が高くない状況なら，基質特異性拡張型 β-ラクタマーゼ（extended spectrum beta-lactamase：ESBL）産生菌のカバーもセフメタゾールで可能な例もありそうです。

たメタアナリシスでは，8件のRCTが含まれ，著者らは治療期間を7日以内($n = 549$)とそれ以上($n = 527$)に分けた[12]。主要アウトカムは，臨床的失敗として治療終了時に症状消失がないこと，および/または治療期間中に抗菌薬の変更が必要となることと定義され，短期間の治療は長期間の治療と同等であった〔相対リスク（relative risk：RR）0.63，CI 0.33〜1.18〕。メタアナリシスでは，男女および腎盂腎炎で入院した患者を対象としたが，男性に対する特別なサブグループ解析はなかった。泌尿器系に異常のある患者のサブグループ解析では，長期間の治療のほうが好ましかった。

RCT FUTIRSTでは，オランダで市中感染の発熱を伴うUTI（腎盂腎炎など）患者200人が，シプロフロキサシンまたはβ-ラクタム系薬による1週間または2週間の治療群に無作為に割り付けられた[13]。主要評価項目は，治療後10〜18日の臨床的治癒率であった。この研究には男性と高齢の患者が含まれていた。主要評価項目における非劣性は証明できなかった。しかし，サブグループ解析では，他の研究と一致して，女性では7日間投与が14日間投与に対して非劣性であった。治療後70〜84日の臨床的治癒率などの副次的アウトカム解析では，男女ともに非劣性であり，これは主要アウトカムのデザインではないが，患者を長期間追跡調査する場合，短期治療は同等である可能性を示唆している。男性のみを対象とした別のRCTでは，米国の2施設の患者が1週間（$n = 136$）または2週間（$n = 136$）の抗菌薬治療を受ける群に無作為に割り付けられた[14]。しかし，無熱の患者のみを対象としたが，CVA（costovertebral angle：肋骨脊柱角）叩打痛を伴う場合もあった。臨床医はシプロフロキサシンとST合剤のどちらかを選択することができた。主要アウトカム（症状消失）は両群間に差はなかった。二次解析では，シプロフロキサシン使用群（94.2％）では，ST合剤使用群（87.1％）に対して症状消失が改善する傾向がみられたが，統計学的有意差はなかった（$p = 0.054$）。

要約すると，泌尿器系の解剖学的異常のない女性の腎盂腎炎には，7日間の治療で十分であろう。他の抗菌薬（主にST合剤）と比較して，フルオロキノロン系薬を短期間使用するエビデンスが最も多い。男性に対して短期間の投与で十分かもしれないが，最近の臨床試験では相反する結果が得られているため，より多くのデータが

314 第 15 章 泌尿生殖器感染症

必要である。解剖学的異常のある患者には 7 日間では不十分かも
しれないが，このような集団における最適な投与期間を決定するた
めには，同様にさらに多くのデータが必要である[*2]。

Q. 予防的抗菌薬は UTI の再発予防として使えますか？

A. 耐性菌の発生が懸念されますが，いくつかの手法は有効かもしれません。

UTI の再発は非常に課題である。リスク因子には，閉経後，カテー
テル留置が必要な状態，泌尿器系の解剖学的異常などがある[15]。
大腸菌は症例の 70〜95％を占め，グラム陽性菌では *Staphylococ-
cus saprophyticus* が最も多い[16]。再発率の高い患者では，抗菌薬
の予防投与が検討されてきた。閉経後女性を対象とした 3 つの
RCT のメタアナリシスでは，抗菌薬の長期使用によって再発リス
クが 24％減少し (RR 0.76，CI 0.61〜0.95)，治療必要数(number
needed to treat：NNT) は 8.5 であった[17]。これらの試験では，
予防薬の忍容性は比較的良好であったが，耐性菌の出現がみられ
た。たとえば，ある RCT では，1 か月間の予防的抗菌薬投与後，
尿中および糞便中の大腸菌の 80〜95％が ST 合剤に耐性を獲得し
た[18]。別の非盲検 RCT では，再発性 UTI 患者で，予防的抗菌薬
投与を受けない群(*n* = 22)，あるいは週 1 回の経口抗菌薬治療を
受ける群(weekly oral cyclic antibiotic：WOCA)に登録され(*n* =
23)，2 種類の抗菌薬を週 1 回，6 か月間ローテーションで経口治
療を行った[19]。抗菌薬は，アモキシシリン，セフィキシム，fosfo-
mycin-trometamol，ST 合剤が交替で使用された。fosfomycin-

●2 ― Dr. 渋江のコメント● コントロール不良な糖尿病，ステロイドなどの
免疫抑制薬使用中の患者などにおける腎盂腎炎の抗菌薬治療は，特に
個別に考える必要があると思っています。このような患者でのちに腎
膿瘍などの病態で再治療が余儀なくされるケースは何度か経験してい
ます。ただし，高度な免疫不全がなく，膿瘍などの病変がない菌血症
をきたした入院患者に対する 7 日間と 14 日間の抗菌薬治療を比較し
た RCT では，ソースとして 40％以上が UTI で最も多く含まれ，7 日
間投与群が非劣性であり，菌血症を伴っていても 7 日間の抗菌薬治療
を支持するデータは集まってきています。

trometamol とセフィキシムの組み合わせが最も多かった[3]。主要アウトカムは，抗菌薬治療を必要とする症候性 UTI の発生率であった。6 か月間，WOCA 群では平均 1 回，対照群では 2.5 回の UTI が発生した($p = 0.024$)。研究期間中，対照群では 9 例の患者が発熱を伴う UTI をきたしたが，WOCA 群では発熱を伴う感染症を発症した患者はいなかった($p < 0.001$)。WOCA 群では，下痢（39％），倦怠感（39％），嘔気（22％）を発症した患者がかなり多かった。尿中の耐性菌分離株も副次的アウトカムとして経過観察されたが，研究期間中の新たな耐性獲得に差はなかった。

再発性 UTI 患者に対して，抗菌薬のローテーションは有効，かつ安全であるかどうか（耐性菌が発生しないかどうか）については，さらにより大規模な前向き研究を行うことで明らかになるだろう。特に，閉経後の女性に対しては，腟エストロゲン，クランベリー抽出物，D-マンノース，メセナミンなど，さまざまなレベルの支持的なデータを有する多くの非抗菌薬の選択肢がある[2022]。

Q. 神経因性膀胱患者の UTI 再発に対して，抗菌薬以外にどのような予防法がありますか？

A. 神経因性膀胱に対する抗菌薬以外の治療法を支持するエビデンスは限られています。

神経因性膀胱は，脊髄損傷や糖尿病性神経障害などに起因する膀胱の筋肉と神経との間の機能障害によって生じる。膀胱が適切に収縮できない患者の場合，しばしば，カテーテル留置が断続的に，または慢性的に必要となる。このような正常な泌尿生殖器の解剖学的構造の破綻は，膀胱内に菌の定着を引き起こし，UTI を再発させる高いリスクとなる。2,300 人以上の患者を対象とした 8 つの研究の

●3 ― Dr. 渋江のコメント●日本国内で使用されているホスホマイシンは，経口では fosfomycin calcium（ホスホマイシン・カルシウム），静注では fosfomycin sodium（ホスホマイシン・ナトリウム）であり，fosfomycin-trometamol とは異なります。経口の場合，バイオアベイラビリティは fosfomycin-trometamol で 43.3％に対し，ホスホマイシン・カルシウムでは 12％と報告されており，腸管からの吸収性も異なるため，解釈に注意が必要となります。

1つの分析では，間欠的自己導尿は，長期留置カテーテルよりもUTIの発生率低下と関連していた[23]。UTIの再発を予防するための抗菌薬の予防投与は，耐性菌の発生のために投与しづらく，その後のUTIの治療をさらに困難にする可能性がある[24]。神経因性膀胱を伴わない再発性UTI患者に使用されている抗菌薬以外のいくつかの選択肢は，このような集団に有効であろうか？

メセナミンは，アンモニアとホルムアルデヒドの結合によって生成される環式炭化水素である[22]。膀胱のような酸性の水性環境では，メセナミンはホルムアルデヒドとアンモニアに分解される。ホルムアルデヒドには抗菌作用があり，一部の尿路の病原体の増殖を抑制する。ある小規模試験では，神経因性膀胱の患者をメセナミン($n = 34$)で治療，または無治療($n = 22$)とし，尿検体を定期的に検査した[25]。メセナミンによる治療を受けた患者では，尿培養陽性の頻度が有意に低かった(23.4％ vs 57.5％，$p < 0.001$)が，真のUTIか無症候性細菌尿かは区別されていないため，この所見の臨床的意義の解釈は困難である。再発性UTIの既往歴のある女性を対象としたメタアナリシスでは，抗菌薬またはプラセボに対するメセナミンの有益性は有意ではなかった[26]。メセナミンの使用に関する潜在的な問題の1つは，一部の細菌が感染時に尿をアルカリ性にするウレアーゼを分泌し，メセナミンの有効成分であるホルムアルデヒドの生成を妨げることである[27]。さらに，神経因性膀胱の患者のなかには，メセナミンに刺激を感じる人もいる。

成人女性の場合，D-マンノースは再発性UTIに対する予防効果を有する可能性があり，メタアナリシスでの最も多い副作用は下痢で，一般的に忍容性が高い[21]。神経因性膀胱患者に関するデータはまだ限られているが，39人の神経因性膀胱患者を対象とした前向き非盲検試験では，D-マンノースが失禁エピソードの頻度を低下させることが明らかになった[28]。これらの患者にはプロバイオティクスも併用された。感染症の再発率は報告されていないため，解釈は難しい。

クランベリーとその抽出物は，再発性UTIに対して研究されているもう1つの抗菌薬以外の治療法である。プラセボ群を含む小規模のRCTでは，脊髄損傷に続発する神経因性膀胱を患い，UTIを再発する患者がクランベリーを投与された場合，特に，腎機能が

良好であれば，再発の減少がみられた[29]。しかし，再発性 UTI の女性の研究を含む大規模なメタアナリシスでは，クランベリーによる治療を受けた女性には改善がみられなかった[30]。別のメタアナリシスでは，神経因性膀胱のある患者，および / または留置カテーテルや間欠的カテーテルを使用している患者では，特に有益性はみられなかった[31]。

UTI 再発予防のためのプロバイオティクスに関しては，脊髄損傷による神経因性膀胱患者を対象に，プロバイオティクスの 4 つの異なる製剤とプラセボを比較するマルチアーム RCT が実施された[32]。プロバイオティクス製剤のうち，予防効果を示したのは 1 種類のみで，これは CI 0.21 〜 0.99 の post hoc 解析によるものであった。興味深いことに，*Lactobacillus* の膀胱内投与に関する試験が現在進行中である[33]。結局のところ，神経因性膀胱における UTI 再発を予防するためのプロバイオティクスに関する現在のエビデンスは弱い。

まとめると，神経因性膀胱患者における UTI 再発に対する抗菌薬以外をベースとした予防を支持するエビデンスは限られている。これらの選択肢のいくつか（D-マンノース，クランベリー抽出物，またはプロバイオティクスなど）は一般的に忍容性が高いが，有効性は不明である。

Q. *Aerococcus urinae* に感染した患者がいます。これはどんな病原体でしょうか？

A. *Aerococcus urinae* はがんなどの泌尿器系の異常と関連しています。

Aerococcus はグラム陽性球菌で，グラム染色でクラスターや四量体を示すため，レンサ球菌やブドウ球菌と間違われることがある[34]。*Aerococcus* 属は，UTI と関連することが最も多く，特に，泌尿器系に異常のある男性にみられる。あるケースシリーズでは，16 人中 15 人の患者が男性で，16 人中 12 人に泌尿器系の基礎疾患があり，3 人の患者が前立腺がんであった[35]。別のケースシリーズでは，*A. urinae* による UTI の患者の 8 人中 2 人が前立腺がんであった[36]。心内膜炎はまれではなく，予後不良となることがあ

る[35,37]。*A. urinae* の公式の感受性のブレイクポイントはないが，*in vitro* の感受性はしばしば，β溶血性レンサ球菌と類似している。ロサンゼルスの検体で検査された 128 の臨床分離株は，すべてペニシリン系薬に感性であった[38]。フルオロキノロン系薬や ST 合剤に対する耐性が出現している可能性がある[34,38]。

　新規の *Aerococcus* による UTI 患者では，特に，感染時に尿道カテーテルが留置されていなかった場合は，泌尿系の異常の有無を調べることを考慮する。さらに，泌尿器由来のトランスロケーションによる菌血症では，心内膜炎を起こしうる病原体であるため，血管内感染も考慮すべきである。

Q. 黄色肉芽腫性腎盂腎炎（XPN）の患者はどのように治療すればよいのでしょうか？
A. 手術が必要な患者には抗菌薬の長期投与が有効かもしれません。

黄色肉芽腫性腎盂腎炎（xanthogranulomatous pyelonephritis：XPN）は，典型的には，大腸菌や *Proteus mirabilis* に関連する腎実質内の肉芽腫性感染症である。ほぼすべての患者が，受診時には症状を呈し[39]，しばしば，長期にわたる尿路閉塞，感染，血尿を伴う。また，血尿，慢性炎症，および／またはエリスロポエチン産生障害由来と思われる貧血を呈する患者もいる。鑑別には，乳頭状腎細胞がん，肉腫様腎細胞がん，淡明細胞型腎細胞がん，平滑筋肉腫などの腫瘍も広く含まれる[39]。悪性腫瘍は時に XPN と併発することがあり，診断確定に生検が必要となる[40]。重度の XPN 患者に対しては，腎摘出術が適応となることもある[41]。罹患した腎臓を切除しない限り，ソースコントロールが得られそうにないため，治療期間が問題となる。カリフォルニア州の 61 人の患者を対象とした後ろ向き研究のレビューでは，確定した外科的腎摘出術の前に 28 日以上の抗菌薬治療を受けた患者では，入院期間が短く，術後合併症も少なかった[42]。

Q. この患者の梅毒の検査をどのように解釈したらよいでしょうか？
A. 解釈は検査法の種類によって異なります。

梅毒は *Treponema pallidum* が原因となり，その多彩な症状から「偉大な模倣者(the great imitator)」として知られてきた。検査室での梅毒の診断には2つの大きなカテゴリーとして，非トレポネーマ検査とトレポネーマ検査がある。診断するには，両者を併用する必要がある。一般的に使用される非トレポネーマ検査は，血清学的検査では RPR(rapid plasma reagin)，血清または脳脊髄液検査では VDRL(venereal disease research laboratory)がある●4。従来は，まず非トレポネーマ検査を行い，その後，確認のためにトレポネーマ検査を行っていたが，非トレポネーマ検査は特異性に欠け，急性ウイルス感染，ライム病，最近のワクチン接種，自己免疫疾患など，他の疾患に対して偽陽性を示すことがある[43]。さらに，非トレポネーマ検査は手作業が含まれることが多く，検査スタッフにとって時間がかかるものである●5。トレポネーマ検査とは，*T. pallidum* に対する抗体の存在を評価する検査であり，ELISA(enzyme-linked immunosorbent assay：酵素結合免疫吸着測定法)ベースの検査や粒子凝集検査が含まれる●6。

　従来は，非トレポネーマ検査がスクリーニングとして用いられ，その後，トレポネーマ検査で確認されていた。しかし，現在では

●4 ― Dr. 渋江のコメント●VDRL は日本国内では利用困難であり，RPR で判断することが一般的です。

●5 ― Dr. 渋江のコメント●現在の日本国内の RPR 検査は，従来の倍数希釈法から自動分析装置を用いた自動化法へ変更している施設が多いと思います。倍数希釈法と自動化法の結果に関して検討された報告はいくつかあり，「定性試験における両者の判定一致率は高い，しかし定量試験では用手法の倍数値と自動化法の定量値の相関性はあるものの数値自体の一致はみない」とするものはありますが，希釈倍率から求めた定量値を比較した結果では，両者の傾向はよく一致しており，(無症候性であっても有意ととる)16 倍あるいは 16 R.U.の基準値が一致しなかった例は 5％程度とされております。また，梅毒患者の治療効果判定において，自動化法による RPR 測定は，倍数希釈法を基準とした従来の治癒判定基準を用いることができた，とする報告もあります

●6 ― Dr. 渋江のコメント●TPLA(*T. pallidum* latex agglutination)や TPHA(*T. pallidum* hemagglutination)などがあります。これは梅毒に特異的であり，治療後も終生陽性となります。

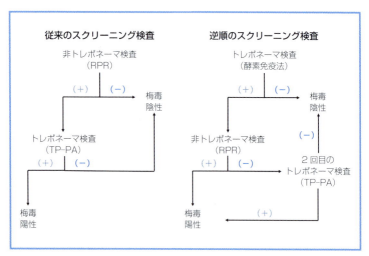

図 15.1　従来のスクリーニング・アルゴリズムと逆順スクリーニング・アルゴリズムの比較　RPR = rapid plasma reagin（血漿レアギン迅速），TP-PA = *Treponema pallidum* particle agglutination

「逆順アルゴリズム（reverse algorithm）」が一部の検査施設で用いられており，患者はまず，トレポネーマ検査によるスクリーニングを受け，その後に非トレポネーマ検査を受ける[44]。トレポネーマ検査によるスクリーニングでは，より多くの症例，特に治療歴のある症例が特定される。結果が不一致の場合（トレポネーマ抗体検査が陽性で RPR 検査が陰性など），別のトレポネーマ抗原を標的とする 2 回目のトレポネーマ検査を行い，不一致を解消する（図 15.1）。

これらの臨床検査の解釈は，コンサルタントによく尋ねられる。これらの検査は，病原体の直接的な活動性よりもむしろ患者の免疫反応の影響によるため，以前に梅毒に罹患し，治療が成功した患者は，しばしばトレポネーマ検査の陽性が持続する。非トレポネーマ検査は，治療に対する反応の半定量的マーカーとして有用である。1 期梅毒または 2 期梅毒で治療を受けた患者は，3〜6 か月以内でRPR が少なくとも 4 倍低下するはずである[45]。患者が RPR 陽性として主科から連絡があった場合，その患者が以前に検査を受けたことがあるかどうかを判断し，以前の RPR 値を確認することが重要である。地域によっては，公衆衛生局が州内の梅毒検査の記録を

保管しており，この情報を追跡するうえで貴重な資料となる[●7]。再感染が起こる可能性があるため，患者の病歴も重要である。しかし，患者が過去に治療を受けており，新たな曝露がなく，RPRが以前の値から著しく低下している場合は，追加治療が不要である可能性がある[●8]。

Q. 月経中の毒素性ショック症候群の治療には，どの抗菌薬を使用すべきでしょうか？

A. ソースコントロールが重要であり，毒素産生を抑制する抗菌薬が推奨されます。

ある日の深夜，私は，発熱，低血圧，白血球増加を呈し，月経中に外陰部の蜂窩織炎が悪化した免疫不全の若い女性について相談された。このような場合，経験的治療として，どのようなアプローチが妥当だろうか？

壊死性筋膜炎とは異なり，月経中の毒素性ショック症候群は，レンサ球菌よりもむしろブドウ球菌の毒素によって引き起こされることが多い[46]。米国疾病対策センター(Centers for Disease Control and Prevention)の診断基準には，38.9℃以上の発熱，びまん性の斑状紅斑，落屑(皮疹出現から1〜2週間後)，および多臓器病変の徴候がある[47]。検査基準には，培養陰性〔黄色ブドウ球菌(Staphylococcus aureus)を除く〕および患者の症状を説明しうる血清学的検査陰性が含まれる。可能性の高いものは上記の4つの基準を満たす症例であり，確定症例は5つの基準すべてを満たす症例であるが，落屑が起こるのは病期の後半になってからである。つまり，治療が遅れると予後不良につながるので，古典的な基準に当てはまらない症例でも経験的治療を行うことは妥当である。

治療の第一歩は，腟内や子宮内のデバイスなどの潜在的な感染源

●7 ― Dr. 渋江のコメント●日本国内では前医の情報が役立つことがあります。

●8 ― Dr. 渋江のコメント●適切な治療後にも必ずしもRPR陰性とならず，低値の陽性が持続するserofast reactionといわれる現象があります。

322 第15章 泌尿生殖器感染症

を除去し，膿瘍の有無を判断することである●9)。幅広い経験的アプローチ(バンコマイシン，セフトリアキソン，メトロニダゾールなど)が賢明であるが，クリンダマイシンは月経中の毒素性ショック症候群の第1選択薬の1つと考えられている[46]。クリンダマイシンに関連したさまざまな毒素の阻害を示す in vitro および動物実験のデータがある。Panton-Valentine leucocidin(PVL), toxic shock syndrome toxin(TSST), α-ヘモリシンなどのブドウ球菌による毒素の産生を抑制するクリンダマイシンの効果は，クリンダマイシン耐性の黄色ブドウ球菌分離株でも in vitro で維持された[48]。リネゾリドには特異的な抗毒素作用の可能性がある[49]。

クリンダマイシンは，月経中の毒素性ショック症候群のようなブドウ球菌関連の疾患において，特に抗毒素作用として有効であるが，泌尿生殖器感染症での嫌気性菌治療としては必ずしも選択すべき抗菌薬ではないことに注意することが重要である。腟内細菌叢のクリンダマイシン耐性は地域社会で増加している。たとえば，ピッツバーグで実施された RCT では，細菌性腟炎に罹患している女性を，クリンダマイシン($n = 48$)またはメトロニダゾール腟錠($n = 47$)のいずれかを投与する群に無作為に割り付けた[50]。登録された女性は，ベースライン時に腟内細菌叢の耐性検査を受け，17%の細菌叢がクリンダマイシンに耐性を示したが，メトロニダゾールに耐性を示したのは1%未満であった●10。

Q. 骨盤内炎症性疾患(PID)の経験的治療には，どの薬剤を使用すべきでしょうか？

A. セフトリアキソンとドキシサイクリンに，メトロニダゾールを追加する方針のエビデンスがあります。

一般的に，経験的な骨盤内炎症性疾患(pelvic inflammatory disease：PID)治療の対象は Chlamydia と Neisseria である。しかし，嫌気性菌や Mycoplasma genitalium などが PID に関連する病原体

●9 ― Dr. 渋江のコメント●教科書的にはタンポンの使用が典型的です。
●10 ― Dr. 渋江のコメント●Bacteroides 属が関連する感染症も同様で，クリンダマイシン以外で嫌気性菌カバーを行うことが多いです。

として認識されつつある[51]●11。ピッツバーグで実施された RCT では，PID に罹患した女性は全員，現在推奨されているセフトリアキソン筋肉内注射（筋注）1 回投与とドキシサイクリン 14 日間投与の治療を受け，プラセボ（$n = 117$）またはメトロニダゾール（$n = 116$）を 14 日間追加投与する群に無作為に割り付けられた[52]。主要アウトカムである 3 日後の臨床的改善に関して，両群間に統計的な差はなかった。30 日後に測定された副次的アウトカムでは，メトロニダゾールを投与された患者では，骨盤の圧痛が有意に減少し（9％ vs 20％），子宮頸部の *Mycoplasma genitalium* が減少し（4％ vs 14％），培養される嫌気性菌が減少した。アドヒアランスは群間で同じであった。これらの副次的アウトカムに基づき，著者らは，急性 PID の女性にはメトロニダゾールをセフトリアキソンとドキシサイクリンのレジメンにルーチンで追加すべきであると考えた。長期間の研究ではないが，メトロニダゾールの追加が PID の 2 つの恐ろしい合併症である卵管膿瘍形成率や不妊症の予防に有益かどうかを確認することは興味深い。

参考文献

1. Nicolle LE. The paradigm shift to non-treatment of asymptomatic bacteriuria. Pathogens. 2016;5:38. https://doi.org/10.3390/pathogens5020038.

2. Hooton TM, Bradley SF, Cardenas DD, Colgan R, Geerlings SE, Rice JC, Saint S, Schaeffer AJ, Tambayh PA, Tenke P, Nicolle LE, Infectious Diseases Society of America. Diagnosis, prevention, and treatment of catheter-associated urinary tract infection in adults: 2009 international clinical practice guidelines from the Infectious Diseases Society of America. Clin Infect Dis. 2010;50:625–63. https://doi.org/10.1086/650482.

3. Hooton TM, Scholes D, Stapleton AE, Roberts PL, Winter C, Gupta K, Samadpour M, Stamm WE. A prospective study of asymptomatic bacteriuria in sexually active young women. N Engl J Med. 2000;343:992–7. https://doi.org/10.1056/NEJM200010053431402.

4. Abrutyn E, Mossey J, Levison M, Boscia J, Pitsakis P, Kaye D. Epidemiology of asymptomatic bacteriuria in elderly women. J Am Geriatr Soc. 1991;39:388–93. https://doi.org/10.1111/j.1532-5415.1991.tb02905.x.

5. Mims AD, Norman DC, Yamamura RH, Yoshikawa TT. Clinically inapparent (asymptomatic) bacteriuria in ambulatory elderly men: epidemiological, clinical, and microbiological findings.

●11 ─ Dr. 渋江のコメント●原文では anaerobes（such as *Mycoplasma genitalium*）are increasingly recognized as pathogens associated with PID と記載がありますが，引用文献の記載も参考にして，並列で訳しました。

J Am Geriatr Soc. 1990;38:1209–14. https://doi.org/10.1111/j.1532-5415.1990.tb01501.x.

6. Harding GKM, Zhanel GG, Nicolle LE, Cheang M, Manitoba Diabetes Urinary Tract Infection Study Group. Antimicrobial treatment in diabetic women with asymptomatic bacteriuria. N Engl J Med. 2002;347:1576–83. https://doi.org/10.1056/NEJMoa021042.

7. Köves B, Cai T, Veeratterapillay R, Pickard R, Seisen T, Lam TB, Yuan CY, Bruyere F, Wagenlehner F, Bartoletti R, Geerlings SE, Pilatz A, Pradere B, Hofmann F, Bonkat G, Wullt B. Benefits and harms of treatment of asymptomatic bacteriuria: a systematic review and meta-analysis by the European Association of Urology urological infection guidelines panel. Eur Urol. 2017;72:865–8. https://doi.org/10.1016/j.eururo.2017.07.014.

8. Cai T, Mazzoli S, Mondaini N, Meacci F, Nesi G, D'Elia C, Malossini G, Boddi V, Bartoletti R. The role of asymptomatic bacteriuria in young women with recurrent urinary tract infections: to treat or not to treat? Clin Infect Dis. 2012;55:771–7. https://doi.org/10.1093/cid/cis534.

9. Nicolle LE, Gupta K, Bradley SF, Colgan R, DeMuri GP, Drekonja D, Eckert LO, Geerlings SE, Köves B, Hooton TM, Juthani-Mehta M, Knight SL, Saint S, Schaeffer AJ, Trautner B, Wullt B, Siemieniuk R. Clinical practice guideline for the management of asymptomatic bacteriuria: 2019 update by the Infectious Diseases Society of America. Clin Infect Dis. 2019;68:e83–e110. https://doi.org/10.1093/cid/ciy1121.

10. Gupta K, Hooton TM, Naber KG, Wullt B, Colgan R, Miller LG, Moran GJ, Nicolle LE, Raz R, Schaeffer AJ, Soper DE, Infectious Diseases Society of America, European Society for Microbiology and Infectious Diseases. International clinical practice guidelines for the treatment of acute uncomplicated cystitis and pyelonephritis in women: a 2010 update by the Infectious Diseases Society of America and the European Society for Microbiology and Infectious Diseases. Clin Infect Dis. 2011;52:e103–20. https://doi.org/10.1093/cid/ciq257.

11. Talan DA, Stamm WE, Hooton TM, Moran GJ, Burke T, Iravani A, Reuning-Scherer J, Church DA. Comparison of ciprofloxacin (7 days) and trimethoprim-sulfamethoxazole (14 days) for acute uncomplicated pyelonephritis in women: a randomized trial. JAMA. 2000;283:1583–90. https://doi.org/10.1001/jama.283.12.1583.

12. Eliakim-Raz N, Yahav D, Paul M, Leibovici L. Duration of antibiotic treatment for acute pyelonephritis and septic urinary tract infection—7 days or less versus longer treatment: systematic review and meta-analysis of randomized controlled trials. J Antimicrob Chemother. 2013;68:2183–91. https://doi.org/10.1093/jac/dkt177.

13. van Nieuwkoop C, van der Starre WE, Stalenhoef JE, van Aartrijk AM, van der Reijden TJK, Vollaard AM, Delfos NM, van't Wout JW, Blom JW, Spelt IC, Leyten EMS, Koster T, Ablij HC, van der Beek MT, Knol MJ, van Dissel JT. Treatment duration of febrile urinary tract infection: a pragmatic randomized, double-blind, placebo-controlled non-inferiority trial in men and women. BMC Med. 2017;15:70. https://doi.org/10.1186/s12916-017-0835-3.

14. Drekonja DM, Trautner B, Amundson C, Kuskowski M, Johnson JR. Effect of 7 vs 14 days of antibiotic therapy on resolution of symptoms among afebrile men with urinary tract infection: a randomized clinical trial. JAMA. 2021;326:324–31. https://doi.org/10.1001/jama.2021.9899.

15. Franco AVM. Recurrent urinary tract infections. Best Pract Res Clin Obstet Gynaecol. 2005;19:861–73. https://doi.org/10.1016/j.bpobgyn.2005.08.003.

16. Bartoletti R, Cai T, Wagenlehner FM, Naber K, Bjerklund Johansen TE. Treatment of urinary tract infections and antibiotic stewardship. Eur Urol Suppl. 2016;15:81–7. https://doi.org/10.1016/j.eursup.2016.04.003.

17. Ahmed H, Davies F, Francis N, Farewell D, Butler C, Paranjothy S. Long-term antibiotics for prevention of recurrent urinary tract infection in older adults: systematic review and meta-analysis of randomised trials. BMJ Open. 2017;7:e015233. https://doi.org/10.1136/bmjopen-2016-015233.

18. Beerepoot MAJ, ter Riet G, Nys S, van der Wal WM, de Borgie CAJM, de Reijke TM, Prins JM, Koeijers J, Verbon A, Stobberingh E, Geerlings SE. Lactobacilli vs antibiotics to prevent urinary tract infections: a randomized, double-blind, noninferiority trial in postmenopausal women. Arch Intern Med. 2012;172:704–12. https://doi.org/10.1001/archinternmed.2012.777.

19. Dinh A, Hallouin-Bernard M-C, Davido B, Lemaignen A, Bouchand F, Duran C, Even A, Denys P, Perrouin-Verbe B, Sotto A, Lavigne J-P, Bruyère F, Grall N, Tavernier E, Bernard L. Weekly sequential antibioprophylaxis for recurrent urinary tract infections among patients with neurogenic bladder: a randomized controlled trial. Clin Infect Dis. 2020;71:3128–35. https://doi.org/10.1093/cid/ciz1207.

20. Beerepoot MJ, Geerlings SE, van Haarst EP, van Charante NM, ter Riet G. Nonantibiotic prophylaxis for recurrent urinary tract infections: a systematic review and meta-analysis of randomized controlled trials. J Urol. 2013;190:1981–9. https://doi.org/10.1016/j.juro.2013.04.142.

21. Lenger SM, Bradley MS, Thomas DA, Bertolet MH, Lowder JL, Sutcliffe S. D-mannose vs other agents for recurrent urinary tract infection prevention in adult women: a systematic review and meta-analysis. Am J Obstet Gynecol. 2020;223:265.e1–265.e13. https://doi.org/10.1016/j.ajog.2020.05.048.

22. Lo TS, Hammer KDP, Zegarra M, Cho WCS. Methenamine: a forgotten drug for preventing recurrent urinary tract infection in a multidrug resistance era. Expert Rev Anti-Infect Ther. 2014;12:549–54. https://doi.org/10.1586/14787210.2014.904202.

23. Kinnear N, Barnett D, O'Callaghan M, Horsell K, Gani J, Hennessey D. The impact of catheter-based bladder drainage method on urinary tract infection risk in spinal cord injury and neurogenic bladder: a systematic review. Neurourol Urodyn. 2020;39:854–62. https://doi.org/10.1002/nau.24253.

24. Pannek J, Wöllner J. Management of urinary tract infections in patients with neurogenic bladder: challenges and solutions. Res Rep Urol. 2017;9:121–7. https://doi.org/10.2147/RRU.S113610.

25. Banovac K, Wade N, Gonzalez F, Walsh B, Rhamy RK. Decreased incidence of urinary tract infections in patients with spinal cord injury: effect of methenamine. J Am Paraplegia Soc. 1991;14:52–4. https://doi.org/10.1080/01952307.1991.11735835.

26. Bakhit M, Krzyzaniak N, Hilder J, Clark J, Scott AM, Mar CD. Use of methenamine hippurate to prevent urinary tract infections in community adult women: a systematic review and meta-analysis. Br J Gen Pract. 2021;71:e528–37. https://doi.org/10.3399/BJGP.2020.0833.

27. Musher DM, Griffith DP, Tyler M, Woelfel A. Potentiation of the antibacterial effect of methenamine by acetohydroxamic acid. Antimicrob Agents Chemother. 1974;5:101–5. https://doi.org/10.1128/AAC.5.2.101.

28. Del Popolo G, Nelli F. Recurrent bacterial symptomatic cystitis: a pilot study on a new natural option for treatment. Arch Ital Urol Androl. 2018;90:101–3. https://doi.org/10.4081/aiua.2018.2.101.

29. Hess MJ, Hess PE, Sullivan MR, Nee M, Yalla SV. Evaluation of cranberry tablets for the prevention of urinary tract infections in spinal cord injured patients with neurogenic bladder. Spi-

326　第 15 章　泌尿生殖器感染症

nal Cord. 2008;46:622–6. https://doi.org/10.1038/sc.2008.25.

30. Jepson RG, Williams G, Craig JC. Cranberries for preventing urinary tract infections. Cochrane Database Syst Rev. 2012;10:CD001321. https://doi.org/10.1002/14651858.CD001321.pub5.

31. Havranova J, Cardio S, Krinock M, Widawski M, Sluder R, Kumar A, Hippen J, Goel H. Cranberry extract for preventing recurrent urinary tract infections: an outcome-specific meta-analysis of prospective trials. J Womens Health Dev. 2020;3:222–42.

32. Toh S-L, Lee BB, Ryan S, Simpson JM, Clezy K, Bossa L, Rice SA, Marial O, Weber GH, Kaur J, Boswell-Ruys CL, Goodall S, Middleton JW, Tuderhope M, Kotsiou G. Probiotics [LGG-BB12 or RC14-GR1] versus placebo as prophylaxis for urinary tract infection in persons with spinal cord injury [ProSCIUTTU]: a randomised controlled trial. Spinal Cord. 2019;57:550–61. https://doi.org/10.1038/s41393-019-0251-y.

33. Groah SL, Tractenberg RE. Intravesical lactobacillus rhamnosus GG versus saline bladder wash: protocol for a randomized, controlled, comparative effectiveness clinical trial. Top Spinal Cord Inj Rehabil. 2022;28:12–21. https://doi.org/10.46292/sci22-00005.

34. Cattoir V, Kobal A, Legrand P. Aerococcus urinae and Aerococcus sanguinicola, two frequently misidentified uropathogens. Scand J Infect Dis. 2010;42:775. https://doi.org/10.3109/00365548.2010.485576.

35. Senneby E, Petersson AC, Rasmussen M. Clinical and microbiological features of bacteraemia with Aerococcus urinae. Clin Microbiol Infect. 2012;18:546. https://doi.org/10.1111/j.1469-0691.2011.03609.x.

36. Zhang Q, Kwoh C, Attorri S, Clarridge JE. Aerococcus urinae in urinary tract infections. J Clin Microbiol. 2000;38:1703. https://doi.org/10.1128/jcm.38.4.1703-1705.2000.

37. Kass M, Toye B, Veinot JP. Fatal infective endocarditis due to Aerococcus urinae-case report and review of literature. Cardiovasc Pathol. 2008;17:410. https://doi.org/10.1016/j.carpath.2008.06.001.

38. Humphries RM, Hindler JA. In vitro antimicrobial susceptibility of aerococcus urinae. J Clin Microbiol. 2014;52:2177. https://doi.org/10.1128/JCM.00418-14.

39. Li L, Parwani AV. Xanthogranulomatous pyelonephritis. Arch Pathol Lab Med. 2011;135:671–4. https://doi.org/10.5858/2009-0769_RSR.1.

40. Fallatah A, Tarakji M, Amuesi J. Xanthogranulomatous pyelonephritis: a retrospective study of 10 cases and review of the literature. Saudi J Kidney Dis Transpl. 2001;12:520–4.

41. Malek RS, Greene LF, DeWeerd JH, Farrow GM. Xanthogranulomatous pyelonephritis. Br J Urol. 1972;44:296–308. https://doi.org/10.1111/j.1464-410x.1972.tb10080.x.

42. Xie L, Tapiero S, Flores AR, Armas-Phan M, Limfueco L, Karani R, Jiang P, Cobb KD, Sur RL, Chi T, Landman J, Kaler KS, Clayman RV. Long-term antibiotic treatment prior to laparoscopic nephrectomy for xanthogranulomatous pyelonephritis improves postoperative outcomes: results from a multicenter study. J Urol. 2021;205:820–5. https://doi.org/10.1097/JU.0000000000001429.

43. Nandwani R, Evans DT. Are you sure it's syphilis? A review of false positive serology. Int J STD AIDS. 1995;6:241–8. https://doi.org/10.1177/095646249500600404.

44. Ortiz DA, Shukla MR, Loeffelholz MJ. The traditional or reverse algorithm for diagnosis of syphilis: pros and cons. Clin Infect Dis. 2020;71:S43–51. https://doi.org/10.1093/cid/ciaa307.

45. Clement ME, Okeke NL, Hicks CB. Treatment of syphilis a systematic review. JAMA. 2014;312:1905–17. https://doi.org/10.1001/jama.2014.13259.

46. Berger S, Kunerl A, Wasmuth S, Tierno P, Wagner K, Brügger J. Menstrual toxic shock syndrome: case report and systematic review of the literature. Lancet Infect Dis. 2019;19:e313–21. https://doi.org/10.1016/S1473-3099(19)30041-6.

47. Toxic Shock Syndrome (Other Than Streptococcal) (TSS) 2011 Case Definition | CDC; 2021. https://ndc.services.cdc.gov/case-definitions/toxic-shock-syndrome-2011/. Accessed 11 Apr 2023.

48. Hodille E, Badiou C, Bouveyron C, Bes M, Tristan A, Vandenesch F, Lina G, Dumitrescu O. Clindamycin suppresses virulence expression in inducible clindamycin-resistant Staphylococcus aureus strains. Ann Clin Microbiol Antimicrob. 2018;17:38. https://doi.org/10.1186/s12941-018-0291-8.

49. Stevens DL, Wallace RJ, Hamilton SM, Bryant AE. Successful treatment of staphylococcal toxic shock syndrome with linezolid: a case report and in vitro evaluation of the production of toxic shock syndrome toxin type 1 in the presence of antibiotics. Clin Infect Dis. 2006;42:729–30. https://doi.org/10.1086/500265.

50. Beigi RH, Austin MN, Meyn LA, Krohn MA, Hillier SL. Antimicrobial resistance associated with the treatment of bacterial vaginosis. Am J Obstet Gynecol. 2004;191:1124–9. https://doi.org/10.1016/j.ajog.2004.05.033.

51. Wiesenfeld HC, Manhart LE. Mycoplasma genitalium in women: current knowledge and research priorities for this recently emerged pathogen. J Infect Dis. 2017;216:S389–95. https://doi.org/10.1093/infdis/jix198.

52. Wiesenfeld HC, Meyn LA, Darville T, Macio IS, Hillier SL. A randomized controlled trial of ceftriaxone and doxycycline, with or without metronidazole, for the treatment of acute pelvic inflammatory disease. Clin Infect Dis. 2021;72:1181–9. https://doi.org/10.1093/cid/ciaa101.

章別質問リスト

第1章　序章
- 感染症コンサルトの日常には何がありますか？　2
- どうすればコンサルトがうまくいきますか？　3
- コンサルタントの学習にはどのようなリソースがありますか？　5
- 感染症分野はどのくらいの頻度で変化しますか？　7

第2章　ブドウ球菌感染症
- 黄色ブドウ球菌菌血症に対して公式なコンサルトは本当に必要ですか？　10
- 私の患者は血液培養でブドウ球菌の陽性が持続しています。どうしたらよいでしょうか？　抗菌薬を追加すべきでしょうか？　12
- この MSSA 菌血症の患者にはどの抗菌薬を選択すべきでしょうか？　15
- MRSA がバンコマイシンに耐性を示すのはどのような場合ですか？　19
- ブドウ球菌菌血症のケースでは，どれくらいの治療期間が必要ですか？　21
- ブドウ球菌菌血症の治療には，本当に全治療期間にわたって静注治療が必要でしょうか？　23
- 黄色ブドウ球菌菌血症の患者に心エコーは必要ですか？　それはどの種類ですか？　24
- ブドウ球菌菌血症が再発しました。何が起こっていますか？　26
- この患者は一見無関係な愁訴で入院しましたが，ブドウ球菌感染症に罹っていることがわかりました。関連ありますか？　26
- この患者のスワブ培養で MRSA は陰性です。抗菌薬レジメン変更でしょう

か？　27
- 嫌気性ブドウ球菌・・・私をからかっていますか？　28

第3章　その他のグラム陽性菌感染症
- 培養をオーダーする際，なぜ，いつもグラム染色を依頼するのですか？　38
- レンサ球菌の A〜G 群までは，違いをどのように解釈すればよいでしょうか？　39
- 患者がレンサ球菌による菌血症をきたしていますが，心内膜炎のオッズはどのくらいですか？　42
- レンサ球菌性心内膜炎はどのようにマネジメントしますか？　43
- レンサ球菌菌血症に対して経口治療に移行できますか？　44
- 侵襲性 A 群レンサ球菌(GAS)感染症の治療レジメンに毒素に対する治療を加えるべきですか？　45
- バンコマイシン耐性腸球菌に特別なリスク因子はありますか？　46
- 腸球菌はセファロスポリン系薬に耐性であるのに，なぜ，腸球菌性心内膜炎の患者にセフトリアキソンとアンピシリンの併用を勧めるのですか？　48
- なぜ，腸球菌菌血症の患者に緊急性はない大腸内視鏡検査を依頼するのですか？　50
- 微生物検査室から，患者の血液からグラム陽性桿菌が検出されたと連絡がありました。これは真の感染症ですか？　50

第4章　グラム陰性菌感染症
- グラム陰性菌に関する異なる名称や略語はわかりづらいですが，どういう意

味ですか？ 62
- 非複雑性のグラム陰性菌血症患者の治療期間はどのくらいですか？ 62
- グラム陰性菌による菌血症の患者にフォローアップの血液培養は必要ですか？ 64
- 腸内細菌目細菌による菌血症の場合，患者の状態が良好なら，経口薬へのステップダウン治療は妥当でしょうか？ 65
- *Enterobacter cloacae* による感染症の患者は，セフトリアキソン投与で良好な経過をたどっていましたが，現在は悪化しています。何が起こっていますか？ 66
- 複数菌による骨髄炎の血液透析患者がいます。腸内細菌目細菌の治療として第 1 世代セファロスポリン系薬を使用できますか？ 69
- 緑膿菌菌血症の経験的治療にはどの薬剤を使用すべきでしょうか？ 複数の抗緑膿菌薬を使用すべきでしょうか？ 71
- 熱傷病棟に新しいグラム陰性菌血症の患者がいます。緑膿菌を経験的にカバーして治療すべきでしょうか？ 72
- *Acinetobacter baumanii* 感染症患者には何の経験的抗菌薬治療を推奨しますか？ 73
- 喀痰から *Stenotrophomonas maltophilia* が培養された患者の治療として，どの経験的治療を用いるべきですか？ 75
- 一般的に，基質特異性拡張型 β-ラクタマーゼ(ESBL)産生グラム陰性桿菌やカルバペネム耐性グラム陰性桿菌(GNR)にはどのような選択肢がありますか？ 76
- この患者は基質特異性拡張型 β-ラクタマーゼ(ESBL)産生菌を保菌しています。これらはずっと保菌されるのでしょうか？ 81

第 5 章　真菌感染症
- 最近，血液培養で *Pichia*(または *Na-*

kaseomyces)が陽性となりました。これはどんな真菌ですか？ 92
- 重症患者の血清(1,3)-β-ᴅ-グルカン(BDG)値を測定しました。軽度上昇していましたが，血液培養は陰性でした。どうしたらよいでしょうか？ 93
- *Candida* / 酵母による血流感染症のリスク因子は何ですか？ 他にどのような診断法がありますか？ 94
- どのような集団でカンジダ血症のリスクが最も高いですか？ 96
- カンジダ血症と診断された後，患者をどのようにマネジメントすべきでしょうか？ 97
- 酵母様真菌による血栓性静脈炎の治療期間はどのくらいですか？ 99
- 血液培養で酵母様真菌が検出された患者がいます。エキノキャンディン系薬が適切でない菌種はありますか？ 99
- 免疫不全の患者で，真菌感染の可能性が考えられる画像があります。アスペルギルス症の診断とマネジメントはどのようにしたらよいでしょうか？ 101
- 糖尿病のコントロールが悪く，新たに急性の副鼻腔の疼痛をきたした患者について，夜中に呼び出されました。侵襲性真菌症はどの程度考慮すべきでしょうか？ 104
- 地域流行性真菌症が心配な場合，いつ，どの診断検査をオーダーすればよいですか？ 105

第 6 章　抗酸菌感染症
- 肺結核の感染力はどのくらいですか？ 118
- 活動性結核患者に曝露されました。いつ検査を受けるべきですか？ 119
- 結核検査で陽性の人がいます。結核に感染しているのでしょうか？ 120
- 活動性肺結核の画像所見がはっきりしない患者では，診断にはどの検査が必要でしょうか？ 123
- 活動性結核患者がいます。どのように治療しますか？ 125

章別質問リスト　*331*

- HIV感染者(PLWH)の場合，活動性結核のマネジメントは変わるでしょうか？　128
- 結核性髄膜炎の患者をどのようにマネジメントすべきでしょうか？　128
- 播種性結核の治療を受けている患者で，肝障害が増悪しています　129
- 喀痰から非結核性抗酸菌が培養されました。治療すべきでしょうか？　治療はどうしたらよいでしょうか？　131
- 肺以外から非結核性抗酸菌が発育しています。これらは肺以外でも感染を起こすのでしょうか？　132

第7章　ヒト免疫不全ウイルス (HIV)感染症

- この新規の白血病患者で，HIV検査が陽性となりました。HIVに感染しているのでしょうか？　140
- HIV感染症と新規に診断された患者には，いつ抗レトロウイルス薬を開始すべきでしょうか？　141
- 新規に(HIV感染症と)診断を受けた患者では，他にどのような感染症を考慮すべきでしょうか？　143
- 治療後の患者が免疫回復過程にある場合，その後の日和見感染を防ぐにはどうしたらよいでしょうか？　146
- この入院患者は抗HIV薬を2種類しか服用していません。レジメンが不完全でしょうか？　148
- 毎日錠剤を飲むのに苦労している患者に，何か選択肢はありますか？　150
- 最近ARTを中断したこの患者は，待期的手術がよさそうです。手術部位感染リスクを軽減するにはどうすればよいでしょうか？　152
- AIDSとクリプトスポリジウム症の患者がいます。どのように治療すべきでしょうか？　154
- CD4数が低値で，胸水貯留している重篤な患者がいます。胸水培養は陰性です。何か他に鑑別すべきでしょうか？　155

第8章　ウイルス感染症

- このHBV表面(HBs)抗原陽性の患者はB型肝炎ウイルス(HBV)に感染していますか？　162
- 慢性B型肝炎ウイルス感染の患者は治療すべきでしょうか？　163
- C型肝炎ウイルスの治療は誰に行うべきでしょうか？　164
- 痛みを伴う帯状疱疹の患者をどのようにマネジメントすべきでしょうか？　165
- 免疫正常者においてサイトメガロウイルス(CMV)を心配する必要がありますか？　167
- 肺の画像検査で局所的なconsolidationがみられ，細菌培養は陰性の具合が悪い患者がいます。これはウイルス性肺炎を考慮しますか？　168
- COVID-19のcycle threshold(Ct値)を含む診断の解釈はどのようにすればよいでしょうか？　169
- どの免疫調節薬がCOVID-19の治療に有効でしょうか？　172
- COVID-19の治療に有効な抗ウイルス薬はどれですか？　174
- COVID-19感染後，何週間も疲労と呼吸困難が続く患者がいます。どのようにマネジメントすべきでしょうか？　177

第9章　心血管系感染症

- 血液培養はいつ採取すべきでしょうか？　188
- 血液培養陽性例で，コンタミネーションなどの偽陽性はどのくらいありますか？　189
- 菌血症の治療期間の目安はありますか？　190
- 心内膜炎の診断に最も有用な画像診断法はどれですか？　191
- なぜ，心内膜炎が疑われる患者に毎日の心電図検査を求めるのですか？　193
- 心内膜炎の患者も自己抗体が上昇していますが，未診断のリウマチ性疾患が

332　章別質問リスト

あると思いますか？　194
- ●心臓の弁に異常のある患者以外に，特に，心内膜炎に注意すべき人はいますか？　195
- ●心内膜炎の手術適応には何がありますか？　195
- ●この人工弁心内膜炎の患者には手術の適応はありません。再発の確率はどのくらいですか？　196
- ●経口ステップダウンレジメンは左心系心内膜炎の治療に使えますか？　197
- ●この人工弁心内膜炎の患者にアミノグリコシド系薬を追加すべきでしょうか？　199

第10章　呼吸器感染症
- ●患者の誤嚥を目撃しましたが，抗菌薬を開始すべきでしょうか？　206
- ●この患者の誤嚥性肺炎にはメトロニダゾールを使うべきでしょうか？　207
- ●気管挿管されている患者の気管支肺胞洗浄液で *Candida* が陽性となりました　208
- ●鉄さび色の痰は肺炎球菌性肺炎に特異的ですか？　210
- ●レジオネラ肺炎に望ましいレジメンは何ですか？　211
- ●患者の粘膜炎と市中肺炎の両方をきたす感染症の診断の可能性はありますか？　212
- ●心膜炎を起こす呼吸器感染症は何ですか？　213
- ●ダプトマイシン投与中に新規の肺の浸潤影を認めた患者を懸念すべきでしょうか？　214
- ●金を代謝して肺炎を起こす細菌ですか？　からかわないでください　215
- ●特発性肺線維症患者に対する抗菌薬の予防投与は有用ですか？　215
- ●嚢胞性線維症(CF)患者の予防で吸入抗菌薬を使用しています。肺に保菌している他の患者集団にも利点はあるでしょうか？　216

第11章　腹腔内感染症
- ●腹腔内感染症の治療はどのくらいの期間すべきですか？　224
- ●虫垂炎は外科的介入なしに治療できますか？　225
- ●新規の肝膿瘍の患者をどのようにマネジメントすべきでしょうか？　225
- ●クレブシエラ菌血症と肝膿瘍の患者がいます。これは珍しいですか？　227
- ●最近，脾臓摘出(脾摘)術を受け，新規に発熱をきたした患者はどのようにアプローチすべきでしょうか？　228
- ●エクリズマブ治療で増加する感染症のリスクは何ですか？　230
- ●この下痢の患者は，*Clostridioides difficile* 抗原が陽性で，毒素(トキシン)検査が陰性です。どのように検査を解釈したらよいですか？　231
- ●*Clostridioides difficile* infection(CDI)の患者をどのように治療すべきでしょうか？　233
- ●患者が *Clostridioides difficile* 感染症(CDI)の再発を心配しています。このリスクを軽減する治療法はありますか？　236
- ●*Clostridioides difficile* 感染症(CDI)のリスクが高い集団に対して予防的バンコマイシン経口治療を支持するエビデンスはありますか？　237
- ●複数菌による腹腔内感染症で嫌気性菌培養陽性の患者がいます。ピペラシリン・タゾバクタムはこの嫌気性菌を治療できるでしょうか？　238
- ●発熱した腹膜透析(PD)患者がいます。腹膜透析液の培養から酵母菌が検出されました。どのようにマネジメントすべきでしょうか？　239

第12章　頭頸部感染症
- ●この患者に腰椎穿刺は必要ですか？　248
- ●腰椎穿刺(LP)の前に画像検査が必要ですか？　249
- ●髄液検査で結論が出ず，培養陰性の場合，細菌性髄膜炎と無菌性髄膜炎をど

のように区別すればよいでしょうか？ 251
- 髄膜炎にはどの経験的抗菌薬を使用すべきでしょうか？ 253
- セフェピムは意識障害に関与しますか？ 254
- 脳膿瘍の患者がいますが，培養でセレウス菌(*Bacillus cereus*)が増殖しています。これはコンタミネーションだと思いますか？ 255
- 頭蓋底骨髄炎(SBO)の画像所見がある患者がいます。一般的に，どのような菌がこの感染症を引き起こすのでしょうか？ 256
- *Fusobacterium* 以外の菌血症を伴い，咽頭炎をきたした若年の患者がいます。*Fusobacterium* 以外の菌種も Lemierre 症候群を起こしますか？ 抗凝固療法も行うべきでしょうか？ 257
- 鼻中隔穿孔の患者がいます。これは感染性によるものでしょうか？ 259
- 真菌性喉頭炎と診断されました。どの菌が原因でしょうか？ 260
- 硬膜外膿瘍はどのように治療するのですか？ 260
- 脊髄刺激装置の感染にはどのように対処すべきでしょうか？ 261

第 13 章 筋骨格系感染症
- 骨髄炎は抗菌薬の内服で治療できますか？ 270
- 患者がペニシリンアレルギーの場合，整形外科手術の際にどの予防的抗菌薬を投与すべきでしょうか？ 271
- 骨・関節感染症にリファンピシンを使用するのはどのような場合ですか？ 273
- リファンピシンに多くの薬物相互作用があるのなら，同じような有効性をもちながら，より安全な性質の代替薬はあるのでしょうか？ 274
- 発熱と胸鎖関節の圧痛がある患者がいますが，敗血症性関節炎でしょうか？ 276

- 最近胸部の手術をした後に発熱した患者がいます。どのような人に胸骨炎のリスクがありますか？ 276
- アキレス腱の感染症の患者では，どの微生物を考慮すべきでしょうか？ 277
- 仙骨部潰瘍の場合，骨髄炎治療を受けるべきでしょうか？ 278
- DAIR？ 一期的？ 二期的？ 整形外科の同僚はいったい何の話をしていますか？ 280
- 難治性の人工関節周囲感染症の患者がいて，Girdlestone 手術が考慮されています。それは何ですか？ 282
- 抗菌薬の長期抑制治療が有効な整形外科領域の感染症はどれですか？ 283

第 14 章 皮膚軟部組織感染症
- 蜂窩織炎と偽蜂窩織炎(pseudocellulitis)の鑑別に役立つバイオマーカーはありますか？ 292
- 蜂窩織炎を再発した患者に対する予防法はありますか？ 294
- すべての皮膚膿瘍のマネジメントに抗菌薬治療は必要ですか？ 295
- ST 合剤は皮膚軟部組織感染症に適切ですか？ 297
- なぜ，この患者は腋窩膿瘍を繰り返すのですか？ 298
- 人工乳房感染症はどのようにマネジメントするのですか？ 300
- 動物に咬まれた患者がいます。どのようにマネジメントすべきでしょうか？ 301
- 最近イヌに咬まれた患者が入院していますが，皮疹が増悪しています。どのようにマネジメントすべきでしょうか？ 303
- ペットのアライグマに咬まれた患者がいます。狂犬病以外に考慮すべき病気はありますか？ 303

第 15 章 泌尿生殖器感染症
- 臨床症状のない患者の尿中の細菌を治療するには，どの抗菌薬を使用すべき

334　章別質問リスト

- でしょうか？　310
- ●腎盂腎炎の治療期間はどのくらいですか？　312
- ●予防的抗菌薬は尿路感染症(UTI)の再発予防として使えますか？　314
- ●神経因性膀胱患者の尿路感染症(UTI)再発に対して，抗菌薬以外にどのような予防法がありますか？　315
- ●*Aerococcus urinae* に感染した患者がいます。これはどんな病原体でしょうか？　317

- ●黄色肉芽腫性腎盂腎炎(XPN)の患者はどのように治療すればよいのでしょうか？　318
- ●この患者の梅毒の検査をどのように解釈したらよいでしょうか？　318
- ●月経中の毒素性ショック症候群の治療には，どの抗菌薬を使用すべきでしょうか？　321
- ●骨盤内炎症性疾患(PID)の経験的治療には，どの薬剤を使用すべきでしょうか？　322

索引

※黒色の太字は章のタイトルを示す。

和文索引

あ

アキレス腱の感染症に対する外科的治療　277
アシクロビル　166
アジスロマイシン　131
アゾール系薬　101,106
アダリムマブ　299
圧迫ストッキング　294
アデノウイルス肺炎　168,169
アミカシン　131
アミノグリコシド系薬　43,47,53,199
　―― の重大な毒性　199
アムホテリシン B　99,100,101,105～107
アモキシシリン　39
アモキシシリン・クラブラン酸　302
アライグマ回虫症　304
　―― の原因　304
　―― の典型的な症状　304
アンチバイオグラム　5
アンピシリン　48,49
アンピシリン・スルバクタム　73,74,208
　――, 高用量　74

い

イサブコナゾール　100,105
イソニアジド　121,122,125,128,130,144
一般的なグラム陽性桿菌の形態学的パターンと例　51
一般的なグラム陽性球菌の形態学的パターン　38
イトラコナゾール　106,107,147
イヌ咬傷　301,302
イミペネム　131
　―― に耐性を示す菌による院内肺炎　79

イミペネム・レレバクタム　79,80
イムノクロマトグラフィー(IC)　141
陰性的中率(NPV)　28
インターフェロンγ遊離試験(IGRA)　118,120
インターベンショナル・ラジオロジスト　5
インターロイキン6(IL-6)　170
インプラント
　―― のサルベージ　301
　―― 留置　300
インフルエンザ菌　211

う

ウイルス学的失敗　151
ウイルス感染症　161～178
ウイルス血症　167
ウイルス量　151,152

え

エキノキャンディン系薬　97,99～101
　―― 自然耐性　99
エクリズマブ　230,231
エタンブトール　126～128,130
エムトリシタビン　143

お

黄色肉芽腫性腎盂腎炎(XPN)　318
黄色ブドウ球菌　9,189,260,261,270,282,292,296
　―― 菌血症　10,11
　―― 菌血症に対する公式なコンサルト　10
オピオイド流行　195

か

外毒素抑制　45
ガイドライン　5

化学性肺臓炎
—— と抗菌薬　206
—— と誤嚥性肺炎の鑑別　206
核酸増幅検査(NAAT)　123,124,169,170
喀痰
—— 検体採取　124
—— の抗酸菌塗抹検査　123
—— 培養　123
各領域の専門家　6
画像診断　5
活動性結核　118〜120,125,129
—— 疑い　123
—— 患者との接触　118
—— の診断　123
活動性肺結核の除外　124
合併症のないレンサ球菌菌血症　44
カテーテル関連感染症および/または複
　雑性皮膚軟部組織感染症に伴うグラム
　陽性菌による血流感染症　45
カテーテル関連感染由来のコアグラーゼ
　陰性ブドウ球菌(CoNS)による菌血症
　22
化膿性汗腺炎(HS)　298
—— に対する局所的なアプローチ
　299
化膿性肝膿瘍　226
—— のドレナージ　226
—— を伴う非穿孔性虫垂炎　225
化膿性胸鎖関節炎(SCSA)　276
化膿性血栓性静脈炎　99
化膿性脊椎炎　271
—— に対する経口治療と静注治療の
　比較　271
化膿性レンサ球菌　297,298
ガバペンチン　166
カーブサイド・コンサルト(非公式な助言)
　10,11
カボテグラビル　151,152
ガラクトマンナン　102〜104
カルテ記載　4
カルバペネム(系薬)　68,69,72,73,78,
　303
—— 耐性 Acinetobacter baumanii
　(CRAB)　62
—— 耐性 Acinetobacter baumanii

(CRAB) による人工呼吸器関連
肺炎　74
—— 耐性菌による尿路感染症　77
—— 耐性グラム陰性桿菌(GNR)菌血
症　75
—— 耐性腸内細菌目細菌(CRE)　62,
66,80
カルバペネム/β-ラクタマーゼ阻害薬
79
カンジダ血症　94,96〜98
—— 後の心内膜炎　98
カンジダ症　95
カンジダスコア　95
カンジダ性眼内炎　98
カンジダ性血栓性静脈炎　99
カンジダ性喉頭炎　260
カンジダ性心内膜炎　98
カンジダ性膿胸　209
患者の病歴と曝露　105
肝障害　129,130
感染した整形外科用デバイス
—— の一期的再置換術治療　284
—— の温存　284
感染したデバイスに対する抗菌薬による
　抑制治療(SAT)　285
感染症学領域におけるサブスペシャリ
　ティ分野とそれ以外のキャリアパスの
　例　3
感染症コンサルタント　1,2,8,9,10,25,
37,117
—— が扱う感染症の例　2
—— の日常　2
感染症フェローシップの醍醐味　10
感染性心内膜炎　18,42
—— と炎症マーカー　194
肝臓と B 型肝炎ウイルス(HBV)のマー
カー　163
冠動脈バイパス術(CABG)
—— 後の患者　276
—— または弁手術後に生じた深部胸
　骨創感染　277
肝毒性　126,130
肝膿瘍　225
—— 形成　227
眼部帯状疱疹　166

き

気管支鏡検査　101
気管支肺胞洗浄液(BAL)　103,124
　　── を含む気管支鏡検査　103
気管での *Candida* の保菌　209
基質特異性拡張型 β- ラクタマーゼ
　(ESBL)　62
　　── 産生菌　68,81
喫煙　276
キノロン系薬　270
逆順スクリーニングアルゴリズム　320
急性骨髄性白血病　255
急性細菌性髄膜炎患者,成人の　253
急性細菌性皮膚軟部組織感染症　297
急性腎盂腎炎および / または尿路感染症
　(UTI)による敗血症　312
急性虫垂炎の抗菌薬のみでの治療　225
狂犬病　304
胸骨炎　276
莢膜をもつ細菌　228
菌血症
　　── の短期間の治療レジメンの非劣
　　　　性　190
　　── の治療期間　190
筋骨格系感染症　269〜285
菌の形態の重要性　38

く

クラミジアのスクリーニング　143
グラム陰性桿菌(GNR)　62
　　── 菌血症　63,64
　　── による人工呼吸器関連肺炎　78
グラム陰性菌　61
　　── の分類　62
グラム陰性菌感染症　61〜81
グラム染色　38
グラム陽性桿菌による感染症対応のフ
　レームワーク　50
グラム陽性球菌(GPC)　38
グラム陽性菌感染症
　　── における感染源の重要性　37
　　── における抗菌薬の感受性パター
　　　　ンの重要性　37
グラム陽性心内膜炎　198
　　── 患者の経口治療への移行　198

グ

グリコペプチド系薬　270
クリプトコッカス症　145
クリプトスポリジウム症の最大の問題
　154
クリンダマイシン　28,45,46,207,208,
　238,296,303,322
　　── 耐性　238
　　── 耐性率　53
グレカプレビル・ピブレンタスビル
　165
クレード(分岐群)　92
クレブシエラ肝膿瘍(KLA)　227,228
　　── の経口ステップダウン治療　228
クロファジミン　131,154

け

経口ステップダウン治療　65,66
経胸壁心エコー(TTE)　24,25,97,191
経食道心エコー(TEE)　24,25,97,191,
　192
外科的治療を受けなかった人工弁心内膜
　炎患者　196
ケカビ目　104
劇症型 *Clostridioides difficile* 腸炎
　234
血液培養
　　── の陰性化　99
　　── の陽性ボトル数　189
　　── のレビュー　189
　　──, 不必要な　188
結核　118
結核菌　117
結核性髄膜炎　128
月経中の毒素性ショック症候群　321
　　── の CDC の診断基準　321
　　── の治療　321
血漿レアギン迅速(RPR)　318
血清 *Cryptococcus* 抗原のスクリーニン
　グ　145
血清の真菌マーカー　94
下痢をしていない高齢の入院患者　232
嫌気性菌による呼吸器感染症　207
嫌気性ブドウ球菌　28
ゲンタマイシン　49,199
腱の深部感染　277

こ

コアグラーゼ陰性ブドウ球菌(CoNS)　21,189,270,277,300

コアグラーゼ陰性ブドウ球菌(CoNS)菌血症
　——, 単純性　22
　——, 非複雑性　22
　——, 複雑性　22

抗 HIV 薬の注射製剤　150

抗ウイルス薬の経口治療　165

抗核抗体(ANA)　194

抗菌薬
　—— アレルギー　271
　——, 毒素産生を抑制する　320
　—— による抑制治療(SAT)　283
　—— による抑制治療(SAT)の至適期間　284
　—— による抑制治療(SAT)を行った人工関節周囲感染症(PJI)の高齢患者　284
　—— の最適な投与方法　7
　—— の投与　295
　—— の投与期間　7
　—— の投与経路　7

抗好中球細胞質抗体(ANCA)　194

好酸球性肺炎　214

抗酸菌感染症　117〜133

咬傷
　—— 後の予防的抗菌薬　302
　—— による感染症　301

抗真菌薬投与　97

後天性免疫不全症候群(AIDS)　139

高バイオアベイラビリティ　65

高病原性 *Klebsiella pneumoniae*　227

抗ブドウ球菌用
　—— β-ラクタム系薬　16
　—— ペニシリン系薬　15〜17

酵母様真菌血症　97

硬膜外膿瘍　260,261

抗メチシリン耐性黄色ブドウ球菌(MRSA)薬　261

抗緑膿菌作用のある β-ラクタム系薬　71

抗レトロウイルス薬　141

抗レトロウイルス療法(ART)　139,154

　—— 未治療患者　150

誤嚥性肺炎　206
　—— と嫌気性菌　207

誤嚥性肺臓炎→化学性肺臓炎

股関節の人工関節周囲感染症(PJI)　282

呼吸器感染症　205〜217

呼吸器系ウイルス　213

国際抗ウイルス学会(USA パネル)の2022年の勧告　141

国際腹膜透析学会の 2010 年のガイドライン　240

コクシジオイデス症　106,147

骨・関節感染症患者の経口治療への移行　270

骨・関節の感染症の診断とマネジメント　269

骨髄炎　283
　—— におけるバイオフィルムに対する戦略　273
　—— の内服治療　270

骨盤内炎症性疾患(PID)　322
　—— の治療　322

コリスチン　74,78
　—— とイミペネムの併用治療　79

コンサルト
　——, 既存の　2
　——, 新規の　2
　—— の優先順位　3
　——, 夜間の　2

コンタミネーション　53,188,189
　——, *Candida*　208
　—— などの偽陽性　189

さ

細菌性髄膜炎　248,250,251
　—— 患者における腰椎穿刺(LP)の最も重大なリスク　249
　—— と無菌性髄膜炎の鑑別に対する髄液の乳酸値　252
　—— に対する経験的な副腎皮質ステロイド併用療法　253

細菌性腹膜炎　239,240

再手術　276

最小発育阻止濃度(MIC)　16,19

サイトメガロウイルス(CMV)　167

—— ウイルス複製 168
—— ウイルス量 168
—— 血清陽性 167
—— の再活性化 167
サイトメガロウイルス(CMV)感染症 145
サイトメガロウイルス(CMV)網膜炎 145
再発性尿路感染症(UTI)のクランベリーによる治療 317
左心系
—— 自然弁心内膜炎における早期手術の適応 195
—— 心内膜炎の状態が安定した成人患者 197
サーモグラフィー 293
サンホアキン・バレー熱 106

し

自己抗体,感染性心内膜炎と 194
支持療法 154
自然弁心内膜炎 191
自然弁のレンサ球菌性心内膜炎 43
持続性菌血症 12,14
市中の細菌性髄膜炎の経験的治療 253
膝関節の人工関節周囲感染症(PJI) 282
自動化された ID コンサルト 11
シプロフロキサシン 230,273,312,313
—— とリファンピシン 273
週1回の経口抗菌薬投与を受ける群(WOCA) 314,315
重症アデノウイルス肺炎 169
修正 Duke 基準 191
従来のスクリーニング・アルゴリズムと逆順スクリーニング・アルゴリズムの比較 320
主科との連携におけるコミュニケーション 3
手術が必要な
—— アキレス腱完全断裂 277,278
—— アキレス腱断裂 278
常在菌内の耐性菌の動態 81
静注薬物使用者(PWID) 96,195,276
—— におけるカンジダ血症 96
—— の Candida・酵母様真菌の血流

感染症 96
梅瘡患者の剖検標本 278
序章 1〜8
腎盂腎炎 312
—— ,泌尿器系の解剖学的異常のない女性の 313
—— ,非複雑性 312
心エコー 191,192
真核生物 91
新型コロナウイルス(SARS-CoV-2) 169
新型コロナウイルス感染症(COVID-19) 169
新規の HIV 患者でスクリーニングすべき疾患 146
真菌 91
真菌感染症 91〜107
真菌性腹膜炎 239,240
神経因性膀胱 315
—— に対する抗菌薬以外の治療法 315
—— を伴わない再発性尿路感染症(UTI)患者に使用されている抗菌薬以外の選択肢 316
心血管系感染症 187〜199
人工関節周囲感染症(PJI) 274,280,283
—— ,術後急性 281
—— に推奨される長期的な抗菌薬による抑制治療(SAT) 284
—— の外科的マネジメントのリスクとベネフィット 280
—— の模式図 280
人工呼吸器関連肺炎 207
人工大動脈弁の心内膜炎 193
人工乳房インプラント 300,301
人工弁患者 191
侵襲性 A 群レンサ球菌(GAS)感染症 45
侵襲性肺アスペルギルス症 102,103
心臓コンピュータ断層撮影(CT) 191,192
心内膜炎 24,41,96,98,191
—— に対する予測因子 25
—— のガイドライン 199
—— の手術適応 195
—— の発生率 24

——, 薬物注射関連 195

す

水槽肉芽腫 133
水痘 145
水痘帯状疱疹ウイルス(VZV) 165
髄膜炎 248
—— 患者 250
—— 診断のゴールドスタンダード 248
—— の古典的な三徴(意識障害, 発熱, 項部硬直) 248
—— のマネジメント 249
—— の臨床診断 248
髄膜炎菌 230
—— ワクチン, 4 価(血清型 ACWY) 230
—— ワクチン, 血清型 B の 230
髄膜刺激徴候 248
スグリ(オレンジがかった赤色)のゼリーの略痰 210,211
ステップダウン治療 44
スリガラス影 101
スルバクタム 74
スルファメトキサゾール・トリメトプリム(ST 合剤) 20,23,53,65,66,76,212, 296,298,310,312,313

せ

整形外科手術の予防的抗菌薬 272
性行為についてのカウンセリング 143
世界保健機関(WHO) 6
脊髄硬膜外膿瘍 260
脊髄刺激装置 261
脊髄刺激装置感染 261
——, 深在性 261
——, 表在性 261
切開排膿 297
セファゾリン 14,15〜19,69,70,271〜273
セファロスポリン系薬 15,18,46,47,270
—— に対する耐性 53
セフィデロコル 77
セフェピム 68,254

—— の神経毒性 254,255
—— の神経毒性の脳波検査 254
—— の神経毒性のメカニズム 254
セフタジジム 216
セフタジジム・アビバクタム 78,79
セフトリアキソン 18,19,39,40,43,48, 49,69,70,322
セフトロザン・タゾバクタム 78,79
仙骨骨髄炎 279
仙骨部潰瘍 278,279
仙骨部潰瘍性骨髄炎 278,279
潜伏性結核感染症(LTBI) 118〜121
—— 治療 122
前立腺がん 317

そ

ソースコントロール 321
—— 良好 224
ソホスブビル・ベルパタスビル 165

た

第 1 世代セファロスポリン系薬 70,272
第 2 世代セファロスポリン系薬 272
第 3 世代セファロスポリン系薬 261
第 4 世代セファロスポリン系薬 261
第 4 世代の免疫測定法 141
帯状疱疹 165
—— の合併症 166
—— の予防 167
耐性パターン 62
大腿骨頭を完全に切除する手術 282
大腸がん 50
大腸菌 61,314,318
大動脈基部の膿瘍 193
大動脈弁輪部 193
大動脈弁輪部膿瘍 193
—— を伴う腸球菌による人工弁心内膜炎 194
多剤耐性菌(MDRO) 63
多剤耐性緑膿菌 73
多職種チーム 195
ダプトマイシン 13,14,20,39,214
—— 投与中の骨髄炎患者 214
—— による好酸球性肺炎(DIEP) 214
他分野との協力 5

タラロミセス症　147

ち
地域のアンチバイオグラム　73
チゲサイクリン　131
チミジン　298
中心性頭蓋底骨髄炎(SBO)　257
虫垂炎，合併症がない(非複雑性)　225
腸球菌　46
腸球菌性心内膜炎　49
超多剤耐性緑膿菌　78
腸内細菌目細菌　62,69
直接服薬確認療法(DOT)　125
治療失敗　295

つ・て
ツベルクリン皮内テスト(TST)　118,120
　—— 陽転化　118

低バイオアベイラビリティ　65
デキサメタゾン　129,172,253
　—— 追加　128
テジゾリド　297
鉄さび色の痰　210
テトラサイクリン系薬　76,80
テノホビル　143,164
　—— 含有レジメン　149
デバイス
　—— 感染のリスク因子　300
　—— の抜去　300
デブリードマン・抗菌薬投与・インプラント温存(DAIR)　281
転移性感染部位に対するスクリーニング　97
電撃性紫斑病の原因　303
電子カルテ　4

と
頭蓋底骨髄炎(SBO)　256,257
　—— の最適なマネジメント　257
　——，耳由来の　257
頭頸部感染症　247〜262
糖尿病　226,256,276,310
同僚　5
ドキシサイクリン　28,215,322

トキソプラズマ症　147
毒素性ショック症候群，月経中の　321
特発性肺線維症(IPF)　215
トシリズマブ　172,173
トブラマイシン　216,217
塗抹検査　123
ドリペネム　78
ドルテグラビル　142,149,150
トレポネーマ検査　319

な・に・ね
内頸静脈の敗血症性血栓性静脈炎　257

二期的再置換術　281,282
ニューモシスチス肺炎　146
尿路感染症(UTI)　310
　—— 再発予防のためのプロバイオティクス　317
　—— の再発　314,315
ニルマトレルビル・リトナビル　175

ネコ咬傷　301
熱傷患者　73
粘膜炎　212

の
脳ヘルニア　249,250
囊胞性線維症(CF)　216
膿瘍
　—— 患者の PR 間隔　193
　—— に対する切開排膿　295,296

は
肺アスペルギルス症　102
肺炎桿菌肺炎　211
肺炎球菌　39,44,210
　—— 性髄膜炎　40
　—— による自然弁のレンサ球菌性心内膜炎　43
肺炎と Candida　209
バイオフィルム関連のブドウ球菌感染症　275
敗血症性肺塞栓　227
梅毒　259
　—— 検査の解釈　318

パキロビッド® 175,176
播種性結核 129
播種性帯状疱疹 166
発熱 188
 —— を伴う尿路感染症(UTI) 313
バラシクロビル 166
バリシチニブ 173
バンコマイシン 13,15,17〜19,28,40,
 45,199,234〜237,256,275,300
 —— 自然耐性のグラム陽性菌 52
 —— 耐性 20
 —— 耐性黄色ブドウ球菌(VRSA) 19,
 20
 —— 耐性腸球菌(VRE) 46
 —— 耐性腸球菌(VRE)保菌 47
 —— 中間耐性黄色ブドウ球菌(VISA)
 20
 —— と第3世代セファロスポリンの
 併用 253
 —— とダプトマイシンの静注治療
 23

ひ

皮下組織の炎症/感染 292
非化膿性蜂窩織炎の入院患者における組
 織生検 293
ビクテグラビル/エムトリシタビン/テ
 ノホビル 142
非結核性抗酸菌(NTM) 131,132
ヒストプラズマ症 105
微生物検査室 5
 —— の熟練した技師 5
脾臓摘出(脾摘)後の患者に対する抗菌薬
 の予防投与 229
鼻中隔穿孔の原因となる感染症 259
脾摘後重症感染(OPSI) 228
ヒト免疫不全ウイルス(HIV) 139
ヒト免疫不全ウイルス(HIV)感染症
 139〜155
非トレポネーマ検査 319,320
泌尿器系の異常, がんなどの 317
泌尿生殖器感染症 309〜323
 —— の診断 309
非複雑性菌血症 17
非複雑性グラム陰性桿菌(GNR)菌血症

62
皮膚常在菌 190
皮膚軟部組織感染症 291〜304
皮膚膿瘍の治療 297
ピペラシリン・タゾバクタム 69,72,
 80,102,238,300
 —— 耐性 238,239
病院薬剤師 5
表在性膿瘍 295
病理医 5
日和見感染症 139,143,144
ピラジナミド 128,130

ふ

ファムシクロビル 166
フィダキソマイシン 234〜236
フォローアップの血液培養 64
複雑性菌血症 17
複雑性尿路感染症 78,79
複雑性腹腔内感染症 79
副腎皮質ステロイド 172
複数菌感染の状況で腸内細菌叢に関連す
 る嫌気性菌 238
腹膜透析(PD)カテーテルの留置 240
フソバクテリウム感染症, 侵襲性 258
フソバクテリウム菌血症 258
腹腔内感染症 80,223〜240
ブドウ球菌 277,278
 —— 感染時のCRPの高値と死亡率
 上昇の相関 27
 —— によるインプラント感染症 274
 —— による菌血症 24
 —— による人工関節周囲感染症(PJI)
 に対するリファンピシンの併用
 療法 274
 —— によるデバイス感染症 274
 —— によるデバイス感染症の治療
 273
ブドウ球菌以外のグラム陽性菌感染症
 37〜54
ブドウ球菌感染症 9〜28
 —— の好発部位 12
ブドウ球菌菌血症
 —— における静注治療 23
 —— における心エコーの役割 12

―― の持続 13
―― の治療期間 21
ブドウ球菌性人工関節周囲感染症(PJI) 281
ブドウ球菌性人工弁内膜炎 199
ブドウ糖非発酵菌 62
ブラインドでの擦過 207
ブラストミセス症 107
フルオロキノロン系薬 23,28,44,65,66, 72,197,211,212,312
フルコナゾール 97,100,147,240,260
フルシトシン 240
プロバイオティクス治療 52
糞便移植(FMT) 236
―― に関連する有害事象 236

へ

米国感染症学会(IDSA) 6,195
―― によるメチシリン耐性黄色ブドウ球菌(MRSA)ガイドライン 20,21
米国疾病対策センター(CDC) 6
―― の HIV スクリーニングのガイドライン 140
米国食品医薬品局(FDA) 17
米国心臓協会 195
ベダキリン 126,131
ベダキリン-リネゾリド 127
ペニシリン系薬 39,43,46,47,49,53, 197,230,270,294,295
ペニシリン結合蛋白質(PBP) 48
ペプチドグリカン細胞壁 61

ほ

蜂窩織炎 292,294
――, 化膿性 294
―― の誤診 292
―― の再発 295
―― の診断 292
―― の診断ツール 293
―― の治療 293
――, 非化膿性 294
包括的な他の感染部位の検索 12
ポサコナゾール 105
ホスホマイシン 14

ボリコナゾール 104,106

ま

マクロライド系薬 211,212
麻疹 145
慢性股関節人工関節周囲感染症(PJI) 281
慢性閉塞性肺疾患(COPD) 210
―― 増悪 210
―― 増悪患者の喀痰 210

み

ミカファンギン 95
ミノサイクリン 76
ミミッカー 292

む

ムーコル症 104,105
無症候性細菌尿(ASB) 310
―― のスクリーニング 310
―― の治療 310
無症状の HIV 患者 143
無脾症の患者のためのワクチンリスト, 米国疾病対策センター(CDC)の 229

め

メセナミン 316
メタゲノムシークエンス 252
メチシリン感受性黄色ブドウ球菌(MSSA) 9
―― 感染症 14
メチシリン感受性黄色ブドウ球菌(MSSA) 菌血症 16,18
―― に対して考慮する抗菌薬のまとめ 19
――, 非複雑性 21
――, 複雑性 21
メチシリン耐性黄色ブドウ球菌(MRSA) 9,196,270,294
―― 菌血症における静注治療 24
―― スワブ培養 27
―― のスワブ培養の NPV 28
メトロニダゾール 28,207,234,235, 322
メロペネム 78〜80

免疫グロブリン静注療法(IVIG)　162
免疫再構築症候群(IRIS)　141

も
モキシフロキサシン　126,225,238
　――　耐性　238
モルヌピラビル　176

や・ゆ・よ
薬物注射関連心内膜炎　195

疣贅　24
誘導耐性遺伝子　66

腰椎穿刺(LP)　248
　――　と血小板数　249
　――　と脳ヘルニア　250
　――　の禁忌　249,251
　――　のタイミング　249
　――　前の画像検査　250,251
陽電子放出断層撮影 / コンピュータ断層
　撮影(PET / CT)　12,192

ら
落屑性皮疹　212
ラテラルフローアッセイを用いた迅速抗
　原検査　171
ラミブジン　143,149,150
ラミブジン / テノホビル　142

り
リアルタイムでの推奨事項共有　4
リウマトイド因子(RF)　194
リスク因子のスコアリングシステム　94
リツキシマブ　230,231
リネゾリド　20,23,39,45,53,126,197,
　198,256,297
リファブチン　275
リファペンチン　121,144
リファマイシン　121,122
リファンピシン　23,121,122,125,128,
　130,197,199,270,273,274
　――　感性の肺結核　127
　――　の併用療法　274
リファンピシン−リネゾリド　127

緑色レンサ球菌　41,43
緑膿菌(PsA)　61,62,71,72,216,256
　――　感染症と熱傷患者　72
　――　の耐性化　78
　――　の耐性化のリスク　79
緑膿菌菌血症　71,73
緑膿菌性肺炎　216
リルピビリン　149,151,152
淋菌　230
　――　のスクリーニング　143
リンパ球減少　170

れ
レジオネラ症　211
レジオネラ肺炎　211
レボフロキサシンとメトロニダゾール
　225
レムデシビル静注　174,175
レンサ球菌　196,197,294
　――,クラスター　38
　――,双球菌　38
　――,長い連鎖　38
　――　の命名法　39
　――,短い連鎖　38
　――,四量体　38
レンサ球菌性心内膜炎　42,44
　――　のマネジメント　43

わ
ワクチン接種　147

数字・ギリシャ文字

(1,3)−β−D−グルカン(BDG)　93,94,102

β−ラクタマーゼ阻害薬　74
β−ラクタム(系薬)　13〜15,18,44,45,
　49,65,69,71,72,76,298,313
　―― アレルギー　272
　―― の最小発育阻止濃度に対する接
　　　種菌量依存的な影響　16
β−ラクタム(系薬)/β−ラクタマーゼ阻害
　薬　76,79,303
β−ラクタム系薬+リファンピシン　199

γ−aminobutyric acid(GABA)受容体の
　阻害　254

欧文索引

A

Acinetobacter(属)　74
　―― *baumanii*　73
　―― *baumanii* 菌血症　74
Actinomyces(属)　53
Aerococcus(属)　317
　―― *urinae*　317
　―― による尿路感染症(UTI),新規の
　　　318
AIDS(acquired immunodeficiency syn-
　drome)　139
　―― と Kaposi 肉腫(KS)の合併　155
ALT(alanine transaminase)上昇　163,
　164
ALT(asymmetric, leukocytosis, tachy-
　cardia)−70　293
American Heart Association　195
AmpC
　―― β−ラクタマーゼ　66
　―― 産生腸内細菌目細菌　68
　―― による耐性　67
　―― を介した耐性出現リスク　68
　―― を高率に保有する菌種　67
antibiotic suppressive therapy(SAT)
　283
antineutrophil cytoplasmic antibody
　(ANCA)　194

antinuclear antibody(ANA)　194
antiretroviral therapy(ART)　139,154
APPAC II　225
aspiration pneumonia　206
　―― と抗菌薬　206
asymptomatic bacteriuria(ASB)　310
ATLAS　151
ATLAS−2M　151
A 群溶血性レンサ球菌(GAS)　39

B

Bacillus(属)　51
　―― *cereus*　255
　―― *cereus* と中枢神経系感染症　255
BACSARM　14
Bacteroides(属)
　―― *fragilis*　239
　―― の全国サーベイランス調査　238
Baylisascaris(属)　303
　―― *procyonis*　303
BioFire® 髄膜炎・脳炎パネル　252
bronchoalveolar lavage(BAL)　103,
　124
B 型肝炎ウイルス(HBV)　162
　―― 検査　143
　―― 検査の 5 つのパターン　163
　―― 検査の解釈　162
　―― スクリーニング　162
　―― ワクチン　162
B 群レンサ球菌(GBS)　40

C

CAMERA1　13
CAMERA2　13,14
Candida(属)　92,208
　―― *albicans*　94,96,99
　―― *parapsilosis*　96,101,239,240
　―― *parapsilosis* による腹膜炎　239
　――,以前の　92
　―― が陽性ではなかった剖検で確定
　　　した肺炎患者　209
　―― ・酵母様真菌による心内膜炎
　　　96
　―― の改名　92
Capnocytophaga canimorsus　303

── 感染 303
carbapenem-resistant *Acinetobacter baumanii*(CRAB) 62
carbapenem-resistant *Enterobacterales*(CRE) 62,66,80
CD4 数 139,144,153
──, 低 144,145,147,153
── と ART のアドヒアランス 153
── と手術後の感染リスクの相関 152
cefazolin inoculum effect 16
ceftaroline 14
Centers for Disease Control and Prevention(CDC) 6
── の HIV スクリーニングのガイドライン 140
chronic obstructive pulmonary disease(COPD) 210
cidofovir 169
Citrobacter(属) 68
── *freundii* 69
Clavispora lusitaniae 101
CleanUP-IPF 215
Clostridioides difficile 231
── の治療後の再発 236
Clostridioides difficile infection(CDI) 231
──, 劇症型 235
──, 重症型 235
── の PCR 232
── の抗原とトキシンの ELISA 検査 233
── の抗原に対する ELISA 232
── の細胞毒性試験 232
── の三徴(大量の水様性下痢, 腹痛, 白血球増加) 231
── の診断の 3 つのカテゴリー 233
── の治療, 重症型 235
── の治療, 非重症型 235
── の毒素(トキシン)のELISA 232
── の便検体検査 231
── のリスクが高い患者に対する経口バンコマイシン予防投与 238
──, 非重症型 235
Clostridioides difficile 感染症 51

── 診療ガイドラインの *C. difficile* 検査のフロー, 日本国内の 232
Clostridium(属) 51
cloxacillin 14
coagulase-negative staphylococci(CoNS) 21,270,300
Coccidioides(属) 106
consolidation 107,121,169
continuation phase 125,130
CORIMUNO-TOCI-1 試験 172
coronary artery bypass graft surgery(CABG) 後の患者 276
Corynebacterium(属) 52
── *acnes* 52
COVID-19(coronavirus infectious disease, emerged in 2019) 169
── 研究のメタアナリシス 170
── 後遺症の最適なマネジメント 177
── で入院中の免疫不全患者における回復期血漿の効果を研究したメタアナリシス 174
── の cycle threshold(Ct 値)を含む診断の解釈 169
── の重症度 172
── の第一波である初期の患者 170
── ワクチンの効果 176
CRACKLE 試験 78
C-reactive protein(CRP) 27
CREDIBLE-CR 77
Cryptococcus(属) 101
── 髄膜炎に伴う免疫再構築症候群(IRIS) 142
CRYPTOFAZ 154
Cryptosporidium 154
cycle threshold(Ct 値) 169,171
cystic fibrosis(CF) 216
cytomegalovirus(CMV) 167
C 型肝炎ウイルス(HCV) 164
── の検査 143
── のスクリーニング 164
C 群レンサ球菌(GCS) 40
C 反応性蛋白(CRP) 26

D

daptomycin–induced eosinophilic pneumonia(DIEP)　214

DASH 試験　14

DATIPO RCT　282

debridement, antibiotic therapy, and implant retention(DAIR)　281
　── による治療を受けた人工関節周囲感染症(PJI)　284

Delftia acidovorans　215

directly observed therapy(DOT)　125

DNA シークエンスに基づく検査　251

DURAPOP 試験　224

D 群レンサ球菌(GDS)　41

D-マンノース　316

E

ELISA(enzyme–linked immunosorbent assay)　231
　──, 抗原に対する　231,233
　──, 毒素(トキシン)の　231,233

EMPIRICUS 試験　95

Enterobacter(属)　68
　── *cloacae*　69

Enterobacterales　62

Enterococcus(属)
　── *faecalis*　48,197
　── *faecalis* と大腸がん　50
　── *faecalis* による心内膜炎　49
　── *faecium*　48

EPIC–HR 試験　176

eravacycline　80

Escherichia coli　61,314,318

ESTABLISH–2 RCT　296

extended spectrum beta–lactamase(ESBL)　62
　── 産生菌　68,81

F

fecal microbiota transplantation(FMT)　236

FilmArray® 髄膜炎・脳炎パネル　252

Food and Drug Administration(FDA)　17

Food and Drug Administration Adverse Events Reports System(FAERS)　17

fosfomycin–trometamol とセフィキシム　314

FUNGIBACT 試験　209

fusidic acid　197

Fusobacterium necrophorum　257,258

G

GEMINI 試験　150

Girdlestone 手術　282,283

Glasgow Coma Scale(GCS)　129

gram–negative rod(GNR)　62

gram–positive cocci(GPC)　38

group A *Streptococcus*(GAS)　39

group B *Streptococcus*(GBS)　40

group C *Streptococcus*(GCS)　40

group D *Streptococcus*(GDS)　41

group G *Streptococcus*(GGS) / G 群レンサ球菌(GGS)　40

H

Haemophilus influenzae　211

Hafnia　68

halo sign　101,102

Hansen 病　259

HBe 抗原　163

HECK YES(*Hafnia alvei, Enterobacter cloacae, Citrobacter freundii, Klebsiella aerogenes, Yersinia enterocolitica*)　68

hepatitis B virus(HBV)　162
　── の検査　143

hepatitis C virus(HCV)　164
　── の検査　143

heterogenous VISA(hVISA)　20

hidradenitis suppurativa(HS)　298

Histoplasma capsulatum による感染　105

HIV(human immunodeficiency virus)　139

HIV 感染者(PLWH)　128,144
　── の手術部位感染リスク　153

HIV(human immunodeficiency virus) 感染症　139〜155
　──-1 核酸検査　141

――-1/2抗原・抗体検査　140
――　ウイルス量　141
――　患者のスクリーニング検査　146
――　感染症　139〜155
――　感染症の2剤レジメン　148
Hutchinson 徴候　166

I

idiopathic pulmonary fibrosis(IPF)　215
IGNITE1 試験　80
IGNITE4 試験　80
immune reconstitution inflammatory syndrome(IRIS)　141
immunochromatography(IC)　141
infectious disease(ID)　1
Infectious Diseases Society of America(IDSA)　6,195
inoculum-dependent effect　16
intensive phase　125,130
interferon-gamma release assay(IGRA)　118,120
interleukin 6(IL-6)　170
International Antiviral Society(USA パネル)の 2022 年の勧告　141
International Society for Peritoneal Dialysis のガイドライン　240
intravenous immunoglobulin(IVIG)　162

K

Kaposi sarcoma / Kaposi 肉腫(KS)　155
――　の胸膜・肺病変　155
Klebsiella(属)
――　*aerogenes*　69
――　liver abscess：(KLA)　227,228
――　*pneumoniae*　226
――　*pneumoniae* 肺炎　211
――　感染症　70
――　による肺炎　210

L

Lactobacillus　52
Lancefield 分類　39
latent tuberculosis infection(LTBI)

118〜121
――　治療　122
LATTE-2 試験　151
Legionella pneumophila　211
Lemierre 症候群　257,259
――　に対する抗凝固療法　258,259
Listeria monocytogenes　52
Long COVID　177,178
lumbar puncture(LP)　248

M

MERINO 試験　69
methicillin-resistant *Stapylococcus aureus*(MRSA)　9,196,270,294
methicillin-susceptible *Stapylococcus aureus*(MSSA)　9
――　感染症　14
――　菌血症　16,19
――　菌血症の患者に選択すべき抗菌薬　15
mimicker　293
mini-BAL(bronchoalveolar lavage)　207
minimum inhibitory concentration (MIC)　16,19
MOVe-OUT 試験　176
Mucorales　104
multi-drug resistant organism(MDRO)　63
Mycobacterium(属)
――　*abscessus*　131
――　*abscessus* 感染　132
――　*avium* complex　147
――　*chelonae* 感染　132
――　*kansasii*　131
――　*marinum*　133
――　*tuberculosis*　117
Mycoplasma(属)　213
――　*pneumoniae*　213
――　*pneumoniae* と心膜炎との関連　213
――-induced rash and mucositis (MIRM)　212,213
――　による皮疹　212

N

nafcillin 15,17〜19

Nakaseomyces glabrata 94,96,99

negative predictive value(NPV) 28

Neisseria(属)
—— *gonorrheae* 230
—— *meningitidis* 230

nitazoxanide 154

Nocardia(属) 53

non-tubercular mycobacteria(NTM) 131,132

nucleic acid amplification test(NAAT) 123,124,169,170

O

overwhelming post-splenectomy infection(OPSI) 228

OVIVA 270

oxacillin 15,17〜19

P

Partial Oral versus Intravenous Antibiotic Treatment of Endocarditis (POET) 23

Pasteurella(属) 301

PATCH I 295

pelvic inflammatory disease(PID) 322

penicillin-binding protein(PBP) 48

people living with HIV(PLWH) 128

people who inject drug(PWID) 96

periprosthetic joint infection(PJI) 274, 280,283

PET-CT(positron emission tomography / computed tomography) 12, 192

Pichia kudriavzevii 101

PINETREE 175

PIONEER I 299

PIONEER II 299

pneumococcus 39

POET 試験 44,197

pretomanid 126

Proteus mirabilis 318

Pseudomonas(属) 256
—— *acidovorans* → *Delftia acidov-*
orans
—— *aeruginosa*(PsA) 61,62,71, 72,216,256
—— *maltophilia*→*Stenotrophomon-as maltophilia*

R

RCT FUTIRST 313

RECOVERY 試験 172

REPROVE 試験 78

RESTORE-IMI-1 79

RESTORE-IMI-2 80

reverse algorithm 320

rheumatoid factor(RF) 194

Rhodotorula(属) 100
—— *mucilaginosa* 100
—— のエキノキャンディン耐性 101

RIPE(リファンピシン,イソニアジド,ピラジナミド,エタンブトール) 125, 130

RPR(rapid plasma reagin) 319
—— 陽性 320

S

Sanford Guide to Antimicrobial Therapy 6

SARS-CoV-2(severe acute respiratory syndrome coronavirus 2) 169

skull base osteomyelitis(SBO) 256, 257

STAMP 試験 124

Staphylococcus(属)
—— *aureus* 9,189,260,261,270, 282,292,296
—— *lugdunensis* 菌血症 22
—— *saccharolyticus* 28

Stenotrophomonas maltophilia 75

sternoclavicular septic arthritis(SCSA) 276

Stevens-Johnson syndrome(SJS) 212

STOP-IT 224

Streptococcus(属)
—— *agalactiae* 40
—— *anginosus* グループ 41,42
—— *bovis* biotype I →*Streptococ-*

cus gallolyticus subsp. *gallolyticus*
—— *gallolyticus*　43
—— *gallolyticus* subsp. *gallolyticus*　41
—— *pneumoniae*　39,210
—— *pyogenes*　39,297,298
—— *pyogenes* の菌血症　42
SWORD 1　149
SWORD 2　149

T

Talaromyces marneffei　147
TB-PRACTECAL　126
Tdap(tetanus, diphtheria, pertussis)　302
TORCH-B　164
Toxoplasma gondii の血清学的検査　144
transesophageal echocardiography (TEE)　24,25,97,191,192
transthoracic echocardiography(TTE)　24,25,97,191
traumatic tap　249
Treponema pallidum　319
TRUNCATE-TB RCT　127
tuberculin skin test(TST)　118,120

U・V

urinary tract infection(UTI)　310

vancomycin
—-intermediate *Stapylococcus aureus*(VISA)　20
—-resistant enterococci(VRE)　46
—-resistant *Staphylococcus aureus*(VRSA)　19,20
varicella-zoster virus(VZV)　165
VDRL(venereal disease research laboratory)　319
viridans streptococci　41
VIRSTA スコア　25

W

weekly oral cyclic antibiotic(WOCA)　314,315
World Health Organization(WHO)　6

X・Y

xanthogranulomatous pyelonephritis (XPN)　318

yeast bloodstream infection　97

Q&A で学ぶ感染症コンサルト 定価：本体 5,000 円＋税

2025 年 2 月 14 日発行　第 1 版第 1 刷 ©

著　者　アレキサンダー M. タタラ

訳　者　渋江　寧

発行者　株式会社　メディカル・サイエンス・インターナショナル

　　　　代表取締役　金子　浩平
　　　　東京都文京区本郷 1 - 28 - 36
　　　　郵便番号 113 - 0033　電話 (03)5804 - 6050

印刷：双文社印刷 / 表紙装丁：岩崎邦好デザイン事務所

ISBN 978 - 4 - 8157 - 3121 - 2　C3047

本書の複製権・翻訳権・上映権・譲渡権・貸与権・公衆送信権（送信可能化権を含む）
は（株）メディカル・サイエンス・インターナショナルが保有します。
本書を無断で複製する行為（複写，スキャン，デジタルデータ化など）は，「私的使
用のための複製」など著作権法上の限られた例外を除き禁じられています。大学，
病院，診療所，企業などにおいて，業務上使用する目的（診療，研究活動を含む）
で上記の行為を行うことは，その使用範囲が内部的であっても，私的使用には該
当せず，違法です。また私的使用に該当する場合であっても，代行業者等の第三
者に依頼して上記の行為を行うことは違法となります。

JCOPY 〈出版者著作権管理機構 委託出版物〉
本書の無断複製は著作権法上での例外を除き禁じられています。複製
される場合は，そのつど事前に，出版者著作権管理機構（電話 03 -
5244 - 5088，FAX 03 - 5244 - 5089，info@jcopy.or.jp）の許諾を得てく
ださい。